Gestão da Saúde no Trabalho

PCMSO

da Microempresa à Indústria 5.0

Gestão da Saúde no Trabalho

PCMSO

da Microempresa à Indústria 5.0

Prof. Dr. Jorge Luiz Ramos Teixeira

Médico pela Universidade Federal Fluminense (UFF). Mestre em Educação, Pós-Graduado em Ergonomia pela COPPE/UFRJ. Médico com Título de Especialista em Medicina do Trabalho pela AMB/ANAMT e Título de Especialista em Medicina de Tráfego pela AMB/ABRAMET. Antigo Médico do Trabalho da Petrobrás e Membro do Departamento de Saúde do Trabalhador da UERJ.

Atividades correlatas à Medicina do Trabalho: Superintendente de Saúde Ocupacional do Estado do Rio de Janeiro (1999-2001); Superintendente de Administração e Recursos Humanos da Secretaria de Saúde do Estado do Rio de Janeiro (2002-2003); Assessor Especial da Presidência da Fundacentro (2010-2013); Diretor da Fundacentro do Rio de Janeiro (2013-2015); Membro da Comissão Tripartite Paritária Permanente – CTPP do Ministério do Trabalho (2010-2015); Participação no Grupo de Trabalho (GT) da Revisão da NR-35 (Trabalho em Altura); Diretor-Presidente do Instituto Nacional de Pós-Graduação – INQUALIT; Responsável por diversos cursos de capacitação na área de Medicina do Trabalho da ANAMT - dentre eles o curso "REVISAÇO" para a Prova de Título de Especialista em Medicina do Trabalho.

Atheneu

Rio de Janeiro • São Paulo

2025

EDITORA ATHENEU

São Paulo — Rua Maria Paula, 123, 13º andar – Conjuntos 133 e 134
Tel.: (11) 2858-8750
E-mail: atheneu@atheneu.com.br

Rio de Janeiro — Rua Bambina, 74 – Loja A e B
Tel.: (21) 3094-1295
E-mail: atheneu@atheneu.com.br

Pré-produção e Produção gráfica: Equipe Atheneu
Design gráfico e editoração: Priscila Vieira Cardoso
Copydesk e Revisão: Priscila Vieira Cardoso e Milton Pereira
Capa: Fransuá de Lima

CIP-BRASIL. CATALOGAÇÃO NA PUBLICAÇÃO
SINDICATO NACIONAL DOS EDITORES DE LIVROS, RJ

T266g

Teixeira, Jorge Luiz Ramos
Gestão da saúde no trabalho : PCMSO da microempresa à indústria 5.0 / Jorge Luiz Ramos Teixeira. - 1. ed. - Rio de Janeiro : Atheneu, 2025.
24 cm.

Inclui bibliografia e índice
ISBN 978-85-388-1170-1

1. Programa de Controle Médico de Saúde Ocupacional. 2. Medicina do trabalho - Brasil. 3. Promoção da saúde dos empregados - Brasil. 4. Doenças profissionais - Brasil - Prevenção. I. Título.

25-98748.0 CDD: 616.98030981
CDU: 331.47:614(81)

Meri Gleice Rodrigues de Souza - Bibliotecária - CRB-7/6439

16/06/2025 18/06/2025

Teixeira JLR
Gestão da Saúde no Trabalho PCMSO da Microempresa à Indústria 5.0

Dedicatória

Por amor, pela dedicação e paciência,
à minha mulher Bruna Nora.

“Respeite quem pôde chegar onde a gente chegou”.
(samba Moleque Atrevido, de Jorge Aragão).

Agradecimentos

Aos trabalhadores, que sempre estiveram no percurso da minha trajetória de médico do trabalho.

Às empresas que, através de seus dirigentes, entenderam os meus apelos por um ambiente de trabalho decente.

Aos colegas, aos meus professores, alunos e ex-alunos.

Ao Dr. Paulo Rzezinski, Diretor Médico da Editora Atheneu, por sempre promover a literatura médica nacional e o autor brasileiro.

Prefácio

Fiquei honrado e surpreso com o convite do amigo e doutor Jorge Teixeira para prefaciar seu livro "Gestão da Saúde no Trabalho – PCMSO da Microempresa à Indústria 5.0". Acredito que aconteceu pelo fato de o autor ter trabalhado como assessor da Presidência no Centro Técnico Nacional da Fundacentro, em São Paulo, quando à época ocupei o cargo de Diretor Técnico da Instituição (2008-2012) e, também, por ter sido, em oportunidade anterior, o Secretário de Segurança e Saúde no Trabalho do Ministério do Trabalho no período em que foram publicadas as Portarias de reformulação das Normas Regulamentadoras nº 7, 9, 13 e 18.

Naquela ocasião, ao assumir o cargo como titular da Secretaria de Segurança e Saúde no Trabalho (SSST), procuramos dar continuidade aos trabalhos desenvolvidos na gestão anterior, tendo como referência o Relatório de Gestão elaborado pela Dra. Raquel Maria Rigotto. Entre os vários trabalhos, existia a proposta de novas disposições para as NR-6 e NR-7, abrangendo o gerenciamento de programas voltados para a prevenção das doenças relacionadas ao trabalho.

O novo texto para a NR-6 procurava ampliá-la, na exigência de implantação pelas empresas de medidas de controle coletivas, prioritariamente aos EPIs, estabelecendo um Programa de Proteção a Riscos Ambientais, que contemplava um plano de gestão com o reconhecimento, a avaliação e medidas para o controle das situações de risco no trabalho, incluindo aquelas que levam ao adoecimento dos trabalhadores. A partir daí, foi constituído um Grupo Técnico de Trabalho (GTT), com a participação de profissionais de referência nas áreas de Higiene Ocupacional e de Medicina do Trabalho, coordenado pela Engenheira Maria Margarida Teixeira Moreira Lima, da Fundacentro/DF, que apresentou a proposta do Programa de Prevenção de Riscos Ambientais (PPRA) para ser normatizado pela NR-9 e implantado em todas as empresas que tivessem trabalhadores como empregados, independentemente de seu tamanho ou atividade.

Com relação à NR-7, outro Grupo Técnico de Trabalho (GTT) foi constituído com a participação de profissionais das, então, Delegacias Regionais do Trabalho (DRT), Fundacentro, Universidade e do Serviço Especializado em Engenharia de Segurança e em Medicina do Trabalho (SESMT) de empresas, coordenado pelo Dr. Fernando de Carvalho Sobrinho, da SSST, para ser articulado com a NR-9 e que propunha o Programa de Controle Médico de Saúde Ocupacional (PCMSO).

Os dois programas propostos deveriam fazer a antecipação e o reconhecimento dos riscos para o planejamento de suas ações. Enquanto o PPRA tratava da realização de avaliações ambientais e medidas para o controle do ambiente de trabalho, o PCMSO previa a realização dos exames de saúde para o diagnóstico e medidas de prevenção ao risco, sendo ambos os programas para garantir a proteção do trabalhador.

Os resultados dos trabalhos dos GTT foram publicados no Diário Oficial da União para que todo e qualquer interessado se pronunciasse, inclusive apresentando propostas de modificações ou acréscimos.

Após a sistematização dos trabalhos e a análise da Consultoria Jurídica do Ministério do Trabalho foram publicadas duas Portarias.

A Portaria nº 24, de 29 de dezembro de 1994 (D.O.U. de 30/12/94, Seção 1, págs. 21.278 e 21.280), que estabeleceu a obrigatoriedade de elaboração e implementação por parte de todos os empregadores e instituições que admitissem trabalhadores como empregados, do Programa de Controle Médico de Saúde Ocupacional – PCMSO, com o objetivo de promoção e preservação da saúde do conjunto dos seus trabalhadores, e a Portaria nº 25, de 29 dezembro de 1994 (D.O.U. de 30/12/94, Seção 1, págs. 21.280 a 21.282, Republicada em 15/12/95, Seção 1, págs. 1.987 a 1.989), que estabeleceu a obrigatoriedade da elaboração e implementação, por parte de todos os empregadores e instituições que admitissem trabalhadores como empregados, do Programa de Prevenção de Riscos Ambientais – PPRA, visando à preservação da saúde e da integridade dos trabalhadores, por meio de antecipação, reconhecimento, avaliação e consequente controle da ocorrência de riscos ambientais existentes ou que viessem a existir no ambiente de trabalho, tendo em consideração a proteção do meio ambiente e dos recursos naturais.

A partir da publicação da Portaria nº 6.730, de 9 de março de 2020 (D.O.U. de 12/03/2020, Edição 49, Seção 1, pág. 17), foi aprovada a nova redação da NR-1 – Disposições Gerais e Gerenciamento de Riscos Ocupacionais, que estabelece agora a obrigatoriedade de se implementar um Programa de Gerenciamento de Riscos Ocupacionais (PGR) por estabelecimento, abrangendo todos os riscos ocupacionais. Esse programa pode ser desdobrado em subprogramas.

É importante ressaltar que essa norma desobriga a elaborar e manter o PPRA, mas não impede que a empresa mantenha um Programa de Higiene Ocupacional. O glossário da referida norma peca em não apresentar os conceitos de plano, programa e projeto.

A Portaria MTE/SIT nº 428, de 27 de maio de 2014 (D.O.U. de 28/05/2014, Seção 1), disponibilizou para consulta pública o texto técnico básico proposto para a "Nova Norma Regulamentadora nº 1" (Prevenção em Segurança e Saúde no Trabalho). Em sua proposta de Glossário e Definições se encontravam conceitos fundamentais para o gerenciamento dos fatores de risco ocupacionais, a saber:

Plano: Nível mais elevado de planejamento operacional de longo prazo, contendo princípios, diretrizes de caráter geral e estratégias para tomada de decisões e ações.

Nota 1: Inclui orientações de cunho maior como missão, objetivos gerais, estratégias gerenciadoras, alocação de recursos e políticas institucionais.

Nota 2: Usualmente agrupa diversos programas e seus respectivos projetos e ações, buscando atingir os objetivos estratégicos da organização.

Programa: Planejamento específico que inclui projetos, objetivos, metas concretas, abrangência e responsabilidades. Trata-se de instrumento operativo que ordena, vincula cronológica, espacial e tecnicamente as atividades e os recursos necessários para alcançar, setorialmente, num determinado tempo, metas e objetivos.

Projeto: Empreendimento claramente planejado e delimitado pelos seus objetivos, suas atividades, sua abrangência temporal e financeira, constituindo o nível mais específico e detalhado dos planos e programas. Sistematiza e estabelece o traçado prévio a uma operação ou atividade específica.

Atualmente, ainda é escassa a literatura técnica nacional relacionada ao PCMSO (NR-7). Por essa razão, o valor da publicação que aqui se apresenta está em abordar os indicadores de importância para um programa de controle médico e de saúde ocupacional, considerando o mesmo como um instrumento da gestão no contexto amplo da prevenção na empresa, fazendo uma articulação com as Normas gerais (NR 1, 9 e 17), setoriais (NR 18, 22, 29, 30, 31, 32, 34, 36, 37 e 38) e especiais (NR 5, 10, 11, 20, 33 e 35).

Destacamos como essenciais para o entendimento da gestão dos riscos nos ambientes de trabalho os textos aqui presentes relacionados às Convenções da OIT, aos artigos da CLT, da Constituição Federal de 1988, os referentes ao controle da exposição ao benzeno, álcool e drogas e também o Capítulo 4, que inova ao abordar a avaliação dos riscos psicossociais.

No momento atual, com mudanças climáticas em todo o planeta, com a presença da inteligência artificial, com a complexidade dos processos e atividades, é de se esperar que a médio e longo prazos se poderá ter um aumento na ocorrência de doenças psicossomáticas e do estresse, e de novos perigos e riscos por novos agentes (nanomateriais e agentes biológicos, por exemplo).

O PCMSO deve acompanhar as novas tecnologias e inovações gerenciais e tecnológicas e ser auditado e atualizado periodicamente, num processo de melhoria contínua. Nesse sentido, a publicação aparece em momento particularmente especial, merecendo ocupar seu lugar na biblioteca de todos os estudiosos voltados para a proteção e prevenção em saúde ocupacional.

Engº Jófilo Moreira Lima Júnior
Consultor em Segurança e Saúde no Trabalho

Palavras do Editor

Gestão de Saúde no Trabalho - PCMSO da Microempresa à Indústria 5.0 repercute os mais de 30 anos da extraordinária experiência do autor no planejamento, gestão, desenvolvimento e auditoria do PCMSO(Programa de Controle Médico da Saúde Ocupacional).

Grande vazio é apontado na literatura teórico-conceitual nacional com a sua vertente prática, já que contribui para o planejamento e gestão de políticas, programas e ações de saúde e segurança do trabalhador.

O PCMSO apresenta, na prática, múltiplas e pleomorfas áreas de atuação. Destacamos:

- Normas reguladoras – verdadeiro protocolo de medidas cautelares e preventivas à doença cujo agressor é o trabalho desnaturado.
- Execução de projetos – amplia os horizontes de gestão do PCMSO e os desafios dos relatórios analíticos. Exigem rigor, disciplina e metodologia. Etapa por etapa das observações e princípios até a síntese e conclusões finais.
- Intercessão dessas mesmas conclusões com os aspectos jurídicos e legais.
- E, por fim, consolida as normas que servirão de base para reta maneira da solicitação dos exames complementares, tendo sempre em mente o ato de valorizar os múltiplos cenários do PCMSO.

Todo esse acervo encontra-se generosa e didaticamente disponibilizado para a comunidade da Medicina do Trabalho.

Chama atenção a abrangência de seus leitores: médicos do trabalho, peritos do trabalho, residentes em medicina do trabalho, engenheiros do trabalho e administradores de empresas, particularmente, os de Recursos Humanos e outros interessados.

Festeja-se, assim, a publicação desta obra, a qual atenderá às necessidades básicas do PCMSO e do coletivo dos médicos de trabalho.

Dr. Paulo Rzezinski

Diretor-Médico

Editora Atheneu

Apresentação

Em meio a desafios e com grande satisfação, ofereço o presente livro, fruto de um esforço conjunto com especialistas em Medicina do Trabalho, colegas, alunos, ex-alunos e membros de instituições que se destacam na elaboração de estudos na área de Segurança e Saúde no Trabalho. Foi dada ênfase na elaboração de estudos no controle médico de saúde ocupacional em linhas de pesquisa que se referem à construção de um perfil nacional de aplicação do Programa de Controle Médico de Saúde Ocupacional (PCMSO), a análise crítica à estimativa de custos dos agravos à saúde, das doenças e acidentes de trabalho e à integração das bases de dados e dos sistemas de informação relacionados, em algum grau, aos aspectos do planejamento e administração da Política de Saúde das Organizações em múltiplos cenários no País.

O que torna este livro especial é reunir não apenas todo o arcabouço relativo aos aspectos da Norma Regulamentadora nº 7, mas também toda a informação necessária ao entendimento de como se dá a política de saúde da Organização integrada à segurança e ao meio ambiente. Não há saúde na Organização sem o Sistema Integrado de SMS. Muito ainda necessita ser feito para o alcance da condução da política de saúde das organizações e a integração com outros sistemas de gestão, em particular com o Sistema de Gestão de Saúde e Segurança Ocupacional, conforme a Norma ISO 45001.

A pesquisa colheu dados e informações do trabalho de especialistas com longa vivência na área na elaboração dos capítulos, o que possibilitou a grata surpresa de estampar nas páginas do livro relatos detalhados, só possíveis aos mais íntimos com os temas tratados.

A pretensão com esta publicação é disponibilizar ao público afeito à área de SST, aos estudantes de pós-graduação que venham a se formar e atuar na área, e aos médicos especialistas em Medicina do Trabalho, informações relevantes que, espero, frutifiquem para o aprimoramento da Gestão da Saúde no Trabalho, no PCMSO da Microempresa à Indústria 5.0 e na aplicação da Norma ISO 45001 como um diferencial que vai além das Normas: eis aí a "harmonia" imaginária deste livro. Através destas palavras, saúdo Luiz Carlos Fadel de Vasconcellos, que na sua obra "Saúde – Trabalho – Direito – Uma trajetória crítica e a crítica de uma trajetória", descreve a "justiça injusta" no campo da saúde do trabalhador. E, só para contrariar, fui buscar para este livro uma frase atribuída a Raul Seixas: " A justiça que você procura é a sua força de achá-la".

A forma como se deu a construção do trabalho, em dezesseis capítulos, é um processo inacabado com indagações e incertezas científicas no campo da medicina do trabalho.

Estou buscando críticas e contribuições, pois sei que só assim vou aprimorar o caminho para ir além das Normas Regulamentadoras.

Boa leitura

Introdução

Este livro é resultado de quase três décadas de experiência vividas pelo autor no planejamento, na gestão, no desenvolvimento e em auditorias no Programa de Controle Médico de Saúde Ocupacional. Em termos operacionais, a linha do trabalho foi iniciada em 2001 com a publicação do primeiro ensaio envolvendo o tema: o livro "Teoria e Prática do PCMSO".

A tarefa como Assessor Especial da Presidência da Fundacentro e a participação na Comissão Tripartite Paritária Permanente (CTPP) no Ministério do Trabalho acabou apontando para a necessidade de aprofundar o estudo que, por sua vez, levou à publicação, em 2016, do livro "PCMSO – Planejamento e Gestão do Programa de Controle Médico de Saúde Ocupacional" (Editora Atheneu), com mais de três mil exemplares vendidos, estando, agora, em 3ª edição.

A par dos arranjos e alterações nas Normas Regulamentadoras, em particular a NR-7, postos como pré-requisitos à execução de projetos que ampliam a gestão do PCMSO e os Desafios do Relatório Analítico, há que se destacar, por ora, a realização de um aprofundamento dos aspectos legais dos Capítulos da NR-7 e a melhor maneira de solicitação de exames complementares dentro dos múltiplos cenários do PCMSO na prática.

Antes, porém, da apresentação dos capítulos que compõem este livro, registra-se a sua inserção contributiva no cenário atual, quando o País busca formular e implementar uma política econômica pós-pandemia, visando, sobretudo, "a promoção da saúde e a melhoria da qualidade de vida, a prevenção de acidentes e danos à saúde advindos ou relacionados ao trabalho ou que ocorram no curso deste", preconizando, nesta direção, "a eliminação ou redução dos riscos nos ambientes de trabalho".

No momento em que escrevo a introdução deste livro ocorre a décima sétima Conferência Nacional de Saúde em Brasília, buscando maior valorização do SUS e da Política Nacional de Segurança e Saúde no Trabalho (PNSST), e cabe a pergunta: Quais os desafios e oportunidades do Brasil de hoje com a elaboração de um PCMSO?

É oportuno destacar que, em 2022, ocorreram 613.422 acidentes de trabalho, incluindo as doenças relacionadas ao trabalho. Os infortúnios ocorreram em diversas áreas, provocando a morte de 2.523 pessoas. Portanto, os desafios são múltiplos.

Em trabalho conjunto do Instituto de Pesquisa Econômica Aplicada (IPEA) e da Fundacentro, há uma observação pontual e importante no contexto do livro "Gestão da Saúde no Trabalho – PCMSO da Microempresa à Indústria 5.0": por falta de unanimidade e, sobretudo, em respeito às colocações originais de diversos profissionais e técnicos de instituições, mantêm-se aqui as expressões Segurança e Saúde no/do Trabalho e Saúde e Segurança do/no Trabalho, não propriamente como sinônimos, mas tal como destacadas nos capítulos deste livro. O mesmo vale para Acidente de/do Trabalho.

Divisões da obra:

- ✓ A primeira parte do livro tenta mostrar os aspectos da modernidade envolvendo a Política de Saúde integrada à Segurança e ao Meio Ambiente; a Política de Saúde e a integração com outros Sistemas de Gestão (com destaque para o SGSSO/Norma ISO 45001), o Planejamento e a Administração da Política de Saúde da Organização e o PCMSO e a Norma ISO 45001 – "Um Diferencial que vai Além das NR".
- ✓ A segunda parte apresenta os aspectos legais do PCMSO e um minucioso comentário da NR-7.
- ✓ A terceira parte envolve um fato novo, introduzido recentemente na Norma Regulamentadora nº 1 e, consequentemente, impactando no PCMSO (NR-7). Mostra, dentro do Gerenciamento de Riscos Ocupacionais, a identificação e avaliação da Gestão dos Riscos Psicossociais.
- ✓ A quarta parte traz o futuro, com a aplicação da Norma ISO 45001 nas empresas, como um diferencial que vai além das Normas Regulamentadoras, e uma análise detalhada dos Anexos da NR-7, servindo de balizamento para a estrutura do PCMSO.
- ✓ A quinta parte é uma oportuna revisão de como o médico do trabalho, através dos exames ocupacionais, pode proceder à investigação das relações saúde-trabalho e o estabelecimento, se for o caso, do nexo causal da doença com o trabalho e, consequentemente, as ações decorrentes. Destaca-se também a metodologia para o reconhecimento e a avaliação de riscos ocupacionais, não apenas como uma tarefa da engenharia de segurança, porém, acima de tudo, com a força da presença do Médico Responsável pelo PCMSO no "chão de fábrica".
- ✓ Na sexta parte do livro o leitor encontrará os desafios e oportunidades para o Brasil de hoje e o papel do PCMSO.
- ✓ A sétima parte versa sobre especificações de diretrizes e ações que devem ser evidenciadas no planejamento e na gestão do Programa, bem como uma demonstração prática de como deve ser elaborado o PCMSO da Microempresa à Indústria 5.0. É um retrato da Medicina do Trabalho de hoje na direção do futuro, sem perder de vista os aspectos legais e a clínica médica aplicada à Medicina do Trabalho.
- ✓ A oitava e última parte da obra visa deixar o Médico Responsável pelo Programa, o consultor de saúde das empresas, com o cuidado necessário em três aspectos bem atuais:
  - Inclusão: Revela uma visão completa da relação do PCMSO com o trabalhador pessoa com deficiência (PcD).
  - Ética Médica: Uma demonstração clara de que sem ética não há qualidade no PCMSO.
  - Recomendações, Diretrizes e Sugestões da entidade máxima do Médico do Trabalho – a ANAMT.

Finalizando, o leitor é convidado a buscar, através do livro, um novo PCMSO: "Além da NR-7".

Jorge Teixeira

Rio de janeiro, inverno de 2025.

Sumário

PARTE 1

Planejamento e Administração da Política de Saúde da Organização e o PCMSO – Um Diferencial que vai além das NR

Capítulo 1

Gestão da Saúde no Trabalho

Introdução

A Organização Internacional do Trabalho (OIT) determina como principal objetivo dos Exames Médicos Ocupacionais a avaliação da efetividade das medidas de controle do ambiente de trabalho. A gestão da saúde no trabalho se dá pelo acompanhamento dos resultados dos exames médicos ocupacionais estabelecidos pela Norma Regulamentadora nº 7 (NR-7), intitulada Programa de Controle Médico de Saúde Ocupacional (PCMSO).

A Gestão da Saúde no Trabalho desde a Microempresa à Indústria Moderna, da Inteligência Artificial (IA), que neste livro chamamos de "Indústria 5.0", deve ser constituída por um Programa de Controle Médico de Saúde Ocupacional que, além do escopo principal, permeie outros objetivos:

1. Avaliar a aptidão para um determinado tipo de trabalho, sendo a atitude preventiva a preocupação presente à adaptação do local de trabalho para o trabalhador.
2. Utilizar os exames médicos ocupacionais como meios de detecção de anormalidades clínicas ou pré-clínicas. A Gestão de Saúde no Trabalho, através do PCMSO, dá-se basicamente por exames médicos ocupacionais e exames complementares (laboratoriais, radiografias de tórax, espirometria, audiometria e outros). Os exames médicos ocupacionais são, sem dúvida, a prevenção de futura deterioração da saúde dos trabalhadores.
3. Reforçar, através dos exames médicos ocupacionais, o aconselhamento referente aos métodos de trabalho seguro e de manutenção da saúde. Cabe ao médico examinador enfatizar ao trabalhador as medidas de controle pontuadas no Programa de Gerenciamento de Riscos (PGR/NR-1).
4. O PCMSO, através dos exames médicos ocupacionais, também deve reforçar a atenção quanto às doenças crônicas que podem impactar nas atividades e nos riscos existentes no ambiente de trabalho.

A OIT reforça o principal objetivo dos exames médicos ocupacionais quando afirma:

"A investigação da origem e das causas subjacentes dos incidentes, lesões e enfermidades deveria permitir a identificação de qualquer deficiência em um sistema de gestão de Saúde e Segurança no Trabalho (SST) e estar documentada. As medidas corretivas resultantes das investigações deveriam aplicar-se com o fim de evitar que se repitam os casos de lesões, enfermidades ou incidentes relacionados ao trabalho."

A Gestão de Saúde no Trabalho, independentemente do número de empregados e grau de risco da empresa, deve contemplar o planejamento e o desenvolvimento do PCMSO trazendo claramente os critérios para a interpretação dos exames, assim como as condutas que devem ser tomadas frente aos resultados alterados de cada exame e as possíveis alterações detectadas na anamnese e no exame físico do trabalhador. A interpretação dos "achados", além de permitir uma clareza conceitual ao médico responsável pelo PCMSO, permite aos médicos examinadores desempenhar bem a execução dos exames médicos ocupacionais.

Políticas de Saúde da Organização

A Organização e sua Política de Saúde

A organização deverá garantir que vai trabalhar em prol da segurança e do bem-estar de seus trabalhadores e quaisquer pessoas presentes nos locais de trabalho onde são desenvolvidas as operações.

Política de Saúde e Sustentabilidade

Deve ser pautada em conduzir o negócio e as atividades da organização com responsabilidade ambiental, contribuindo para o desenvolvimento sustentável. A política de saúde e sustentabilidade deve focar em prevenção e mitigação dos impactos ambientais de atividades e produtos e na melhoria da qualidade ambiental.

Política de Saúde e a Excelência e Transparência no Desempenho

É importante que a organização possa compartilhar as lições aprendidas e as melhores práticas de Segurança, Meio Ambiente e Saúde, com a cadeia de fornecedores e parceiros, fortalecendo a posição de excelência no sistema integrado de Segurança, Meio Ambiente e Saúde (SMS).

Nota do Autor: A modernização da Gestão de Saúde de uma empresa deve incluir o PCMSO inserido no sistema integrado de SMS.

A Política de Segurança, Meio Ambiente e Saúde deve ir além das Normas Regulamentadoras

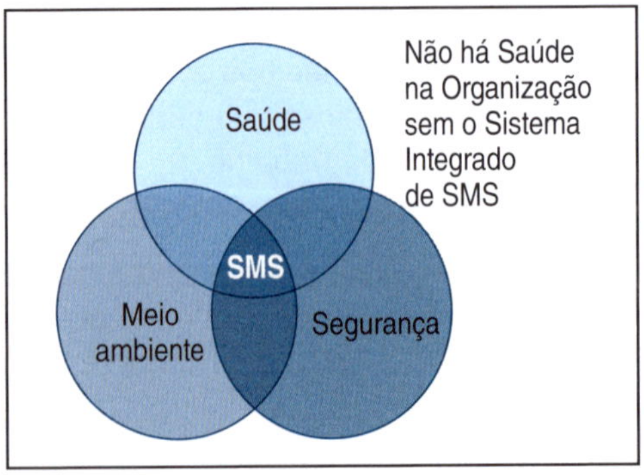

A política de saúde da organização deve, na perspectiva dos novos tempos, apresentar no PCMSO evidências do atendimento de outros sistemas de gestão, em particular o Sistema de Gestão de Saúde e Segurança no Trabalho conforme a Norma ISO 45001.

É muito importante que a política de saúde da organização esteja integrada aos seguintes sistemas de gestão:

- Sistema de Gestão de Qualidade, com o atendimento aos requisitos da Norma ISO 9001.
- Sistema de Gestão dos Riscos na organização, com o atendimento aos requisitos da Norma ISO 31000.
- Sistema de Gestão de Saúde e Segurança Ocupacional (SGSSO), com o atendimento aos requisitos da Norma ISO 45001.

Planejamento Estratégico do PCMSO e a Gestão de Indicadores de Saúde

É uma atribuição do Médico Responsável pelo PCMSO acompanhar e evidenciar a gestão dos indicadores de saúde. Tal procedimento deve ser realizado por Sistemas de Informação (SI).

Um Sistema de Informação é um mecanismo que coleta, processa, armazena e transmite dados que possam contribuir para a gestão de um determinado grupo de indicadores.

Indicadores de Importância para a Gestão do PCMSO

Gestão de Indicadores de Conformidade Legal

1. Indicador de Percentual de Atestados de Saúde Ocupacional (ASO) Válidos

$$\%\ \text{ASO Válidos} = \frac{\text{ASO Válidos} \leq 365\ \text{dias}}{\text{N}^{\underline{o}}\ \text{de trabalhadores na empresa na data da medição}} \times 100$$

Exemplo: Uma empresa com um efetivo de 500 colaboradores, com um total de ASO com um prazo de validade ≤ 365 dias, de 500 ASO:

$$\frac{500}{500} \times 100 = 100\%\ \text{de ASO Válidos}$$

2. Indicador de Percentual de ASO Fora do Prazo

$$\%\ \text{ASO Fora do Prazo} = \frac{\text{Total de ASO com data de conclusão} > 365\ \text{dias no período}}{\text{N}^{\underline{o}}\ \text{de trabalhadores na empresa na data da medição}} \times 100$$

Exemplo: Uma empresa com um efetivo de 500 colaboradores, com um total de ASO fora do prazo igual a zero:

$$\frac{0}{500} \times 100 = 0\%$$

3. Indicador da Taxa de Prevalência de Empregados Considerados Pessoa com Deficiência (PcD)

$$\text{Taxa de Prevalência de Empregados PcD} = \frac{\text{Total de empregados PcD no período}}{\text{Efetivo no meio do período}} \times 1.000$$

4. Indicador da Taxa de Comunicações de Acidente do Trabalho (CAT) Registradas

$$\text{Taxa de CAT Registradas} = \frac{\text{Total CAT registradas no período}}{\text{Efetivo no meio do período}} \times 1.000$$

5. Indicador da Taxa de Incidência de Acidente do Trabalho (TIAT)

$$\text{TIAT} = \frac{\text{Total casos novos de AT no período}}{\text{Efetivo no meio do período}} \times 1.000$$

6. Indicador da Taxa de Incidência de Doença Ocupacional (TIDO)

$$\text{TIDO} = \frac{\text{Total casos novos de DO no período}}{\text{Efetivo no meio do período}} \times 1.000$$

Gestão de Indicadores de Desempenho de Processo

1. Indicador de Percentual de Convocados para Exame Médico Periódico (PERCEMP)

$$\%\ \text{PERCEMP} = \frac{\text{Total de convocados para EMP}}{\text{Efetivo no meio do período}} \times 100$$

2. Indicador de Percentual de Realização do Exame Médico Periódico (PEREMP)

$$\%\ \text{PEREMP} = \frac{\text{Total de EMP concluídos}}{\text{Total de EMP convocados}} \times 100$$

3. Indicador de Percentual de Exame Médico Periódico Pendente (PEMPP)

$$\% \text{ PEMPP} = \frac{\text{Total de EMP não realizados}}{\text{Total de EMP convocados}} \times 100$$

Política de Saúde no Trabalho Integrada a Outros Sistemas de Gestão e o PCMSO de uma Organização

Ferramentas para a Implantação da Política de Saúde no Trabalho

- Ir além das NR.
- Independentemente do número de empregados e do grau de risco, a organização deve implantar o Sistema de Gestão de Segurança e Saúde Ocupacional mantendo o foco no sistema integrado Segurança, Meio Ambiente e Saúde (SMS).
- Documentar e evidenciar as ações de Segurança e Saúde Ocupacional.
- Promover, com qualidade, a Vigilância Passiva e Ativa em Saúde dos trabalhadores.
- "A Medicina do Trabalho é a Medicina Integral."

SMS é valor:

- Zero fatalidade;
- Zero acidente;
- Zero incidente;
- Compromisso com a sustentabilidade.

Análise de Acidentes e Incidentes na Gestão de Saúde da Organização

Os acidentes e incidentes decorrentes das atividades da empresa devem ser analisados, investigados e documentados, de modo a evitar sua repetição e/ou assegurar a minimização de seus efeitos.

É papel do Médico Responsável pelo PCMSO atender, em conjunto com o(s) responsável(eis) pelo Programa de Gerenciamento de Riscos (PGR), os seguintes requisitos:

- Implementação de procedimentos que permitam a identificação, o registro e a análise das causas dos acidentes e a qualificação das perdas.
- Implementação de procedimentos que permitam a identificação e o tratamento de não conformidades eventualmente capazes de causar acidentes.
- Obrigatoriedade de comunicação imediata de acidentes e pronta atuação sobre suas consequências.
- Obrigatoriedade do registro de acidentes no respectivo Indicador de Desempenho.
- Incorporação às atividades da empresa das lições extraídas dos acidentes visando à melhoria constante dos sistemas de prevenção.
- Acompanhamento das medidas corretivas e/ou preventivas adotadas, de modo a se certificar de sua eficácia.

É importante ressaltar que a Norma Regulamentadora nº 1 (NR-1) registra que cabe ao empregador determinar os procedimentos que devem ser adotados em caso de acidente ou doença relacionada ao trabalho, incluindo a análise de suas causas.

Portanto, é fundamental a participação do Médico Responsável pelo PCMSO na análise de acidentes e incidentes no trabalho, pois, conforme a NR-1, o PGR deve contemplar ou estar integrado a planos, programas (incluindo o PCMSO) e outros documentos previstos na legislação de segurança e saúde no trabalho.

Os resultados das análises de acidentes e doenças relacionadas ao trabalho, quando diagnosticados nos exames médicos ocupacionais, vão contribuir na implementação e/ou no aperfeiçoamento das medidas de prevenção estabelecidas no PGR, sendo estas registradas no Plano de Ação do PGR.

Destacamos, dentro do escopo da análise de acidentes e doenças relacionadas ao trabalho:

- A efetiva participação do Médico Responsável pelo PCMSO.
- O Médico Responsável pelo PCMSO e a pessoa responsável pelo PGR devem considerar as situações geradoras dos eventos, levando em conta as atividades efetivamente desenvolvidas, o ambiente de trabalho, materiais e processos produtivos envolvidos e outros fatores relacionados aos eventos (acidentes e doenças relacionadas ao trabalho).
- O PCMSO, através dos exames médicos ocupacionais, deve registrar os dados epidemiológicos visando fornecer evidências para revisar e aprimorar as medidas de prevenção existentes.

Exemplo de Método para Análise de Acidente de Trabalho

Método de "Árvore das Causas" de Acidente de Trabalho

É um método de análise baseado na teoria de sistemas utilizados para a análise de acidentes. Se for bem aplicada, a "Árvore das Causas" deve apontar todas as *falhas* que antecederam o evento final (com lesão ou não).

Componentes de uma "Árvore das Causas" de acidentes de trabalho:

1. **Tarefa (T)**: É a sequência de operações executadas pelo indivíduo que sofreu o acidente.
2. **Material (M):** São os equipamentos, máquinas, instrumentos, ferramentas, matérias-primas e insumos necessários à atividade que proporcionou o acidente.
3. **Meio de Trabalho (MT):** São os aspectos físicos e suas relações sociais que possam estar em associação com o acidente de trabalho.

Modelo de Antecipação ao Acidente de Trabalho

"Todo acidente organizacional é fruto do rompimento de barreiras e proteções que separam os perigos e avarias das pessoas ou de ativos (perdas)."

Modo de Aplicação das Medidas de Proteção (Método de James Reason)

1. *Hard*

Garante as funções de alerta (alarmes, dispositivos de alarmes e informações de perigos).

2. *Soft*

- Garante o atendimento à Legislação de Segurança.
- Assegura o "restabelecimento" do estado de segurança ou normalidade, após o ambiente de trabalho entrar em situação de anormalidade que proporcione maior vulnerabilidade para a ocorrência de um acidente ou uma doença relacionada ao trabalho.
- Checa o Plano de Ação estabelecido no PGR da empresa.

3. Funções das Medidas de Proteção que Devem Ser Difundidas

- Alertam para a proximidade do "perigo".
- Orientam como operar na atividade com segurança.
- Alarmam e avisam quando o perigo for iminente.
- Restauram o ambiente para um estado seguro.
- Contêm e eliminam o perigo caso escape das barreiras.
- Promovem escape e resgate.

O Médico Responsável pelo PCMSO deve, tecnicamente, avaliar se as medidas de proteção dos trabalhadores, previstas no PGR, estejam atendendo: *Hard*, *Soft* e Funções de Medidas de Proteção.

Objetivos da Gestão de Saúde da Organização

A saúde do trabalhador constitui uma área da Saúde Pública que tem como objetivo o estudo e a intervenção nas relações entre trabalho e saúde.

Objetivos: Proteger e preservar a saúde dos trabalhadores e, numa atitude mais moderna, ir além do texto da NR-7, isto é, promover a saúde dos trabalhadores.

Devemos perceber que o Médico Responsável pelo PCMSO, principalmente quando médico do Serviço Especializado em Segurança e Medicina do Trabalho (SESMT), é o gestor de saúde da empresa, que deve trabalhar em sintonia com a equipe do SESMT (NR-4), visando as ações de promoção e proteção da saúde do conjunto de trabalhadores.

Promoção de Saúde

Exemplo: Implementação de um programa de alimentação saudável ou um programa de atividade física na empresa.

Proteção da Saúde do Trabalhador

Exemplo: Desenvolvimento de ações de vigilância dos riscos presentes nos ambientes e condições de trabalho, dos agravos à saúde do trabalhador e organização e prestação da assistência aos trabalhadores, compreendendo procedimentos de diagnóstico, treinamento e reabilitação de forma integrada.

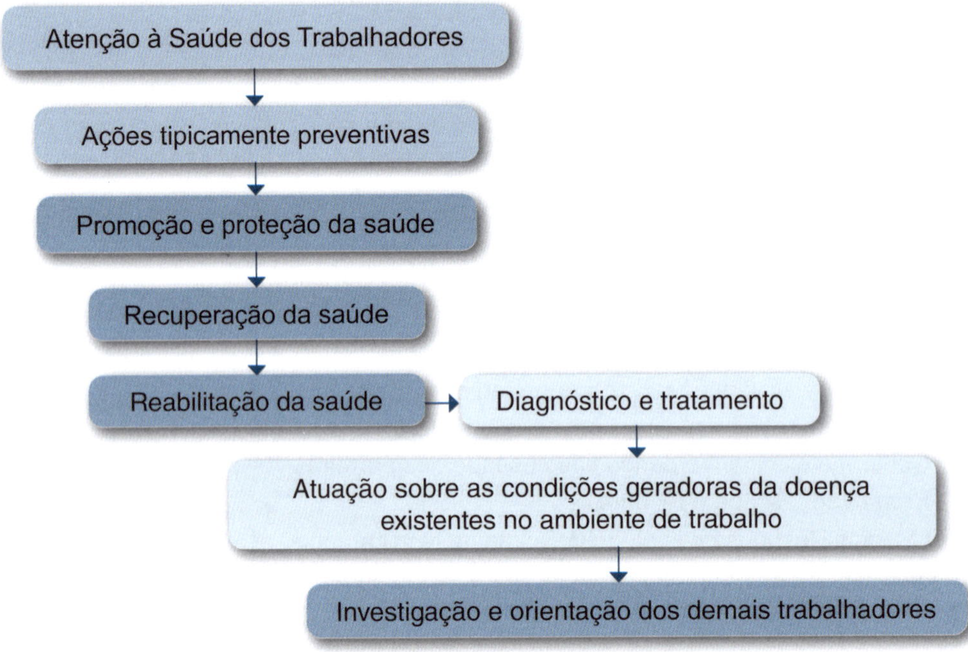
Atenção à Saúde dos Trabalhadores
Ações tipicamente preventivas
Promoção e proteção da saúde
Recuperação da saúde
Reabilitação da saúde
Diagnóstico e tratamento
Atuação sobre as condições geradoras da doença existentes no ambiente de trabalho
Investigação e orientação dos demais trabalhadores

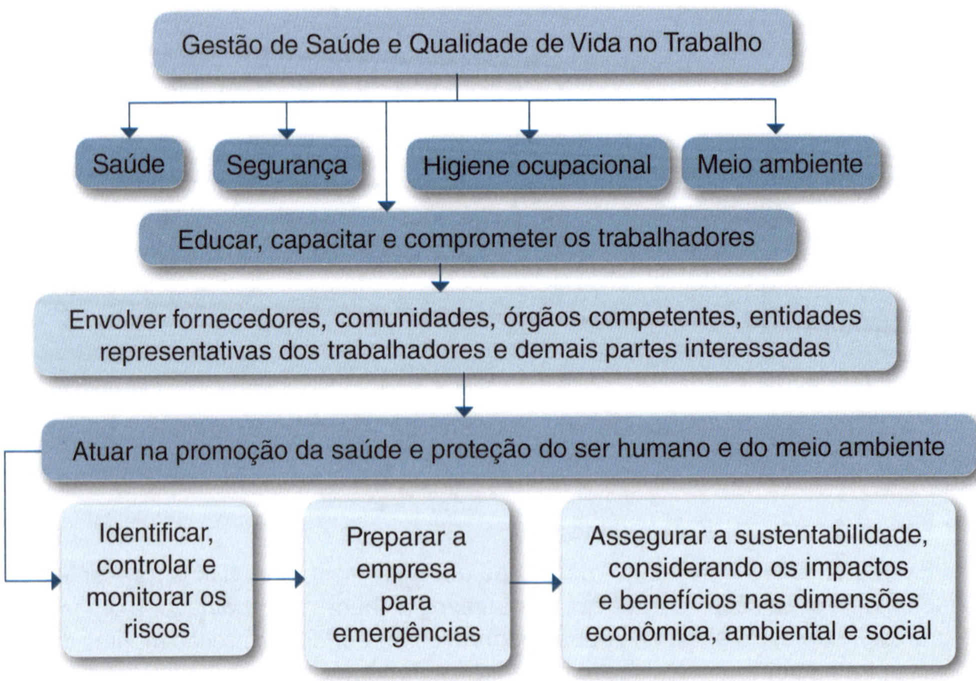
Gestão de Saúde e Qualidade de Vida no Trabalho
Saúde
Segurança
Higiene ocupacional
Meio ambiente
Educar, capacitar e comprometer os trabalhadores
Envolver fornecedores, comunidades, órgãos competentes, entidades representativas dos trabalhadores e demais partes interessadas
Atuar na promoção da saúde e proteção do ser humano e do meio ambiente
Identificar, controlar e monitorar os riscos
Preparar a empresa para emergências
Assegurar a sustentabilidade, considerando os impactos e benefícios nas dimensões econômica, ambiental e social

Atenção à Saúde dos Trabalhadores

Não pode ser desvinculada daquela prestada à população em geral. É desenvolvida em diferentes espaços institucionais, com objetivos e práticas distintas:

- Pela empresa (SESMT).
- Por um serviço de saúde.
- Pelas organizações de trabalhadores.
- Pelo Estado (SUS).
- Pelos planos de saúde.
- Pelos serviços organizados em hospitais universitários.

SGSSO (Sistema de Gestão de Saúde e Segurança Ocupacional)

Segurança Ocupacional

Objetivo central do SGSSO

Fornecer uma estrutura para gerenciar riscos e criar oportunidades de melhorias em segurança e saúde ocupacional.

Objetivos e resultados pretendidos com o SGSSO

- Prevenir lesões e problemas de saúde relacionados ao trabalho.
- Proporcionar locais de trabalho seguros e saudáveis.
- Eliminar os perigos e minimizar os riscos de segurança e saúde ocupacional.
- Tomar medidas preventivas e de proteção visando a segurança e saúde ocupacional.

Implementação de um SGSSO

Deve estar em conformidade com a Norma ISO 45001. O SGSSO visa permitir que a organização cumpra seus requisitos legais e outros requisitos e melhore o seu desempenho em Saúde e Segurança Ocupacional.

Fatores-chave para a eficácia e a capacidade de alcançar os resultados por um SGSSO:

- Liderança, compromisso e responsabilidade da alta direção da empresa com o SGSSO.
- Gestão da alta direção, liderando e promovendo uma cultura na organização que suporte os resultados do SGSSO.
- Comunicação permanente com os diversos setores da organização.
- Consulta e participação dos trabalhadores e de seus representantes.
- Locação de recursos para manter o SGSSO.
- Estabelecer, através do SGSSO, que a política de saúde e segurança ocupacional esteja compatível com os objetivos estratégicos gerais da direção da organização.
- Processos efetivos para identificação de perigos, controle de riscos em saúde e segurança ocupacional, aproveitando as oportunidades de melhoria.
- Integrar o SGSSO com os processos de negócios da organização.

Caminho para o Futuro

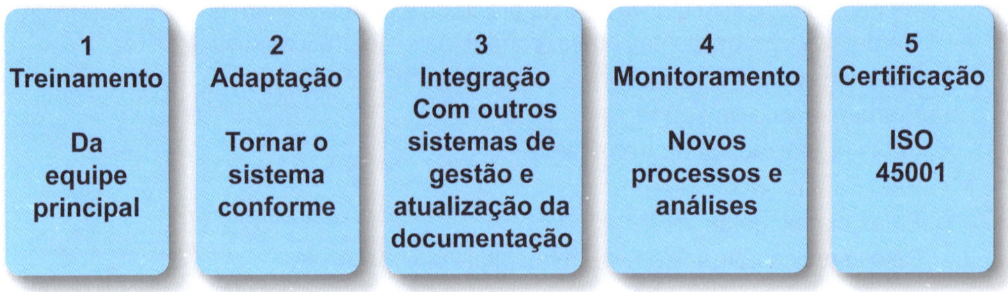

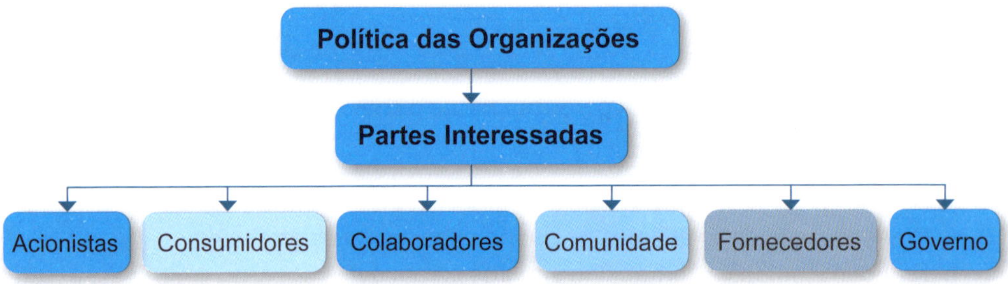

Integração dos Sistemas de Gestão e a Política de Saúde de uma Organização

A organização deve integrar o SGSSO com o Sistema de Gestão dos Riscos previsto pela Norma ISO 31000 e ter como estrutura inicial a Norma ISO 9001 (Gestão da Qualidade).

O que é esperado das políticas das organizações:

Acionistas	Retorno do capital investido e perpetuação da empresa
Consumidores	Qualidade, satisfação, preço e prazo
Comunidade	Preocupação com o meio ambiente, qualidade de vida, geração de empregos e renda
Fornecedores	Relações comerciais éticas, estáveis, colaborativas e mutuamente vantajosas
Governo	Geração de tributos, investimentos e cooperação com as políticas governamentais

Planejamento e Administração da Política de Saúde da Organização e o PCMSO

Conceito de Planejamento

É um processo contínuo e dinâmico que consiste em um conjunto de ações intencionais, integradas, coordenadas e orientadas para tornar realidade um objetivo futuro, de forma a possibilitar a tomada de decisões antecipadamente.

Fluxograma do Planejamento da Política de Saúde da Organização

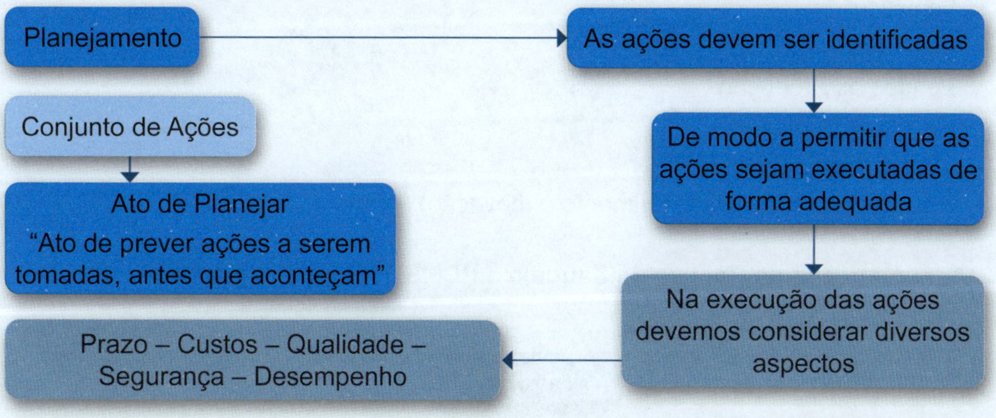

O Tempo do Planejamento da Política de Saúde PCMSO da Organização

O tempo dedicado ao planejamento é vital para evitar problemas na fase de execução. O objetivo central do planejamento é minimizar a necessidade de revisões durante a execução.

Planejamento da Política de Saúde PCMSO como uma ferramenta administrativa

O planejamento é uma ferramenta administrativa que possibilita perceber a realidade, avaliar os caminhos, construir um referencial futuro, estruturando o trâmite adequado, e reavaliar todo o processo a que o planejamento se destina.

"PLANEJAMENTO É O LADO RACIONAL DA AÇÃO."

Metodologia de Administração da Política de Saúde e o PCMSO da Organização

Consiste, basicamente, em determinar os objetivos a alcançar, as ações a serem realizadas, compatibilizando-as com os meios disponíveis para a sua execução.

Conceito de Administração

Estuda os empreendimentos humanos com o objetivo de alcançar o resultado (financeiro, por exemplo) de forma sustentável e com responsabilidade social.

Divisão da Administração da Política de Saúde e o PCMSO de uma Organização

A administração se divide, basicamente, em sete áreas:

- Finanças;
- Logística;
- *Marketing*;
- Vendas ou Produção;
- Recursos Humanos;
- TI (Tecnologia da Informação);
- P&DI (Pesquisa, Desenvolvimento e Inovação).

Administração da Política de Saúde e o PCMSO de uma Organização

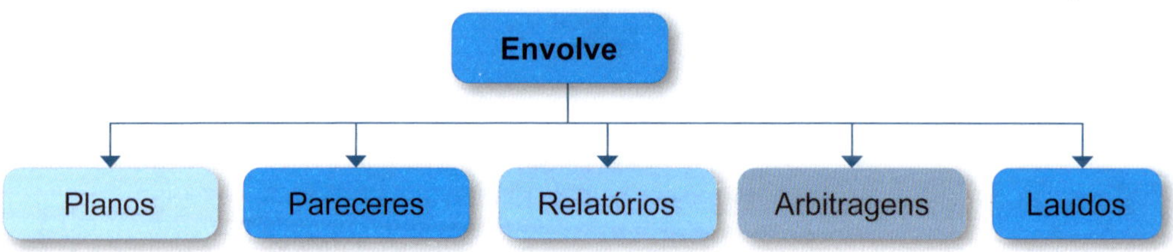

Principais Funções Administrativas do Médico do Trabalho em um PCMSO

1. **Fixar objetivos** (planejamento do PCMSO).

   "É impossível falar em administração sem falar em objetivos".
2. **Analisar e conhecer os problemas** (por exemplo, agentes de risco que podem comprometer a saúde dos trabalhadores.
3. **Solucionar problemas** (principalmente através de uma perfeita sintonia com o profissional responsável pelo PGR).

Funções Administrativas da Política de Saúde e o PCMSO de uma Organização

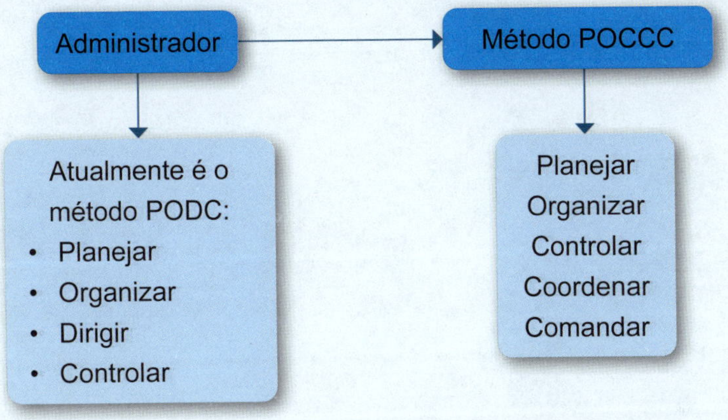

Planejamento Ótimo

Oferece inúmeras vantagens à equipe de projetos:

- Permite controle apropriado.
- Produtos e serviços entregues conforme requisitos exigidos.
- Melhor coordenação das interfaces do projeto.
- Possibilita resolução antecipada de problemas e conflitos.
- Propicia um grau mais elevado de assertividade nas tomadas de decisão.

Norma ISO 45001 e o Futuro do Gerenciamento de Riscos e o PCMSO da Organização

A área de saúde e segurança ocupacional deve figurar nas ações estratégicas da organização como parte fundamental da sustentabilidade do negócio. As questões de saúde e segurança ocupacional devem ser tratadas como partes integrantes da cultura e governança da empresa.

PARTE 2

Aspectos Legais do PCMSO e o Comentário de Cada Item da NR-7

Capítulo 2

Norma Regulamentadora nº 7 Comentada: “É preciso entender o PCMSO”

NR-7 – Programa de Controle Médico de Saúde Ocupacional – PCMSO

Publicação D.O.U. Portaria MTb nº 3.214, de 08 de junho de 1978 06/07/78.

Alterações/Atualizações D.O.U.

Portaria SSMT nº 12, de 06 de junho de 1983 14/06/83

Portaria MTPS nº 3.720, de 31 de outubro de 1990 01/11/90

Portaria SSST nº 24, de 29 de dezembro de 1994 30/12/90

Portaria SSST nº 08, de 08 de maio de 1996 Rep. 09/05/96

Portaria SSST nº 19, de 09 de abril de 1998 22/04/98

Portaria SIT nº 223, de 06 de maio de 2011 10/05/11

Portaria SIT nº 236, de 10 de junho de 2011 13/06/11

Portaria MTE nº 1.892, de 09 de dezembro de 2013 11/12/13

Portaria MTb nº 1.031, de 06 de dezembro de 2018 10/12/18

Portaria SEPRT nº 6.734, de 09 de março de 2020 13/03/20

Portaria SEPRT nº 1.295, de 02 de fevereiro de 2021 03/02/21

Portaria SEPRT nº 8.873, de 23 de julho de 2021 26/07/21

Portaria MTP nº 567, de 10 março de 2022 01/04/22

(Redação dada pela Portaria SEPRT nº 6.734, de 10 de março de 2020)

7.1 Objetivo

7.1.1 Esta Norma Regulamentadora (NR) estabelece diretrizes e requisitos para o desenvolvimento do Programa de Controle Médico de Saúde Ocupacional (PCMSO) nas organizações, com o objetivo de proteger e preservar a saúde de seus empregados em relação aos riscos ocupacionais, conforme avaliação de riscos do Programa de Gerenciamento de Riscos (PGR) da organização.

Comentário: O PCMSO deve ser desenvolvido em sintonia com os perigos ou agentes de risco que possam levar à exposição dos trabalhadores a riscos ocupacionais avaliados e classificados por nível no Inventário de Riscos do PGR. **Exemplo:** Uma máquina produz como agente de risco um ruído (risco), que no Inventário de Riscos do PGR, em uma avaliação qualitativa, foi classificado como risco de nível médio. Podemos entender que o ruído está acima do nível de ação. Portanto, requer controle médico para todos os trabalhadores que estejam em exposição.

Qual o controle médico?

O PCMSO deverá, segundo o Anexo II da NR-7, indicar a realização de exame audiométrico no admissional, anualmente e no exame demissional. Assim, o desenvolvimento do programa (PCMSO) possui como objetivo central a proteção e a preservação da saúde dos trabalhadores da organização.

Nota do Autor: A palavra "promoção" da saúde foi removida da última redação da NR-7, entretanto, o Médico Responsável pelo PCMSO deverá promover a saúde dos trabalhadores visando diminuir a frequência de doenças crônicas que possam exacerbar durante as atividades de trabalho.

Exemplo: O cálculo do IMC durante o exame médico ocupacional pode servir de orientação, quando aumentado, para os cuidados com a alimentação.

O IMC (Índice de Massa Corpórea) é um método simples e útil. Basta saber o peso (em quilos) e a altura (em metros). É calculado pela fórmula:

$$\text{IMC} = \frac{\text{Peso}}{\text{Altura}^2}$$

Se o médico examina um trabalhador de 88 kg e 1,70 m de altura durante o exame médico ocupacional, o IMC é igual a:

$$\text{IMC} = \frac{88}{1{,}70 \times 1{,}70} = \frac{88}{2{,}8} = 30{,}44$$

IMC	kg/m²
Baixo Peso	< 18,5
Normal	18,5-24,9
Pré-obeso	25,0-29,0
Obesidade	≥ 30,0

Conduta no decorrer do exame médico ocupacional: Promover a saúde.

Orientar o trabalhador quanto a reeducação alimentar e a prática de atividade física, evitando que a obesidade leve a outras doenças crônicas, como a hipertensão arterial e o diabetes.

7.2 Campo de Aplicação

7.2.1 Esta Norma se aplica às organizações e aos órgãos públicos da administração direta e indireta, bem como aos órgãos dos poderes legislativo e judiciário e ao Ministério Público, que possuam empregados regidos pela Consolidação das Leis do Trabalho – CLT.

Comentário: A NR-7, como as demais Normas Regulamentadoras, tem a sua existência jurídica assegurada pela CLT (Lei 6.514/1977). Por conseguinte, o PCMSO é um diploma legal que deve ser aplicado por todas as organizações que tenham empregados regidos pela CLT, incluindo os órgãos públicos da administração direta e indireta, dos poderes legislativo e judiciário e do Ministério Público com trabalhadores celetistas.

Nota do Autor: Mais de 73% das prefeituras no Brasil (e diversos órgãos públicos) estão praticamente sem funcionários públicos estatutários. Consequentemente, estas prefeituras e suas autarquias devem instalar o Programa de Controle Médico de Saúde Ocupacional e realizar os exames médicos ocupacionais de seus empregados.

7.3 Diretrizes

7.3.1 O PCMSO é parte integrante do conjunto mais amplo de iniciativas da organização no campo da saúde de seus empregados, devendo estar harmonizado com o disposto nas demais NR.

Comentário: O PCMSO não é um programa de saúde isolado. Ele está articulado com outras ações de saúde apontadas por outras Normas Regulamentadoras que também visam desenvolver medidas de proteção e preservação da saúde dos trabalhadores. Exemplos de articulação do PCMSO (NR-7) com outras Normas Regulamentadoras:

Articulação da NR-7 (PCMSO) com a NR-5 (CIPA)

Os membros da CIPA devem colaborar no desenvolvimento e na implementação do PCMSO e de outros programas relacionados a saúde e segurança no trabalho.

Articulação da NR-7 (PCMSO) com a NR-10 (Segurança em Instalações e Serviços em Eletricidade)

Os trabalhadores autorizados a intervir em instalações elétricas devem ser submetidos a exame de saúde compatível com as atividades a serem desenvolvidas, realizado em conformidade com a NR-7 e registrado em seu prontuário médico.

Nota do Autor: Não há, em Anexos da NR-7, exames complementares específicos para trabalhadores de serviços em eletricidade. Exames sugeridos para os trabalhadores de serviços de eletricidade:

- Acuidade visual;
- Teste de discriminação de cores;
- Glicemia em jejum ou teste de tolerância oral à glicose + hemoglobina glicada;
- Avaliação psicossocial ou avaliação psiquiátrica, se for o caso;
- Outros exames a critério do médico examinador.

Observação: Existem correntes da medicina do trabalho que incluem a solicitação do EEG e do ECG mas, na opinião do Autor, faltam dados clínicos mais robustos para a solicitação destes exames.

Articulação da NR-7 (PCMSO) com a NR-11 (Transporte, Movimentação, Armazenamento e Manuseio de Materiais) e a Norma Regulamentadora 12 (Máquinas e Equipamentos)

Não há, em Anexos da NR-7, exames complementares específicos para trabalhadores envolvidos com transporte, movimentação, armazenamento e manuseio de materiais (salvo com produtos químicos cancerígenos) e com o manuseio de máquinas e equipamentos.

Exames sugeridos para trabalhadores de transporte, movimentação, armazenamento e manuseio de materiais e com máquinas e equipamentos:

- Acuidade visual;
- Teste de discriminação de cores;
- Glicemia em jejum ou teste de tolerância oral à glicose + hemoglobina glicada;

- Avaliação psicossocial ou avaliação psiquiátrica, se for o caso.
- Em caso de transporte, armazenamento ou manuseio de produtos cancerígenos, deve constar do PCMSO a solicitação do exame laboratorial referente à substância química.
- O médico examinador deverá direcionar o exame físico para a situação ergonômica apontada no PCMSO pertinente à NR-11 ou à NR-12.

Articulação da NR-7 (PCMSO) com a NR-17 (Ergonomia)

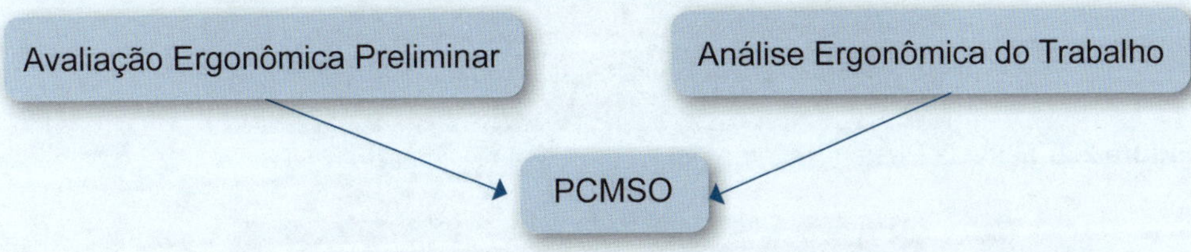

O Médico Responsável pelo PCMSO deverá estar atento à Avaliação Ergonômica Preliminar, constante no Inventário de Riscos do PGR, que possa ter identificado inadequações nas condições de trabalho que possibilitem doenças relacionadas ao trabalho por situações ergonômicas. Estes fatores podem ser mais detalhados na Análise Ergonômica do Trabalho.

Situações Ergonômicas e o PCMSO

1) Tarefas com flexão forçada ou hiperextensão do punho da mão por movimentos repetitivos.

Exemplo: Na digitação, os testes indicados são: Teste de Phalen por Compressão Carpal, Teste de Phalen por Compressão Palmar e Teste de Tinel (**Figuras 2.1** a **2.3**).

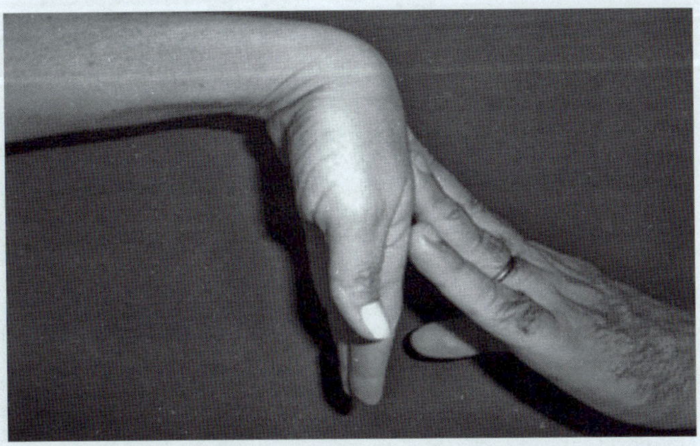

Figura 2.1. Teste de Phalen por Compressão Carpal para STC.

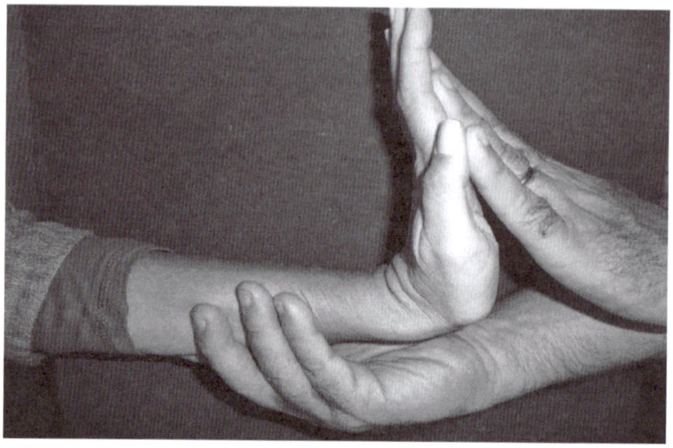

Figura 2.2. Teste de Phalen Reverso por Compressão Palmar para STC.

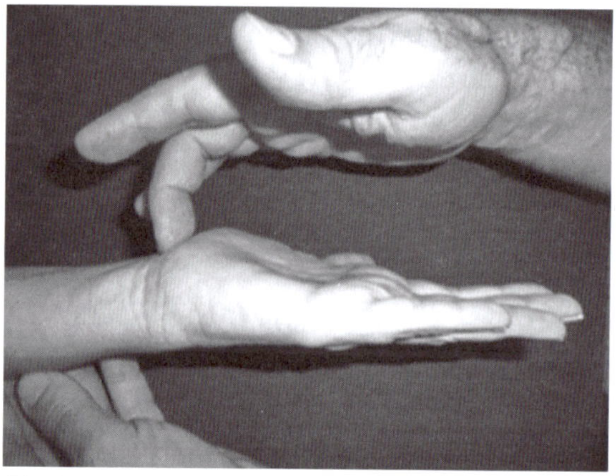

Figura 2.3. Teste de Tinel para STC (consiste na percussão do nervo mediano na região do túnel do carpo).

2) Tarefas com movimentos repetitivos com o polegar (**Figura 2.4**).

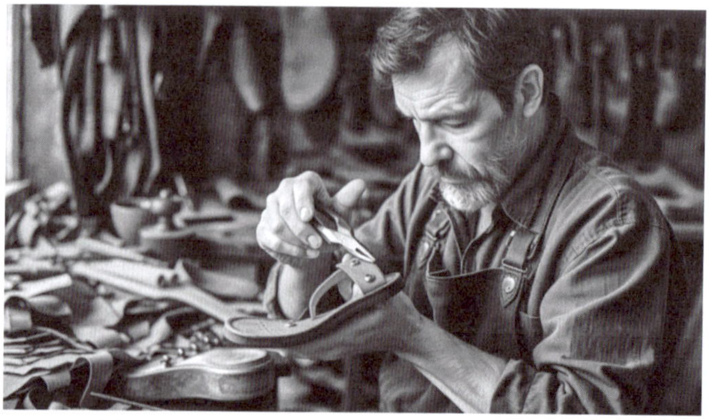

Figura 2.4. Esforço repetitivo no ofício do sapateiro.

O teste indicado é a pesquisa do sinal de Finkelstein (se positivo, fala a favor da síndrome de De Quervain) (**Figura 2.5**).

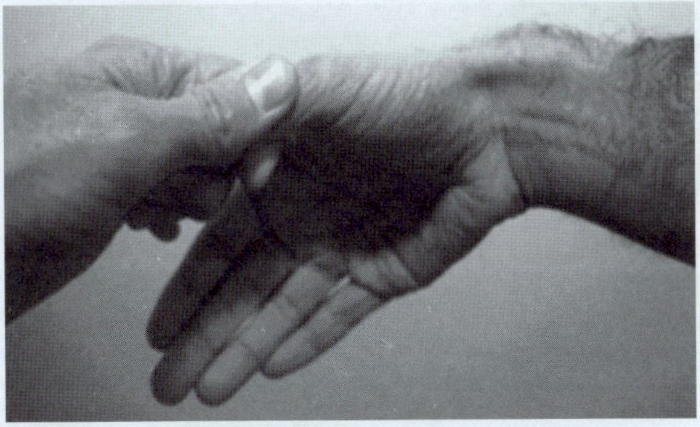

Figura 2.5. No exame físico deve ser pesquisado o sinal de Finkelstein.

Sinal de Finkelstein: Dor à palpação no processo estiloide dos tendões, que aumenta com a extensão e a abdução do polegar em contrarresistência.

3) Tarefas com movimento repetitivo com o braço acima do ombro (**Figura 2.6**).

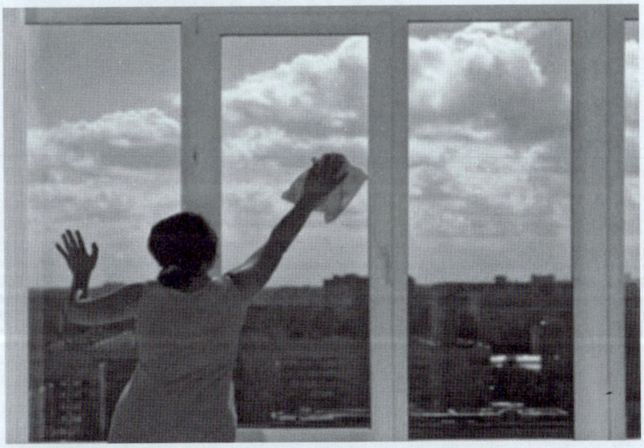

Figura 2.6. Movimentos repetitivos com o braço acima do ombro.

Exame físico do ombro. Manobras ou testes que permitem avaliar componentes específicos do manguito rotador:

- Teste de Jobe: para o supraespinhoso (**Figura 2.7**);
- Teste de Gerber: para o subescapular (**Figura 2.8**);
- Teste de Patte: para o infraespinhal e redondo menor (**Figura 2.9**).

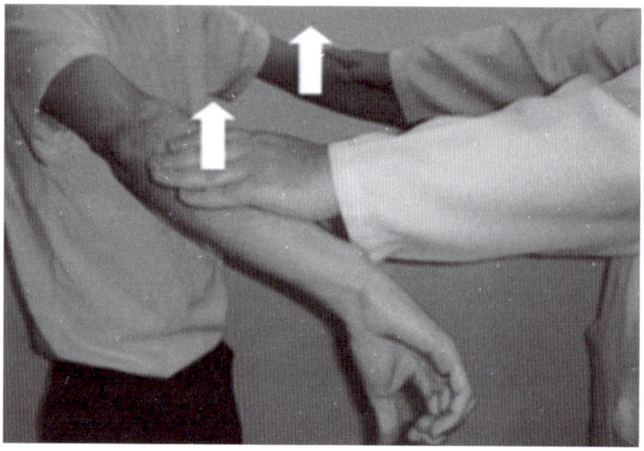

Figura 2.7. Teste de Jobe. Abdução dos braços em rotação interna contra a resistência do examinador. Positivo: Dor no ombro, falando a favor de tendinopatia do supraespinhoso.

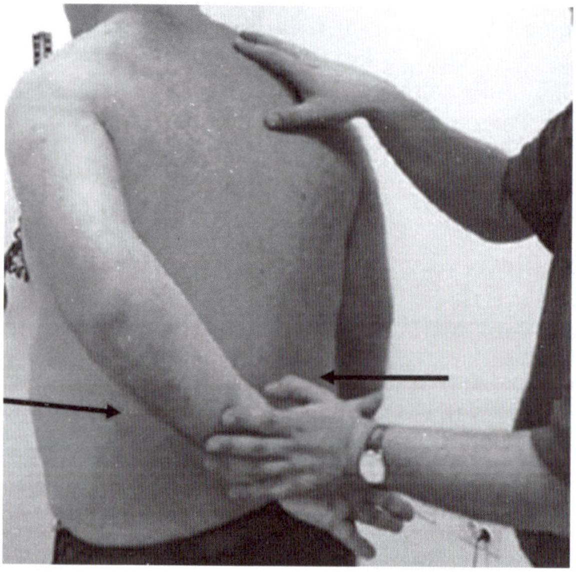

Figura 2.8. Teste de Gerber. Cotovelo posicionado em flexão em rotação interna com o dorso da mão atrás da região lombar. Positivo: Dificuldade para rodar internamente o braço, não conseguindo afastar o dorso da mão da região lombar. Diagnóstico: Inflamação ou ruptura do músculo subescapular.

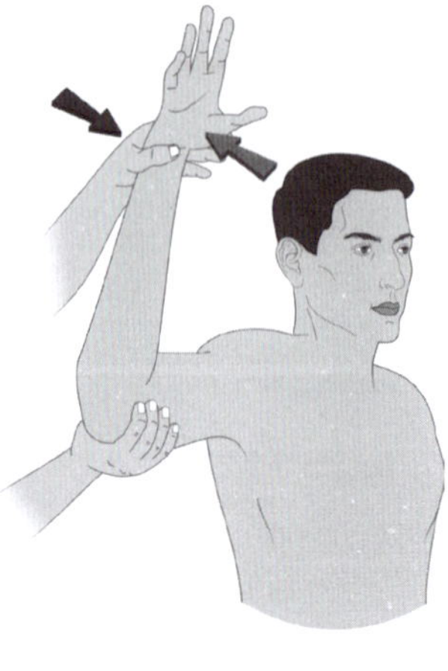

Figura 2.9. Teste de Patte. O paciente é instruído a realizar uma abdução do braço a 90°, com flexão do cotovelo a 90° e rotação externa do braço contra a resistência do médico imposta na altura do punho do paciente. Positivo: Dor na altura do ombro que poderá descer pela face anterolateral do braço.
Diagnóstico: Lesão no tendão do músculo infraespinhoso.

Teste de Neer (Figura 2.10).

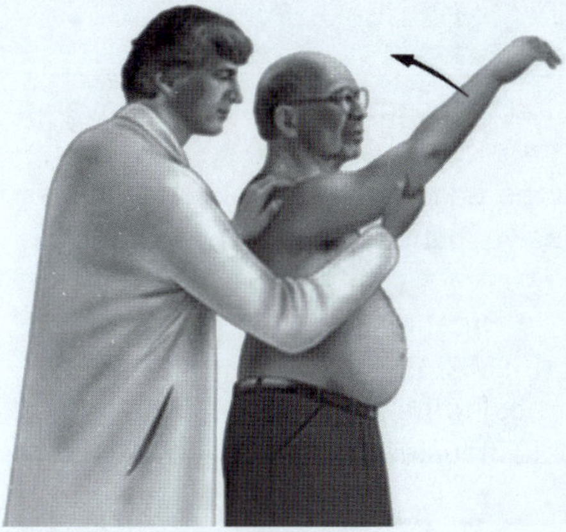

Figura 2.10. O membro superior em extensão e rotação neutra é elevado passiva e rapidamente no plano da escápula pelo examinador. Positivo: Dor no ombro afetado (ocorre na tendinite do supraespinhoso, na bursite e na capsulite adesiva).

4) Tarefas com flexão forçada dos cotovelos.

Muito comum em trabalhadores em *telemarketing*.

O médico examinador deverá ter atenção especial com queixas de parestesia do IV e V dedos da mão, muitas vezes associadas a dor na face interna do antebraço e cotovelo, que fala a favor de síndrome cubital.

5) Tarefas envolvendo levantamento manual de cargas, trabalhos pesados e hábitos posturais indevidos.

O médico examinador deverá ter atenção especial quanto às queixas de dor lombar.

Indicação para o Exame Físico da Coluna Lombar (**Figura 2.11 A** e **B**):

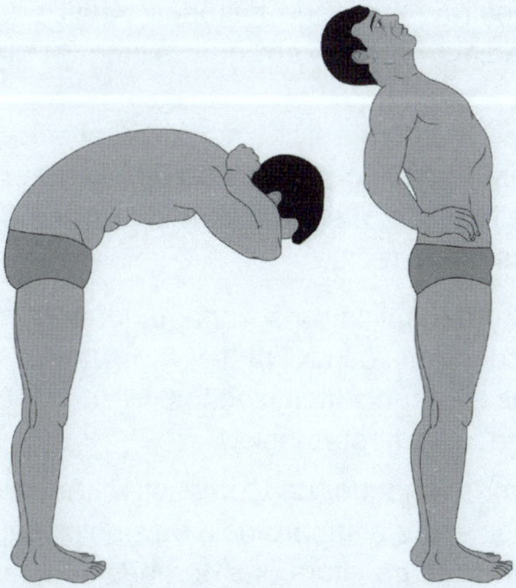

Figura 2.11. A. Manobra de flexão da coluna lombar positiva para hérnia de disco. **B.** Manobra de extensão da coluna lombar positiva para estreitamento do canal raquidiano.

Articulação da NR-7 (PCMSO) com a NR-18 (Condições e Meio Ambiente de Trabalho na Indústria da Construção)

O Médico Responsável pelo PCMSO na indústria da construção deve promover a verificação das condições e do meio ambiente de trabalho em atividades e serviços de demolição, reparo, pintura, limpeza e manutenção de edifícios em geral, de qualquer número de pavimentos ou tipo de construção, inclusive manutenção de obras de urbanização e paisagismo.

Em modificações recentes no texto da NR-18, o Programa de Condições e Meio Ambiente de Trabalho na Indústria da Construção (PCMAT) foi abolido, ficando o PGR com as atribuições de cuidar das condições de trabalho na indústria da construção. Portanto, a articulação da NR-7 (PCMSO) no caso da indústria da construção vai acontecer com o PGR.

Articulação da NR-7 (PCMSO) com a NR-20 (Segurança e Saúde no Trabalho com Inflamáveis e Combustíveis)

De acordo com a NR-20, o PCMSO envolvendo trabalhadores que exerçam suas atividades com risco de exposição ao BENZENO determina que os trabalhadores devem realizar, com frequência mínima semestral, hemograma completo com contagem de plaquetas e reticulócitos, independentemente de outros exames previstos no PCMSO.

Hemogramas para trabalhadores expostos ao benzeno:

- Os hemogramas de trabalhadores com risco de exposição ocupacional ao benzeno devem ser organizados sob a forma de séries históricas, de fácil compreensão, com vistas a facilitar a detecção precoce de alterações hematológicas.
- Os hemogramas semestrais e a série histórica atualizada devem ser entregues aos trabalhadores, mediante recibo, em no máximo 30 dias após a emissão dos resultados.
- Ao término de seus serviços, o Médico Responsável pelo PCMSO deve repassar as séries históricas para o médico que o sucederá na função.
- Ao final do contrato de trabalho, a série histórica dos hemogramas deve ser entregue ao trabalhador (mediante recibo).

O PCMSO de um PRC deve aplicar aos trabalhadores as disposições da Portaria de Consolidação nº 5 em seus Anexos LXVIII, LXIX, LXX e LXXI (Ministério da Saúde – setembro de 2017) e suas eventuais atualizações no que tange aos critérios de interpretação da série histórica dos hemogramas.

O PCMSO de um Posto Revendedor de Combustível deve, através do médico responsável, orientar a empresa sobre a importância da sinalização referente ao benzeno. A sinalização deve ser destacada na altura das bombas de abastecimento de combustíveis líquidos contendo benzeno com os dizeres:

“A GASOLINA CONTÉM BENZENO, SUBSTÂNCIA CANCERÍGENA. RISCO À SAÚDE”.

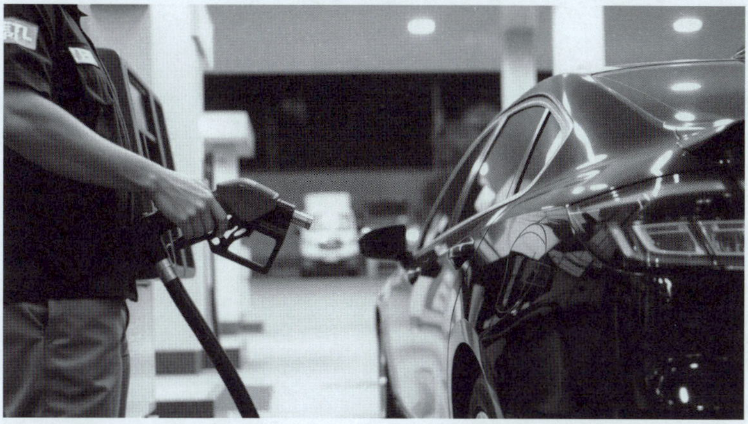

Figura 2.12. O posto de gasolina é considerado pela NR-20 (Segurança e Saúde no Trabalho com Inflamáveis e Combustíveis) como Posto Revendedor de Combustível (PRC).

Anexo IV da NR-20 e a sua importância na elaboração do PCMSO de Postos de Serviços Revendedores de Combustíveis Automotivos

Postos de Serviços Revendedores de Combustíveis Automotivos contendo benzeno são estabelecimentos localizados em terra firme que revendem, a varejo, combustíveis automotivos e abastecem tanques de consumo dos veículos automotores terrestres ou em embalagens certificadas pelo Instituto Nacional de Meteorologia, Qualidade e Tecnologia – INMETRO.

O PCMSO e o Benzeno

Anexo LXVIII da Portaria de Consolidação nº 5 do Ministério da Saúde:

Trata das Normas de Vigilância à Saúde dos Trabalhadores Expostos ao Benzeno.

O Médico Responsável pelo PCMSO de empresas e/ou respectivas contratadas que produzem, utilizam, transportam, armazenam e manipulam benzeno ou suas misturas líquidas deve:

- Conhecer o benzenismo como o conjunto de sinais e complicações decorrentes da exposição aguda ou crônica ao benzeno. As complicações podem ser agudas quando houver exposição a altas concentrações com presença de sinais e sintomas neurológicos, e as crônicas, com manifestações pertinentes ao sistema hematopoiético.
- O diagnóstico de benzenismo, de natureza ocupacional, é eminentemente clínico e epidemiológico, fundamentando-se na história de exposição ocupacional e na observação de sinais, sintomas e exames laboratoriais.

Sinais e Sintomas de Benzenismo ou Toxicidade do Benzeno

Em 60% dos casos têm-se:

- Astenia;
- Mialgia;

- Sonolência;
- Tontura;
- Sinais de infecção de repetição;
- Não existem sinais ou sintomas patológicos da intoxicação.

Dados laboratoriais hematológicos mais relevantes:

- Neutropenia;
- Leucopenia;
- Eosinofilia;
- Monocitopenia;
- Macrocitose;
- Pontilhado basófilo;
- Hipossegmentação de neutrófilos (pseudo-Pelger);
- Plaquetopenia.

É importante que o médico examinador do trabalhador exposto ao benzeno com probabilidade de desenvolver o benzenismo saiba também, pela anamnese, reconhecer os efeitos agudos pelo benzeno: irritante das mucosas oculares, nasais e, em altas concentrações, a possibilidade de provocar pneumonia química e edema pulmonar.

Cancinogenose pelo Benzeno

O caráter leucemogênico do benzeno é amplamente reconhecido. As transformações leucêmicas, precedidas ou não por alterações mielodisplásicas, são objeto de diversas publicações, sendo a LEUCEMIA MIELOIDE AGUDA, entre todas, a mais frequente.

Além de leucemogênica, a toxicidade por benzeno (benzenismo) está relacionada ao surgimento de outras formas de doenças onco-hematológicas, como o linfoma não Hodgkin, o mieloma múltiplo e a mielofibrose.

O Benzeno e as Alterações Neuropsicológicas e Neurológicas

São observadas alterações na atenção, percepção, memória, habilidade motora, visuoespacial, visuoconstrutiva, no raciocínio lógico, na aprendizagem e no humor. Pode ocorrer quadro de polineuropatias periféricas e mielites transversais. O benzeno pode provocar perdas auditivas, zumbidos, vertigens e dificuldade no processamento auditivo.

O benzeno pode provocar alterações dermatológicas:

- Eritema;
- Dermatite Irritativa de Contato (DIC).

É importante destacar, ao finalizar o Anexo LXVIII da Portaria de Consolidação nº 5, que o benzeno é um mielotóxico regular, leucemogênico e carcinógeno, mesmo em baixas concentrações.

Protocolos de Investigação de Casos Suspeitos

O médico examinador deve seguir o protocolo de investigação de dano em expostos ao benzeno contendo as seguintes informações e procedimentos:

- História Clínica Atual e Pregressa, incluindo a investigação de exposição a agentes mielotóxicos (medicamentos, radiação ionizante, entre outros), interrogatório dos diversos aparelhos, antecedentes pessoais e familiares e exame físico completo.
- História Ocupacional Atual (antecedentes profissionais) com informação sobre empresas, setores, funções, tarefas e respectivos períodos de trabalho.
- Levantamento dos Dados Hematológicos de que dispõe o trabalhador, inclusive os anteriores à admissão na empresa suspeita de causadora da toxicidade.
- Exames Complementares:
  - Hemograma com análise quantitativa e qualitativa das três séries sanguíneas e contagem de reticulócitos. Na ausência da série histórica, realizar três hemogramas com intervalo de 15 dias;
  - Transaminases (AST e ALT), gamaglutamil transferase, bilirrubinas totais e frações e LDH;
  - Provas de atividades reumáticas ou inflamatórias: VHS, proteína C-reativa e FAN;
  - Marcadores de Hepatite B e C (anti-HBS Ag, anti-HBc-IgM e anti-HCV);
  - Anti-HIV.
- Estudo da Medula Óssea: biópsia de medula óssea e mielograma, sempre que indicados clinicamente.
- Outros exames poderão ser solicitados, de acordo com o exame clínico; e
- Outras Investigações:
  - Avaliação sobre o Sistema Nervoso Central: avaliação de queixas neuropsicológicas e neuropsiquiátricas, efeitos ototóxicos e alterações citogenéticas deverão ser realizados sempre que necessário.
  - Avaliação Neuropsicológica/Neurocomportamental: é um instrumento para investigação dos efeitos que a exposição a substâncias neurotóxicas produz sobre os processos psíquicos no homem. Objetiva estabelecer a presença ou não de disfunção cognitiva e distúrbios afetivos e localizar alterações sutis, a fim de detectar as disfunções ainda em estágios iniciais.
  - O benzeno, como os solventes, pode causar distúrbios de memória de curto prazo, raciocínio e resoluções de problemas, execução de tarefas visuoconstrutivas ou verbais e habilidade de planejar.
  - A avaliação das alterações neuropsicológicas é feita por meio de bateria de testes específicos padronizados e de entrevista clínica.

- Avaliação da Acuidade Auditiva: para investigar os efeitos da exposição ao benzeno, bem como a solventes orgânicos no sistema auditivo, o uso de exames convencionais, como a audiometria tonal por via aérea e óssea e a audiometria vocal, pode não ser suficiente. O emprego de outros testes audiológicos como imitanciometria, exame vestibular, otoemissão acústica, audiometria de tronco cerebral e provas de processamento auditivo é importante para complementar as informações sobre o topodiagnóstico da lesão.

Conclusão do Diagnóstico de Intoxicação pelo Benzeno

O diagnóstico diferencial da intoxicação crônica pelo benzeno deverá ser conduzido pelo médico clínico responsável, de acordo com o que lhe parecer adequado.

Do Caso para Ser Investigado

Critérios para Iniciar a Investigação do Caso de Toxicidade Crônica do Benzeno

Alterações Hematológicas:

Para o reconhecimento de casos que serão investigados, deverão ser evidenciadas as seguintes situações em indivíduos expostos ocupacionalmente ao benzeno. Embora estejam explícitos somente os critérios de alteração nos valores da contagem de leucócitos totais, todas as alterações hematológicas consideradas relevantes devem ser valorizadas e investigadas. Constatação de alterações hematológicas – instalação de leucopenia. Para análise da leucometria, recomenda-se:

- **Para Trabalhadores sem História de Exposição:** A média de três hemogramas realizados com intervalo de 15 dias, sendo o primeiro realizado no processo de admissão no emprego. Esse será o parâmetro de comparação para verificação da instalação de leucopenia.
- **Para Trabalhadores Antigos:** O exame admissional anterior à exposição a agentes mielotóxicos seguirá como referência.

Nos exames médicos ocupacionais de expostos ao benzeno, devem ser alvo de investigação os trabalhadores que apresentarem:

- **Queda relevante e persistente da leucometria:**

QUEDA RELEVANTE E PERSISTENTE DA LEUCOMETRIA, constatada através de três exames com intervalo de 15 (quinze) dias, com ou sem outras alterações associadas.

Um índice arbitrário de 20% de redução da leucometria poderá ser usado para considerar queda significativa em relação aos critérios anteriores. Essa taxa poderá ser reavaliada com base em novos estudos. Variações menores e a presença de outras alterações hematológicas devem ser considerados, quando suspeitada sua relevância.

Observação: na análise de séries históricas consolidadas com grandes períodos de acompanhamento, deve ser considerado o patamar pré-exposição ou o mais próximo possível desse período.

- **Presença de alterações hematológicas em hemogramas seriados:**
  - Aumento de volume corpuscular médio (macrocitose), com diminuição do número absoluto de linfócitos (linfopenia ou linfocitopenia).
  - Leucocitose persistente (reação leucocitose).
  - Alterações neutrofílicas: pontilhado basófilo, hipersegmentação dos neutrófilos (pseudo-Pelger).
  - Presença de macroplaquetas.
  - Leucopenia com associação de outras citopenias (plaquetopenia).

O médico examinador deve considerar como caso suspeito de intoxicação pelo benzeno:

Considera-se CASO SUSPEITO de toxidade crônica por benzeno a presença de alteração hematológica relevante e sustentada. A relevância foi definida nos critérios fixados anteriormente e a sustentabilidade considerada mínima é definida após a realização de três hemogramas com intervalos de 15 dias entre eles.

Nas situações em que persistirem as alterações, nesse tempo mínimo de 45 dias, considera-se CASO SUSPEITO.

Procedimento do Médico Responsável pelo PCMSO diante do caso confirmado de toxicidade crônica do benzeno:

Ao se realizar a avaliação clínico-laboratorial do caso suspeito e confirmada a ausência de enfermidades concomitantes que possam acarretar tais alterações além da exposição ao benzeno, fica estabelecido o diagnóstico de benzenismo.

Tratamento de Intoxicação Ocupacional pelo Benzeno

Não existe tratamento medicamentoso específico para os casos de intoxicação pelo benzeno. O acompanhamento médico para os casos confirmados de intoxicação deve ser regular e em longo prazo. As intercorrências clínicas devem ser tratadas com precocidade. As perturbações de ordem psíquica e social causadas aos indivíduos devem merecer atenção especializada em programas de saúde integrados sob o enfoque do trabalho.

Prognóstico de Intoxicação Ocupacional pelo Benzeno

Os trabalhadores que apresentaram alterações hematológicas devido à exposição ao benzeno devem ser considerados suscetíveis ou hipersensibilizados, sendo maior o risco de agravamento do quadro, em especial o desenvolvimento de neoplasias.

É possível a reversão do quadro hematológico periférico, que pode ocorrer após um período longo do afastamento do risco. Porém, a reversão para a "normalidade" do quadro hematimétrico, no sangue periférico, não deve ser considerada como estado de cura.

Todas as pessoas expostas e que manifestaram alterações hematológicas devem ter acompanhamento médico, devendo ser analisados seu posto de trabalho e suas atividades, no sentido de serem afastadas da exposição ocupacional ao benzeno, utilizando-se para tal o Anexo 2 como critério. Tal procedimento deve ser assegurado pela empresa e aprovado pelo órgão competente da fiscalização do ambiente de trabalho (MTE/DRT e SUS).

A reversão das alterações periféricas para níveis hematimétricos normais não exclui a possibilidade de evolução para o agravamento, como a manifestação de hemopatias malignas ou anemia aplástica tardia.

Mesmo após a remissão das alterações hematológicas periféricas ou de outras manifestações clínicas, os casos deverão ser acompanhados clínica e laboratorialmente de forma permanente, com periodicidade pelo menos anual, através da realização de exames complementares propostos em um protocolo de acompanhamento pelo órgão de referência do SUS.

A normalização ou estabilidade dos valores hematimétricos do sangue periférico, após afastamento do ambiente de trabalho, não descaracteriza a intoxicação nem constitui critério para retorno a um ambiente ou função com risco de exposição.

O Médico Responsável pelo PCMSO deverá ter atenção especial quanto às consequências do afastamento do trabalhador afetado pela intoxicação ocupacional pelo benzeno.

Alterações Psicossociais

A condição de incapaz, ainda que temporária ou circunstancial, para o trabalho, pode acarretar sérios transtornos psicossociais a esses indivíduos, entre os quais destacamos:

- Perda da Identidade Psicossocial: o indivíduo perde a sua referência social ao deixar de ocupar o lugar que lhe era socialmente conferido, o que acarreta a consequente perda da identidade psíquica. O indivíduo não sabe mais quem é, nem que lugar ocupa.
- Estigmatização: o indivíduo se sente marcado – cabe lembrar que a palavra estigma é sinônimo de ferrete, instrumento que era usado para marcar os escravizados – pela sua condição de não trabalhador.

Essas alterações psicossociais, características dos trabalhadores, configuram um quadro psicopatológico peculiar do afastamento, onde uma alteração orgânica – por exemplo, uma leucopenia – propicia o desenvolvimento de outra, de ordem psíquica. Ou seja, a necessidade de afastamento desses trabalhadores de áreas contaminadas pelo benzeno, somada à especificidade da qualificação da maioria desses trabalhadores, o que os impossibilita de trabalharem em outra atividade econômica, faz com que, mesmo afastados, ou mais precisamente, em decorrência desse afastamento, seja produzido um adoecimento de natureza psicossocial.

Prevenção

Condutas de prevenção quanto à intoxicação ocupacional pelo benzeno que devem ser observadas pelo Médico Responsável pelo PCMSO:

- Considerando-se as características do produto como toxicidade e carcinogenicidade, as ações preventivas são as que se apresentam como sendo de maior relevância na proteção da saúde. Assim, o ambiente e o processo de trabalho devem assegurar sempre a menor exposição ocupacional possível.

- Medidas de proteção coletiva adotadas no processo de trabalho, minimizando a exposição ou eliminando o agente, e medidas de proteção individual contribuem decididamente para a prevenção da intoxicação.
- A avaliação quantitativa do nível de benzeno no ar, associada à avaliação individual da exposição e à análise do Índice Biológico de Exposição (IBE) em grupos homogêneos de risco de exposição, constitui ferramenta importante quando se objetiva a avaliação da exposição e a implantação de medidas de controle para diminuição e eliminação do risco (vide Instrução Normativa – IN-01 Acordo do Benzeno).

Procedimentos Operacionais do Médico Responsável pelo PCMSO diante da Intoxicação Ocupacional pelo Benzeno

Procedimentos Administrativos (Conforme o Acordo Nacional do Benzeno e normatizado na IN-02).

As empresas devem garantir ao trabalhador sob investigação de alteração do seu estado de saúde com suspeita de ser de etiologia ocupacional, os seguintes procedimentos:

- Afastamento da exposição, de acordo com o Anexo 2.
- Emissão da CAT.
- Encaminhamento ao INSS para avaliação previdenciária.
- Encaminhamento ao SUS para investigação clínica e registro.
- Custeio pleno de consultas, exames e pareceres necessários à elucidação diagnóstica de suspeita de danos à saúde provocados por benzeno.
- Custeio pleno de medicamentos, materiais médicos, internações hospitalares e procedimentos médicos de tratamento do dano à saúde provocado por benzeno ou suas sequelas e consequências.
- Desencadear ações imediatas de correção, prevenção e controle no ambiente, em condições e processos de trabalho.

Procedimento de Retorno

Consideram-se como área de retorno os critérios apresentados no Anexo 2. Devem ser notificadas imediatamente as comissões regionais do benzeno e, em caso da não existência dessas comissões, aos órgãos de vigilância da Saúde do Trabalhador e à DRT para verificação do local de retorno.

Anexo LXIX – Portaria de Consolidação nº 5 do Ministério da Saúde
CRITÉRIOS DE RETORNO DE TRABALHADORES AFASTADOS DO TRABALHO POR AGRAVOS À SAÚDE DECORRENTES DA EXPOSIÇÃO AO BENZENO

1 - Objetivo

Definir parâmetros para o retorno seguro de trabalhadores afastados por agravos à saúde decorrentes da exposição ao benzeno.

2 - Critérios

O local de trabalho deve ser avaliado quanto aos seguintes critérios:

- Avaliação da exposição;
- Qualitativa e quantitativa; e
- Avaliação epidemiológica de agravos à saúde dos trabalhadores.

3 - Critérios de Avaliação da Exposição

Qualitativa:

O trabalhador em situação de retorno, independentemente da área ou setor para onde for lotado, não deve participar de atividades que representam risco de exposição acima de 0,1 ppm, tais como (lista exemplificativa):

- Paradas, emergências, vazamentos;
- Leitura de nível de tanque com trena (e temperatura);
- Transferências e carregamento de produtos;
- Comando de evasões;
- Coletas de amostras de produtos, insumos, matérias-primas etc., para fins de controle de qualidade de processo;
- Limpeza de equipamentos;
- Acompanhamento de serviços de manutenção ou de liberação de equipamentos;
- Atividade envolvendo outros mielotóxicos; e
- A empresa deve possuir procedimento escrito que garanta o cumprimento deste critério e deve orientar seus trabalhadores quanto a esse procedimento.

Quantitativa:

O trabalhador somente poderá ser lotado em área ou setor onde esteja ocorrendo controle rigoroso das concentrações de benzeno, de acordo com a IN-01. Os resultados de avaliação da concentração de benzeno na área e na atividade não devem ultrapassar 0,1 ppm.

Para avaliação da conformidade com o valor de referência para retorno (0,1 ppm), serão considerados os resultados das concentrações obtidas no processo de avaliação realizado pela empresa, devendo ser submetidos a avaliação e validação das autoridades públicas competentes, MTE e/ou SUS, tanto o processo de coleta e análise quanto os valores obtidos.

4 - Critérios de Avaliação Epidemiológica

- Realizar comparação das séries históricas de hemogramas de pelo menos 30 trabalhadores do setor/atividade escolhida para o retorno.
- Analisar a existência de casos de alterações hematológicas possivelmente relacionadas ao benzeno. Quando o setor tiver menos que 30 trabalhadores, considerar a população total dos trabalhadores do setor e a sua história epidemiológica para agravos à saúde decorrentes da exposição ao benzeno.

É recomendado que o(s) grupos(s) homogêneos(s) de referência para avaliação seja(m) constituído(s) por empregados com 5 anos ou mais na atividade ou local de trabalho.

Na ocorrência de pelo menos um caso de diminuição persistente de, no mínimo, 20% da média dos parâmetros hematológicos considerados pela IN-02, sem justificativa clínica, deve ser caracterizada a existência de suspeitos de mielotoxicidade ocupacional no grupo avaliado.

A presença de suspeitos de mielotoxicidade em setor ou atividade implica setor inadequado para o retorno do trabalhador.

Observações:

Caso o empregado tenha sido remanejado de área com exposição, o seu histórico deve ser avaliado à luz das atividades na nova área.

Na ausência de série histórica, recomenda-se a utilização dos seguintes parâmetros:

- Realização do indicador biológico adotado pela empresa para avaliação de exposições a benzeno até 1 ppm (ácido trans,transmucônico urinário, por exemplo no(s) grupo(s) homogêneo(s) de referência);
- Comparação do hemograma atual com o exame admissional; e
- Na ausência de exame admissional deve ser considerado como referência o critério de Williams (IN-02) para avaliação.

Validação: O Grupo de Representação dos Trabalhadores do Benzeno (GTB) deverá participar do processo de seleção das áreas/atividades para o retorno dos trabalhadores.

A liberação da área/atividade para retorno deverá ser realizada pelas Autoridades competentes na área de saúde e segurança.

Anexo LXX da Portaria de Consolidação nº 5 do Ministério da Saúde

FICHA DE NOTIFICAÇÃO DE ELEVAÇÃO DO INDICADOR BIOLÓGICO DE EXPOSIÇÃO DO BENZENO ACIMA DA NORMALIDADE

Nome da empresa	
Endereço	
Município	Estado
CEP:	Tel.:
Data de anormalidade verificada	
Tipo de indicador biológico de exposição utilizado	
Valor encontrado	Valor de normalidade

Nome do trabalhador
Função do trabalhador
Setor de atividade
Atividade realizada previamente ao achado de anormalidade
Investigações proferidas ao caso para sua avaliação pelo setor competente
Nome dos demais trabalhadores envolvidos nesta mesma atividade
Condutas estabelecidas para os trabalhadores envolvidos na atividade de risco

Condutas estabelecidas ou a serem estabelecidas no ambiente de trabalho para melhoria das das condições de exposição ao benzeno	
Observações	
Data ___/___/___	Assinatura do profissional e carimbo

Nome da empresa	
Endereço	
Município	Estado
CEP:	Tel.:
Data de anormalidade verificada	
Tipo de indicador biológico de exposição utilizado	
Valor encontrado	Valor de normalidade

Anexo LXXI da Portaria Consolidação nº 5 do Ministério da Saúde

Siglas:

Anti-HBs Ag – marcador da Hepatite B
Anti-HBc-IgM – marcador da Hepatite B
BMO – Biópsia de Medula Óssea
CAS – Código Internacional de Substâncias Químicas
CAT – Comunicação de Acidente de Trabalho
CMV – Citomegalovírus
DRT – Delegacia Regional do Trabalho
FAN – Fator Antinuclear
HIV – Vírus da Síndrome de Imunodeficiência Adquirida
HCV – Vírus da Hepatite C
IBE – Indicador Biológico de Exposição
IgM – Imunoglobulina M
INSS – Instituto Nacional de Seguridade Social
MO – Medula Óssea
MS – Ministério da Saúde
MTE – Ministério do Trabalho e Emprego
LES – Lúpus Eritematoso Sistêmico
ONU – Organização das Nações Unidas
PCMSO – Plano de Controle Médico de Saúde Ocupacional
PPEOB – Plano de Prevenção da Exposição Ocupacional ao Benzeno
PPRA – Plano de Prevenção de Riscos Ambientais
SIMPEAQ – Sistema de Informações de Populações Expostas a Agentes Químicos
SUS – Sistema Único de Saúde
VHS – Velocidade de Hemossedimentação

Conclusão da Articulação da NR-7 (PCMSO) com a NR-20 (Segurança e Saúde no Trabalho com Inflamáveis e Combustíveis)

No PCMSO envolvendo trabalhadores em exposição ao benzeno, o Médico Responsável deverá incluir a solicitação do hemograma completo com contagem de plaquetas e reticulócitos semestralmente e, para atender ao Quadro 1 do Anexo I da NR-7, solicitar semestralmente a dosagem de ácido fenilmercaptúrico (S-PMA) na urina ou dosagem do ácido trans,transmucônico (TTMA) na urina.

Articulação da NR-7 (PCMSO) com a NR-22 (Segurança e Saúde Ocupacional na Mineração)

O Médico Responsável pelo PCMSO deverá ter atenção com o PGR da empresa ou Permissionário de Lavra Garimpeira, visando principalmente:

- Os riscos físicos (ruído – vibração – calor).
- O risco químico, em particular, a poeira respirável.
- O risco biológico, com a indicação da vacina contra o tétano.
- Verificar se a empresa disponibiliza proteção respiratória em conformidade com o Capítulo II da Portaria MTP nº 672, de 8 de novembro de 2021 (alterada pela Portaria 806, de 13 de abril de 2022).
- Participar, quando necessário, da investigação e análise de acidentes do trabalho.
- Promover uma avaliação ergonômica preliminar fazendo uma comparação com os fatores ergonômicos e de organização do trabalho especificados no PGR.
- Verificar se a empresa ou o permissionário da lavra garimpeira possui política de treinamento quanto ao uso de EPI, com o mínimo constante na Norma Regulamentadora nº 6.
- Checar se existe, de parte da empresa ou do permissionário da lavra garimpeira, o plano de emergência que atenda aos trabalhadores.

Articulação da NR-7 (PCMSO) com a NR-24 (Condições Sanitárias e de Conforto nos Locais de Trabalho)

O Médico Responsável pelo PCMSO de uma organização deverá entender que saúde também depende das condições de conforto nos locais de trabalho.

A NR-24 estabelece as condições mínimas de higiene e conforto a serem observadas na empresa em prol da saúde dos trabalhadores quanto a instalações sanitárias, vestiários, locais para refeições, cozinhas, alojamento, vestimenta de trabalho. Cabe ao Médico Responsável pelo PCMSO verificar o atendimento do especificado na NR-24.

Nota do Autor: O Médico Responsável pelo PCMSO não pode compactuar com o trabalho em condições análogas à de escravidão e, entre outras situações, destaca-se a sujeição do trabalhador a condições degradantes de trabalho, incluindo a prestação de serviços em condições inadequadas, capazes de gerar situações de manifesta agressão à intimidade, à segurança e à saúde, como a falta de instalações sanitárias, a precariedade de abrigos e de água potável, incompatíveis com as necessidades dos trabalhadores.

Articulação da NR-7 (PCMSO) com a NR-29 (Segurança e Saúde no Trabalho Portuário)

O Médico Responsável pelo PCMSO com o envolvimento do trabalho portuário deverá considerar as informações sobre riscos ocupacionais que impactam nas operações portuárias, fornecidas pelo Órgão Gestor de Mão de Obra (OGMO) e pela administração portuária.

Entram nas competências e responsabilidades pela NR-29 os operadores portuários, os tomadores de serviço e o OGMO. Todos devem colaborar no cumprimento da NR-29 e na elaboração do PCMSO.

Compete ao OGMO, em relação aos seus trabalhadores avulsos, elaborar e implementar o PCMSO, observando o disposto na NR-7.

Articulação da NR-7 (PCMSO) com a NR-30 (Segurança e Saúde no Trabalho Aquaviário)

A proteção à saúde no trabalho aquaviário envolve, além das disposições previstas na NR-7, outros dispositivos que o Médico Responsável deve conhecer, como:

- Para os trabalhadores aquaviários do grupo marítimo, devem ser adotados os padrões médicos e o modelo de Certificado Médico (*Health Certificate* – Convenção Internacional sobre Padrões de Instrução e Serviço de Quarto para Marítimos – STCW). Este certificado médico, conforme os requisitos estabelecidos no Quadro III da NR-30, é elaborado sem prejuízo para a emissão do Atestado de Saúde Ocupacional (ASO), segundo a NR-7.
- Os exames médicos compreendem exames clínicos e exames complementares, de acordo com os Anexos da NR-7.
- Uma cópia do ASO deve ser mantida na embarcação em meio físico ou eletrônico.
- Caso o prazo de validade do exame médico expire no decorrer de uma travessia, fica prorrogada até a data da escala da embarcação em porto onde haja condições necessárias para a realização desses exames, observado o prazo máximo de 45 dias.
- Podem ser realizados outros exames complementares, a critério do médico responsável, desde que relacionados aos riscos ocupacionais identificados e classificados no Programa de Gerenciamento de Riscos no Trabalho Aquaviário – PGRTA.
- O Médico Responsável pelo PCMSO no trabalho aquaviário deverá verificar se toda embarcação está equipada com material necessário à prestação dos primeiros socorros, considerando as características da atividade desenvolvida, mantendo esse material guardado em local adequado e aos cuidados de pessoa treinada para prestar primeiros socorros.

- É importante que o Médico Responsável pelo PCMSO tome conhecimento dos requisitos apontados pela NR-30 envolvendo a enfermaria, quando existente. A enfermaria deve estar separada de outras dependências, com espaço apropriado para a guarda de materiais e medicamentos, possuir instalações de água quente e fria e dispor de drenagem de líquidos e resíduos. A enfermaria não poderá ser utilizada para outros fins que não sejam aqueles destinados ao atendimento de doentes.
- É aconselhável que o PCMSO no trabalho aquaviário (empregador ou equiparado) viabilize o acesso dos trabalhadores aos órgãos de saúde com a finalidade de prevenção e profilaxia de doenças endêmicas e a aplicação de vacinas.
- O Médico Responsável pelo PCMSO no trabalho aquaviário deve ter conhecimento de que é obrigatória a constituição de um Grupo de Segurança e Saúde no Trabalho a Bordo das Embarcações (GSSTB) de bandeira nacional, com no mínimo 500 de arqueação bruta (500 AB).

PCMSO na NR-30
Padrões Básicos Mínimos nos Exames Médicos de Trabalhadores Aquaviários segundo a NR-30

Requisitos gerais para todos os trabalhadores aquaviários por ocasião do exame médico:

- Não apresentar qualquer distúrbio em seu senso de equilíbrio, sendo capaz de movimentar-se sobre superfícies escorregadias irregulares e instáveis.
- Não apresentar qualquer limitação ou doença que possa impedir a sua movimentação normal e o desempenho das atividades físicas de rotina a bordo, incluindo agachar, ajoelhar, curvar e alcançar objetos localizados acima da altura do ombro.
- Ser capaz de subir e descer, sem ajuda, escadas verticais e inclinadas.
- Ser capaz de segurar, levantar, girar e manejar diversas ferramentas de uso comum, abrir e fechar alavancas e volantes de válvulas e equipamentos de uso comum.
- Ser capaz de manter uma conversação normal.
- Não apresentar sintomas de distúrbios mentais ou comportamentais.
- Quanto à dentição: mínimo de dez dentes naturais ou prótese similar em cada arcada, que não comprometam a articulação normal e os tecidos moles.
- É obrigatória no PCMSO a solicitação da <u>acuidade visual</u>. O Médico Responsável deverá seguir o Quadro II da NR-30, atendendo aos padrões mínimos especificados para este exame.

PCMSO para Pesca Comercial, de acordo com a NR-30 (Segurança e Saúde no Trabalho Aquaviário)

O Médico Responsável pelo PCMSO dos pescadores, através do armador, deverá suprir a embarcação dos meios necessários para o atendimento de primeiros socorros a bordo e do livro de primeiros socorros e medicamentos, de acordo com o preconizado pelas Autoridades marítimas e sanitárias. É importante que exista pelo menos um pescador profissional treinado no atendimento de primeiros socorros para cada dez pescadores profissionais ou fração a bordo.

- Para cada exame médico realizado, o Médico Responsável emitirá o ASO em três vias: a primeira via deve ser mantida a bordo da embarcação em que o pescador profissional estiver prestando serviço; a segunda via do ASO deve ser obrigatoriamente entregue ao pescador profissional (mediante recibo nas outras vias), e a terceira via deve ser mantida com o armador ou o seu preposto em terra.
- O prazo de validade do exame médico fica prorrogado, caso expire no decorrer de uma pescaria, até a data da escala da embarcação em um porto onde haja as condições necessárias para a sua realização, observado o máximo de 45 dias.

Articulação da NR-7 (PCMSO) com a NR-31 (Segurança e Saúde no Trabalho na Agricultura, Pecuária, Silvicultura, Exploração Florestal e Aquicultura)

O Médico Responsável pelo PCMSO, de empresa inserida na NR-31, deve observar que nas atividades previstas (agricultura, pecuária, silvicultura, exploração florestal e aquicultura), aplica-se somente o disposto nesta Norma. Portanto, o PGR é dotado de especificidade e denominado, no caso das atividades da NR-31, como Programa de Gerenciamento de Riscos no Trabalho Rural (PGRTR).

Programa de Gerenciamento de Riscos no Trabalho Rural (PGRTR)

Este programa é peça fundamental para a elaboração do PCMSO da empresa rural ou equiparada. O PGRTR vai contemplar os riscos que são comuns às atividades em empresas da área rural:

- **Químicos –** Exemplo: o uso de agrotóxicos.
- **Físicos –** Exemplo: o uso de motosserra produzindo vibração.
- **Biológicos –** Exemplo: a exposição a fungos do bagaço da cana-de-açúcar, que pode desencadear a pneumonia por hipersensibilidade (bagaçose).
- **Acidentes –** Exemplo: a lesão produzida por facões no corte da cana.
- **Aspectos ergonômicos –** Exemplo: o deslocamento manual de cargas.

O PGRTR deve também conter informações importantes para a elaboração do PCMSO referentes aos Anexos da NR-9 (Avaliação e Controle das Exposições Ocupacionais e Agentes Físicos, Químicos e Biológicos).

Exemplos:

Anexo I da NR-9 vai tratar das orientações que devem ser seguidas pela empresa rural quanto à exposição ocupacional às Vibrações em Mãos e Braços (VMB) e às Vibrações de Corpo Inteiro (VCI).

No processo de eliminação ou redução dos riscos relacionados à exposição às vibrações devem ser considerados, entre outros fatores, os esforços físicos e os aspectos posturais.

As ferramentas manuais vibratórias que produzam acelerações superiores a 2,5 m/s^2 nas mãos dos operários devem informar, junto às suas especificações técnicas, a vibração emitida pelas mesmas, indicando as normas de ensaio que foram utilizadas para a medição.

O Médico Responsável pelo PCMSO deve saber que o Limite de Exposição Ocupacional (LEO) diário à vibração em mãos e braços corresponde a um valor de aceleração resultante de exposição de 5 m/s^2. Portanto, a preocupação médica é quando o Programa de Gerenciamento de Risco no Trabalho Rural (PGTR) indicar que a exposição ocupacional está acima do Nível de Ação, isto é, acima de 2,5 m/s^2.

As situações de exposição ocupacional superior ao Nível de Ação, independentemente do uso de EPI, implicam a obrigatória adoção de medidas de caráter preventivo. No caso do PCMSO, cabe ao Médico Responsável a análise epidemiológica e estatística de doenças relacionadas à Vibração Mão-Braço (VMB), doença dos dedos brancos, fenômeno de Raynaud, fibromatose da fáscia palmar ou doença de Dupuytren e doença de Kienböck ou necrose avascular do osso semilunar do carpo.

Quanto à avaliação quantitativa da exposição dos trabalhadores às vibrações de corpo inteiro, não são, via de regra, objeto de atenção no Programa de Gerenciamento de Riscos do Trabalhador Rural (PGRTR).

Outro anexo da NR-9 que merece atenção do PGRTR é o Anexo III da NR-9. Este anexo estabelece os requisitos para a avaliação da exposição ocupacional ao agente físico calor, quando identificado no PGRTR (que substitui o PGR da NR-1).

Cabe ao Médico Responsável pelo PCMSO de empresa da área rural checar se são adotadas medidas preventivas em relação à exposição ocupacional ao calor (sol). Exemplos de medidas preventivas em relação ao calor (sol):

- Água fresca potável ou outro líquido de reposição disponível para os trabalhadores.
- Acesso a locais, inclusive naturais, termicamente mais amenos que possibilitem pausas, permitindo a recuperação térmica.

Nota do Autor: O PCMSO deve prever procedimentos e avaliações médicas considerando a necessidade de exames complementares e monitoramento fisiológico de trabalhadores da área rural em atividades permanentes de exposição ao sol.

O médico encarregado do exame médico ocupacional deverá ter atenção especial com a presença de agravos à saúde relacionados à exposição solar. Os lavradores, agricultores e pescadores estão frequentemente incluídos na relação com as seguintes manifestações clínicas: edema pelo calor, câimbras, síncope pelo calor, estresse ou exaustão pelo calor e insolação.

Sinais e sintomas presentes no trabalhador e/ou história clínica compatível devem ser motivo de comunicação aos responsáveis pelo PGRTR.

A **Tabela 2.1** serve de orientação ao Médico Responsável pelo PCMSO na área rural, em particular para Médico do Serviço Especializado em Segurança e Medicina do Trabalho (SESMT).

Tabela 2.1. Sinais e sintomas de agravos à saúde relacionados à exposição solar

Gravidade	Tipo	Etiopatogenia	Aspectos Clínicos	Tratamento Inicial
Leve	Edema pelo calor	Vasodilatação cutânea resultando em aumento do líquido intersticial	Edema e eritema facial	1. Levar o trabalhador para local mais ameno 2. Elevar os membros inferiores O uso de diurético não é indicado
	Câimbras	Uso excessivo de músculos em atividade física. Ocorre por desidratação hipotônica	Espasmos musculares	1. Levar o trabalhador para local mais ameno 2. Orientar o repouso 3. Elevar os membros inferiores, alongamento e massagem 4. Reposição de eletrólitos e líquidos por via oral
	Miliária superficial ou cristalina	Obstrução da glândula sudorípara na epiderme superficial	Lesão eritematosa	1. Levar o trabalhador para local mais ameno 2. Lavar o corpo com água fria
	Miliária rubra	Obstrução da glândula sudorípara na epiderme profunda. É semelhante à dermatite de contato	Prurido em máculas ou micropápulas eritematosas	1. Afastar, quando possível, o trabalhador do calor 2. Levar o trabalhador para local mais ameno 3. Resfriar e secar a pele 4. Aplicar corticoide tópico
	Miliária profunda	Obstrução da glândula sudorípara na derme superficial	O prurido é menos intenso. O local comprometido não apresenta sudorese	1. Afastar, quando possível, o trabalhador do calor 2. Levar o trabalhador para local mais ameno 3. Lavar o corpo com água fria. 4. Aplicar corticoide tópico

Tabela 2.1. Sinais e sintomas de agravos à saúde relacionados à exposição solar (cont.)

Gravidade	Tipo	Etiopatogenia	Aspectos Clínicos	Tratamento Inicial
Moderada	Síncope pelo calor	Vasodilatação periférica profunda, depleção de volume e diminuição do tônus vasomotor e do retorno venoso	Tontura, perda transitória da consciência	1. Levar o trabalhador para local mais ameno 2. Posicionar o trabalhador em decúbito dorsal 3. Elevar os membros inferiores 4. Iniciar hidratação oral e intravenosa 5. Monitorar os fatores de risco cardiovasculares
	Exaustão pelo calor	Disfunção termorreguladora leve, hipovolemia e hipotensão	Sede, cefaleia, fadiga, taquicardia, náuseas, vômitos, pele fria e úmida	1. Levar o trabalhador para local mais ameno 2. Posicionar o trabalhador em decúbito dorsal 3. Elevar os membros inferiores 4. Iniciar o resfriamento das dobras 5. Hidratação intravenosa ou oral 6. Avaliação laboratorial e encaminhamento para emergência, se for o caso
Grave	Insolação	Disfunção termorreguladora, resposta inflamatória sistêmica	Estado mental alterado, convulsões, sudorese intensa, náuseas, vômitos, diarreia, pele úmida ou seca	1. É uma emergência 2. Realizar ABCDE de emergência 3. Levar o trabalhador para local mais ameno 4. Realizar a imersão do corpo do trabalhador em água fria/gelada 5. Compressas frias em região das dobras. 6. Hidratação intravenosa

Obs.: A urticária pelo calor é uma reação de hipersensibilidade. O trabalhador portador de urticária difusa pode estar contraindicado para trabalhar em exposição ao sol.

NR-31 e o PCMSO com o Envolvimento de Trabalhadores em Exposição a Agrotóxicos, Aditivos e Outros Produtos Afins

O Médico Responsável deve estar atento às determinações citadas no PGRTR para trabalhadores em exposição direta e exposição indireta a agrotóxicos.

Trabalhadores em exposição direta: São os que manipulam os agrotóxicos, aditivos e outros produtos afins, em qualquer uma das etapas de armazenamento, transporte, preparo, aplicação, descarte e descontaminação de equipamentos e vestimentas.

Trabalhadores em exposição indireta: São os que não manipulam os agrotóxicos, aditivos e outros produtos afins, mas circulam e desempenham suas atividades de trabalho em áreas vizinhas aos locais onde se faz a manipulação dos agrotóxicos em qualquer uma das etapas de armazenamento, transporte, preparo, aplicação, descarte e descontaminação de equipamentos e vestimentas ou, ainda, os que desempenham suas atividades de trabalho em áreas recém-tratadas.

No PCMSO da empresa rural ou equiparada deverá constar:

- "Mulheres gestantes e em período de lactação deverão ter afastamento das atividades com exposição direta ou indireta a agrotóxicos, aditivos, adjuvantes e produtos afins."
- "É vedada a manipulação de quaisquer agrotóxicos, aditivos, adjuvantes e produtos afins por menores de 18 (dezoito) anos, por maiores de 60 (sessenta) anos e por mulheres gestantes e em período de lactação."
- "O trabalhador que apresentar sintomas de intoxicação por agrotóxicos, aditivos e outros produtos afins deve ser imediatamente afastado das atividades e transportado para atendimento médico."

Resumo de aspectos que deverão ter atenção especial do Médico Responsável em PCMSO de empresa rural (agronegócio):

- Agrotóxicos.
- Animais peçonhentos.
- Secadores, silos e espaços confinados.
- Aspectos ergonômicos.
- Eventual trabalho em altura.

Articulação da NR-7 (PCMSO) com a NR-32 (Atividades em Serviços de Saúde)

O PCMSO para Serviços de Saúde, além do previsto pela NR-7, deve contemplar:

1. O reconhecimento e a avaliação das áreas envolvidas por riscos biológicos.
2. Localização das áreas de risco (de acordo com o PGR).
3. A relação contendo a identificação nominal dos trabalhadores, sua função e local em que desempenham suas atividades e o risco a que estão expostos.
4. Vigilância médica dos trabalhadores potencialmente expostos.
5. Estabelecer Programa de Vacinação.
6. Listar os cuidados com a exposição acidental aos agentes biológicos.

Resumo de aspectos que deverão ter atenção especial do Médico Responsável pelo PCMSO de empresas que exercem atividades em serviços de saúde:

- Riscos biológicos.
- Radiação ionizante.
- Preparo de quimioterápicos.

- Acidentes com material perfurocortante.
- Aspectos ergonômicos.

O PCMSO, norteado pela NR-32 (Segurança e Saúde no Trabalho em Serviços de Saúde), deve constar das seguintes definições.

Risco Biológico

Considera-se risco biológico a probabilidade de exposição ocupacional a agentes biológicos (microrganismos, geneticamente modificados ou não, as células, os parasitas, as toxinas e os príons).

Classificação dos Agentes Biológicos

- **Risco 1:** Baixo risco individual para o trabalhador e para a coletividade.
- **Risco 2:** Moderado risco individual para o trabalhador e com baixa probabilidade de disseminação para a coletividade.
- **Risco 3:** Elevado risco individual para o trabalhador e com probabilidade de disseminação para a coletividade. Podem causar doenças e infecções graves, para as quais nem sempre existem meios eficazes de profilaxia e tratamento.
- **Risco 4:** Elevado risco individual para o trabalhador e com elevada probabilidade de disseminação para a coletividade. Apresenta grande poder de transmissibilidade de um indivíduo para outro. Podem causar doenças graves ao ser humano, para as quais nem sempre existem meios eficazes de profilaxia ou tratamento.

A Classificação dos Agentes Biológicos deve ser motivo de atenção pelo médico encarregado do exame. Quanto maior o risco, maior a possibilidade de o trabalhador desenvolver doença infecciosa relacionada ao trabalho.

No escopo do PCMSO de empresa com atividade econômica voltada para Serviços de Saúde, são obrigatórios os seguintes requisitos:

1. É obrigatório o reconhecimento dos riscos biológicos e a localização setorial.

2. É obrigatória a relação contendo a identificação nominal dos trabalhadores, sua função, o local em que desempenham suas atividades e o risco a que estão expostos.

Nota do Autor: Este é o único tipo de PCMSO que exige a identificação nominal dos trabalhadores e os riscos a que estão expostos.

3. A NR-32 exige que o PCMSO estabeleça um Programa de Vacinação (hepatite, tétano e difteria), com a obrigatoriedade da sorologia para hepatite B entre os exames complementares.

4. O PCMSO, na NR-32, deve destacar, como forma de orientação do Serviço de Saúde, que são vedados os reencapes e a desconexão manual de agulhas.

5. É requisito da NR-32 que o Médico Responsável pelo PCMSO estabeleça, dentro dos preceitos da ética, uma vigilância que possa detectar trabalhadores com feridas ou lesões nos membros superiores. Estes trabalhadores só podem iniciar suas atividades após avaliação médica obrigatória com emissão de documento de liberação.

6. O Médico Responsável pelo PCMSO envolvendo Serviços de Saúde deve notificar que para toda ocorrência de acidente envolvendo riscos biológicos, com ou sem afastamento, deve ser emitida a CAT.

7. O PCMSO de Serviços de Saúde (NR-32) deve constar obrigatoriamente do Plano de Prevenção de Riscos de Acidentes com Materiais Perfurocortantes.

Nota do Autor: O Responsável pelo PCMSO de Serviço de Saúde (hospital, por exemplo), deve manter sintonia com a Comissão de Infecção Hospitalar.

8. O Médico Responsável pelo PCMSO de Serviços de Saúde (NR-32) deve checar no Programa de Gerenciamento de Riscos se existe exposição de trabalhadores a medicamentos e drogas que possam causar genotoxicidade, carcinogenicidade, teratogenicidade e toxicidade séria e seletiva sobre órgãos e sistemas.

9. É importante que o PCMSO de Serviços de Saúde estabeleça como informação para o empregador e para o trabalhador que: "Toda trabalhadora gestante só será liberada para o trabalho em áreas com possibilidade de exposição a gases ou vapores anestésicos após Autorização, por escrito, do Médico Responsável pelo PCMSO".

10. O PCMSO de Serviços de Saúde (hospital) deve fazer constar as instruções quanto ao preparo de quimioterápicos antineoplásicos. A sala de preparo de quimioterápicos antineoplásicos deve ser dotada de Cabine de Segurança Biológica Classe II B2. A Cabine de Segurança Biológica Classe II B2 da sala de preparo de quimioterápicos antineoplásicos deve estar em funcionamento, no mínimo, por 30 minutos antes do início do trabalho de manipulação e permanecer ligada por 30 minutos após a conclusão do trabalho. Com relação aos quimioterápicos antineoplásicos, compete ao Médico Responsável pelo PCMSO alertar a empresa de Serviços de Saúde quanto à necessidade de afastar das atividades de exposição as trabalhadoras gestantes e nutrizes.

11. O Médico Responsável pelo PCMSO de empresa de Serviços de Saúde deverá checar se o Programa de Gerenciamento de Riscos contemplou a implantação do Plano de Proteção Radiológica (PPR) para o setor de radiologia. O Plano de Proteção Radiológica (PPR) deve ser aprovado na Comissão Nacional de Energia Nuclear (CNEN) e deve ser apresentado à Comissão Interna de Prevenção de Acidentes (CIPA). Cada trabalhador de instalação radioativa (setor de raios X do hospital) deve ter um registro individual atualizado e conservado por 30 anos após o término de sua ocupação. Cabe destacar que o Prontuário Clínico do Trabalhador de Instalação Radioativa (setor radiológico do hospital) deve ser mantido por 30 anos após o término de sua ocupação.

Articulação da NR-7 (PCMSO) com a NR-33 (Segurança e Saúde no Trabalho em Espaços Confinados)

É importante destacar os aspectos que deverão ter atenção especial do Médico Responsável pelo PCMSO de empresas com trabalhadores em atividades em espaços confinados:

- A presença de atmosfera perigosa.
- Alta possibilidade de ocorrência de acidentes de trabalho.
- Envolvimento dos trabalhadores com energias perigosas.

Os trabalhadores designados para atividades em espaços confinados devem ser avaliados quanto à aptidão física e mental, considerando os fatores de risco psicossociais.

Obs.: A aptidão para trabalhos em espaços confinados deve estar consignada no ASO.

Nota: Estaremos focando e apresentando um modelo de Avaliação Psicossocial no Trabalho posteriormente. A Avaliação Psicossocial está prevista na NR-33 (Espaços Confinados) e na NR-35 (Trabalho em Altura).

Como é Definido o Espaço Confinado?

É qualquer área ou ambiente não projetado para ocupação humana contínua, que possua meios limitados de entrada e saída, cuja ventilação existente é insuficiente para remover contaminantes ou onde possa existir a deficiência ou o enriquecimento de oxigênio. Exemplo: plataforma de petróleo.

Cabe ao Médico Responsável pelo PCMSO, em particular o médico do trabalho do SESMT, verificar o atendimento dos seguintes requisitos da NR-33 (Segurança e Saúde no Trabalho em Espaços Confinados):

Se a empresa disponibilizou capacitação e treinamento contínuo para trabalhadores envolvidos com espaços confinados, a capacitação para atuação no espaço confinado vai dotar o trabalhador de aprendizado para emergência e salvamento, e apresentação das medidas de controle. Este procedimento deve ser citado no PCMSO da empresa envolvida com espaço confinado.

O Médico Responsável pelo PCMSO, com objetivo de proteger o trabalhador, deve verificar se a empresa preenche a Permissão de Entrada e Trabalho (PET) antes do ingresso do trabalhador no espaço confinado. A PET é válida somente para cada entrada de trabalho.

Os Exames Médicos Ocupacionais devem ser específicos para a função que o trabalhador vai desempenhar no espaço confinado, incluindo os fatores de risco psicossociais.

Articulação da NR-7 (PCMSO) com a NR-34 (Condições e Ambientes de Trabalho na Construção, Reparação e Desmonte Naval

A NR-34 trata, entre outros requisitos, do PCMSO envolvendo atividades em estaleiro. Aspectos que deverão receber atenção especial do Médico Responsável pelo PCMSO de um estaleiro:

- A exposição de trabalhadores a diversos produtos químicos: tintas, jateamento de areia, solda etc.
- A frequência de exposição de trabalhadores ao calor.
- A possibilidade de execução de trabalho em altura.

O envolvimento dos trabalhadores com fatores ergonômicos e de riscos de acidentes.

O Médico Responsável pelo PCMSO de um estaleiro deve verificar o atendimento de requisitos da NR-34 (Condições e Ambientes de Trabalho na Construção, Reparação e Desmonte Naval):

1. Verificar a existência da Análise Preliminar de Risco (APR). A APR é um documento que consiste na avaliação inicial dos riscos potenciais, suas causas, consequências e medidas de controle.

2. Checar se o estaleiro emite a Permissão de Trabalho (PT) para o trabalhador. A PT é um documento que contém o conjunto de medidas de controle necessárias para que o trabalho na indústria de construção, reparação e desmonte naval (estaleiro) seja desenvolvido de forma segura, além de prever medidas de emergência e resgate. A PT deve ser emitida em três vias: uma fixada no local de trabalho, outra entregue à chefia imediata do trabalhador e outra arquivada. A PT, tão importante para o trabalhador de estaleiro, tem validade limitada à duração da atividade, restrita ao turno de trabalho, podendo ser revalidada pelo responsável pela aprovação nas situações em que não ocorram mudanças nas condições estabelecidas ou na equipe de trabalho.

Sugestão: Os documentos exigidos pela NR-34 (Condições e Meio Ambiente de Trabalho na Indústria da Construção, Reparação e Desmonte Naval – Estaleiro), isto é, respectivamente a APR e a PT, devem ser citados no corpo do PCMSO.

Articulação da NR-7 (PCMSO) com a NR-35 (Trabalho em Altura)

Aspectos que deverão receber atenção especial do Médico Responsável pelo PCMSO pertinente ao trabalho em altura:

- O Exame Médico deverá estar voltado para patologias que possam originar mal súbito e queda de altura. Os exames e a sistemática de avaliação devem ser partes integrantes do PCMSO. Exemplos de patologias que merecem atenção no trabalho em altura: acuidade visual diminuída, diabetes, epilepsia, cardiopatias e riscos psicossociais.
- A aptidão para o trabalho em altura deve ser consignada no ASO.

O Médico Responsável pelo PCMSO de empresa envolvida com trabalho em altura deve verificar o atendimento de requisitos da NR-35 (Trabalho em Altura):

1. Verificar se a empresa possui Análise de Risco (AR). A AR é a avaliação dos riscos potenciais do trabalho em altura, suas causas, consequências e as medidas de controle. Todo trabalho em altura deve ser precedido da AR.

2. Permissão de Trabalho (PT) para o trabalho em altura. É o documento escrito contendo um conjunto de medidas de controle, visando o desenvolvimento de trabalho seguro, além de medidas de emergência e resgate. A validade da PT para o trabalho em altura é limitada à duração da atividade, restrita ao turno de trabalho, podendo ser revalidada pelo responsável. Outro fator de destaque para a proteção da integridade física do trabalhador envolvido com o trabalho em altura é a sua capacitação. Cabe ao Médico Responsável pelo PCMSO verificar, visando a proteção da saúde do trabalhador, se o mesmo foi capacitado para exercer o trabalho em altura.

Nota do Autor: Trabalhador capacitado para o trabalho em altura é aquele que foi submetido e aprovado em treinamento, teórico e prático, com carga horária mínima de 8 horas.

Atenção: Trabalhador Autorizado é o considerado capacitado, cujo estado de saúde foi avaliado, tendo sido considerado apto. A aptidão para o trabalho em altura deve ser consignada no ASO.

Articulação da NR-7 (PCMSO) com a NR-36 (Segurança e Saúde no Trabalho em Empresa de Abate e Processamento de Carnes e Derivados/Frigorífico)

Aspectos que deverão receber atenção especial do Médico Responsável pelo PCMSO de Frigorífico:

- O frio ao qual os trabalhadores estão expostos.
- A possibilidade de contaminação biológica.
- Os aspectos ergonômicos e a obrigatoriedade da Análise Ergonômica para orientar o desenvolvimento do PCMSO.
- A atenção à qualidade do ar no ambiente de trabalho.
- A presença de amônia e cuidados com o vazamento.

O Médico Responsável pelo PCMSO de um frigorífico deve analisar cuidadosamente o PGR verificando, por exemplo, as exigências da NR-36 em relação às câmaras frias. As câmaras frias cuja temperatura for igual ou inferior a –18°C devem possuir indicação do tempo máximo de permanência do trabalhador no local.

Outro fator importante é a frequência de levantamento e transporte de produtos e cargas. A Análise Ergonômica do Trabalho (AET) deve ser cuidadosamente verificada pelo Médico Responsável pelo PCMSO visando o bom exame físico capaz de rastrear precocemente as LER/DORT, muito frequentes entre trabalhadores de frigorífico.

Em relação à possibilidade de vazamento de amônia, o Médico Responsável pelo PCMSO do frigorífico deve checar o funcionamento do alarme e do sistema de controle e a eliminação da amônia.

Articulação da NR-7 (PCMSO) com a NR-37 (Segurança e Saúde em Plataformas de Petróleo)

A NR-37 é conhecida como a "Norma Regulamentadora da Petrobras", mas envolve a operadora de instalação de plataformas de petróleo e as empresas prestadoras de serviços. Cada uma deve elaborar seu respectivo PCMSO.

É importante destacar que cabe à empresa avaliar o estado de saúde dos trabalhadores que acessam a plataforma ou embarcações por intermédio de cesto de transferência, com a inclusão no PCMSO dos exames e sistemáticas de avaliação.

O Médico Responsável pelo PCMSO de uma plataforma de petróleo (NR-37) deve, cuidadosamente, analisar os seguintes aspectos:

- Os riscos psicossociais.
- Os aspectos ergonômicos.
- O preparo existente na plataforma para atendimento de acidentes e as diretrizes para evacuação aeromédica.
- Proceder no exame médico ocupacional o rastreamento de patologias que podem originar mal súbito.

Nota do Autor: Cabe ao Médico Responsável pelo PCMSO da plataforma de petróleo, ou ao médico designado por ele, o acompanhamento do trabalhador/paciente em todos os casos de acidentes e adoecimentos ocorridos a bordo, seja trabalhador próprio ou terceirizado.

Outros aspectos devem ser destacados visando à elaboração do PCMSO de uma plataforma de petróleo (NR-37):

- A operadora de instalação e cada uma das empresas prestadoras de serviços a bordo devem elaborar os seus respectivos programas (PCMSO).
- As plataformas desabitadas estão dispensadas do PCMSO.
- Os riscos a que estão expostos os trabalhadores em plataformas desabitadas devem ser contemplados no PCMSO a que estes trabalhadores estejam vinculados.
- A avaliação médica periódica dos riscos na operação de transbordo deve ser consignada no ASO.
- O exame médico deve apreciar as patologias que podem originar mal súbito e os riscos psicossociais.
- A cópia da primeira via do ASO deve estar disponível na enfermaria a bordo.
- É proibido o acesso de trabalhadores à plataforma sem que a cópia do seu ASO esteja disponível a bordo ou com validade vencida ou a vencer dentro do período de embarque.

Nota do Autor: A Norma Regulamentadora nº 30 (NR-30) trata de Segurança e Saúde no Trabalho Aquaviário (excluindo as Plataformas de Petróleo, em que o PCMSO é normatizado pela NR-36). A NR-30 (Segurança e Saúde no Trabalho Aquaviário) é aplicada aos trabalhos em embarcações comerciais, de bandeira nacional e estrangeira.

No caso de embarcações, isto é, no caso do trabalho aquaviário, o Atestado Médico de Saúde Ocupacional (ASO) de cada trabalhador deve ser mantido na embarcação. Caso o prazo de validade do exame médico expire no decorrer de uma travessia, fica prorrogado o prazo até a data da escala da embarcação em porto onde haja condições necessárias para a realização destes exames, observando o prazo máximo de 45 dias.

Articulação da NR-7 (PCMSO) com a NR-38 (Segurança e Saúde no Trabalho nas Atividades de Limpeza Urbana e Manejo de Resíduos Sólidos)

Aspectos que deverão receber atenção especial do Médico Responsável pelo PCMSO de Atividades de Limpeza Urbana:

- Acidentes com material perfurocortante e o risco biológico.
- Possibilidade de agravos à saúde por animais peçonhentos.
- Possibilidade de doenças infectocontagiosas relacionadas ao trabalho.
- Aspectos ergonômicos.

O PCMSO de empresa de limpeza urbana e manejo de resíduos sólidos deve contemplar obrigatoriamente os seguintes requisitos:

1- Deve prever o programa de imunização ativa, principalmente tétano e hepatite B.

2- Durante o exame médico ocupacional o trabalhador deve ter acesso a material informativo sobre a necessidade da vacinação contra tétano e hepatite B, e seus benefícios e riscos por falta ou recusa da vacinação (neste caso deve ser feito um documento comprobatório da recusa).

3- O PCMSO, quando houver risco avaliado no PGR, deve estabelecer procedimentos para o caso de acidente de trabalho envolvendo perfurocortante, com ou sem afastamento do trabalhador, incluindo acompanhamento da evolução clínica do quadro de trabalhadores.

Como Interpretar as Diretrizes e Requisitos da NR-7 (PCMSO)

Após a apresentação das principais Normas Regulamentadoras que podem estar articuladas com a NR-7 (PCMSO), vamos comentar as principais diretrizes e requisitos da NR-7 dentro do seguinte planejamento:

A- Aspectos jurídicos da NR-7 (PCMSO)

A1- Relação do PCMSO com as convenções da OIT.

A2- Relação do PCMSO com a Constituição Federal de 1988.

- Artigo 7º da CF e o PCMSO.

A3- Relação do PCMSO com a CLT.

- Artigo 168 da CLT e o PCMSO: Parágrafos 1, 2, 3, 4, 5, 6 e 7.
- Artigo 169 da CLT e o PCMSO.

B- Portarias do Ministério do Trabalho que fundamentam a NR-7 (PCMSO).

B1- Portaria 3.214 de 8 de junho de 1978.

B2- Portaria 24, de 29 de dezembro de 1994.

B3- Portaria 6734, de 10 de março de 2020.

A- Aspectos Jurídicos da NR-7 (PCMSO)

A1- Relação do PCMSO com as Convenções da OIT

A NR-7 (PCMSO) atende à Convenção 161 da OIT que versa sobre serviços de Saúde do Trabalho. Ela foi aprovada pelo Decreto Legislativo nº 86, de 14 de dezembro de 1989 e promulgada pelo Decreto 127 de 22 de maio de 1991.

A NR-7 (PCMSO) também atende à Convenção 155 da OIT que versa sobre Segurança e Saúde dos Trabalhadores e o Meio Ambiente. Ela foi aprovada no Brasil pelo Decreto Legislativo nº 2, de 17 de março de 1992 e promulgada pelo Decreto 1.254, de 29 de setembro de 1994.

A2- Relação do PCMSO com a Constituição Federal de 1988

A Constituição Federal garante a obrigatoriedade do PCMSO pelas empresas através do Título II (Direitos e Garantias Fundamentais), Capítulo II (dos Direitos Sociais), Artigo 7º.

Artigo 7º da CF:

"São direitos dos trabalhadores urbanos e rurais, além de outros que visem a melhoria de sua condição social." Neste artigo cabe destacar o Inciso XXII, que apresenta a seguinte redação: "Redução dos riscos inerentes ao trabalho por meio de normas de saúde, higiene e segurança do trabalho".

A3- Relação do PCMSO com a CLT

O PCMSO tem a sua existência jurídica assegurada, a nível de legislação ordinária, através dos Artigos 168 e 169 da CLT.

Artigo 168 da CLT (redação atualizada) e o PCMSO

"Será obrigatório exame médico por conta do empregador, nas condições estabelecidas neste artigo e nas instruções complementares a serem expedidas pelo Ministério do Trabalho."
I – Na admissão.
II – Na demissão.

Nota do Autor: Conforme a redação do Artigo 168 da CLT, aprovada em 22/12/1977, este artigo poderia ser complementado posteriormente por instruções do Ministério do Trabalho. Fica assim explicado que, em 30/12/1994, foi possível a NR-7 incluir no PCMSO os exames médicos ocupacionais de "retorno ao trabalho" e de "mudança de risco".

Parágrafos do Artigo 168

Parágrafo 1º do Artigo 168: O Ministério do Trabalho baixará instruções relativas aos casos que serão exigíveis exames:

- Por ocasião da demissão.
- Os complementares.

Comentário: Dentre as instruções por ocasião da demissão, encontramos na NR-7 (PCMSO) a solicitação de exames audiométricos na demissão. No entanto, para os exames complementares previstos para produtos químicos, nos Quadros 1 e 2 do Anexo I da NR-7, não há obrigatoriedade para o demissional.

Parágrafo 2º do Artigo 168: Outros exames complementares poderão ser exigidos, a critério médico, para apuração da capacidade ou aptidão física e mental do empregado para a função que deve exercer.

Comentário: O Médico Responsável pelo PCMSO poderá solicitar outros exames complementares além daqueles apontados pelos Anexos da NR-7. Os exames complementares solicitados de forma extraordinária, fora do contexto daqueles apontados por um dos cinco anexos da NR-7, devem ser acompanhados de justificativas no corpo do PCMSO.

Parágrafo 3º do Artigo 168: O Ministério do trabalho estabelecerá, de acordo com o risco da atividade e o tempo de exposição, a periodicidade dos exames médicos.

Comentário: O Parágrafo 3º do Artigo 168 da CLT assegura juridicamente a redação dos Anexos da NR-7 e os exames complementares (laboratoriais, audiométricos, raios X de tórax e espirometrias).

Parágrafo 4º do Artigo 168: O empregador manterá, no estabelecimento, o material necessário à prestação de primeiros socorros médicos, de acordo com o risco da atividade.

Comentário: A redação da NR-7, que vigorou de 29 de dezembro de 1994 até março de 2022, trazia que "todo estabelecimento deverá estar equipado com material necessário à prestação de primeiros socorros, considerando-se as características da atividade desenvolvida, e manter esse material guardado em local adequado aos cuidados de pessoa treinada para esse fim". A retirada deste texto da redação da NR-7 não impede que o Médico Responsável pelo PCMSO indique o local adequado para colocação do material necessário aos primeiros socorros (caixa de primeiros socorros).

Parágrafo 5º do Artigo 168: O resultado dos exames médicos, inclusive do exame complementar, será comunicado ao trabalhador. Observados os preceitos da ética médica.

Comentário: O atendimento ao Parágrafo 5º do Artigo 168 da CLT está contemplado na redação da NR-7 (PCMSO).

"Para cada exame clínico ocupacional realizado, o médico emitirá o Atestado de Saúde Ocupacional (ASO), que deve ser comprovadamente disponibilizado ao empregado, devendo ser fornecido em meio físico quando solicitado. O ASO deve constar da definição de apto ou inapto para a função que o empregado exerce, exerceu ou exercerá. Quanto aos exames complementares, as cópias e os resultados podem ser entregues ao trabalhador mediante recibo."

A Norma Regulamentadora nº 1 (NR-1), que trata das Disposições Gerais e do Gerenciamento de Riscos Ocupacionais, é considerada a "norma-mãe". Ela norteia os requisitos das demais Normas Regulamentadoras. Na NR-1, no item referente aos Direitos e Deveres do Empregador, encontramos:

Cabe ao Empregador:

A- Cumprir e fazer cumprir as disposições legais e regulamentares sobre segurança e saúde no trabalho.

B- Informar aos trabalhadores:

I- Os riscos ocupacionais existentes nos locais de trabalho (este subitem pode ser contemplado no ASO ou através de acesso à cópia do PGR pelo trabalhador).

II- As medidas de prevenção adotadas pela empresa para eliminar ou reduzir tais riscos (este subitem pode ser contemplado permitindo o acesso do trabalhador ao PGR).

III- Os resultados dos exames médicos e de exames complementares de diagnóstico aos quais os próprios trabalhadores forem submetidos (este subitem pode ser contemplado por apto ou inapto no ASO e a entrega das cópias dos resultados de exames complementares ao trabalhador mediante recibo).

Parágrafo 6º do Artigo 168: Serão exigidos exames toxicológicos, previamente à admissão e por ocasião do desligamento, quando se tratar de motorista profissional, assegurados o direito à contraprova em caso de resultado positivo e a confidencialidade dos resultados dos respectivos exames (este parágrafo foi incluído no Artigo 168 da CLT pela Lei 14.599, de 2023).

Comentário: A Portaria MTE nº 621 de 25 de abril de 2024 alterou a Portaria MTP nº 672, de 8 de novembro de 2021, que regulamenta a aplicação dos exames toxicológicos por motoristas profissionais do transporte rodoviário coletivo de passageiros e de transporte rodoviário de cargas, na condição de motorista empregado. Neste comentário vamos especificar as principais alterações:

- O exame toxicológico deve ser transmitido ao e-Social contendo as seguintes informações:
  - Identificação do trabalhador.
  - Data do exame.
  - CNPJ do laboratório.
  - Código do exame
  - Nome e CRM do médico responsável.
- O empregador é o responsável pelo custeio dos exames toxicológicos, os quais devem ser realizados periodicamente, no mínimo a cada 2 anos e 6 meses, além de previamente à admissão e por ocasião do desligamento, por laboratório com acreditação ISO 17025.
- Os exames toxicológicos não devem constar do ASO, nem estar vinculados à definição de aptidão do trabalhador para admissão ou demissão. No entanto, apesar de muitas controvérsias, tais exames podem integrar o PCMSO.

Nota do Autor: Defendo a tese de que os exames toxicológicos, tal como previsto pela Portaria 621 de 25 de abril de 2024, apesar da exigência em ser transmitidos no e-Social, devem, no tocante ao PCMSO, estar cercados de cuidados por parte do Médico Responsável pelo Programa da empresa que, diante de resultado positivo, deve providenciar a avaliação clínica do motorista empregado para verificar a possível existência de dependência química de substâncias que comprometam a capacidade de direção.

Quando a avaliação clínica indicar quadro de dependência química, a empresa deverá:

1. Emitir CAT caso haja suspeita de que a dependência química tenha origem ocupacional.
2. Afastar o trabalhador.

3. Encaminhar o trabalhador à Previdência Social para avaliação da incapacidade e definição da conduta previdenciária a ser definida após a realização da perícia.
4. Reavaliar, se for o caso, os riscos ocupacionais e as medidas de prevenção pertinentes no PGR.

É de fundamental importância que a empresa, em caso da prevalência de exames toxicológicos positivos entre motoristas profissionais, desenvolva, com a assessoria do Médico Responsável pelo PCMSO, o Programa de Controle de Uso de Droga e de Bebida Alcoólica. Este Programa poderá ser contemplado no PGR como medida de controle dos riscos no ambiente de trabalho, correlacionados ao uso de substâncias psicoativas que causem dependência ou que, comprovadamente, comprometam a capacidade de direção.

Efeito do rastreamento do uso de álcool e drogas entre trabalhadores – Diretriz AMB/ANAMT de 14 de julho de 2016

Análise crítica do Autor

Inicialmente é importante destacar que a Portaria nº 821, de 25 de abril de 2024, que regulamenta a aplicação dos exames toxicológicos, é específica para motoristas profissionais, não cabendo o rastreamento do uso de álcool e drogas entre outras categorias de trabalhadores.

Através de uma revisão sistemática envolvendo o tema, baseada na Medicina Baseada em Evidências (MBE), a AMB/ANAMT produziu a diretriz "Efeito do Rastreamento do Uso de Álcool e Drogas entre Trabalhadores". Esta diretriz teve como objetivo apresentar e discutir a melhor evidência científica disponível a respeito do efeito do rastreamento do uso de drogas entre trabalhadores sobre desfechos relacionados ao trabalho, com acidentes de trabalho, absenteísmo, presenteísmo e produtividade.

Apesar de o rastreamento do uso de álcool e drogas ser incluído como uma ação para promoção de saúde e a prevenção de agravos, a obrigatoriedade da participação dos trabalhadores na testagem suscita questões éticas. No Brasil, o Conselho Federal de Medicina considerou, em Parecer, que a solicitação de exames de monitoramento de drogas ilícitas para permitir acesso ao trabalho contraria os postulados éticos. Entretanto, é sabido que os testes toxicológicos para detecção do uso de álcool e drogas continuam sendo realizados nas rotinas dos serviços de saúde em muitas empresas brasileiras e que por vezes fazem parte do rol de exames médicos obrigatórios.

Neste cenário de incertezas, o Médico do Trabalho é cobrado pelos gestores a decidir se há indicação da testagem toxicológica entre trabalhadores sob a sua responsabilidade. Entre os supostos benefícios decorrentes desta ação, podem-se citar a redução de acidentes de trabalho, a redução do absenteísmo e/ou presenteísmo, e o aumento da produtividade do trabalhador. Em tal situação, cabem analisar os pressupostos éticos, as questões legais, as evidências científicas e o custo-benefício da implantação do rastreamento do uso de álcool e drogas entre trabalhadores.

Cabe uma pergunta importante:

Há repercussões sobre desfechos ocupacionais (acidente de trabalho, absenteísmo, presenteísmo e/ou produtividade) quando o rastreamento do uso de álcool e drogas é realizado em trabalhadores?

- Resultados positivos de redução nos acidentes de trabalho foram descritos no estudo primário observacional e em uma das revisões sistemáticas. Porém, as duas revisões sistemáticas mais recentes de estudos originais não indicaram consenso do efeito positivo do rastreamento do uso de álcool e drogas sobre os acidentes de trabalho quando avaliam dados de categorias específicas como motoristas profissionais (em que pese a Portaria nº 621, de 25 de abril de 2024 – MTE) ou trabalhadores de diversas atividades econômicas.

As revisões sistemáticas consideram a qualidade dos estudos observacionais selecionados como de moderada a fraca evidência para o rastreamento do uso de álcool e drogas entre trabalhadores.

Os fatores que contribuíram para influenciar esta conclusão mencionada anteriormente estão relacionados a questões como a metodologia utilizada (que não permite inferência de causalidade), a seleção dos participantes, o método de coleta de dados e o estudo de fatores de confusão para a compreensão da questão estudada.

Os estudos apresentaram dados relativos aos trabalhadores de diversas atividades econômicas: setor elétrico, fundição, varejo, manufatura, serviços, construção civil, ferroviário e transporte.

Apesar de a ampla gama de ocupações ser um fator positivo para a generalização dos resultados, os Autores não controlaram o efeito do rastreamento de outros fatores que poderiam ter influenciado na redução dos acidentes de trabalho entre os grupos.

Além disso, considerando a aferição do desfecho, nenhum estudo abordou a possibilidade da subnotificação de acidentes de trabalho, que poderia ser uma resposta à testagem obrigatória, principalmente nas empresas que realizam exames pós-acidentes. Também algumas características peculiares à própria testagem, como o tipo de teste ou análise, independentemente do tipo de rastreamento (para álcool ou para drogas), comprometeram as evidências apresentadas.

Recomendação Final

O consolidado de informações apresentadas pelos estudos triados indica não haver evidência suficiente para a recomendação de rastreamento do uso de álcool e drogas entre trabalhadores como medida isolada para a redução de acidente de trabalho nas empresas.

Não há evidências atuais na literatura científica suficientes para avaliar o equilíbrio entre benefícios e malefícios em relação à realização do rastreamento para uso de álcool e drogas entre trabalhadores como medida isolada para redução de acidente de trabalho.

Não recomendamos, salvo a exigência legal da Portaria 621, de 25 de abril de 2024 envolvendo exames toxicológicos para motoristas profissionais, a aplicação do rastreamento por exame toxicológico, em janela curta ou larga, na prática da Medicina do Trabalho.

Alcoolismo entre os Trabalhadores e o PCMSO

I – Programa de Atenção à Saúde para Dependentes Químicos

Este Programa pode ser implementado em paralelo com o PCMSO. O Médico Responsável pelo PCMSO deve instruir o médico examinador quanto à possibilidade da dependência química do trabalhador em exame médico ocupacional, em particular a dependência química do álcool.

Como Identificar o Dependente Químico?

- Verificar a existência de sinais e sintomas.
- Observar atentamente durante a anamnese se o trabalhador desenvolve mudanças bruscas no comportamento e no relacionamento com as pessoas.
- Buscar o registro de absenteísmo por doenças e as faltas não justificadas após fins de semana, folgas e feriados.
- Em caso de diagnóstico de alcoolismo, indicar a inclusão do trabalhador no Programa de Atenção à Saúde para Dependentes Químicos promovido pela empresa ou por outra entidade.

II – Clínica do Alcoolismo

O alcoolismo é uma doença crônica que pode estar relacionada a fatores genéticos, psicossociais e ambientais que influenciam no seu desenvolvimento.

Principais características do alcoolismo:

- Incapacidade de limitar e controlar a ingestão de bebidas alcoólicas.
- Preocupação constante voltada ao consumo da droga.
- Uso de álcool apesar das consequências adversas.
- O álcool é uma droga psicotrópica de uso e abuso mais generalizada.

III – Fases do Alcoolismo

1ª Fase: Experimentação – primeira vez.

2ª Fase: Uso ocasional – consumo eventual.

3ª Fase: Uso regular – usuário habitual.

4ª Fase: Dependência – necessita da droga diariamente e perde o controle sobre o uso.

É fundamental que o médico examinador classifique o estágio do alcoolismo para promover a indicação do aconselhamento e/ou tratamento.

IV – Uso do Questionário CAGE durante o Exame Médico Ocupacional como Forma de Rastreamento

A escala CAGE é o índice desenvolvido com o objetivo de triar os pacientes (trabalhadores em exame médico ocupacional) com maior possibilidade de apresentar consumo excessivo de bebidas alcoólicas.

Critérios, Pontuação e Interpretação do CAGE

A escala CAGE é composta por quatro perguntas de caráter investigativo. Cada uma delas recebe uma pontuação visando a avaliação do paciente.

C – *Cut Down*
Alguma vez você já sentiu a necessidade de cortar o seu consumo de bebida alcoólica?
Sim – 1 ponto
Não – zero ponto

A – *Annoyed*
Alguma vez já se incomodou por alguém criticar o seu consumo de *álcool*?
Sim – 1 ponto
Não – zero ponto

G – *Guilty*
Alguma vez já se sentiu mal com culpa por beber?
Sim – 1 ponto
Não – zero ponto

E – *Eye Opened*
Alguma vez já sentiu a necessidade de consumir alguma bebida alcoólica logo após acordar para se acalmar ou para ficar livre de uma ressaca?
Sim – 1 ponto
Não – zero ponto

Ao finalizar o questionário, após a atribuição da pontuação individual para cada uma das perguntas, deve ser realizado o somatório total dos pontos. A interpretação dependerá do valor total obtido pelo paciente (trabalhador) avaliado.
O risco estimado do alcoolismo pode ser avaliado em uma estratificação com duas categorias:
1º - Pontuação total menor que 2 pontos (< 2) – Neste caso existe <u>baixa</u> probabilidade de consumo excessivo de álcool.
2º - Pontuação total maior ou igual a 2 pontos (≥ 2) – Neste caso existe <u>alta</u> probabilidade de consumo excessivo de álcool.
Os valores ≥ 2 pontos apresentam 93% de sensibilidade e 76% de especificidade para o “consumo excessivo” e 91% de sensibilidade e 77% de especificidade para o “alcoolismo”.
A avaliação do trabalhador durante o exame médico ocupacional, pela escala CAGE, não tem caráter diagnóstico, sendo o seu objetivo indicar qual trabalhador deve ser avaliado de forma mais cuidadosa com relação ao seu consumo alcoólico.
O questionário CAGE é apenas uma “ferramenta de triagem”.

<u>É importante destacar que o trabalhador (paciente) pode minimizar seu consumo de álcool. Recomendamos realizar mais perguntas quantitativas para melhor delineamento do problema.</u>

Observação: O questionário da Escala CAGE foi desenvolvido a partir de um estudo exibido para a comunidade científica em 1968. Em 1982 um estudo validou esta ferramenta (desenvolvida pelo médico psiquiatra John A. Ewing) demonstrando que a escala CAGE foi efetiva para identificar 90% dos pacientes com alcoolismo e 93% dos consumidores excessivos de álcool, enquanto testes laboratoriais foram capazes de identificar apenas 33% de pacientes com alcoolismo.

Parágrafo 7º do Artigo 168: Para fins do disposto no Parágrafo 6º do Artigo 168 da CLT, será obrigatório exame toxicológico com janela de detecção mínima de 90 (noventa) dias, específico para substâncias psicoativas que causem dependência ou, comprovadamente, comprometam a capacidade de direção, podendo ser utilizado para essa finalidade o exame toxicológico previsto na Lei 9.503, de 23 de setembro de 1997 – Código de Trânsito Brasileiro, desde que realizado nos últimos 60 (sessenta) dias (incluído pela Lei 13.103, de 2015).

Comentário do Autor:

A ausência do exame médico demissional previsto no Artigo 168, II da CLT, não acarreta a nulidade de dispensa do empregado, embora configure infração administrativa. A CLT, no seu Artigo 201, apenas prevê a aplicação de multas ao empregador que descumpra as Normas Regulamentadoras, sem determinar a reintegração do trabalhador dispensado sem o exame médico ocupacional (demissional). Essa infração é considerada meramente administrativa e não resulta automaticamente na nulidade da dispensa ou no reconhecimento de estabilidade no emprego, a menos que seja comprovada a inaptidão do empregado para o trabalho no momento da rescisão contratual.

O médico do trabalho responsável pelo PCMSO não admite ou demite trabalhador. O não comparecimento do trabalhador ao exame médico demissional, por exemplo, é de total responsabilidade da empresa.

No que concerne à obrigatoriedade do exame médico ocupacional, o Artigo 168 da CLT institui ser cogente o exame médico na admissão, demissão e periodicamente, no curso do contrato de trabalho. Contudo, a falta de realização de exame admissional e demissional, se constatada, caracteriza, tão somente, uma infração de natureza administrativa.

O comentário referente ao Parágrafo 7º do Artigo 168 da CLT, quanto à obrigatoriedade do exame toxicológico, foi feito anteriormente no tópico referente ao Parágrafo 6º.

Artigo 169 da CLT (redação atualizada) e o PCMSO

"Será obrigatória a notificação das doenças profissionais e das produzidas em virtude de condições especiais do trabalho, comprovadas ou objeto de suspeita, de conformidade com as instruções expedidas pelo Ministério do Trabalho."

Comentário:

O papel do médico do trabalho na vigilância à saúde do trabalhador não se dá apenas em relação à emissão de Comunicação de Acidente de Trabalho (CAT). A vigilância à saúde do trabalhador ocorre também através do Sistema de Informação de Agravos de Notificação (SINAN).

Na confirmação ou suspeita de agravo ao trabalhador gerado pelo acidente de trabalho, incluindo neste rol as doenças profissionais e doenças do trabalho, deve o médico do trabalho realizar a notificação ao SINAN.

É relevante destacar a correta interpretação do Artigo 22 da Lei 8.213/91, que estabelece que, em caso de acidente de trabalho, é obrigatória a emissão da Comunicação de Acidente de Trabalho (CAT) pelo empregador, independentemente de haver afastamento do trabalhador.

A não emissão da CAT pode resultar em multa. O Artigo 169 da CLT também reforça a necessidade de notificação de doenças profissionais e condições de trabalho especiais, comprovadas ou suspeitas, conforme instruções do MTE. A emissão da CAT é crucial para o controle estatístico (epidemiológico) e garantia de assistência médica ao empregado pelo INSS, mesmo que não haja afastamento ou este seja inferior a 15 (quinze) dias.

Para enfatizar a importância do Artigo 169 da CLT, encontramos na redação da NR-7, no item 7.3.2 que, entre as diretrizes do PCMSO, é papel da empresa fornecer dados e informações para subsidiar a realização de análises epidemiológicas e estatísticas sobre os agravos à saúde relacionados aos riscos ocupacionais que estão envolvidos no ambiente de trabalho. Portanto, com a notificação das doenças profissionais e das produzidas em virtude das condições especiais de trabalho, através da emissão da CAT e da notificação ao SINAN e com o tratamento estatístico no Relatório Analítico do PCMSO, teremos a identificação dos riscos ocupacionais que estão contribuindo para causar os problemas de saúde nos trabalhadores e permitir a boa gestão do Programa de Gerenciamento de Riscos (PGR), com a implementação de medidas de controle que possam reduzir ou eliminar os fatores de risco.

O Artigo 169 da CLT, que ampara de forma ordinária e específica a NR-7 (PCMSO), destaca a notificação das doenças profissionais e das produzidas em virtude das condições especiais.

O que é Doença Profissional?

O Artigo 20 da Lei 8.213 (Plano de Benefícios da Previdência Social) define doença profissional, assim entendida a produzida ou desencadeada pelo exercício do trabalho peculiar a determinada atividade e constante da respectiva relação elaborada pelo Ministério do Trabalho e da Previdência Social.

O que é Doença do Trabalho?

Assim entendida a adquirida ou desencadeada em função de condições especiais em que o trabalho é realizado e com ele se relacione diretamente.
O adoecimento dos trabalhadores e sua relação com o trabalho proporcionou a Classificação proposta por Schilling, em 1984.

Grupo I da Classificação de Schilling

Doenças em que o trabalho é causa necessária, tipificadas pelas DOENÇAS PROFISSIONAIS *stricto sensu*, e pelas intoxicações agudas de origem ocupacional.

Grupo II da Classificação de Schilling

Doenças em que o trabalho pode ser um fator de risco contributivo, mas não necessário, exemplificadas pelas doenças comuns mais frequentes em determinados campos ocupacionais e para as quais o nexo causal é de natureza eminentemente epidemiológica. São as DOENÇAS DO TRABALHO.
A hipertensão arterial e as neoplasias malignas (cânceres), em determinados grupos ocupacionais ou profissões, constituem exemplo típico.

Grupo III da Classificação de Schilling

Doenças em que o trabalho é provocador de um distúrbio latente ou agravador de doença estabelecida ou preexistente, ou seja, concausas, tipificadas pelas doenças alérgicas de pele e respiratórias e pelos distúrbios mentais em determinados grupos ocupacionais ou profissões.

É de fundamental importância que o médico do trabalho, responsável pelo PCMSO, entenda a ligação entre o Artigo 169 da CLT e o Artigo 22 da Lei 8.213. Este artigo normatiza a emissão da CAT.

"A empresa deverá comunicar o acidente de trabalho à Previdência Social até o 1º dia útil seguinte ao da ocorrência e, em caso de morte, de imediato à Autoridade competente, sob pena de multa variável entre o limite mínimo e o máximo do salário contribuição, sucessivamente aumentada nas reincidências, aplicada e cobrada pela Previdência Social."

A cópia da CAT será entregue ao acidentado ou aos seus dependentes, bem como ao sindicato que corresponda a sua categoria.

Caso ocorra o não fornecimento da CAT pela empresa, podem formalizá-la o próprio acidentado, os seus dependentes, a entidade sindical competente, o médico que o assistiu ou qualquer Autoridade pública, o que não exime a empresa da responsabilidade pela falta do cumprimento da formalidade.

A CAT deverá ser preenchida com todos os dados informados nos seus respectivos campos, em quatro vias, com a seguinte destinação:

1ª Via: Deve ser entregue em uma agência da Previdência Social.

2ª Via: Deve ser entregue ao segurado.

3ª Via: Deve ser entregue ao sindicato dos trabalhadores.

4ª Via: Deve ser entregue à empresa.

Ainda em referência à CAT, é importante a leitura do Artigo 23 da Lei 8.213.

"Considera-se como o dia do acidente, no caso de doença profissional ou do trabalho, a data do início da incapacidade laborativa para o exercício da atividade habitual, ou o dia da segregação compulsória, ou o dia em que for feito o diagnóstico, valendo para este efeito o que ocorrer primeiro."

Protocolos do Médico Responsável pelo PCMSO diante do Diagnóstico de Doença Profissional ou de Doença do Trabalho em Conformidade com o Artigo 169 da CLT

A – Solicitar à empresa a emissão da CAT.

B – Indicar, quando necessário, o afastamento do trabalhador da exposição ao risco, ou do trabalho.

C – Encaminhar o trabalhador à Previdência Social para o estabelecimento de nexo causal, avaliação de incapacidade e definição da conduta previdenciária em relação ao trabalho.

D – Orientar o empregador (a empresa) quanto à necessidade de adoção de medidas de controle no ambiente de trabalho. É muito importante que esta orientação seja direcionada ao responsável pelo Programa de Gerenciamento de Riscos (PGR).

Artigo 169 da CLT e a Estratégia da Portaria 1984 do Ministério da Saúde

A Portaria 1984 define a Lista Nacional de Doenças e Agravos de Notificação Compulsória, a serem monitorados por meio da Estratégia de Vigilância em Unidades Sentinelas.

Observação:

Vigilância em Unidade Sentinela é o modelo de vigilância realizado a partir do estabelecimento estratégico de vigilância de morbidade, mortalidade ou de agentes etiológicos de interesse para a saúde pública.

A Lista Nacional de Doenças e Agravos a serem monitorados por meio de estratégia de vigilância em Unidades Sentinelas foi definida pela Portaria 205 do Ministério da Saúde. Considerando-se os diferentes agravos à saúde relacionados ao trabalho, as seguintes condições devem ser notificadas ao SINAN:

1 – Acidente de trabalho fatal.

2 – Acidente de trabalho com mutilações.

3 – Acidente de trabalho por exposição a material biológico.

4 – Acidente de trabalho com crianças e adolescentes.

5 – Dermatoses ocupacionais.

6 – Intoxicações exógenas (por substâncias químicas, que incluem agrotóxicos, gases tóxicos e metais pesados).

7 – Distúrbios osteomusculares relacionados ao trabalho.

8 – Pneumoconioses.

9 – Perdas auditivas induzidas pelo ruído.

10 – Transtornos mentais relacionados ao trabalho.

11 – Câncer relacionado ao trabalho.

Observação:

Diferentemente do acesso direto e simplificado do aplicativo da Previdência Social para a emissão da CAT, o acesso ao SINAN é exclusivo dos Serviços de Saúde ligados ao Ministério da Saúde.

Os médicos que não estejam trabalhando em Unidades de Saúde do Ministério da Saúde (SUS) deverão proceder a Notificação de Agravos de forma indireta ao SINAN. Deverão, utilizando Sistemas de Estados e Municípios junto às Secretarias de Saúde, preencher as Fichas Individuais de Notificação (FIN).

B - Portarias que Fundamentaram a NR-7 (PCMSO) – Ministério do Trabalho

B1 – Portaria nº 3.214, de 08 de junho de 1978: Esta Portaria criou o elenco de Normas Regulamentadoras (NR) incluindo a NR-7.

B2 – Portaria nº 24, de 29 de dezembro de 1994: Esta Portaria revisou a NR-7, que passou a ser intitulada Programa de Controle Médico de Saúde Ocupacional (PCMSO).

B3 – Portaria nº 6.734, de 10 de março de 2020: Esta Portaria criou a redação atual da NR-7 (PCMSO).

Observação: O início da vigência da Portaria 6.734, que criou o texto atual da NR-7, foi em 23 de julho de 2021.

Comentário Integral da NR-7 (PCMSO)

Este comentário vai abranger os principais itens do texto atual da NR-7 (PCMSO), objetivando o entendimento de cada requisito, de cada diretriz, dentro do seguinte sumário:

7.1 – Objetivo

7.2 – Campo de Aplicação

7.3 – Diretrizes

7.4 – Responsabilidades

7.5 – Planejamento

7.6 – Documentação

7.7 – Microempreendedor individual (MEI), Microempresa (ME) e Empresa de Pequeno Porte (EPP)

Anexos da NR-7

Anexo I – Monitoração da Exposição Ocupacional a Agentes Químicos

Anexo II – Controle Médico Ocupacional da Exposição a Níveis de Pressão Sonora Elevados

Anexo III – Controle Radiológico e Espirométrico da Exposição a Agentes Químicos

Anexo IV – Controle Médico Ocupacional de Exposição a Condições Hiperbáricas

Anexo V – Controle Médico Ocupacional de Exposição a Substâncias Químicas Cancerígenas e a Radiações Ionizantes

Glossário

7.1. Objetivo

7.1.1. Esta Norma Regulamentadora – NR estabelece diretrizes e requisitos para o desenvolvimento do Programa de Controle Médico de Saúde Ocupacional – PCMSO nas organizações, com o objetivo de proteger e preservar a saúde de seus empregados em relação aos riscos ocupacionais, conforme avaliação de riscos do Programa de Gerenciamento de Risco – PGR da organização.

Comentário para entendimento do Objetivo da NR-7 (PCMSO)

O objetivo da NR-7 (PCMSO) é instituir na empresa um "programa" que possa desenvolver ações de proteção e preservação da saúde dos trabalhadores. Todos os trabalhadores devem ter o controle de sua saúde de acordo com os riscos a que estão expostos. Além de ser uma exigência legal prevista no Artigo 168 da CLT, está respaldada na Convenção 161 da OIT, respeitando os princípios éticos, morais e técnicos.

7.2 Campo de Aplicação

7.2.1 Esta Norma se aplica às organizações e aos órgãos públicos da administração direta e indireta, bem como aos órgãos dos poderes legislativo e judiciário e ao Ministério Público, que possuam empregados regidos pela Consolidação das Leis do Trabalho – CLT.

Comentário para entendimento do Campo de Aplicação da NR-7 (PCMSO)

O PCMSO deve ser implementado em todas as organizações (empresas), independentemente do grau de risco e do número de empregados (salvo apenas o Microempreendedor Individual – MEI), que tenham trabalhadores regidos pela CLT, inclusive órgãos públicos de administração direta e indireta, poderes legislativo e judiciário e do Ministério Público, estritamente para os trabalhadores celetistas.

Observação: No setor público, os funcionários estatutários (concursados na maioria) estão fora do campo de aplicação da NR-7 (PCMSO).

7.3 Diretrizes

7.3.1 O PCMSO é parte integrante do conjunto mais amplo de iniciativas da organização no campo da saúde de seus empregados, devendo estar harmonizado com o disposto nas demais NR.

Comentário para entendimento das Diretrizes da NR-7 (PCMSO) como parte do conjunto de iniciativas da organização (empresa) no campo da saúde de seus empregados

O PCMSO deve possuir diretrizes mínimas que possam balizar as ações desenvolvidas, de acordo com procedimentos em relação à conduta dentro dos conhecimentos científicos atualizados e da boa prática médica. Alguns destes procedimentos podem ser padronizados, enquanto outros devem ser individualizados para cada empresa, englobando um sistema de registro de informações e referências que possam assegurar sua execução de forma coerente e dinâmica.

Assim, o mínimo que se requer do PCMSO é um planejamento, fruto de um estudo *in loco* que possa retratar os fatores de risco existentes que deverão ser confrontados com o Inventário de Riscos do PGR. A diretriz central do PCMSO será obtida pelo Inquérito Preliminar de Segurança e Saúde no Trabalho, que deverá ser traçado pelo médico responsável. Através deste **Inquérito**, deve ser estabelecido um conjunto de exames clínicos e complementares específicos para a prevenção ou detecção precoce dos agravos à saúde dos trabalhadores para cada **Grupo de Trabalhadores** (GHE – Grupo Homogêneo de Exposição), deixando claros, ainda, os critérios que deverão, em sintonia com os Anexos da NR-7, ser seguidos na interpretação dos resultados de **Exames** e **Condutas** que deverão ser tomadas em caso da constatação de alterações.

Embora o PCMSO deva ser articulado com **Todas as NR**, a articulação básica deve ser com o PGR (NR-1). Se o Inventário de Riscos do PGR não detectar **Risco Ocupacional Específico**, avaliado e nivelado, o **Controle Médico** poderá resumir-se a uma avaliação clínica global em todos os exames médicos ocupacionais: admissional, periódico, mudança de risco, retorno ao trabalho e demissional.

O Médico Responsável pelo PCMSO deve entender que o **Programa** faz parte de um conjunto de ações que a empresa deve implementar para o bom desenvolvimento da **Política de Saúde do Conjunto de seus Trabalhadores**. Entre as ações de saúde interligadas ao PCMSO podemos citar as **Portarias do Ministério da Saúde** (ex.: Programa de Conservação Auditiva – PCA), Ações de Saúde previstas em outras Normas

Regulamentadoras (exemplos: Anexo I da NR-9 para a proteção do trabalhador em exposição a vibração e o Anexo III da NR-9 para a proteção do trabalhador em exposição ao calor).

7.3.2 São Diretrizes do PCMSO

Comentário sobre as 12 Diretrizes apontadas na NR-7 que devem ser atendidas pelo Médico Responsável pelo PCMSO

1ª Diretriz: Rastrear e detectar precocemente os agravos à saúde relacionados ao trabalho.

Como?

Considerando as questões incidentes sobre o indivíduo e a coletividade de trabalhadores, privilegiando o instrumental clínico-epidemiológico na abordagem da relação entre sua saúde e o trabalho.

2ª Diretriz: Detectar possíveis exposições excessivas a agentes nocivos ocupacionais.

O Médico do Trabalho Responsável pelo PCMSO deve entender o Programa como uma ferramenta de caráter de prevenção, rastreamento e diagnóstico precoce dos agravos à saúde relacionados ao trabalho, inclusive de natureza subclínica, além da constatação da existência de casos de doenças profissionais ou danos irreversíveis à saúde dos trabalhadores.

Quando a 2ª Diretriz da NR-7 fala em "detectar possíveis exposições excessivas" significa que o PCMSO deve exercer a tarefa de monitorar a exposição dos trabalhadores, mesmo que assintomáticos, a substâncias químicas ou situações de trabalho que podem causar agravos à saúde.

Exemplo: Um trabalhador, mesmo sem sinais ou sintomas de intoxicação a anilina, pode apresentar teor de meta-hemoglobina no sangue acima do Índice Biológico máximo permitido. A anilina possui Indicador Biológico de Exposição Excessiva (IBE/EE) do Quadro 1, do Anexo I, da NR-7 (a meta-hemoglobina). Os Indicadores Biológicos de Exposição Excessiva de produtos químicos do Quadro 1, do Anexo I, quando alterados, não possuem significado clínico ou toxicológico próprio. Tal alteração em exame laboratorial mostra que o "ambiente de trabalho apresenta possíveis exposições excessivas a anilina".

3ª Diretriz: Definir a aptidão de cada empregado para exercer suas funções ou tarefas determinadas.

Para definir no Atestado de Saúde Ocupacional (ASO) que o trabalhador esteja apto, o médico examinado precisa, através da anamnese e do exame clínico e/ou de exames complementares, concluir que o trabalhador possui condições para desenvolver o processo de trabalho, as atividades laborais e o envolvimento com riscos ocupacionais de forma segura e sem a possibilidade de adoecimento. É importante, para assegurar essa diretriz, que a aptidão venha acompanhada também de informações sobre as medidas de proteção relacionadas aos riscos aos quais o trabalhador está exposto.

4ª Diretriz: Subsidiar a implantação e o monitoramento da eficácia das medidas de prevenção adotadas na organização.

É dever do Médico Responsável pelo PCMSO e/ou do Médico Examinador, conhecer o Inventário de Riscos do PGR e o Plano de Ação. Através dos resultados dos exames médicos ocupacionais, o Médico Responsável pelo PCMSO deverá fornecer informações para a equipe do PGR visando aperfeiçoar e/ou criar Medidas de Prevenção no Plano de Ação do Programa, e assim subsidiando a implementação de práticas para correções de não conformidades que estão provocando agravos à saúde dos trabalhadores. É também papel do Médico Responsável pelo PCMSO, ao fornecer dados e informações dos resultados dos exames médicos e de exames complementares, ajudar no monitoramento dos riscos ocupacionais e da eficácia das medidas de controle já implantadas.

5ª Diretriz: Subsidiar a implantação e o monitoramento da eficácia das medidas de prevenção adotadas na organização.

Cabe ao Médico Responsável pelo PCMSO trabalhar dados e informações para análises epidemiológicas e estatísticas de doenças relacionadas ao trabalho ligadas aos riscos ocupacionais avaliados e nivelados no PGR. Estas análises epidemiológicas e estatísticas visam, junto aos grupos homogêneos de exposição, identificar os trabalhadores com a maior possibilidade de desenvolver determinadas doenças.

Exemplos de análises epidemiológicas e estatísticas que podem ser usadas em um PCMSO:

Quadro Exemplo

Setor:
Produção de Peças

Funções:
Auxiliar de Serviços Gerais
Operador de Produção

Fatores de Risco:
Fator de Risco Químico: Lavagem de peças com tricloroetileno.
Fator de Risco Físico: Processo ruidoso durante a lavagem de peças.
Situação Ergonômica: Exigência de postura inadequada durante a lavagem de peças.

Análises Epidemiológicas e Estatísticas Relacionadas aos Fatores de Risco

1- Doenças relacionadas à exposição ao tricloroetileno: O Médico Examinador deverá ter atenção especial às lesões de pele (eczema) tipo dermatite irritativa de contato, hepatotoxicidade e dano renal. É frequente por inalação de altos níveis de tricloroetileno, danos aos nervos da face, cefaleia, tontura, sonolência, alterações no ritmo cardíaco e efeitos na audição.

2 – Doença relacionada ao ruído: Perda auditiva.

3 – Doença relacionada à situação ergonômica: A exigência de postura pode provocar doenças da coluna.

6ª Diretriz: Subsidiar decisões sobre o afastamento de empregados de situações de trabalho que possam comprometer sua saúde.

A NR-7 (PCMSO) deve, através do médico responsável, priorizar o caráter de vigilância à saúde dos trabalhadores. Neste sentido, cabe ao médico, quando necessário, indicar o afastamento do trabalhador da exposição ao risco, ou do trabalho.

7ª Diretriz: Subsidiar a emissão de notificações de agravos relacionados ao trabalho, de acordo com a regulamentação pertinente.

Cabe ao Médico Responsável pelo PCMSO registrar os acidentes e as doenças relacionadas ao trabalho. Esta diretriz também atende ao Artigo 169 da CLT e à Portaria 1984 do Ministério da Saúde (já comentados anteriormente). Assim, ao respeitar a 7ª Diretriz, cabe ao Médico Responsável pelo PCMSO atender aos seguintes itens:

A) Solicitar à empresa a emissão da CAT.

B) Indicar, quando necessário, o afastamento do trabalhador da exposição a risco ou do trabalho.

C) Encaminhar o trabalhador à Previdência Social para estabelecimento de nexo causal, avaliação da incapacidade e definição da conduta previdenciária em relação ao trabalho.

D) Orientar o empregador quanto à necessidade de adoção de medidas de controle no ambiente de trabalho.

Ao concluir o comentário referente à 7ª Diretriz, destacamos que, para cumprir com suas responsabilidades, cabe ao Médico Responsável pelo PCMSO conhecer os ambientes e processos de trabalho para identificar os riscos e/ou fatores de risco relacionados ao trabalho e, por fim, ser capaz de reconhecer os agravos da saúde relacionados ao trabalho, em especial aqueles de notificação compulsória.

8ª Diretriz: Subsidiar o encaminhamento de empregados à Previdência Social.

O Médico Responsável pelo PCMSO deve, através de um relatório ou laudo médico, fornecer todas as informações técnicas necessárias para o devido encaminhamento ao médico perito da Previdência Social como forma de ajudar no estabelecimento do Nexo Causal, da Avaliação de Incapacidade e a Definição da Conduta Previdenciária.

A 8ª Diretriz do PCMSO é estritamente do Programa, entretanto o Médico do Trabalho, em especial do SESMT, deve também subsidiar o encaminhamento do trabalhador à perícia do INSS, quando de um afastamento do trabalho por motivos de saúde superior a 15 dias.

9ª Diretriz: Acompanhar de forma diferenciada o trabalhador cujo estado de saúde possa ser especialmente afetado pelos riscos ocupacionais.

Ao conhecer o ambiente de trabalho, a malha de trabalho, o Médico Responsável pelo PCMSO pode instituir um cuidado diferenciado para acompanhamento de trabalhadores que podem agravar ou agudizar doenças (ocupacionais ou não) quando expostos a riscos ocupacionais.

Exemplo: Um trabalhador em tratamento médico para hipertensão arterial severa deve ser acompanhado quanto à exposição a ruído intenso, que é um risco físico capaz de contribuir para o aparecimento de "picos hipertensivos".

10ª Diretriz: Subsidiar a Previdência Social nas ações de reabilitação profissional.

É papel do Médico Responsável pelo PCMSO subsidiar a Previdência Social no processo de Reabilitação Profissional de um trabalhador que tenha recebido da Previdência Social um B-91 (Auxílio-Doença Acidentário). A Reabilitação Profissional é um mecanismo que visa proceder a recuperação de habilidades e capacidades inerentes à atividade laboral, para que, no retorno ao trabalho, tudo possa acontecer de forma segura.

A palavra-chave na ajuda do Médico Responsável pelo PCMSO no processo de reabilitação profissional é a palavra treinamento. Portanto, o Médico Responsável pelo Programa deve fornecer informações e recursos para ajudar a Previdência Social na reabilitação do trabalhador, incluindo treinamentos e adaptações no ambiente de trabalho, facilitando o retorno e a reintegração do trabalhador.

O Médico Responsável pelo PCMSO é peça fundamental no desenho de ações que possam garantir o retorno do trabalhador às suas atividades profissionais de forma segura.

A Reabilitação Profissional é um processo executado pelo INSS. Serve para ajudar trabalhadores com deficiência ou incapacidade a voltarem ao trabalho.

Durante o desenvolvimento do Programa de Reabilitação, o segurado continua recebendo o benefício previdenciário e, após concluído todo o processo e com resultado positivo, o segurado retorna ao mercado de trabalho em sua atividade originária ou em outra atividade compatível com suas condições atuais. Durante o processo de reabilitação profissional, sem um tempo definido por lei, ocorrem:

I – Avaliação do potencial laborativo com o objetivo de definir a real capacidade de retorno do segurado ao trabalho. É de fundamental importância a transferência de informações do Médico Responsável pelo PCMSO para a Previdência Social.

II – Orientação e acompanhamento do programa profissional visando a condução do reabilitando para a escolha consciente de uma nova função/atividade a ser exercida no mercado de trabalho.

Qual o papel do Médico Responsável pelo PCMSO nesse caso?

Subsidiar o INSS com informações que possam facilitar as orientações no programa profissional de retorno do reabilitando ao trabalho.

III – Articulação com a comunidade para parcerias, convênios e outros, com vistas à formação profissional por meio de melhoria da escolaridade, cursos profissionalizantes ou treinamentos práticos nas empresas, tanto as de vínculo do beneficiário quanto em empresas parceiras. Sem as informações do real ambiente de trabalho, de parte do PCMSO e do PGR para a Previdência Social, não haverá sucesso nestas ações pontuadas.

IV – Custeio integral dos gastos de transporte, alimentação e diárias, quando o caso assim exigir, para o cumprimento das atividades do Processo de Reabilitação. Cabe ao Médico Responsável pelo PCMSO conhecer a legislação previdenciária e informar, quando possível, ao trabalhador em processo de reabilitação que necessite do financiamento das ações destacadas.

V – Fornecimento de Órteses, Próteses e Meios auxiliares de locomoção (OPM), quando indispensáveis ao desenvolvimento do processo de reabilitação profissional. O INSS realiza também o reparo ou a substituição de OPM por ele fornecidas, devendo o segurado procurar a autarquia para se orientar sobre como fazer a requisição. O Médico Responsável pelo PCMSO deve fornecer formalmente estas informações ao reabilitando.

VI – Pesquisa de fixação no mercado de trabalho. Esta é outra orientação que, para a tranquilidade do trabalhador em processo de reabilitação, pode ser levantada e difundida para o reabilitando.

11ª Diretriz: Subsidiar ações de readaptação profissional.

Esta Diretriz se refere ao suporte que o Médico Responsável pelo PCMSO deve fornecer ao trabalhador, quando de um retorno ao trabalho em que não pode mais realizar suas atividades habituais devido às sequelas de problemas de saúde ou deficiência física.

O Médico Responsável pelo PCMSO, conhecedor das atividades laborais do reabilitando, pode instruir o processo de reabilitação profissional.

Exemplo: Um trabalhador afastado por mais de 15 dias por síndrome do supraespinhoso, ao retornar ao trabalho na atividade de repositor de prateleiras de um supermercado deve, por precaução médica, diminuir o número de reposições com o objetivo de reduzir o levantamento do braço acima do ombro.

12ª Diretriz: Controlar a Imunização Ativa dos trabalhadores, relacionada a riscos ocupacionais, sempre que houver recomendação do Ministério da Saúde.

Esta Diretriz se refere à responsabilidade do Médico que está à frente do PCMSO em promover o planejamento e o desenvolvimento do Programa de Imunização dos trabalhadores, em particular contra as doenças relacionadas ao trabalho. É frequente a exposição dos trabalhadores a riscos ocupacionais que podem determinar o aparecimento de doenças infecciosas. Neste campo podemos exemplificar os profissionais de saúde, os trabalhadores da indústria de alimentos e os envolvidos com atividades de limpeza urbana e manejo de resíduos sólidos. Cabe à empresa, através do Médico Responsável pelo PCMSO, controlar e divulgar o processo de imunização (vacinas) incluindo as recomendadas pelo Ministério da Saúde.

Aproveitando a 12ª Diretriz do Controle da Imunização Ativa dos Trabalhadores, vamos abrir o comentário, de forma mais ampla, para uma revisão da Vacina Ocupacional.

Vacinação Ocupacional no Brasil

Do ponto de vista legal trabalhista, a questão da vacinação está prevista na NR-32 (focada no Setor de Serviços de Saúde) e com uma das diretrizes na NR-7 (PCMSO).

NR-7 (PCMSO): "O PCMSO deve controlar a imunização ativa dos empregados relacionada a riscos ocupacionais, sempre que houver recomendação do Ministério da Saúde."

Vacinação e o PCMSO com base na NR-32

A todo trabalhador de serviços de saúde deve ser fornecido, gratuitamente, Programa de Imunização Ativa contra: Tétano; Difteria e Hepatite B.

Além de outras vacinas estabelecidas no PCMSO, e sempre que houver vacinas eficazes contra outros agentes biológicos a que os trabalhadores estão ou poderão estar expostos.

O empregador deve fazer o controle da eficácia da vacinação sempre que recomendado e providenciar, se necessário, seu reforço.

Vacinação prevista na NR-32 e as informações para os trabalhadores

O empregador deve assegurar que os trabalhadores sejam informados das vantagens e dos efeitos colaterais, assim como os riscos a que estarão expostos por falta ou recusa de vacinação.

Em caso de recusa do trabalhador em receber a vacina, deve ser feito um documento comprobatório e mantê-lo disponível à inspeção do trabalho.

É obrigação legal registrar a vacinação no prontuário clínico individual do trabalhador e fornecer comprovante de vacinação.

Vacinação, PCMSO e a clientela atendida pelo trabalhador

A vacinação de trabalhadores, em algumas atividades, é indicada para a proteção de seu "cliente". São as chamadas vacinas altruístas.

Vacinas Altruístas são aquelas indicadas para o trabalhador com o objetivo de evitar que ele contagie terceiros.

Exemplos de Vacinas Altruístas

1) Para os trabalhadores de saúde:

Influenza: para todos.

Varicela: para aqueles lotados em unidades de pacientes imunodeprimidos.

Pertussis: para aqueles que trabalham na neonatologia, na pediatria e com pacientes portadores de doenças respiratórias crônicas.

2) Trabalhadores que manipulam e servem alimentos:

Hepatite A: trabalhadores que estão diante do risco de contaminação dos alimentos a serem consumidos por terceiros.

Calendário Básico de Vacinação Brasileira

É definido pelo Programa Nacional de Imunizações (PNI).

Corresponde ao conjunto de vacinas de interesse prioritário à saúde pública do Brasil.

Características do Calendário de Vacinação Ocupacional da Sociedade Brasileira de Imunizações (SBIM)

- Propõe indicações especiais para profissionais por área de atuação.
- Propõe vacinação para Influenza em dose única anual.

- A vacina para HPV é indicada para profissionais do sexo.
- Prevê recomendações para pacientes portadores de comorbidades.

Metodologia de Implementação e Controles das Vacinas

O Médico do Trabalho deve aproveitar todas as oportunidades para orientar os trabalhadores sobre as vantagens da imunização de forma geral, em especial aquelas indicadas pelo potencial risco ocupacional.

O Médico do Trabalho deve utilizar os exames médicos para dar ao trabalhador as orientações relativas a segurança e saúde, incluindo as medidas de profilaxia, sempre que pertinentes.

Vacinação na Exposição a Agentes Biológicos

No caso de exposição ocupacional a agentes biológicos, entre os exames complementares que devem ser realizados pelo trabalhador devem ser incluídos Testes e Sorologia Indicadores de Infecção, Doença Latente e/ou Proteção Vacinal.

Não se recomenda a realização de sorologia com o objetivo de certificar a soroconversão, uma vez que não é possível avaliar a resposta imune a muitas vacinas usando *kits* de sorologia disponíveis no mercado.

Qual sorologia com objetivo de certificar soroconversão está indicada?

Na vacinação de profissionais lotados em serviços de saúde e em outras atividades de risco para a exposição ao vírus da Hepatite B (VHB).

Todos devem obrigatoriamente realizar sorologia após o esquema de três doses da vacina da Hepatite B (esquema 0 – 1 – 6 meses. Três doses, sendo a segunda 1 mês depois da primeira e a terceira 6 meses após a primeira).

A outra exceção diz respeito aos profissionais sob risco de acidentes com animais e, portanto, submetidos à vacinação pré-exposição para raiva. Eles devem realizar o controle sorológico anual para que seja avaliada a necessidade de reforço.

Vacina contra Hepatite B (prevista para profissionais de saúde/NR-32 e para trabalhadores da limpeza urbana e manejo de resíduos sólidos/NR-38)

A vacina contra a Hepatite B é extremamente eficaz (90 a 95% de resposta vacinal em adultos).

A gravidez e a lactação não são contraindicação para utilização da vacina contra Hepatite B.

Quando não há resposta vacinal adequada após a primeira série de vacinação (Hepatite B), grande parte dos trabalhadores responderá a uma série adicional de três doses (esquema: 0 – 1 – 6 meses).

Um a 2 meses após a última dose da vacina contra Hepatite B deve-se pesquisar os níveis de Anti-Hbs.

Esquema de Vacinação da Hepatite B

Três doses.
Esquema: 0 – 1 – 6.

A segunda dose ocorre 1 mês (30 dias) após a primeira dose, e a terceira dose ocorre 6 meses após a primeira.

0 – 1 – 6 meses = 0 – 30 – 180 dias.

Observação: Esquemas especiais de vacinação são necessários para pacientes imunocomprometidos e renais crônicos, com doses dobradas em quatro aplicações (esquema: 0 – 1 – 2 – 6 meses).

Vacina Hepatite B e a Queda de Níveis de Anticorpos

A queda de nível de anticorpos para Hepatite B ao longo do tempo, após a terceira dose da vacina, ocorre e não é raro o resultado Anti-Hbs Negativo quando o exame é realizado a mais de 60 dias após completado o esquema vacinal. Nesta situação, deve-se repetir as três doses da vacina (apenas uma vez e não mais do que isso) ou aplicar uma dose para desafiar o sistema imunológico e repetir a sorologia (Anti-Hbs) 30 a 60 dias após esta dose.

Importância da Vacinação da Hepatite B na área de Saúde do Trabalhador

Recomendada para todos os profissionais que tenham risco de contaminação com sangue e outros fluidos corporais, inclusive todos os trabalhadores lotados em serviços de saúde, coletores de lixo doméstico e outros. Para os profissionais da saúde é obrigatória a realização de sorologia 30-60 dias após a vacinação (terceira dose), de modo a se ter certeza de soroconversão (**Tabela 2.2**).

Proteção contra Hepatite B e a Vacinação de Bloqueio

A Vacinação de Bloqueio de contaminantes é muito eficaz e pode proteger o indivíduo já infectado e, a depender da situação, pode ainda ser recomendado o uso de Imunoglobulina Humana para a Hepatite B (IGHAHB).

Hepatite B – Notas Importantes sobre a Profilaxia

1) Profissionais que já tiveram Hepatite B estão imunes à reinfecção e não necessitam de profilaxia pós-exposição.

Tabela 2.2. Esquema Vacinal para Hepatite B em profissionais da saúde

Situação Profissional	Esquema Vacinal
1. Nunca vacinado, presumidamente suscetível	0, 1, 6 meses, dose habitual
2. Sorologia (anti-HBs) negativa: 1 a 2 meses após a terceira dose	Repetir esquema acima
3. Sorologia (anti-HBs) negativa: 1 a dois meses após a terceira dose do segundo esquema	Não vacinar mais, considerar suscetível não respondedor
4. Sorologia (anti-HBs) negativa: passando muito tempo após a terceira dose do primeiro esquema	Aplicar uma dose e repetir a sorologia 1 mês após. Em caso positivo, considerar vacinado. Já em caso negativo, completar o esquema como no item 2

2) Tanto a vacina quanto a imunoglobulina devem ser aplicadas dentro do período de 7 dias após o acidente mas, idealmente, nas primeiras 24 horas após o acidente.
3) O uso associado de imunoglobulina hiperimune está indicado se o paciente-fonte tiver alto risco para infecção pelo HBV, como: usuários de drogas injetáveis; pacientes em programas de diálise; contatos domiciliares e sexuais de portadores de AgHBs positivo; história prévia de doença sexualmente transmissível; pacientes provenientes de áreas geográficas de alta endemicidade para Hepatite B; pacientes provenientes de prisões e de instituições de atendimento a pacientes com deficiência mental.

Atestado de Saúde Ocupacional (ASO) e a Vacinação

A potencial exposição a agentes de risco biológico, bem como os procedimentos adotados, entre eles as vacinas, devem constar de modo obrigatório no ASO.

Exames Médicos e Imunização

Nenhum trabalhador em processo de admissão para exercer função ou atividade na qual possa estar exposto a agente(s) biológico(s) deve iniciar sua atividade laboral ou trabalhar sem estar, de maneira comprovada, imunizado contra tais agentes.

Todas as vacinas e eventuais doses de reforço devem ser programadas e sua realização comprovada mediante registro na carteira de vacinação do trabalhador.

No PCMSO dos trabalhadores potencialmente expostos a agentes biológicos infecciosos preveníveis por vacinas e com *status* de imunização avaliável através de exames e testes, tais avaliações devem constar no rol de exames complementares, de acordo com o momento e a periodicidade preconizados pelo Ministério da Saúde.

7.3.2.1 O PCMSO deve incluir ações de:

a) Vigilância passiva da saúde ocupacional, a partir de informações sobre a demanda espontânea de empregados que procurem serviços médicos.

Comentário: A ação de vigilância passiva, referida neste item da NR-7, é obrigatória no PCMSO. Há uma resistência de alguns médicos do trabalho em receber no ambulatório do SESMT trabalhadores com queixas, apresentando sinais ou sintomas de alguma natureza clínica. É preciso que todo colega entenda a medicina do trabalho como parte da medicina integral.

A vigilância passiva é a procura espontânea do trabalhador ao ambulatório. Ela é considerada "passiva" em razão de depender da busca espontânea do trabalhador ao atendimento médico.

Neste caso, na minha opinião, o médico do trabalho deve acolher as queixas, examinar, orientar ou até iniciar o tratamento e/ou encaminhar ao especialista mais indicado. O Médico Responsável pelo PCMSO deve aproveitar a procura ao atendimento médico, por iniciativa do próprio trabalhador, e tentar checar se existe a relação causal entre o agravo à saúde e a atividade desenvolvida pelo trabalhador/paciente.

A vigilância passiva é importante para detectar precocemente doenças crônicas que possam exacerbar com o trabalho exercido. Neste caso, o Médico Responsável pelo PCMSO poderá, em conjunto com o responsável pelo PGR, tomar medidas no ambiente de trabalho (Ex.: rodízio, pausas) que possam fazer parte do tratamento da doença diagnosticada na vigilância passiva.

b) vigilância ativa da saúde ocupacional, por meio de exames médicos dirigidos que incluam, além dos exames previstos nesta NR, a coleta de dados sobre sinais e sintomas de agravos à saúde relacionados aos riscos ocupacionais.

Comentário: A Vigilância Ativa prevista neste item é o planejamento e desenvolvimento de Exames Médicos Ocupacionais (Admissional, Periódico, Mudança de Risco, Retorno ao Trabalho e Demissional) e dos exames complementares, em especial os previstos nos Anexos da NR-7 (exames laboratoriais, audiométricos, raios X de tórax, espirometria e outros a critério do Médico Responsável pelo PCMSO).

7.3.2.2 O PCMSO não deve ter caráter de seleção de pessoal.

Comentário: Prevenir doenças, proteger a saúde dos trabalhadores, não significa implementar um programa para selecionar ou recrutar trabalhadores. "Médico do trabalho não admite nem demite trabalhador." O PCMSO não pode ser usado como instrumento de discriminação de qualquer natureza.

7.4 Responsabilidades

7.4.1 Compete ao empregador:

a) Garantir a elaboração e efetiva implantação do PCMSO.

Comentário: O Médico Responsável pelo PCMSO deve receber todo apoio necessário para planejar, desenvolver e produzir um relatório analítico do programa no fim de 12 meses. A empresa deve contratar um médico do trabalho e fornecer todos os recursos disponíveis para a efetiva elaboração e implantação do PCMSO, incluindo os exames médico e complementares. Cabe à empresa difundir o Programa entre os trabalhadores e promover a convocação dos mesmos para os exames médicos ocupacionais.

b) Custear sem ônus para o empregado todos os procedimentos relacionados ao PCMSO.

Comentário: É papel da empresa a ordenação de recursos financeiros para pagamento de toda e qualquer ação prevista nas Diretrizes da NR-7 (PCMSO). O exame médico ocupacional, os exames complementares previstos pelos Anexos da NR-7 e outros exames apontados pelo Médico Responsável pelo PCMSO que tenham justificativa técnica da relação com riscos ocupacionais, devem ser custeados pela empresa.

c) Indicar médico do trabalho responsável pelo PCMSO.

Comentário: A empresa deve buscar a indicação do Médico do Trabalho para assumir a responsabilidade pelo PCMSO. O Médico do Trabalho é aquele que possui o Registro de Qualificação de Especialistas (RQE) em Medicina do Trabalho ou Residência Médica em Medicina do Trabalho.

Existe "médico elaborador" e "médico executor" do PCMSO?
Não.

PCMSO é um ato médico?
Sim.

Resolução CFM nº 1.627/2001

O Artigo 1º define o ato profissional médico como todo procedimento técnico-profissional praticado por médico legalmente habilitado, dirigido à prevenção primária, secundária e terciária.

PCMSO como Ato Médico

Serve para proteger e preservar a saúde dos trabalhadores, evitando doenças e agravos à saúde relacionados ao trabalho.

É importante destacar que, de acordo com a Resolução CFM 2.376/2024 o Médico do Trabalho Responsável pelo PCMSO é obrigado a registrar cada Programa (cada PCMSO) sob sua coordenação junto à autarquia (Conselho Regional de Medicina da Região) no Estado onde atua. Assim, pergunto:

Como não ser Médico do Trabalho e registrar o PCMSO no Conselho Regional de Medicina da Região?

Sem dúvida a empresa, ao indicar o Médico do Trabalho Responsável pelo PCMSO, terá que buscar no mercado um médico que tenha o RQE em Medicina do Trabalho ou que tenha o diploma de conclusão de Residência Médica em Medicina do Trabalho.

Os registros de PCMSO poderão ser feitos pelo CRM virtual ou pelo Portal de Serviços do CRM no Estado onde o Médico Responsável atua.

7.5 Planejamento

7.5.1 O PCMSO deve ser elaborado considerando os riscos ocupacionais identificados e classificados pelo PGR.

Comentário: Veja o **Fluxograma 2.1,** para articulação do PGR com o PCMSO.

Política de Saúde, Gestão do PCMSO e o Planejamento Estratégico

Quais os objetivos estratégicos do Programa?

Atender às conformidades legais.

Como?

Atendendo, acompanhando e evidenciando, caso seja necessário, cada item da NR-7.

Qual o foco?

Os Indicadores de Gestão de Conformidade Legal.

Planejamento

Definição: É um processo contínuo e dinâmico que consiste em um conjunto de ações intencionais, integradas, coordenadas e orientadas visando um objetivo futuro, de forma a possibilitar a tomada de decisões antecipadamente.

Planejamento é uma ferramenta administrativa que, no caso de planejar o PCMSO, envolve funções administrativas de parte do Médico do Trabalho Responsável pelo PCMSO.

Fluxograma 2.1. Articulação do PGR com o PCMSO.

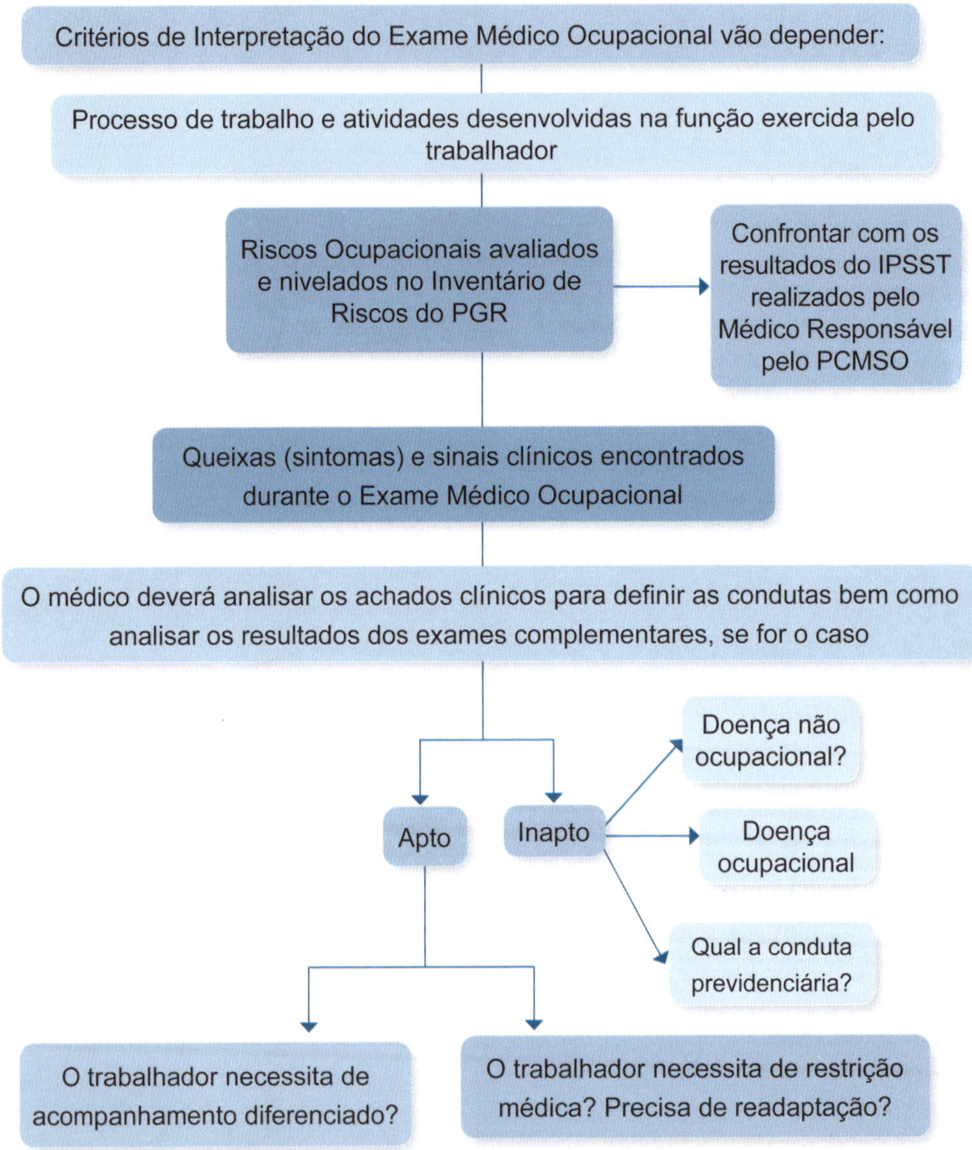

Principais Funções Administrativas do Médico do Trabalho em um PCMSO

- **Fixar objetivos** (planejamento do PCMSO). "É impossível falar em administração sem falar em objetivos".
- **Analisar e conhecer os problemas** (exemplo: conhecer e analisar um agente de risco que pode comprometer a saúde dos trabalhadores).
- **Solucionar problemas** (principalmente através de uma perfeita sintonia com o profissional responsável pelo PGR).

Fluxograma 2.2. O papel do Médico do Trabalho Responsável pelo PCMSO.

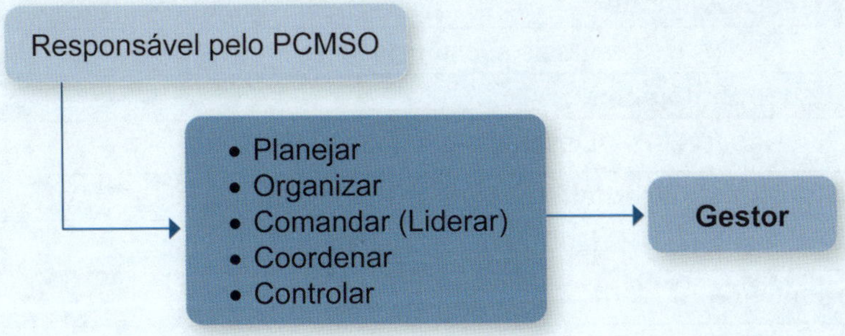

Médico do Trabalho

Quando o item 7.5.1 da NR-7 afirma que o PCMSO deve ser elaborado considerando os riscos ocupacionais identificados e classificados pelo PGR, ele remete o Médico Responsável pelo PCMSO ao conhecimento razoável das diretrizes da NR-1 (Gerenciamento de Riscos Ocupacionais/Programa de Gerenciamento de Riscos – PGR). O planejamento do PCMSO deve ser iniciado pelo Inquérito Preliminar de Saúde e Segurança no Trabalho – IPSST (*Walk Through*).

Inquérito Preliminar de Saúde e Segurança no Trabalho – IPSST (*Walk Through*)

Envolve a análise de projetos de novas instalações, se for o caso, de métodos ou processos de trabalho ou a modificação dos dados já existentes, visando identificar os Perigos e os Potenciais Riscos Ocupacionais.

Sugerimos que durante a realização do Inquérito Preliminar de Saúde e Segurança no Trabalho, peça fundamental para o planejamento do PCMSO, sejam usadas planilhas cujos resultados encontrados sejam comparados com o Inventário de Riscos do PGR (conforme a NR-1).

Planilhas para a realização do Inquérito Preliminar de Saúde e Segurança no Trabalho

Planilha 1 do IPSST

Fontes de Riscos Físicos		
Fonte de Ruído	Sim ( )	Não ( )
Fonte de Calor	Sim ( )	Não ( )
Fonte de Frio	Sim ( )	Não ( )
Fonte de Vibrações	Sim ( )	Não ( )
Fonte de Pressões Anormais	Sim ( )	Não ( )
Fonte de Radiações Ionizantes	Sim ( )	Não ( )
Fonte de Radiações não Ionizantes	Sim ( )	Não ( )

Planilha 1 do IPSST

Fontes de Riscos Químicos		
Sim ( )	Não ( )	Quais substâncias?
Fontes de Riscos Biológicos		
Sim ( )	Não ( )	Descreva resumidamente:
Fontes de Situações ou Circunstâncias Ergonômicas		
Sim ( )	Não ( )	Descreva resumidamente:
Fontes de Riscos de Acidentes		
Sim ( )	Não ( )	Descreva resumidamente:

Planilha 2 do IPSST

A – Descrição dos Perigos e Possíveis Lesões ou Agravos à Saúde			
Fatores de Risco Físicos			
1. Ruído contínuo	Sim ( )	Não ( )	Lesões ou Agravos:
2. Ruído de impacto	Sim ( )	Não ( )	Lesões ou Agravos:
3. Calor	Sim ( )	Não ( )	Lesões ou Agravos:
4. Frio	Sim ( )	Não ( )	Lesões ou Agravos:
5. Vibrações	Sim ( )	Não ( )	Lesões ou Agravos:
6. Pressões anormais	Sim ( )	Não ( )	Lesões ou Agravos:
7. Radiações Ionizantes	Sim ( )	Não ( )	Lesões ou Agravos:
8. Radiações não Ionizantes	Sim ( )	Não ( )	Lesões ou Agravos:

Planilha 2 do IPSST

A – Descrição dos Perigos e Possíveis Lesões ou Agravos à Saúde
Fontes de Riscos Químicos
Nome(s) da(s) substância(s) química(s):
Lesões ou Agravos:
Fontes de Riscos Biológicos
Tipo(s):
Lesões ou Agravos:
Fontes de Situações ou Circunstâncias Ergonômicas
Tipo(s):
Lesões ou Agravos:
Fontes de Riscos de Acidentes
Tipo(s):
Lesões ou Agravos:

Planilha 2 do IPSST

B – Identificação das Fontes de Perigos ou Circunstâncias de Perigos			
Fatores de Risco Físicos			
1. Ruído contínuo	Sim ( )	Não ( )	Fonte(s):
2. Ruído de impacto	Sim ( )	Não ( )	Fonte(s):
3. Calor	Sim ( )	Não ( )	Fonte(s):
4. Frio	Sim ( )	Não ( )	Fonte(s):
5. Vibrações	Sim ( )	Não ( )	Fonte(s):
6. Pressões anormais	Sim ( )	Não ( )	Fonte(s):
7. Radiações Ionizantes	Sim ( )	Não ( )	Fonte(s):
8. Radiações não Ionizantes	Sim ( )	Não ( )	Fonte(s):

Planilha 2 do IPSST

B – Identificação das Fontes de Perigos ou Circunstâncias de Perigos		
Fontes de Riscos Químicos	Sim ( )	Não ( )
Identificação da(s) fonte(s) geradora(s) e forma de propagação e de absorção pelo organismo:		
Fontes de Riscos Biológicos	Sim ( )	Não ( )
Identificação da(s) fonte(s) geradora(s):		
Fontes de Situações ou Circunstâncias Ergonômicas	Sim ( )	Não ( )
Identificação da(s) circunstância(s):		
Circunstâncias das Fontes de Acidente	Sim ( )	Não ( )
Identificação da(s) circunstância(s):		

B – Identificação dos Grupos de Trabalhadores Sujeitos aos Riscos (GHE)			
Fatores de Risco Físicos			
1. Ruído contínuo	Sim ( )	Não ( )	GHE:
2. Ruído de impacto	Sim ( )	Não ( )	GHE:
3. Calor	Sim ( )	Não ( )	GHE:
4. Frio	Sim ( )	Não ( )	GHE:
5. Vibrações	Sim ( )	Não ( )	GHE:
6. Pressões anormais	Sim ( )	Não ( )	GHE:
7. Radiações Ionizantes	Sim ( )	Não ( )	GHE:
8. Radiações não Ionizantes	Sim ( )	Não ( )	GHE:

Riscos Químicos	Sim ( )	Não ( )	GHE:
Riscos Biológicos	Sim ( )	Não ( )	GHE:
Situações ou Circunstâncias Ergonômicas	Sim ( )	Não ( )	GHE:
Circunstâncias que podem levar ao Acidente de Trabalho	Sim ( )	Não ( )	GHE:

É importante que o Médico Responsável pelo PCMSO entenda que o planejamento do Programa é baseado nas fases do Gerenciamento de Riscos Ocupacionais.

Fases do Gerenciamento de Riscos Ocupacionais (GRO)

GRO:

1ª Fase: Inventário de Riscos.

2ª Fase: Plano de Ação.

Etapas do Inventário de Riscos

1ª Etapa: Levantamento preliminar de perigos.

2ª Etapa: Identificação de perigos.

3ª Etapa: Avaliação de Riscos Ocupacionais.

É fundamental que o Médico Responsável pelo PCMSO, para o bom planejamento do programa, revise as seguintes definições:

Perigo – É a propriedade intrínseca ou potencial de um produto, de um processo ou de uma situação nociva que provoque efeitos adversos à saúde ou que cause danos materiais. Perigo é sinônimo de Fonte de Risco.

Perigo x Exposição = Risco

Risco – É a probabilidade ou chance de um dano devido à exposição a um perigo. O risco é identificado quando a exposição leva à probabilidade de um agravo à saúde.

Risco = Exposição (probabilidade) x Potencial do agente

Exposição (probabilidade) = Tempo de exposição x Concentração ou intensidade

Para o planejamento do PCMSO é necessário:

1 - Reconhecimento e Avaliação de Riscos e a Quantidade ou Intensidade do Agente utilizado na Operação ou no Ambiente de Trabalho (**Tabelas 2.3** a **2.6**).

Tabela 2.3. Reconhecimento da Exposição.

Tempo de Exposição	Situação Avaliada
Verde	Exposição não habitual, ocasional, não programada no processo de trabalho
Amarelo	Exposição habitual, programada, mesmo que não seja diária
Vermelho	Exposição diária, com tempo de até 60% do total da jornada
Roxo	Exposição diária com tempo superior a 60% da jornada

Tabela 2.4. Reconhecimento e Avaliação de Riscos e a Concentração ou Intensidade.

	Situação Avaliada	
	Avaliação Qualitativa	**Avaliação Quantitativa**
Verde	Exposição a quantidade ou intensidade muito pequena	Exposição média estimada: Abaixo de 10% do LT
Amarelo	Exposição a quantidade ou intensidade média e não se pode garantir que os meios de controle sobre as exposições são suficientes	Exposição média estimada: Abaixo de 50% do LT
Vermelho	Exposição a quantidade ou intensidade significativa, com possibilidade de se situar entre o Nível de ação e o LT, não podendo garantir que os meios de controle sobre as exposições são suficientes	Exposição média estimada: Entre 50% do LT e o valor do LT
Roxo	Exposição a grande quantidade ou intensidade, com possibilidade de se situar acima do LT, não podendo garantir que os meios de controle sobre as exposições são suficientes	Exposição média estimada: Acima do LT

Tabela 2.5. Reconhecimento e Avaliação de Riscos e a Gradação do Risco

Gradação	Eventual	Habitual	Intermitente	Permanente
Pequena (verde)	1	1	2	2
Média (amarela)	1	2	3	3
Grande (vermelha)	2	3	3	4
Crítica (roxa)	2	3	4	4

A gradação ou classificação de cada risco pode ser determinada por um índice e relacionada ao potencial de dano.

Reconhecimento e Avaliação de Riscos e a Respectiva Classificação de acordo com o Potencial de Dano

Tabela 2.6. Reconhecimento e Avaliação de Riscos e a Gradação do Risco

Potencial de Dano	
Índice	**Descrição**
a	Efeitos reversíveis à saúde
b	Por contato: Levemente irritante para pele, olhos e mucosas Vapores e fumos irritantes em contato com a pele, olhos e mucosas
c	Sem evidência de carcinogenicidade ou mutagenicidade (A4 e A5 na Classificação ACGIH)
a	Efeitos reversíveis, mas severos à saúde
b	Agente que apresenta TLV-STEL
c	Por contato: Irritante para mucosas, olhos, pele e trato respiratório superior
d	Carcinogênico, teratogênico ou mutagênico confirmado somente para animais
e	Tomando por base os LT: Entre 101 e 500 ppm para vapores e gases e entre 1,1 a 10 mg/m para partículas
f	Biossegurança: Podem causar doenças ao ser humano, para as quais existem meios eficazes de profilaxia ou tratamento conforme a NR-32

Siglas: ACGIH: *American Conference of Governmental Industrial Hygienists*; TLV-STEL: Limite de Exposição de Curto Prazo.

7.5.2 Inexistindo médico do trabalho na localidade, a organização pode contratar médico de outra especialidade como responsável pelo PCMSO.

Comentário: O termo "organização", no contexto da Norma Regulamentadora nº 1 (NR-1/Disposições Gerais e Gerenciamento de Riscos), é pessoa ou grupo de pessoas com suas próprias funções, responsabilidades, autoridades e relações para alcançar seus objetivos. Portanto, inexistindo médico do trabalho na cidade em que fica localizada a organização, a mesma pode contratar um médico de outra especialidade.

No caso da inexistência de médico do trabalho na localidade, a empresa (organização), ao delegar a responsabilidade do PCMSO ao médico de outra especialidade, este deverá atender às determinações do Conselho Federal de Medicina.

Vejamos:

1°) Atender ao artigo 3º da Resolução CFM 2.323/2022:

"Os médicos do trabalho e os demais médicos que atendem trabalhadores de empresas e instituições que admitem trabalhadores, independentemente de sua especialidade devem:

- Atuar visando essencialmente à promoção da saúde e a prevenção da doença, conhecendo para tanto os processos produtivos e o ambiente de trabalho da empresa.

- Promover o esclarecimento e prestar as orientações necessárias sobre a condição dos trabalhadores com deficiência, idosos e/ou com doenças crônico-degenerativas e gestantes; e promover a inclusão destes no trabalho, participando do processo de adaptação do trabalho ao trabalhador, quando necessário.
- Dar conhecimento formalmente aos empregadores (organização ou empresa), aos trabalhadores e às comissões internas de prevenção de acidentes sobre os riscos existentes no ambiente de trabalho, informações da vigilância epidemiológica e outros informes técnicos, desde que resguardado o sigilo profissional.
- Notificar formalmente o empregador quando da ocorrência ou da suspeita de acidentes ou doenças do trabalho para que a empresa (organização) proceda à emissão de Comunicação de Acidente de Trabalho (CAT), devendo deixar registrado no prontuário do trabalhador.
- Notificar formalmente os agravos de notificação compulsória ao órgão competente do Ministério da Saúde (SINAN), quando suspeitar ou comprovar a existência de agravos relacionados ao trabalho, bem como notificar formalmente ao empregador a adoção dos procedimentos, independentemente da necessidade de afastar o empregado do trabalho, devendo registrar tudo em prontuário.

Note que o artigo 3º da Resolução CFM 2.323/2022 atinge todo e qualquer médico que atenda trabalhadores de empresas, incluindo o que não é especialista em medicina do trabalho.

Nota do Autor: O item 7.5.2 da NR-7 ainda precisa de uma melhor orientação do ponto de vista ético, através do CFM. Esta afirmação prende-se ao fato de o PCMSO e os Serviços Médicos Ambulatoriais de atendimento ao trabalhador serem objetos de registro obrigatório no Conselho Regional de Medicina da jurisdição onde atuam os médicos envolvidos. É importante destacar, neste caso, a Resolução CFM 2.376/2024.

O artigo 2º da Resolução 2.376/2024 afirma que o PCMSO, instituído nas organizações empresariais, com o objetivo de proteger e preservar a saúde de seus trabalhadores em relação aos riscos ocupacionais, conforme avaliação de riscos do PGR da organização, terá Médico do Trabalho como seu responsável.

Ainda em franco confronto com o item 7.5.2 da NR-7 (PCMSO), a Resolução supracitada informa no artigo 3º:

"O Médico do Trabalho é obrigado a registrar-se como RESPONSÁVEL POR CADA PCMSO sob sua coordenação junto ao CRM do Estado em que estiver atuando."

Pergunto:

Como o médico não especialista em medicina do trabalho pode registrar-se como RESPONSÁVEL PELO PCMSO?

A própria Resolução 2.376/2024, em exposição de motivos, afirma que o PCMSO deverá ser instituído sob Responsabilidade Técnica do Médico do Trabalho, e ressalta que o Ministério Público do Trabalho e a Superintendência Regional do Trabalho fiscalizam o SESMT, o PCMSO, notificando e autuando empresas mediante irregularidades e procedendo, muitas vezes, com denúncias em desfavor do Médico do Trabalho junto ao CRM. Nesse sentido, é necessário normatizar a obrigatoriedade dos registros de responsabilidade técnica pelo PCMSO e pelo Serviço Médico de Atendimento ao trabalhador junto ao CRM da jurisdição.

Conclusão:

As organizações (empresas) devem buscar, independentemente da localização, médico com RQE ou Título de Conclusão de Residência Médica em Medicina do Trabalho para a Responsabilidade do Planejamento, Desenvolvimento e Gestão do PCMSO.

7.5.3 O PCMSO deve incluir a avaliação do estado de saúde dos empregados em atividades críticas, como definidas nesta Norma, considerando os riscos envolvidos em cada situação e a investigação de patologias que possam impedir o exercício de tais atividades com segurança.

Comentário: Sem dúvida, algumas atividades de trabalho apresentam maior possibilidade da ocorrência de agravos à saúde. Essas atividades são denominadas de "atividades críticas". As atividades críticas, por apresentarem maior risco para a saúde e segurança dos trabalhadores, necessitam, de parte do médico encarregado do exame, uma avaliação clínica que leve em conta os riscos ocupacionais envolvidos no processo de trabalho e um exame físico com um conjunto de técnicas e procedimentos pelos quais sejam investigadas possíveis doenças que possam agudizar e prejudicar as atividades de trabalho.

Exemplo: A atividade física exacerbada de um trabalhador da construção civil pode aumentar a incidência de crise hipertensiva em um trabalhador em tratamento irregular para hipertensão arterial.

7.5.4 A Organização deve garantir que o PCMSO:

a) descreva os possíveis agravos à saúde relacionados aos riscos ocupacionais identificados e classificados no PGR;

Comentário: O Médico Responsável pelo PCMSO deverá descrever, para cada risco identificado e classificado no Inventário de Riscos do PGR, as possíveis doenças relacionadas ao trabalho. O PCMSO possui mão e contramão com o PGR e, sendo assim, o médico responsável, ao listar as principais doenças e agravos à saúde relacionados aos riscos, vai contribuir para o PGR implantar ou aperfeiçoar as medidas preventivas elencadas no Plano de Ação.

Exemplo de aplicação do desenvolvimento de planilha para descrever agravos à saúde relacionados aos riscos ocupacionais identificados e classificados no PGR:

Perigos Identificados	Riscos Identificados	Classificação do Nível de Risco	Principais Doenças Ocupacionais
Operação de galvanoplastia – névoa de ácido crômico.	Exposição a névoas de ácido crômico.	Média (2 pontos numa escala de 1 a 4).	Rinite; hiperemia da mucosa nasal; úlcera de mucosa nasal e necrose do septo nasal.

b) contenha planejamento de exames médicos clínicos e complementares necessários, conforme os riscos ocupacionais identificados, atendendo ao determinado nos Anexos desta NR;

Comentário: O planejamento do Programa de Controle Médico de Saúde Ocupacional (PCMSO) deve indicar o desenvolvimento dos exames médicos clínicos e complementares necessários, conforme os riscos ocupacionais identificados e classificados no Inventário de Riscos do PGR.

Nota do Autor: A estratégia sugerida para o PLANEJAMENTO DO PCMSO e, consequentemente, dos exames médicos ocupacionais e dos exames complementares, é determinada através da realização do INQUÉRITO PRELIMINAR DE SAÚDE E SEGURANÇA NO TRABALHO – IPSST (*Walk Throug*).

O Inquérito Preliminar de Saúde e Segurança no Trabalho envolve a análise de projetos de novas instalações, se for o caso, métodos ou processos de trabalho ou de modificação dos já existentes, visando identificar os PERIGOS e os POTENCIAIS RISCOS OCUPACIONAIS.

O Inquérito Preliminar de Saúde e Segurança no Trabalho (IPSST) deve ser realizado pelo Médico do Trabalho Responsável pelo PCMSO, através dos setores da empresa, com os resultados comparados com os obtidos no PGR. Os resultados do IPSST e os do PGR serão usados para direcionar o exame médico ocupacional e a formação da grade de exames complementares.

Os exames complementares deverão atender aos Anexos da NR-7:

- Anexo I: Orientação da solicitação de exames complementares para exposição aos agentes químicos.
- Anexo II: Orientação para a solicitação de exames audiométricos.
- Anexo III: Orientação para a solicitação dos exames radiológicos e espirométricos.
- Anexo IV: Orientação para a solicitação de exames complementares relacionados à exposição a condições hiperbáricas.
- Anexo V: Orientação para a solicitação de exames complementares para trabalhadores em exposição a substâncias químicas cancerígenas e radiações ionizantes.

c) contenha os critérios de interpretação e planejamento das condutas relacionadas aos achados dos exames médicos;

Comentário: O Médico Responsável pelo PCMSO deve definir a forma de interpretação dos resultados dos exames médicos e as ações que deverão ser adotadas.

É fundamental que o Médico Responsável pelo PCMSO adote critérios claros para essas interpretações.

A interpretação dos achados do exame médico vai depender da atividade desenvolvida em cada função, dos riscos e da gradação dos riscos aos quais o trabalhador está ou esteve exposto e as possíveis queixas e sinais clínicos detectados, ou mesmo no diagnóstico de uma doença em curso.

Exame Médico Ocupacional é definido, quanto à competência, pelo artigo 4º da Resolução CFM 2.297/2021.

"Compete ao médico do trabalho avaliar as condições de saúde do trabalhador para determinadas funções e/ou ambientes, propondo sua alocação para trabalhos compatíveis com o seu atual estado de saúde, orientando-o, bem como o empregador (empresa) ou a chefia imediata, se necessário, em relação ao processo de adaptação do trabalho."

d) seja conhecido e atendido por todos os médicos que realizarem os exames médicos ocupacionais dos empregados;

Comentário: É papel do Médico Responsável pelo PCMSO dar conhecimento do Programa ao médico examinador, se for o caso.

O médico examinador, que não precisa de Registro de Qualificação de Especialista (RQE) em Medicina do Trabalho, deve estar familiarizado com os princípios da patologia ocupacional e suas causas, bem como com o ambiente, as condições de trabalho e os riscos apontados no PGR a que o trabalhador está ou será exposto.

Nota do Autor: O **Fluxograma 2.1** deve ser apresentado a todos os médicos que realizam exames ocupacionais, como tarefa do Médico Responsável pelo PCMSO.

Médicos que executam os Exames Médicos Ocupacionais estão definidos, quanto à competência, no parágrafo 1º, do artigo 5º, da Resolução CFM 2.323/2022.

Cabe ao Médico Responsável pelo PCMSO dar conhecimento ao Médico Examinador, isto é, o encarregado dos exames médicos ocupacionais, do parágrafo 1º, do artigo 5º, da Resolução CFM 2.323/2022.

§ 1º, do Art. 5º, da Resolução CFM 2.323/2022

Os médicos que executam os exames ocupacionais devem observar o contido nos programas instituídos para proteção integral à saúde do trabalhador, devendo ter conhecimento sobre as condições e riscos do trabalho, os riscos existentes no ambiente de trabalho, informações da vigilância epidemiológica e outros informes técnicos, desde que resguardado o sigilo profissional.

e) inclua relatório analítico sobre o desenvolvimento do programa, conforme o subitem 7.6.2 desta NR.

Comentário: O Relatório Analítico é um Documento Legal que vai servir de balizamento do desempenho do PCMSO no decorrer de 12 meses. O Relatório Analítico deve ser elaborado anualmente, isto é, no fim de 12 meses do último Relatório. Este documento terá o seu escopo ditado pela NR-7 e é de total responsabilidade do Médico Responsável pelo PCMSO.

O Relatório Analítico é um documento que serve para dar conhecimento ao empregador e aos trabalhadores de informações da vigilância epidemiológica (incidência e prevalência das doenças ocupacionais, por exemplo). Este Relatório está respaldado pela Resolução CFM 2.323/2022, no inciso III, do artigo 3º.

O Relatório Analítico, que será motivo de comentário posteriormente, deve ser apresentado e discutido com os responsáveis por Segurança e Saúde no Trabalho da organização, incluindo a CIPA, quando existir dimensionamento conforme a NR-5.

7.5.5 O Médico Responsável pelo PCMSO, caso observe inconsistências no Inventário de Riscos da organização, deve reavaliá-las em conjunto com os responsáveis pelo PGR.

Comentário: O Médico Responsável pelo PCMSO, na etapa de planejamento do programa, deve, em visita aos diversos setores da empresa, realizar o Inquérito Preliminar de Saúde e Segurança no Trabalho (IPSST). Esta ferramenta vai fornecer dados e informações sobre fatores de risco e sobre os riscos ocupacionais. O IPSST deve ser confrontado com o Inventário de Riscos do PGR e, em caso da constatação de inconsistências, o Médico Responsável pelo PCMSO deverá procurar pelos responsáveis pelo PGR para esclarecimentos.

Faz parte do "controle médico", dentro da esfera de segurança e saúde no trabalho, uma avaliação global dos agentes de risco e dos riscos ocupacionais existentes em cada setor do ambiente de trabalho. Essa tarefa é realizada pelo Médico Responsável pelo PCMSO através de uma ferramenta denominada Inquérito Preliminar de Saúde e Segurança no Trabalho (IPSST).

O Inquérito deve ser confrontado com o Inventário de Riscos do PGR da organização e, em caso de inconsistência, cabe ao médico buscar os responsáveis pelo PGR com a intenção de reavaliar esse programa.

Os passos recomendados são:

1º Comunicação inicial: O Médico Responsável pelo PCMSO deve comunicar formalmente as inconsistências identificadas à equipe responsável pelo PGR, pontuando os requisitos que necessitam de revisão.

2º Reunião para alinhamento: Cabe ao Médico Responsável pelo PCMSO discutir, em reunião previamente marcada, os pontos divergentes e propor um alinhamento dos entendimentos sobre os riscos identificados. Após a reunião, os responsáveis pelos programas deverão, em conjunto, realizar uma revisão detalhada no Inventário de Riscos, considerando as observações do médico e as informações técnicas dos responsáveis pelo PGR.

3º Atualização do Inventário de Riscos: Após o alinhamento entre o verificado no IPSST e o Inventário de Riscos do PGR, é fundamental a atualização do PGR.

4º Ajustes no PCMSO: O Médico Responsável deve ajustar o PCMSO conforme necessário, visando garantir o alinhamento entre os dois programas e a implantação das medidas de prevenção e promoção da saúde dos trabalhadores.

5º Documentação: Documentar, buscando evidências, todas as alterações e decisões tomadas durante o processo de reavaliação, garantindo a rastreabilidade e a conformidade com as normas regulamentadoras, em especial a NR-1 e a NR-7.

6º Treinamento dos trabalhadores: Garantir que todas as alterações sejam comunicadas aos trabalhadores e, quando necessário, promover treinamentos para que todos estejam cientes dos novos riscos e das novas medidas de controle.

7º Monitoramento permanente: Para qualquer tipo de alteração no PGR ou no PCMSO deve ser estabelecido um processo de monitoramento contínuo, visando garantir que o Inventário de Riscos do PGR e o PCMSO permaneçam atualizados e eficazes ao longo do tempo.

Nota do Autor: O PCMSO possui mão e contramão com o PGR. O entendimento entre o responsável pelo PCMSO e os responsáveis pelo PGR (NR-1) visa integrar ações para o estabelecimento das medidas preventivas e consequentemente a redução dos riscos à saúde dos trabalhadores.

7.5.6 O PCMSO deve incluir a realização obrigatória dos exames médicos:

a) admissional;

Comentário: É o exame médico ocupacional que deve ser realizado antes de o trabalhador iniciar suas atividades.

b) periódico;

Comentário: É o exame médico ocupacional que deve ter a periodicidade definida pelo Médico Responsável pelo PCMSO. Este exame é de fundamental importância para rastrear possíveis agravos à saúde ou doenças relacionadas ao trabalho que podem agravar com a exposição do trabalhador a riscos ocupacionais.

O exame médico periódico pode ou não estar acompanhado por exames complementares. Estes exames terão requisitos ditados pelos Anexos da NR-7.

Nota do Autor: A periodicidade será motivo de um comentário mais detalhado posteriormente.

c) de retorno ao trabalho;

Comentário: É o exame médico ocupacional que deve ser realizado quando o trabalhador retorna às suas atividades após um afastamento por motivo de doença ou acidente de trabalho.

Nota do Autor: O detalhamento do exame de retorno ao trabalho será motivo de um comentário mais substancial posteriormente.

d) de mudança de riscos ocupacionais;

Comentário: Na verdade, o exame é de "mudança de riscos" e não de "mudança de função". O exame de mudança de riscos ocupacionais visa avaliar se o trabalhador deve ser apto na exposição a "novos riscos".

Nota do Autor: O detalhamento do exame de riscos ocupacionais será apresentado posteriormente.

e) demissional;

Comentário: É o exame médico ocupacional que visa, no fim do contrato de trabalho do empregado, avaliar suas condições de saúde e afastar qualquer doença relacionada ao trabalho.

Nota do Autor: O detalhamento do exame médico demissional será apresentado posteriormente.

7.5.7 Os exames médicos de que trata o subitem 7.5.6 compreendem exame clínico e exames complementares, realizados de acordo com as especificações desta e de outras NR.

Comentário: Os exames médicos ocupacionais (admissional, periódico, de retorno ao trabalho, mudança de risco e demissional) devem pautar o exame clínico e, quando necessário, os exames complementares.

Os exames complementares são ditados pelos Anexos da NR-7 ou apontados por requisitos de outra Norma Regulamentadora (exemplo: Sorologia para hepatite B de trabalhadores da saúde/NR-32).

O Médico Responsável pelo PCMSO, se achar necessário, pode indicar outros exames complementares fora do contexto dos Anexos da NR-7. Neste caso deve justificar no corpo do programa a razão técnica da solicitação do exame. Exemplo: trabalhadores em exposição a agentes químicos hepatotóxicos, o PCMSO pode indicar a solicitação de provas da função hepática.

O objetivo central da grade de exames complementares é avaliar as condições clínicas dos trabalhadores de forma abrangente e diagnosticar possíveis agravos à saúde relacionados ao trabalho.

7.5.8 O exame clínico deve obedecer aos prazos e à seguinte periodicidade:

Comentário envolvendo todos os tipos de exames médicos ocupacionais

Definições dos Exames Médicos Ocupacionais

A) <u>Exame Admissional</u>:

Deve ser realizado antes que o empregado assuma suas atividades.

B) <u>Exame Periódico</u>:

B.1) Anualmente ou em intervalos menores, a critério do Médico Responsável pelo PCMSO, para empregados expostos a riscos ocupacionais identificados e classificados no PGR.

B.2) Para os empregados NÃO expostos a riscos ocupacionais identificados e classificados no PGR, o exame clínico deve ser realizado de 2 em 2 anos, independentemente da idade do empregado.

C) <u>Exame de Retorno ao Trabalho</u>:

Deve ser realizado antes do trabalhador retomar as suas funções, quando ausente por um período igual ou superior a 30 dias por motivo de doença ou acidente, de natureza ocupacional ou não.

O texto da nova NR-7 exclui o exame médico de retorno ao trabalho por motivo de parto (gestante). A outra novidade é que no exame de retorno ao trabalho, a avaliação médica deve definir a necessidade de retorno gradativo ao trabalho.

D) <u>Exame de Mudança de Risco Ocupacional</u> (anteriormente denominado de exame de mudança de função):

<u>É, obrigatoriamente, realizado antes da data da mudança, adequando-se o controle médico aos novos riscos.</u>

E) <u>Demissional</u>:

Neste caso, o exame clínico deve ser realizado em até 10 dias contados do término do contrato.

Quando o exame demissional está dispensado?

Quando o exame clínico ocupacional, de qualquer natureza, apresentar a emissão de um ASO de um exame, tendo sido realizado há menos de 135 dias para organizações de graus de risco 1 e 2, e a menos de 90 dias para organizações com graus de risco 3 e 4.

NR-7 PCMSO e os Documentos Legais

A) Prontuário Médico Individual:

Fica a cargo do Médico Responsável pelo PCMSO ou do Médico Executante do exame ocupacional, quando a empresa estiver dispensada do PCMSO.

Os prontuários devem ser mantidos pela organização, no mínimo por 20 anos após o seu desligamento, exceto em caso de previsão diversa constante em Anexos da NR-7.

Havendo substituição do Médico Responsável pelo PCMSO, a organização deve garantir que os prontuários médicos sejam formalmente transferidos para o seu sucessor.

Atenção: Cabe ao Médico Responsável pelo PCMSO verificar se os exames laboratoriais previstos em anexos da NR-7, ou outros que achar necessário, são executados por laboratório que atenda ao disposto na RDC/Anvisa nº 302/2005. É importante solicitar do laboratório evidências de atendimento à RDC/Anvisa nº 302, no que se refere aos procedimentos de coleta, acondicionamento, transporte e análise, interpretados com base nos critérios constantes nos Anexos desta Norma, e são obrigatórios quando:

- **O levantamento preliminar do PGR indicar a necessidade de medidas de prevenção imediatas.**

Comentário: O Médico Responsável pelo PCMSO, além de checar se o laboratório atende à RDC/Anvisa nº 302, deve planejar a grade de exames complementares através do estudo da etapa de levantamento preliminar do Inventário de Riscos do PGR.

Para o entendimento da solicitação de exames complementares a partir do levantamento preliminar de perigos do Inventário de Riscos do PGR, o Médico Responsável pelo PCMSO deve obedecer às seguintes determinações:

O PGR possui no Inventário de Riscos para a etapa de levantamento preliminar de perigo? Sim ou não:

Sim: Verificar no PGR se a etapa foi realizada antes do início do funcionamento do estabelecimento ou se foi realizada para as atividades existentes, ou se foi realizada por ocorrência de mudanças e/ou introdução de novos processos ou atividades de trabalho.

Se o PGR informar que no levantamento preliminar de perigos o risco não pode ser evitado, certamente as medidas de prevenção são indicadas de imediato. Exemplo: Um processo de trabalho vai proporcionar de imediato a formação de névoa de ácido crômico (fica patente a existência de perigo). Neste exemplo o PGR vai indicar medidas de prevenção de imediato, sem mesmo ocorrerem as outras etapas. Neste caso o Médico Responsável pelo PCMSO vai solicitar a dosagem do cromo na urina.

- **Houver exposições ocupacionais acima dos níveis de ação determinados na NR-9 ou se a classificação de riscos do PGR indicar.**

Comentário: Ao estudar o PGR de uma organização (empresa), o Médico Responsável pelo PCMSO vai encontrar o Inventário de Riscos e o Plano de Ação (**Fluxograma 2.3**).

Fluxograma 2.3. PGR e a Importância da Avaliação de Riscos Ocupacionais.

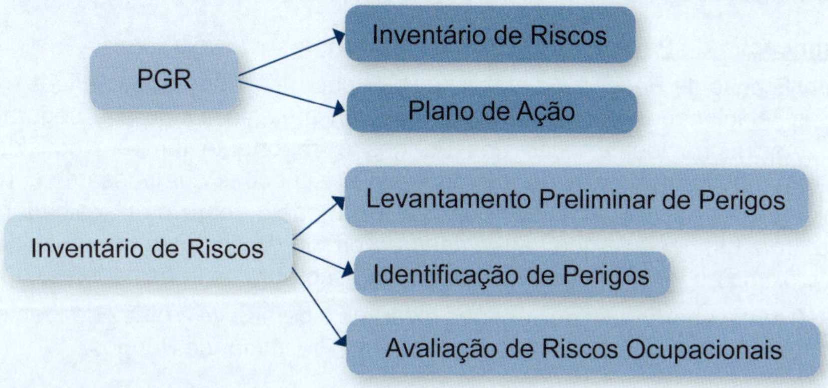

Etapas ou Fases do PGR

1º Levantamento Preliminar de Perigos.

2º Identificação de Perigos.

3º Avaliação de Riscos Ocupacionais.

1ª Etapa

<u>Levantamento Preliminar de Perigos no PGR</u>

- Esta etapa deve ser realizada antes do início do funcionamento do estabelecimento. O PGR deve realizar uma análise inicial de riscos antes de começar a operar um novo negócio ou instalação.
- Deve ser realizada para as atividades já existentes. Esta etapa ajuda a identificar os possíveis perigos e riscos durante as atividades que estão em andamento.
- Deve ser realizada quando da ocorrência de mudanças e introdução de novos processos ou atividades de trabalho.

<u>Levantamento Preliminar de Perigos e o Risco Inevitável</u>

Quando na etapa (fase) de Levantamento Preliminar de Perigos o RISCO não puder ser evitado, a organização deve implementar as etapas do PGR denominadas de Identificação de Perigos e Avaliação de Riscos Ocupacionais.

A critério da organização, esta fase pode estar contemplada na etapa de Identificação de Perigos.

2ª Etapa

<u>Identificação de Perigos no PGR</u>

Esta etapa deve incluir:

- A descrição dos perigos e possíveis lesões ou agravos à saúde.

- A Identificação das fontes ou circunstâncias. Isso significa que a equipe do PGR deve identificar quais atividades, equipamentos, processos ou comportamentos podem representar uma fonte de risco. Ao identificar uma fonte de risco, o PGR pode avaliar a frequência e a probabilidade de ocorrência do risco, além de apontar as medidas de controle.
- A identificação do grupo de trabalhadores sujeitos aos riscos.

Identificação de Perigos e os Perigos Externos

A Identificação de Perigos é a etapa do PGR que deve abordar os perigos externos previsíveis relacionados ao trabalho que possam afetar a saúde e a segurança no trabalho. Assim, na Identificação dos Perigos é importante também considerar os perigos externos relacionados ao trabalho, isto é, situações que possam ocorrer fora do ambiente de trabalho, mas que possam ter impacto sobre os trabalhadores, por exemplo, uma tempestade que cause dano ao prédio da empresa ou um acidente de trânsito próximo ao local de trabalho que cause risco para os trabalhadores.

ATENÇÃO: A abordagem dos perigos externos é pertinente à etapa de Identificação dos Perigos, não fazendo parte do Levantamento Preliminar de Perigos.

3ª Etapa

Avaliação de Riscos Ocupacionais (ARO) do PGR

Esta etapa é marcada por um processo de análise dos riscos associados a atividades, processos, produtos químicos, equipamentos e comportamentos no ambiente de trabalho.

A etapa de ARO é realizada para determinar a probabilidade e a gravidade dos riscos, bem como para propor as medidas de controle visando minimizar ou eliminar os riscos.

Constituição da etapa de Avaliação de Riscos Ocupacionais do PGR

A organização deve avaliar os riscos ocupacionais relativos aos perigos identificados no estabelecimento, de forma a manter informações para adoção de medidas de prevenção.

Para cada RISCO identificado e avaliado, deve ser indicado o Nível de Risco Ocupacional.

Se o PGR indicar exposições ocupacionais acima dos níveis de ação:

- O Médico Responsável pelo PCMSO deverá indicar o exame complementar pertinente.

RESUMO

A grade de exames complementares deve ser construída com a indicação de exames dentro dos seguintes protocolos:

- O PGR indica no levantamento preliminar de perigos a necessidade de medidas de prevenção imediatas para um determinado agente de risco.
- O PGR indica na avaliação de riscos ocupacionais exposições ocupacionais ACIMA DOS NÍVEIS DE AÇÃO para um determinado risco.

7.5.9 No exame de retorno ao trabalho, o exame clínico deve ser realizado antes que o empregado reassuma suas funções, quando ausente por período igual ou superior a 30 (trinta) dias por motivo de doença ou acidente, de natureza ocupacional ou não.

Comentário: A gestão do exame de retorno ao trabalho deve envolver, preferencialmente, a empresa (RH), que deve acompanhar todo afastamento por agravo à saúde do trabalhador por período igual ou superior a 30 dias. O trabalhador, de posse da alta da perícia médica da Previdência Social, deve, ao notificar a empresa do retorno, ter seu exame médico marcado no SESMT ou na instituição responsável pelos exames médicos antes de o trabalhador reassumir suas funções.

O Médico Responsável pelo PCMSO deve previamente analisar os riscos aos quais o trabalhador está exposto e os possíveis impactos em relação ao diagnóstico da doença que resultou no afastamento. É fundamental que o médico examinador (responsável ou não pelo PCMSO) avalie as condições de saúde, as possíveis sequelas resultantes da doença ou do acidente que levou ao afastamento, se existe a inclusão do trabalhador no programa de reabilitação da Previdência e/ou se existe a necessidade de readaptar o trabalhador na função que exerce ou até mesmo em outra função.

Em caso de inaptidão do trabalhador no exame de retorno ao trabalho, é necessária a elaboração de um relatório médico com o objetivo de mostrar evidências à Perícia Médica do INSS da necessidade da continuidade do afastamento médico. Cabe lembrar que o afastamento do trabalhador-paciente das atividades laborativas faz parte do tratamento médico do trabalhador.

Nota do Autor: São muito frequentes as controvérsias entre a posição do médico do trabalho e/ou médico examinador e o colega perito do INSS. No caso da inaptidão no exame de retorno ao trabalho, consignada no ASO, deve o médico examinador e/ou o Médico Responsável pelo PCMSO entender que "compete privativamente aos ocupantes do cargo de Perito Médico da Previdência Social a emissão de parecer conclusivo quanto à capacidade laboral para fins previdenciários" (Lei 11.907/2009).

Portanto, em caso de inaptidão do trabalhador no exame de retorno ao trabalho, o médico examinador e/ou o Médico Responsável pelo PCMSO deverão orientar e auxiliar o trabalhador quanto ao pedido de reconsideração ou de recurso junto ao INSS e entregar um relatório médico que possa ajudá-lo perante o Perito Médico da Previdência.

Usando o texto do livro Medicina do Trabalho e Perícias Médicas (Prof. Marcos Mendanha), o Médico Responsável pelo PCMSO e/ou o médico examinador, no caso da discordância com a conclusão da perícia previdenciária, deverá:

1 - Explicar ao trabalhador todas as repercussões (inclusive legais do impasse instalado).

2 - Enfatizar junto ao trabalhador todos os possíveis riscos à saúde decorrentes do seu ambiente de trabalho, nos termos do Código de Ética Médica.

3 - Orientar e auxiliar o trabalhador quanto à interposição de Pedido de Reconsideração (PR) ou recurso junto ao INSS, explicando-lhe todas as possíveis consequências de cada possibilidade.

4 - Orientar e auxiliar o trabalhador quanto à possibilidade de ação judicial em face da decisão proferida pelo Serviço de Perícias Médicas do INSS, também explicando--lhe as possíveis repercussões.

5 - Fornecer ao trabalhador um Relatório Médico que, caso necessário, possa auxiliar junto ao médico perito do INSS.

7.5.9.1 No exame de retorno ao trabalho, a avaliação médica deve definir a necessidade de retorno gradativo.

Comentário: O item 7.5.9.1 da NR-7 estabelece que, no Exame de Retorno ao Trabalho, o Médico Responsável pelo PCMSO deve avaliar se o trabalhador necessita de um retorno gradativo às suas atividades laborais. Essa determinação visa:

1) Proteger a saúde dos trabalhadores, evitando agudização da doença ou agravamento de condições preexistentes.

2) Adaptar ao ritmo de trabalho à capacidade funcional recuperada, especialmente após afastamentos prolongados por Auxílio por Incapacidade Temporária (anteriormente chamado de Auxílio-Doença) ou por Auxílio por Incapacidade Temporária Previdenciário Acidentário.

Nota do Autor:_O Auxílio por Incapacidade Temporária ou B-31 será devido ao segurado que, uma vez cumprido o período de carência exigido, ficar incapacitado para o seu trabalho ou para a sua atividade habitual por mais de 15 dias consecutivos, conforme avaliação médico-pericial.

O Auxílio por Incapacidade Temporária de origem acidentário ou Auxílio-Doença Acidentário ou Auxílio por Incapacidade Temporária Previdenciário e Acidentário ou B-91, será devido ao segurado que tiver diagnóstico de doença profissional ou doença do trabalho, também com afastamento superior a 15 dias.

A sugestão é, caso possível, realizar, de forma extraordinária, um Exame Médico (sem emissão de ASO) com a definição ou não de retorno gradativo às atividades de trabalho, mesmo com afastamento inferior a 30 dias, porém, com a indicação de B-31 ou B-91.

3) Cumprir princípios da medicina do trabalho, aliando-se às normas de segurança e saúde ocupacional.

Exemplos práticos de aplicação do item 7.5.9.1 da NR-7 (necessidade de retorno gradativo ao trabalho):

Ex. 1: Pós-operatório de cirurgia de coluna.

Um trabalhador em retorno após afastamento por mais de 30 dias por hérnia de disco. O médico pode recomendar:

- Redução da carga horária (ex.: 4 h/dia na primeira semana).
- Restrição de atividades (ex.: evitar levantamento de carga acima de 5 kg).
- Acompanhamento semanal para reavaliação médica progressiva.

Ex. 2: Casos de transtornos mentais (*burnout*; depressão). O retorno abrupto pode agravar os sintomas e, sendo assim, o médico pode sugerir:

- Atividades administrativas leves nas primeiras semanas.
- Flexibilidade de horários para sessões terapêuticas.

Ex. 3: Trabalhadores com lesões com esforços repetitivos (LER/DORT). Um trabalhador com síndrome do supraespinhoso pode ter:

- Rodízio de funções, visando reduzir os movimentos repetitivos com o ombro.
- Estabelecimento de pausas programadas durante a jornada de trabalho.

4) Como implementar a necessidade de retorno gradativo ao trabalho:

O Médico Responsável pelo PCMSO deve emitir um documento direcionado à empresa contendo:

- A justificativa para o retorno gradativo.
- Comunicar ao SESMT, se for o caso, e aos gestores o alinhamento de ajustes para o retorno gradativo.

O Médico Responsável pelo PCMSO deve informar a empresa, e/ou o SESMT da importância de reavaliações médicas periódicas do trabalhador até a sua plena capacitação.

Conclusão: O retorno gradativo é uma ferramenta preventiva essencial, garantindo a conformidade com a NR-7 e reduzindo os riscos de novos afastamentos. Sua aplicação deve ser individualizada, em critérios técnicos e diálogo entre empregador, trabalhador e o Médico Responsável pelo PCMSO.

7.5.10 O exame de mudança de risco ocupacional deve, obrigatoriamente, ser realizado antes da data da mudança, adequando-se o controle médico aos novos riscos.

Comentário: O Exame Médico prévio de mudança de risco (anteriormente denominado de mudança de função) é essencial para a atuação do Médico Responsável pelo PCMSO dentro do campo da medicina preventiva, evitando que alterações nas atividades (ou funções) exponham o trabalhador a perigos não monitorados até então. Sua aplicação deve ser documentada e integrada ao PCMSO, garantindo a conformidade com a NR-7 e a proteção à saúde do trabalhador.

A exigência do cumprimento do item 7.5.10 da NR-7 visa:

- Prevenir agravos à saúde decorrentes da exposição a novos agentes de risco (químicos, físicos, biológicos, ergonômicos, incluindo os psicossociais e os de acidentes).
- Assegurar a aptidão do trabalhador exposto a novos riscos, considerando suas condições clínicas.
- Cumprir os requisitos da NR-7 (PCMSO), adaptando exames complementares e o monitoramento médico conforme os riscos.

Exemplos:

- **Mudança do trabalhador para um setor com exposição a risco químico que anteriormente não existia.** O trabalhador terá que passar por exame(s) laboratorial(is) de acordo com Quadro 1 ou Quadro 2 do Anexo I da NR-7.
- **Promoção para cargo com exigência ergonômica diferente.** Um auxiliar administrativo promovido para supervisor de produção, passando a ter maior demanda por trabalho em pé e com movimentos repetitivos. Neste caso, o PCMSO deve especificar maior atenção quanto à avaliação musculoesquelética.

- **Transferência para atividades com envolvimento com fatores de risco psicossociais relacionados ao trabalho.** Um técnico em TI é realocado para um setor com cobrança por metas agressivas e, portanto, exposto a risco de estresse ocupacional. Neste caso, o PCMSO deve especificar maior atenção quanto a identificação e avaliação dos fatores de risco psicossociais e, sendo necessário, indicar uma avaliação psicológica. É importante também promover o monitoramento médico com ênfase na saúde mental do trabalhador.

Fundamentação legal do item 7.5.10 da NR-7.

- O Exame de Mudança de Risco (anteriormente chamado de mudança de função) deve ser realizado antes da data da mudança.
- O Médico do Trabalho responsável pelo PCMSO deve instruir a empresa quanto à aplicação da NR-26 (Sinalização de Riscos), informando os novos riscos do trabalhador.
- A empresa, através do Médico Responsável pelo PCMSO, deve garantir o cumprimento do artigo 168 da CLT: "Assegurar a adaptação das condições de trabalho às normas de saúde ocupacional".

1) Como implementar o Exame de Mudança de Risco Ocupacional.

- Identificação formal da mudança: A empresa deve comunicar previamente ao Médico Responsável pelo PCMSO e/ou ao SESMT.
- Após a identificação formal da mudança, deve acontecer o agendamento do exame de mudança de risco, realizado antes da troca de ambiente de trabalho ou do GHE (Grupo Homogêneo de Exposição).
- O Médico Responsável pelo PCMSO deve atualizar o programa, devendo realizar a inclusão de novos exames complementares, se for o caso.
- O Médico Responsável pelo PCMSO deve verificar se a empresa, através do PGR, está promovendo o treinamento (ou capacitação) do trabalhador sobre os novos riscos. Exemplo: Capacitação do trabalhador quanto ao previsto na NR-10 para as atividades de eletricista.

7.5.11 No exame demissional, o exame clínico deve ser realizado em até 10 (dez) dias contados do término do contrato, podendo ser dispensado caso o exame clínico ocupacional mais recente tenha sido realizado a menos de 135 (centro e trinta e cinco) dias, para as organizações graus de risco 1 e 2, e a menos de 90 (noventa) dias, para as organizações graus de risco 3 e 4.

Comentário: O exame médico demissional deve ser notificado ao Médico Responsável pelo PCMSO pela direção da organização. Para a boa gestão, o término do contrato deve ser o motivo da notificação e, consequentemente, o agendamento do exame pelo médico. Conforme o item 7.5.11, o exame clínico deve ser realizado em até 10 dias contados do término do contrato. O exame demissional pode ser dispensado caso o exame ocupacional mais recente (periódico, de retorno ao trabalho ou de mudança de risco) tenha sido realizado a menos de 135 dias para a organizações de graus de risco 1 e 2, e a menos de 90 dias para organizações de graus de risco 3 e 4.

7.5.12. Os exames complementares laboratoriais previstos nesta NR devem ser executados por laboratório que atenda ao disposto na RDC/Anvisa nº 302/2005, no que se refere aos procedimentos de coleta, acondicionamento, transporte e análise, e interpretados com base nos critérios constantes nos Anexos desta Norma e são obrigatórios quando:

a) o levantamento preliminar do PGR indicar a necessidade de medidas de prevenção imediatas;

b) houver exposições ocupacionais acima dos níveis de ação determinados na NR-9 ou se a classificação de riscos do PGR indicar.

Comentário: O Médico Responsável pelo PCMSO deve verificar se o laboratório que realiza os exames complementares do PCMSO atende ao disposto na RDC/ANVISA nº 302/2005. Na verdade, a NR-7, no item 7.5.12, já está desatualizada. A RDC nº 302/2005, que foi um marco na segurança hemoterápica, foi substituída pela RDC nº 153/2017.

<u>É fundamental a checagem, de parte do Médico Responsável pelo PCMSO, do laboratório que executa os exames previstos nos Quadros 1 e 2 do Anexo I da NR-7.</u>

Os principais requisitos que devem ser verificados no laboratório são:

a) Se possui toda a documentação exigida pela Vigilância Sanitária.

b) Se atende à estrutura física (áreas segregadas para triagem, coleta, processamento e estocagem).

c) Se possui equipamentos obrigatórios (centrífugas, *freezer* para bolsas de sangue e frascos de amostra).

d) Se existe controle de qualidade.

e) Se existem evidências de documentação para a fiscalização.

Quanto à letra "a" do item 7.5.12 da NR-7, é requisito obrigatório que o Médico Responsável pelo PCMSO atenda, de forma obrigatória, a solicitação de exames laboratoriais para Indicadores Biológicos de Exposição Excessiva (IBE/EE) e para Indicadores Biológicos com Significado Clínico (IBE/SC), quando da interpretação do contido no PGR.

Exemplos práticos de solicitação obrigatória de exames complementares:

Ex. 1: Necessidade de medida de prevenção imediata, pontuada no PGR, para trabalhadores em exposição a monóxido de carbono (gás asfixiante químico). Se o PGR fez indicação, o Médico Responsável pelo PCMSO deve, obrigatoriamente, atender ao que consta no Quadro 1 do Anexo I da NR-7: Solicitar no PCMSO a dosagem da carboxiemoglobina no sangue ou do monóxido de carbono no ar exalado final.

Ex. 2: Indicação no PGR de trabalhadores em exposição a riscos químicos acima do Nível de Ação: Solicitar no PCMSO exames laboratoriais pertinentes aos Indicadores Biológicos de Exposição.

Ex. 3: Indicação no PGR de trabalhadores em exposição a riscos químicos com a classificação de riscos entre nível médio e elevado (análise qualitativa indicando nível de risco certamente acima do Nível de Ação).

7.5.12.1 O momento da coleta das amostras biológicas deve seguir o determinado nos Quadros 1 e 2 do Anexo I desta NR.

Comentário: O Indicador Biológico de Exposição (IBE), tanto o de Exposição Excessiva (IBE-EE) quanto o de Significado Clínico (IBE-SC), são indicados com a presença na urina, no sangue ou no ar exalado.

A coleta das amostras biológicas (na urina, no sangue ou no ar exalado) deve seguir as terminações técnicas apontadas em cada indicador ou biomarcador biológico de exposição. A presença de determinadas substâncias químicas (na urina, no sangue ou no ar exalado) pode significar:

Quadro 1 (IBE-EE)
Quadro 2 (IBE-SC)

Quadro 1 do Anexo I

Quadro de Indicadores ou biomarcadores Biológicos de Exposição Excessiva (IBE-EE) quando na quantificação do indicador na urina, no sangue ou no ar exalado estiver alterada, significa que o produto químico está elevado no ambiente de trabalho.

Exemplo: Um trabalhador encontra-se exposto ao arsênico elementar, com teor acima do nível de ação e com medidas de prevenção apontadas desde o levantamento preliminar de perigos do Inventário de Riscos do PGR. Neste caso o Médico Responsável pelo PCMSO deverá, de acordo com o Quadro 1 do Anexo I da NR-7, solicitar a dosagem do arsênico inorgânico mais metabólitos metilados na urina.

O Médico Responsável pelo PCMSO deverá fazer constar do programa e divulgar como orientação para o trabalhador o momento da coleta da urina (no caso de arsênico):

Como interpretar o resultado do exame laboratorial?

O Médico Responsável pelo PCMSO e/ou o médico encarregado do exame ocupacional deverá consultar, no Quadro 1 do Anexo I da NR-7, se o valor encontrado está acima do valor estipulado para o IBE/EE. No caso do exemplo (do arsênico), o valor vai até 35 µg/L na urina.

Abreviaturas usadas para indicar as diversas formas de coleta de urina, de sangue ou de ar exalado nos Quadros 1 e 2 do Anexo I da NR-7:

AJ: Significa que a coleta deve acontecer antes da jornada
AJ-FJ: Significa que a coleta deve acontecer na diferença pré e pós-jornada
AJ48: Coleta antes da jornada com no mínimo 48 horas sem exposição ao agente químico
AJFS: Coleta no início da última jornada de trabalho da semana
FJ: Coleta no final da jornada de trabalho
FJFS: Coleta no final do último dia da jornada de trabalho
FS: Coleta após quatro ou cinco jornadas de trabalho consecutivas
NC: Não crítica. A coleta pode acontecer a qualquer momento, desde que o trabalhador esteja trabalhando nas últimas semanas

Quadro 2 do Anexo I

Quadro de Indicadores ou Biomarcadores Biológicos de Significado Clínico (IBE-SC). Quando na quantificação do indicador na urina ou no sangue estiver alterada, significa que a alteração laboratorial mostra SIGNIFICADO CLÍNICO.

As formas de coleta na urina ou no sangue para indicadores ou biomarcadores de produtos químicos do Quadro 2, do Anexo I são:

Para o cádmio: Dosagem do cádmio na urina.

NC: Não crítica. A coleta pode acontecer a qualquer momento, desde que o trabalhador esteja trabalhando nas últimas semanas.

Para o chumbo: Dosagem do chumbo no sangue e do ácido delta-aminolevulínico na urina.

NC: Para ambas as indicações teremos a coleta a qualquer momento, desde que o trabalhador esteja trabalhando nas últimas semanas.

Para inseticidas inibidores da colinesterase:

- Avaliação da atividade da acetilcolinesterase eritrocitária no sangue; ou
- Avaliação da atividade da acetilcolinesterase no plasma ou no soro.

Em ambas as coletas teremos FJ, isto é, coleta no final da jornada de trabalho.

Para o flúor, ácido fluorídrico e fluoretos inorgânicos:

AJ48: Coleta da urina para a dosagem do fluoreto urinário deve acontecer antes da jornada com no mínimo 48 horas sem exposição ao agente químico.

Nota do Autor: O Anexo I da NR-7, que congrega substâncias químicas com os seus Quadros 1 e 2, serão comentados, de forma mais robusta, posteriormente.

7.5.12.2 Quando a organização realizar o armazenamento e o transporte das amostras, devem ser seguidos os procedimentos recomendados pelo laboratório contratado.

Comentário: O Médico Responsável pelo PCMSO da organização (empresa) deve ser ouvido na escolha do laboratório encarregado dos exames. Quando no estabelecimento (local em que funciona a organização) forem realizadas as coletas de urina e de sangue, e forem necessários o armazenamento e o transporte das amostras, devem ser seguidas as recomendações, os procedimentos e as normas recomendados pelo laboratório que foi contratado.

7.5.13 Os exames previstos nos Quadros 1 e 2 do Anexo I desta NR devem ser realizados a cada 6 meses, podendo ser antecipados ou postergados por até 45 (quarenta e cinco) dias, a critério do médico responsável, mediante justificativa técnica, a fim de que os exames sejam realizados em situações mais representativas da exposição do empregado ao agente.

Comentário: Os exames laboratoriais devem constituir uma grade (grade de exames complementares) em que constem, claramente, os exames previstos nos Quadros 1 e 2 do Anexo I da NR-7, com a periodicidade semestral. Cabe ressaltar que o Médico Responsável pelo PCMSO pode antecipar ou até postergar a solicitação e realização dos exames por até 45 dias. No caso de antecipar ou postergar a realização dos exames, o Médico Responsável deverá, no corpo do PCMSO, explicitar a justificativa técnica objetivando que os exames sejam realizados de formas mais representativas quanto à exposição do trabalhador ao agente químico.

Nota do Autor: A manobra técnica proposta no item 7.5.13 da NR-7 vai permitir que os resultados dos exames laboratoriais sejam de maior confiabilidade, isto é, mais precisos, mais adequados quanto à representação da exposição dos trabalhadores aos produtos químicos. Isso significa uma melhor relação entre o PCMSO e o PGR, permitindo, com os resultados dos exames, melhorar ou aperfeiçoar as medidas preventivas estabelecidas no Plano de Ação do PGR.

7.5.14 Para as atividades realizadas de forma sazonal, a periodicidade dos exames constantes nos Quadros 1 e 2 do Anexo I desta NR pode ser anual, desde que realizada em concomitância com o período da execução da atividade.

Comentário: O que é atividade sazonal? É uma atividade que ocorre em períodos específicos do ano, como as estações do ano. O trabalho sazonal é uma forma de emprego temporário que geralmente se concentra em períodos específicos do ano, impactando diretamente a produção e o comércio, sobretudo durante o plantio de determinadas frutas, durante festividades como o fim do ano, Carnaval e outras datas comemorativas que alavancam a produção na indústria e no comércio.

Portanto, para as atividades de natureza sazonal, a periodicidade dos exames complementares, de produtos químicos dos Quadros 1 e 2 do Anexo I da NR-7, pode ser anual, desde que realizados em concomitância com o período em que a atividade sazonal é desenvolvida, o que vai permitir resultados mais representativos da exposição ocupacional dos trabalhadores ao agente químico (risco químico apontado e classificado no PGR).

7.5.15 Os exames previstos no Quadro 1 do Anexo I desta NR não serão obrigatórios nos exames admissional, de retorno ao trabalho, de mudança de risco ocupacional e demissional.

Comentário: Solicitação de Exames Complementares referentes a Substâncias Químicas do Quadro 1 (IBE/EE) do Anexo I da NR-7:

- São obrigatórios apenas no Exame Clínico Ocupacional Periódico.
- Não são obrigatórios no Admissional, no Retorno ao Trabalho, na Mudança de Risco e no Demissional.
- A Periodicidade dos Exames Complementares previstos no Quadro 1 do Anexo I da NR-7 é Semestral.

Atenção quanto a Exames Complementares do Quadro I

Quando o Exame Complementar acontecer semestralmente, o Exame Clínico, obrigatoriamente, deve acompanhar essa periodicidade?

NÃO!

Quando forem realizados exames complementares sem que tenha ocorrido o Exame Clínico, a empresa emitirá o Recibo de Entrega do Resultado do Exame, devendo a cópia ser fornecida ao trabalhador, quando solicitada.

Comprovante de Entrega do Exame (CEE)

Nome completo do trabalhador, CPF e sua função.

Indicação dos Exames Complementares a que foi submetido e a data em que foram realizados.

Nome do Médico Responsável pelo PCMSO com o respectivo CRM.

Data, assinatura e qualificação do responsável pela entrega dos resultados dos exames complementares, indicado pela organização (preferencialmente, o CEE deve ser entregue ao trabalhador pelo Médico Responsável pelo PCMSO).

Nota do Autor: A não obrigatoriedade dos exames complementares indicados pelo Quadro 1 do Anexo I da NR-7 nos exames médicos ocupacionais admissional, de retorno ao trabalho, mudança de risco e demissional, foi uma determinação da Comissão Tripartite Paritária Permanente, ligada ao Ministério do Trabalho. A explicação é que no exame periódico, realizado anualmente ou em intervalos menores, há uma maior confiabilidade na relação entre a alteração no exame laboratorial e o grau de exposição do trabalhador ao agente químico no ambiente de trabalho. Entretanto, cabe à organização, em sintonia com o Médico Responsável pelo PCMSO, optar, por exemplo, pela realização de exames laboratoriais para produtos químicos no admissional e no demissional, se for o caso.

7.5.16 Os empregados devem ser informados, durante o exame clínico, das razões da realização dos exames complementares previstos nesta NR e do significado dos resultados de tais exames.

Comentário: O Médico Responsável e/ou o médico encarregado do exame médico ocupacional deve informar ao trabalhador as vantagens da realização dos exames complementares, explicando detalhadamente as razões de proteção à sua saúde. É de fundamental importância "ganhar" o trabalhador para as medidas preventivas no momento do exame médico ocupacional.

A "Relação Médico-Trabalhador" é essencial para o avanço do PCMSO, não apenas para a realização dos exames médicos, mas para mitigar, neutralizar ou eliminar os riscos ocupacionais no ambiente de trabalho.

7.5.17 No exame admissional, a critério do médico responsável, poderão ser aceitos exames complementares realizados nos 90 (noventa) dias anteriores, exceto quando definidos prazos diferentes nos Anexos desta NR.

Comentário: É uma questão de lógica e de custo. Se o trabalhador já tiver realizado exames complementares tecnicamente confiáveis, previstos na NR-7, nos últimos 90 dias, o Médico Responsável pelo PCMSO poderá aceitar os resultados destes exames. É uma decisão do Médico Responsável pelo PCMSO aceitar ou não tais resultados de exames. Entretanto, é importante a certificar-se se há prazos diferentes nos Anexos da NR-7 para a realização dos exames complementares. A linha de definição, nestes casos, é que a realização dos exames complementares deve atender aos requisitos dos Anexos da NR-7.

7.5.18 Podem ser realizados outros exames complementares, a critério do médico responsável, desde que relacionados aos riscos ocupacionais classificados no PGR e tecnicamente justificados no PCMSO.

Comentário: O Médico Responsável pelo PCMSO é livre para solicitar qualquer exame complementar. Entretanto, o conhecimento das boas práticas da Medicina do Trabalho vai contribuir para evitar exageros na solicitação de exames desnecessários.

O Médico Responsável pelo PCMSO pode solicitar exames complementares além dos previstos em um dos cinco Anexos da NR-7?

Sim, pode, desde que os exames complementares extraordinários sejam sempre justificados no corpo do PCMSO, mostrando claramente a relação com os riscos ocupacionais aos quais o trabalhador está exposto, ou para rastrear doenças que possam agudizar pela atividade laboral.

Exemplos:

1) A NR-35 (Trabalho em Altura) afirma que o exame médico deve ser voltado para as patologias que poderão originar mal súbito e queda de altura, considerando também os fatores psicossociais. Dessa forma fica justificada a sugestão:

Sugestão de Exames Complementares para avaliação do estado de saúde de trabalhadores que exerçam Atividades em Altura

- Avaliação Psicossocial.
- Avaliação Psiquiátrica, se for o caso.
- Glicemia, Hemoglobina Glicada e/ou Teste Oral de Tolerância à Glicose.
- Avaliação da Acuidade Visual.
- Outros exames a critério do Médico Examinador.

2) Um trabalhador exposto a tolueno pode desenvolver alterações hepáticas, principalmente sendo etilista crônico. Neste caso, além da solicitação do Indicador Biológico de Exposição Excessiva (IBE/EE), isto é, a dosagem de tolueno no sangue, ou a dosagem de tolueno na urina, ou do ortocresol na urina, o Médico Responsável pelo PCMSO poderá solicitar as provas de função hepática.

A justificativa para a solicitação, de forma extraordinária, das provas de função hepática, pode ser em razão da hepatotoxicidade do tolueno e da alta prevalência de etilismo na população brasileira.

Nota do Autor: O etanol reduz o metabolismo do tolueno e o etilismo aumenta os efeitos tóxicos deste produto químico.

7.5.19 Para cada exame clínico ocupacional realizado, o médico emitirá Atestado de Saúde Ocupacional – ASO, que deve ser comprovadamente disponibilizado ao empregado, devendo ser fornecido em meio físico quando solicitado.

Comentário: Esse requisito é importante para atender à exigência da divulgação do resultado do exame médico ocupacional para o trabalhador, após a finalização de todo o conjunto de procedimentos (exame clínico e exames complementares). A NR-7 estabelece que para cada exame médico ocupacional realizado seja emitido um Atestado de Saúde Ocupacional (ASO) pelo médico encarregado do exame. O ASO é um documento legal que informa sobre a aptidão ou inaptidão do trabalhador para o desempenho das atividades laborais previstas para uma determinada função.

A emissão do ASO atende a um dos deveres do empregador segundo a NR-1 (Norma das Disposições Gerais e do Gerenciamento de Riscos Ocupacionais).

"É dever do empregador informar aos trabalhadores sobre os resultados dos exames médicos e complementares."

Portanto, é de fundamental importância que o ASO seja disponibilizado ao trabalhador, de maneira que ele possa ter acesso a todas as informações contidas nele, devendo ser fornecido em meio físico quando solicitada a cópia do mesmo.

Além da informação quanto a aptidão ou inaptidão para o trabalho, o ASO deve conter outro direito para o trabalhador:

"A descrição dos perigos ou fatores de risco ou agentes de risco identificados e classificados no PGR que necessitem de controle médico previsto no PCMSO ou ainda a sua inexistência."

7.5.19.1 O ASO deve conter no mínimo:

a) razão social e CNPJ ou CAEPF da organização;

Comentário: É obrigatória a colocação do nome da organização (empresa) e do número do CNPJ.

Nota: O CAEPF é o Cadastro da Atividade Econômica da Pessoa Física. Foi instituído em 15/01/2019. Possui como objetivo permitir a coleta, a identificação, a gestão e o acesso a dados cadastrais relacionados às atividades de um determinado grupo de contribuintes.

- O contribuinte que tiver pelo menos um empregado prestando serviço para ele (ex.: médico, dentista).
- O proprietário de cartório.
- O produtor rural contribuinte individual.
- Os segurados especiais.

b) nome completo do empregado e número de seu CPF e sua função;

Comentário: Esse item serve para identificar o trabalhador que vai, através do ASO, receber um conjunto de informações sobre a sua saúde e segurança no trabalho.

- Saúde: Apto ou inapto.
- Segurança: *É necessário* verificar a existência de perigos ou fatores de risco identificados e classificados no PGR que necessitem de controle médico previsto no PCMSO.

c) a descrição dos perigos ou fatores de risco identificados e classificados no PGR que necessitem de controle médico previsto no PCMSO, ou a sua inexistência.

Comentário: Para o entendimento desse requisito obrigatório no ASO é necessário rever o conceito de PERIGO.

PERIGO – É a propriedade intrínseca ou potencial de um produto, de um processo ou de uma situação nociva, que provoque efeitos adversos à saúde ou que cause danos materiais.

Perigo é por exemplo a máquina que produz ruído, vapor ou névoa. Perigo corresponde a qualquer situação ou circunstância com potencial de causar um dano.

Na verdade, o que deve ser descrito no ASO é o AGENTE DE RISCO, e NÃO O RISCO.

LEMBRE BEM:

Perigo = Fonte de Risco = Agente de Risco (são sinônimos).

Perigo é a ameaça em si, isto é, aquilo que pode causar um dano.

Fator de risco – É o que torna o perigo mais iminente, mais provável, ou seja, é a condição que se associa ao perigo. Ex.: Máquina ruidosa por falta de manutenção. A máquina ruidosa é o PERIGO. A falta de manutenção é o FATOR DE RISCO.

Exemplo de como descrever a fonte de risco (perigo) no ASO:

Máquina Ruidosa

O perigo é a máquina que pode levar o trabalhador a ficar exposto ao ruído.

Portanto:

Perigo x Exposição = Risco

Risco (o ruído, por exemplo) é a probabilidade ou chance de que ocorra um evento ou exposição perigosa e a gravidade do dano ou o prejuízo à saúde que o evento ou a exposição podem causar (PAINPSE, por exemplo).

d) indicação e data de realização dos exames ocupacionais clínicos e complementares a que foi submetido o empregado.

Comentário: O Médico Responsável pelo PCMSO deve especificar no ASO o nome do exame médico ocupacional e a data em que o trabalhador foi submetido ao exame.

Nota: A data da realização do exame médico ocupacional nem sempre coincide com a data da liberação do atestado (ASO). O ASO deve conter a data da realização do exame médico e, no final, a data de liberação do ASO.

Cada exame complementar realizado pelo trabalhador (exame laboratorial, audiometria, raios X de tórax, espirometria e outros), deve constar do ASO com a respectiva data da realização.

Nota do Autor: Não há exigência de especificação de resultado(s) de exame(s) complementar(es) no ASO.

e) definição de apto ou inapto para a função do empregado;

Comentário: O ASO deve ser concluído com a especificação de “apto” ou “inapto” para a função que o trabalhador exerce, exerceu ou vai exercer.

f) o nome e o número de registro profissional do Médico Responsável pelo PCMSO, se houver, data, número de registro profissional e assinatura do médico que realizou o exame clínico.

Comentário: O ASO deve conter o nome e o número do CRM do Médico Responsável pelo PCMSO. Não há exigência de que o Médico Responsável assine o ASO. Quem deve assinar o ASO é o médico encarregado do exame.

Nota do Autor: O ASO é um documento legal e o médico que o assina é responsável pelas informações registradas. A assinatura do médico encarregado do exame vai garantir a confiabilidade das informações contidas no documento.

7.5.19.2 A aptidão para trabalho em atividades específicas, quando assim definido em Normas Regulamentadoras e seus Anexos, deve ser consignada no ASO.

Comentário: Entende-se como atividades específicas aquelas definidas por Normas Regulamentadoras. Quando o Exame Médico Ocupacional for em trabalhador enquadrado em casos especiais, o apto ou inapto é para exercer aquela atividade específica.

Exemplos:

- Segundo o Anexo V da NR-7, a informação sobre aptidão ou inaptidão para exercer atividade com exposição a radiação ou material radioativo deve ser consignada no ASO: apto para atividade com exposição à radiação ionizante.
- Segundo a NR-35 (trabalho em altura) a aptidão para o trabalho em altura deve ser consignada no ASO: "Apto para o trabalho em altura".

7.5.19.3 Quando forem realizados exames complementares sem que tenha ocorrido o exame clínico, a organização emitirá recibo de entrega do resultado do exame, devendo o recibo ser fornecido ao empregado em meio físico, quando solicitado.

Comentário: O Médico Responsável pelo PCMSO deve prever a realização de exames clínicos e complementares para avaliar a saúde do trabalhador. No entanto, em algumas situações os exames complementares podem ser realizados antes ou sem a realização do exame clínico. Nesses casos, o item 7.5.19.3 estabelece uma obrigação específica.

Quando os exames complementares são realizados sem a realização prévia de um exame clínico, a organização deve emitir, através de seu médico, um recibo de entrega de resultado de exame ao trabalhador. Esse recibo serve como comprovação de que o trabalhador recebeu os resultados dos exames complementares, mesmo que ainda não tenha passado por avaliação médica.

Podemos destacar a importância do Recibo de Entrega do Resultado do Exame pela transparência (o trabalhador tem o direito de ter acesso aos resultados dos exames, independentemente de já ter passado por uma avaliação clínica), pela rastreabilidade (o recibo comprova que o trabalhador recebeu os resultados, o que pode ser importante em caso de dúvidas ou disputas futuras) e pelo cumprimento da NR-7.

Como funciona na prática?

Após a realização dos exames complementares (por exemplo: um exame de sangue ou uma audiometria), os resultados são entregues ao trabalhador com o recibo de entrega apresentando os seguintes tópicos:

- Nome do trabalhador.
- Data de realização do exame.

- Tipo de exame realizado.
- Assinatura do responsável pela entrega.

O recibo deve ser mantido em arquivo, tanto pela empresa quanto pelo trabalhador, como parte da documentação do PCMSO.

Conclusão: A NR-7, através desse item, reforça a importância de garantir que o trabalhador tenha acesso aos resultados de seus exames complementares, mesmo quando ainda não houve uma avaliação clínica. A emissão do Recibo de Entrega de Exame é uma medida de transparência e conformidade.

7.5.19.4 Sendo verificada a possibilidade de exposição excessiva a agentes listados no Quadro 1 do Anexo I desta NR, o médico do trabalho responsável pelo PCMSO deve informar o fato aos responsáveis pelo PGR para reavaliação dos riscos ocupacionais e das medidas de prevenção.

Comentário: A exigência de que o Médico Responsável pelo PCMSO informe aos responsáveis pelo PGR sobre a possibilidade da ocorrência de exposição excessiva a agentes químicos está relacionada à integração entre saúde ocupacional e segurança no ambiente de trabalho.

O Anexo I da NR-7 lista agentes químicos que podem representar riscos à saúde dos trabalhadores e, também, do "adoecimento" do ambiente de trabalho.

O Quadro 1 é o agrupamento de produtos químicos com os seus respectivos Indicadores Biológicos de Exposição Excessiva (IBE/EE). Quando da possibilidade de exposição excessiva a esses agentes químicos, revelada em resultados de exames complementares, é necessário que o Médico Responsável tome medidas para proteger a saúde dos trabalhadores através da notificação aos responsáveis pelo PGR.

A exposição excessiva ocorre quando os níveis de concentração de um agente químico no ambiente de trabalho ultrapassam os LEO. Isso pode acontecer devido a falhas nas medidas de controle estabelecidas no Plano de Ação do PGR, ou ainda, por mudanças nos processos de trabalho ou inadequação dos equipamentos de proteção individual ou coletiva.

O papel do Médico Responsável pelo programa é de monitorar a saúde dos trabalhadores e identificar possíveis riscos ocupacionais. Em relação aos produtos químicos do Quadro 1, as alterações nos exames complementares não obrigatoriamente significam doenças por intoxicação química, mas são um sinal de alerta de que o meio ambiente de trabalho está "doente" ou contaminado por excesso de produto químico. Nesse caso, não é pertinente o afastamento do trabalhador do trabalho, a emissão de CAT ou a notificação ao SINAN.

O mais importante na monitoração de produtos químicos do Quadro 1 é acompanhar a eficácia das medidas de controle. A reavaliação dos riscos ocupacionais e das medidas de prevenção pode ser de caráter imediato. Pode-se afirmar que o Médico Responsável é um ator importante em monitorar o bom funcionamento do PGR, podendo impor a reavaliação dos riscos, a revisão das medidas de controle e a implementação de ações corretivas.

O PCMSO e o PGR apresentam mão e contramão e são programas integrados para a proteção da saúde do trabalhador, o atendimento da conformidade legal e a prevenção de doenças e acidentes de trabalho.

A comunicação entre o PCMSO e o PGR permite uma abordagem proativa, evitando que os trabalhadores sejam expostos a riscos desnecessários.

Conclusão: A exigência de que o Médico Responsável pelo PCMSO informe aos componentes do PGR sobre a possibilidade de exposição excessiva a agentes químicos do Quadro 1 do Anexo I da NR-7 é uma medida essencial para garantir a saúde dos trabalhadores e a segurança no ambiente de trabalho. Essa integração entre PCMSO e PGR permite uma abordagem preventiva e eficaz, reduzindo os riscos ocupacionais e promovendo um ambiente de trabalho mais seguro.

7.5.19.5 Constatada ocorrência ou agravamento de doença relacionada ao trabalho ou alteração que revele disfunção orgânica por meio dos exames complementares do Quadro 2 do Anexo I, dos demais anexos desta NR ou dos exames complementares incluídos com base no subitem 7.5.18 da presente NR, caberá à organização, após informada pelo Médico Responsável pelo PCMSO: a) emitir a Comunicação de Acidente do Trabalho – CAT;

Comentário: O Médico Responsável pelo PCMSO, ao constatar a ocorrência ou o agravamento de doença relacionada ao trabalho, mediante os exames complementares determinados pelo Quadro 2 do Anexo I da NR-7, deverá orientar a organização quanto aos procedimentos a serem tomados.

O Quadro 2 congrega produtos químicos que apresentam indicadores biológicos de exposição com Significado Clínico (IBE/SC). As alterações nos exames complementares (urina, sangue ou ar exalado) revelam, mesmo no trabalhador assintomático, o diagnóstico de intoxicação química e, neste caso, deve-se:

- Emitir a comunicação de acidente de trabalho.
- Afastar o trabalhador da situação ou do trabalho, quando necessário.
- Encaminhar o trabalhador à Previdência Social, quando houver afastamento do trabalho superior a 15 dias, para avaliação da incapacidade e definição da conduta previdenciária.
- Reavaliar os riscos ocupacionais e as medidas de prevenção pertinentes no PGR.

a) afastar o empregado da situação, ou do trabalho, quando necessário;

Comentário: A CAT é um documento previdenciário obrigatório diante do diagnóstico de doença relacionada ao trabalho ou de um acidente de trabalho. No caso da alteração laboratorial de biomarcadores do Quadro 2 do Anexo I da NR-7, fica patente, mesmo no assintomático, a intoxicação química e, sendo assim, há a necessidade do preenchimento da CAT.

b) encaminhar o empregado à Previdência Social, quando houver afastamento do trabalho superior a 15 (quinze) dias, para avaliação de incapacidade e definição da conduta previdenciária;

Comentário: O afastamento do trabalhador por Auxílio de Incapacidade Temporária por período superior a 15 dias determina que a avaliação da incapacidade e a definição da conduta previdenciária aconteçam na Perícia Previdenciária.

c) reavaliar os riscos ocupacionais e as medidas de prevenção pertinentes no PGR.

Comentário: As alterações laboratoriais pertinentes a exames complementares relacionados a produtos químicos do Quadro 2 do Anexo I da NR-7 indicam que o ambiente de trabalho está contaminado e, sendo assim, é importante a reavaliação dos riscos ocupacionais no Inventário de Riscos do PGR, bem como das medidas de prevenção do Plano de Ação do PGR.

7.5.19.6 O empregado, em uma das situações previstas nos subitens 7.5.19.4 ou 7.5.19.5, deve ser submetido a exame clínico e informado sobre o significado dos exames alterados e condutas necessárias.

Comentário: O subitem 7.5.19.4 refere-se aos Indicadores Biológicos de Exposição Excessiva (IBE/EE) que acompanham o exame médico ocupacional periódico de trabalhadores em exposição a agente de risco químico.

Quando os exames complementares referentes a estes indicadores apresentarem alterações, cabe ao Médico Responsável pelo PCMSO e/ou encarregado do exame notificar os resultados alterados ao trabalhador e, formalmente, expor a ele e à empresa as condutas necessárias. Essa conduta possui a finalidade de garantir que o trabalhador tenha plena consciência de sua saúde e dos riscos associados ao seu trabalho, pois alterações em biomarcadores do Quadro 1, Anexo I da NR-7 apontam que o ambiente está comprometido por um teor elevado do agente químico.

Já, o subitem 7.5.19.5 refere-se aos Indicadores Biológicos de Exposição Excessiva com Significado Clínico (IBE/SC), que acompanham o exame médico ocupacional periódico de trabalhadores em exposição a agente de risco químico.

Quando os exames complementares referentes a estes indicadores apresentarem alterações, cabe ao Médico Responsável pelo PCMSO e/ou encarregado do exame notificar os resultados alterados ao trabalhador e, formalmente, expor a ele e à empresa as condutas necessárias. Essa conduta possui a finalidade de garantir que o trabalhador tenha a plena consciência de sua saúde e dos riscos associados ao seu trabalho, pois alterações em biomarcadores do Quadro 2, Anexo I da NR-7 apontam que o ambiente está comprometido por um teor elevado do agente químico (salvo na diminuição da atividade da acetilcolinesterase) e, principalmente, que o trabalhador, mesmo assintomático, está com o diagnóstico de uma intoxicação química.

Conclusão: Se os exames complementares indicarem alterações, o trabalhador deve ser informado sobre o significado desses resultados, tanto para IBE/EE como para IBE/SC. Isso inclui explicar que os valores alterados representam quais os possíveis impactos para a sua saúde e se há necessidade de acompanhamento ou tratamento.

As condutas mais pertinentes, diante de exames alterados, são:

- Acompanhamento médico periódico mais cuidadoso.
- Mudanças nas condições de trabalho para evitar novas exposições.
- Tratamento médico, se necessário.
- Orientações sobre práticas seguras no trabalho.

7.5.19.6.1 O Médico Responsável pelo PCMSO deve avaliar a necessidade de realização de exames médicos em outros empregados sujeitos às mesmas situações de trabalho.

Comentário: A NR-7 tem como objetivo promover a saúde e prevenir agravos relacionados ao trabalho. Quando um trabalhador apresenta exames complementares com resultados alterados durante o exame médico ocupacional periódico, isso pode indicar a existência de riscos ocupacionais que afetam não apenas a ele, mas também a outros trabalhadores expostos às mesmas condições.

O Médico Responsável pelo PCMSO tem a obrigação de:

- Identificar riscos: Analisar se os resultados alterados do trabalhador estão relacionados às condições de trabalho, como exposição a agentes químicos, físicos, biológicos, ergonômicos ou riscos psicossociais.
- Avaliar a necessidade de exames complementares e/ou clínicos em outros empregados: Verificar se outros trabalhadores, expostos aos mesmos riscos, também podem estar sendo afetados e, portanto, precisam ser avaliados.

Por que avaliar outros trabalhadores?

A avaliação de outros trabalhadores é necessária porque:

- Riscos coletivos: Se um trabalhador apresenta alterações de saúde devidas às condições de trabalho, é provável que outros colegas expostos aos mesmos riscos também possam ser afetados.
- Prevenção de agravos: A detecção precoce de problemas de saúde em outros trabalhadores permite tomar medidas preventivas, evitando que mais trabalhadores sejam prejudicados.
- Cumprimento legal: A NR-7 exige que o PCMSO seja proativo na identificação e no controle de riscos ocupacionais, garantindo a saúde e a segurança de todos os trabalhadores.

O Médico Responsável pelo PCMSO deve analisar o caso, investigando se os resultados alterados do trabalhador estão relacionados ao ambiente de trabalho. É importante também identificar os grupos de risco (determinar quais os outros trabalhadores estão sujeitos às mesmas condições de exposição, o que é denominado de Grupo Homogêneo de Exposição.

Outras providências podem levar à realização de exames clínicos, laboratoriais ou outros procedimentos médicos nos demais trabalhadores expostos e à implementação de medidas corretivas através do PGR da empresa.

Exemplo prático: Suponha que um trabalhador de uma indústria química apresente alterações nos exames de função hepática devidos à exposição a um solvente tóxico. O Médico Responsável pelo PCMSO, ao identificar essa relação, deve:

- Analisar se outros trabalhadores que manipulam o mesmo solvente também podem estar em risco.
- Solicitar exame de função hepática para esses trabalhadores.
- Propor medidas como a substituição do solvente, melhoria da ventilação ou uso de EPI.

Conclusão: A exigência do subitem 7.5.19.6.1 da NR-7 reforça a importância de uma abordagem proativa e coletiva na saúde ocupacional. O Médico Responsável pelo PCMSO deve agir não apenas para tratar o trabalhador afetado, mas também para prevenir que outros trabalhadores sejam prejudicados pelas mesmas condições de trabalho, garantindo um ambiente de trabalho seguro e saudável para todos.

7.6 Documentação

Comentário: O Médico Responsável pelo PCMSO deve estar atento a todos os documentos legais gerados pelo programa e às implicações éticas pertinentes a eles.

7.6.1 Os dados dos exames clínicos e complementares deverão ser registrados em prontuário médico individual sob a responsabilidade do Médico Responsável pelo PCMSO, ou do Médico Responsável pelo exame, quando a organização estiver dispensada de PCMSO.

Comentário: O Médico Responsável pelo PCMSO deve orientar o médico encarregado do exame clínico quanto aos cuidados com o prontuário médico. Todos os dados referentes ao exame clínico e os resultados de exames complementares dos trabalhadores devem ser registrados em prontuário médico individual. O objetivo é manter, de forma atualizada, o histórico das condições de saúde do trabalhador enquanto ele permanecer em uma determinada empresa.

7.6.1.1 O prontuário do empregado deve ser mantido pela organização, no mínimo, por 20 (vinte) anos após o seu desligamento, exceto em caso de previsão diversa constante nos Anexos desta NR.

Comentário: Este subitem informa que o prontuário do trabalhador deve ser mantido pela organização, todavia, esta responsabilidade é objetivamente do Médico Responsável pelo PCMSO. Por determinação da Norma Regulamentadora nº 7 (PCMSO), o prontuário do trabalhador deve, no mínimo, ser mantido por 20 anos após o seu desligamento. Esta conduta serve para manter, para fins de controle e monitoramento da saúde dos trabalhadores, um histórico que poderá servir de comprovação em processos trabalhistas ou de ordem previdenciária.

7.6.1.2 Em caso de substituição do Médico Responsável pelo PCMSO, a organização deve garantir que os prontuários médicos sejam formalmente transferidos para seu sucessor.

Comentário: O requisito apontado no subitem 7.6.1.2 estabelece que, em caso de substituição do Médico Responsável pelo PCMSO, a organização (exemplo, empresa) deve garantir a transferência formal dos prontuários médicos para o seu sucessor. Esse requisito tem como objetivo principal preservar a continuidade e a integridade do acompanhamento da saúde dos trabalhadores.

Os prontuários médicos são documentos essenciais que contêm o histórico de saúde dos trabalhadores, incluindo: resultado de exames médicos ocupacionais; diagnósticos e tratamentos realizados; informações sobre exposição a riscos ocupacionais e recomendações e condutas médicas adotadas. Esses dados são fundamentais para garantir o acompanhamento adequado e contínuo da saúde do trabalhador.

Por que transferir os Prontuários ao Novo Médico?

A transferência formal dos prontuários ao médico sucessor é necessária em razão de:

1. **Continuidade do cuidado:** O novo médico precisa ter acesso ao histórico completo de saúde do trabalhador para dar continuidade ao acompanhamento médico, especialmente em caso de doenças ocupacionais ou exposição a riscos.
2. **Prevenção das falhas:** Sem o prontuário, o novo médico não teria informações sobre exames anteriores, diagnósticos ou tratamentos, o que poderia comprometer a qualidade do atendimento ocupacional.
3. **Cumprimento legal:** A NR-7 exige que o PCMSO seja executado de forma organizada e documentada, garantindo que todos os dados médicos sejam preservados e acessíveis.

Riscos da não transferência de prontuários para o novo Médico Responsável pelo PCMSO:

1. **Perda de informações:** Dados importantes sobre a saúde do trabalhador podem ser perdidos, dificultando o acompanhamento, o diagnóstico e o tratamento.
2. **Descontinuidade do acompanhamento:** O novo médico não terá base para tomar decisões informadas, o que pode prejudicar a saúde do trabalhador.
3. **Responsabilização legal:** A organização (empresa) pode ser penalizada por descumprir a NR-7, que exige a manutenção e a transferência adequada dos prontuários.

Como deve ser feita a transferência de prontuários do médico antigo para o médico novo no contexto do PCMSO?

A transferência dos prontuários deve ser feita seguindo as seguintes ações:

1. **Formal:** Deve haver um processo documentado que comprove a entrega dos prontuários ao novo médico.
2. **Segura:** Os prontuários devem ser transferidos de forma confidencial, respeitando o sigilo médico e a privacidade dos trabalhadores.
3. **Ágil:** A transferência dos prontuários deve ocorrer imediatamente após a substituição do médico para evitar interrupções no acompanhamento da saúde dos trabalhadores.

Responsabilidades da organização na transferência de prontuários.

A empresa tem a obrigação de:

1. Garantir que os prontuários sejam organizados e armazenados de forma segura, por meio físico ou eletrônico.
2. Assegurar que o Médico Responsável pelo PCMSO tenha acesso a todos os prontuários necessários.
3. Facilitar a transferência dos prontuários ao novo médico, fornecendo toda a documentação necessária.

Exemplo prático de transferência de prontuários:

Suponha que um Médico Responsável pelo PCMSO de uma empresa de construção civil seja substituído. Nesse caso:

- A empresa deve organizar todos os prontuários médicos dos trabalhadores.
- Esses prontuários devem ser formalmente entregues ao novo médico, com a devida documentação de transferência.
- O novo médico poderá, então, analisar o histórico de saúde de cada trabalhador e dar continuidade ao desenvolvimento dos exames médicos do PCMSO na forma mais eficiente.

Conclusão: A exigência da NR-7 de transferir prontuários médicos ao novo Médico Responsável pelo PCMSO reflete a importância de manter a continuidade, a organização e a integridade do acompanhamento da saúde ocupacional.

Essa medida garante que os trabalhadores tenham um atendimento médico ocupacional de qualidade, baseado em informações completas e atualizadas, além de assegurar o cumprimento das normas legais e a proteção da saúde dos trabalhadores no ambiente de trabalho.

7.6.1.3 Podem ser utilizados prontuários médicos em meio eletrônico, desde que atendidas as exigências do Conselho Federal de Medicina.

Comentário: O subitem 7.6.1.3 da NR-7 permite a utilização de prontuários médicos em meio eletrônico para o registro e armazenamento de informações de exames médicos ocupacionais previstos no PCMSO, desde que sejam atendidas as exigências de resoluções estabelecidas pelo CFM. Essa disposição reflete a modernização dos processos de gestão de saúde e a adoção de tecnologias digitais, mas com cuidado de garantir a segurança, a integridade e a confidencialidade dos dados médicos.

Aqui estão os principais pontos a serem considerados para a utilização de prontuários eletrônicos, conforme as exigências do CFM:

- **Autenticidade e integridade dos dados:** Os prontuários eletrônicos devem garantir que as informações registradas sejam autênticas e não possam ser alteradas de forma indevida. É necessário utilizar sistemas com mecanismos de segurança, como assinatura digital, certificação digital e rastreabilidade de alterações.
- **Confidencialidade:** O acesso aos prontuários eletrônicos deve ser restrito a profissionais autorizados, conforme a legislação vigente (Lei Geral de Proteção de Dados – LGPD e outras normas). O sistema deve garantir a proteção dos dados sensíveis dos trabalhadores.
- **Armazenamento e disponibilidade:** Os prontuários devem ser armazenados de forma segura, com *backups* regulares para evitar perda de dados. As informações devem estar disponíveis para consulta sempre que necessário, inclusive para fins de fiscalização.
- **Validade legal:** O prontuário eletrônico tem a mesma validade legal que o prontuário físico, desde que atenda às normas do CFM e da legislação brasileira.
- **Responsabilidade do médico:** O Médico Responsável pelo PCMSO deve garantir que o sistema utilizado para os prontuários eletrônicos esteja em conformidade com as normas do CFM. Ele também é responsável pela veracidade e atualização das informações registradas.

Em resumo, o subitem 7.6.1.3 da NR-7 permite a modernização dos processos de registro médico por meio de prontuários eletrônicos, mas com a obrigatoriedade de seguir rigorosamente as diretrizes do CFM para garantir a segurança, a confidencialidade e a integridade das informações. Essa prática facilita a gestão do PCMSO, porém exige atenção às normas técnicas e éticas da medicina.

7.6.2 O Médico Responsável pelo PCMSO deve elaborar relatório analítico do Programa anualmente, considerando a data do último relatório, contendo, no mínimo:

Comentário: O item 7.6.2 da NR-7 estabelece que o Médico Responsável pelo PCMSO deve elaborar um relatório analítico anual do programa. Esse relatório deve ser feito com base na data do último relatório elaborado, garantindo que haja uma continuidade na avaliação e no acompanhamento da saúde dos trabalhadores.

A seguir estão os principais aspectos que devem ser considerados para entender e explicar a importância do Relatório Analítico do PCMSO:

1. Objetivo do Relatório Analítico: Fornecer uma análise detalhada da execução do PCMSO ao longo do ano, permitindo a avaliação da eficácia do programa e a identificação de possíveis riscos à saúde dos trabalhadores. O Relatório serve como uma ferramenta para a empresa e o Médico Responsável planejarem ações preventivas e corretivas, visando a melhoria contínua das condições de saúde no ambiente de trabalho.

2. Periodicidade: O relatório deve ser elaborado anualmente, considerando a data do último relatório. Isso garante que haja uma periodicidade regular na análise dos dados e na tomada de decisões.

3. Conteúdo mínimo do relatório: O relatório deve conter, no mínimo:

- Dados epidemiológicos relacionados à saúde dos trabalhadores.
- Identificação de possíveis agravos à saúde relacionados ao trabalho.
- Ações preventivas e corretivas implementadas.
- Resultados de exames complementares (quando aplicável).
- Análise da eficácia do programa e sugestões de melhorias.

4. Responsabilidade do médico: O Médico Responsável pelo PCMSO é o profissional habilitado para elaborar o relatório analítico, garantindo que seja baseado em dados técnicos e científicos. Ele deve assegurar que o relatório seja claro, objetivo e útil para a gestão da saúde ocupacional na empresa.

5. Importância para a empresa e os trabalhadores: Para a empresa, o relatório é um instrumento de gestão que ajuda a cumprir as obrigações legais e promover o ambiente de trabalho mais seguro e saudável. Para os trabalhadores, o relatório demonstra o compromisso do Médico Responsável pelo PCMSO e, consequentemente da empresa, com a sua saúde e bem-estar, além de contribuir para a prevenção de doenças ocupacionais.

Em resumo, o item 7.6.2 da NR-7 reforça a importância da elaboração de um Relatório Analítico Anual do PCMSO. Esse documento legal é essencial para uma avaliação contínua do programa, do PDCA frequente, além da identificação de riscos com a implantação de medidas de controle que devem ser aperfeiçoadas no PGR.

a) o número de exames clínicos realizados;

Comentário: O Relatório Analítico deve conter, no mínimo, informações sobre o número de exames clínicos e ocupacionais realizados. O escopo desse relatório deve ser elaborado por setor, função ou unidade operacional.

b) o número e tipos de exames complementares realizados;

Comentário: Informar no Relatório Analítico os tipos de exames complementares realizados pelos trabalhadores durante o exame médico ocupacional (ex.: dosagem de meta-hemoglobina no sangue, radiografia de tórax, espirometria, exame audiométrico).

c) estatística de resultados anormais dos exames complementares, categorizados por tipo do exame e por unidade operacional, setor ou função;

Comentário: O Relatório Analítico deve ser elaborado mostrando a estatística dos resultados anormais, tão somente os anormais, dos exames complementares realizados, quando necessários, durante o exame médico ocupacional.

d) incidência e prevalência de doenças relacionadas ao trabalho, categorizadas por unidade operacional, setor ou função;

Comentário: O Médico Responsável pelo PCMSO deve, ao elaborar o relatório analítico, incluir a incidência e a prevalência de doenças relacionadas ao trabalho.

A incidência deve tratar dos casos novos de doenças relacionadas ao trabalho que ocorreram no decorrer do ano. A prevalência deve tratar dos casos antigos (anos anteriores) e dos casos novos (ocorridos no ano vigente).

Esses dados são de fundamental importância para a discussão entre os anos de desenvolvimento do PCMSO e para a identificação dos principais riscos ocupacionais que serviram (ou servem) para a determinação de doenças nos trabalhadores. Consequentemente, os cálculos de incidência e prevalência de doenças relacionadas ao trabalho vão servir para aperfeiçoar as medidas de prevenção e controle do Plano de Ação do PGR.

A incidência e a prevalência de doenças relacionadas ao trabalho devem aparecer no relatório, categorizadas por setor, função ou unidade operacional.

e) informações sobre o número, tipo de eventos e doenças informadas nas CAT emitidas pela organização, referentes a seus empregados;

Comentário: O Médico Responsável pelo PCMSO deve incluir no relatório analítico o número e o tipo de eventos da legislação previdenciária, bem como as doenças que foram comunicadas nas CAT. Esse procedimento é importante para acompanhar a avaliação e a eficácia das medidas de prevenção que estão sendo adotadas no Plano de Ação do PGR e para o Médico Responsável ter a condição de identificar novos riscos ocupacionais que deverão passar a ser monitorados pelo PGR e pelo PCMSO.

f) análise comparativa em relação ao relatório anterior e discussão sobre as variações nos resultados.

Comentário: Todo relatório analítico deve promover uma análise comparativa entre o ano anterior e o vigente. Essa análise comparativa tem o objetivo de abrir uma discussão sobre as variações nos resultados obtidos no final do ano vigente. O objetivo dessa análise comparativa entre presente e passado é entender o que causou as variações nos resultados, sejam eles favoráveis ou negativos. Assim, a finalização do relatório poderá sugerir medidas necessárias para a oportunidade de melhoria ou para manter o bom desempenho em SST.

Essa análise permite avaliar a evolução de programas (PGR e PCMSO) a longo prazo.

7.6.2 A organização deve garantir que o Médico Responsável pelo PCMSO considere, na elaboração do relatório analítico, os dados dos prontuários médicos a ele transferidos, se for o caso.

Comentário: Este item estabelece uma diretriz importante sobre a responsabilidade da organização (empresa) e do Médico Responsável pelo PCMSO em relação ao uso dos dados dos prontuários médicos na elaboração do Relatório Analítico.

O PCMSO é um programa obrigatório que visa promover e preservar a saúde dos trabalhadores, prevenindo agravos relacionados ao trabalho. O Relatório Analítico é um documento elaborado pelo Médico Responsável pelo PCMSO que contém uma análise dos dados de saúde dos trabalhadores, com o objetivo de identificar possíveis riscos ocupacionais e propor medidas de prevenção.

O item determina que a organização (empresa) deve garantir que o Médico Responsável pelo PCMSO considere, na elaboração do Relatório Analítico, os dados dos prontuários médicos que lhe foram transferidos, se for o caso. Isso significa que, se houver prontuários médicos disponíveis e relevantes para a análise, eles devem ser utilizados pelo médico como base para a elaboração do relatório.

Explicação detalhada

Responsabilidade da empresa: A empresa é responsável por fornecer ao Médico Responsável pelo PCMSO todos os dados necessários para a elaboração do Relatório Analítico, incluindo os prontuários médicos dos trabalhadores, quando aplicável. Isso garante que o médico tenha acesso a informações completas e precisas sobre a saúde dos trabalhadores, o que é essencial para uma análise adequada.

Uso dos prontuários médicos: Os prontuários contêm informações importantes sobre a saúde do trabalhador, como o histórico médico, resultados de exames, diagnósticos, tratamento e outras informações relevantes. O Médico Responsável deve utilizar esses dados como base da elaboração do Relatório Analítico, desde que sejam pertinentes e estejam disponíveis.

"Se for o caso": A expressão "se for o caso" indica que nem sempre os prontuários médicos serão necessários ou disponíveis para a elaboração do Relatório Analítico. Por exemplo, em empresas menores ou em situações nas quais não há prontuários médicos preexistentes, o médico pode basear sua análise em outros dados, como exames admissionais, periódicos ou demissionais.

Objetivo do Relatório Analítico: O relatório tem como objetivo identificar possíveis riscos à saúde dos trabalhadores, avaliar a eficácia das medidas de prevenção adotadas e propor melhorias no PCMSO. A utilização dos prontuários médicos, quando disponíveis, enriquece a análise e torna o relatório mais completo e embasado.

Assim, o item 7.6.2 da NR-7 reforça a importância da colaboração entre a empresa e o Médico Responsável pelo PCMSO. A empresa deve garantir que o médico tenha acesso aos prontuários médicos, quando disponíveis e relevantes, para que ele possa considerá-los na elaboração do Relatório Analítico. Isso assegura que o relatório seja baseado em dados concretos e contribua para a melhoria contínua das condições de saúde e segurança no trabalho.

Em síntese, esse item visa garantir que o PCMSO seja implementado de forma eficaz, com base em informações confiáveis e completas, beneficiando tanto os trabalhadores quanto a organização.

7.6.3 Caso o Médico Responsável pelo PCMSO não tenha recebido os prontuários médicos ou considere as informações insuficientes, deve informar o ocorrido no relatório analítico.

Comentário: Este item trata da responsabilidade do Médico Responsável pelo PCMSO em relação à qualidade e à completude das informações contidas nos prontuários médicos dos trabalhadores.

O PCMSO é um programa obrigatório para todas as empresas, que visa promover e preservar a saúde dos trabalhadores. O Médico Responsável pelo PCMSO precisa ter acesso aos prontuários médicos dos trabalhadores, que são documentos que contêm informações sobre a saúde de cada trabalhador, incluindo exames, diagnósticos, tratamento e outras informações relevantes.

O item 7.6.3 estabelece que, caso o Médico Responsável pelo PCMSO não receba os prontuários médicos ou considere que as informações contidas neles são insuficientes para uma avaliação adequada da saúde do trabalhador, ele deve registrar essa ocorrência no Relatório Analítico do PCMSO.

Explicações detalhadas do registro da ocorrência no Relatório Analítico:

- **Falta de prontuários ou informações insuficientes:** Se o médico não receber os prontuários médicos dos trabalhadores (exemplo, se a empresa não os fornecer), ou se as informações presentes nesses prontuários forem incompletas ou inadequadas para uma avaliação médica precisa, isso pode comprometer a eficácia do PCMSO.
- **Registro no Relatório Analítico:** O Médico Responsável deve documentar essa falha no Relatório Analítico, que é um documento legal que compila as análises e conclusões do PCMSO ao longo de um período. Esse registro serve para formalizar a situação e alertar a empresa sobre a necessidade de corrigir a falha, garantindo que o PCMSO possa ser executado de forma adequada.
- **Importância do Relatório Analítico:** É um documento importante para a fiscalização do Ministério do Trabalho. Ele demostra se o PCMSO está sendo implementado corretamente e se a empresa está cumprindo suas obrigações em relação à saúde dos trabalhadores.

A falta de prontuários ou informações insuficientes pode ser interpretada como uma falha no cumprimento da NR-7, o que pode resultar em penalidades para a empresa.

Portanto, o item 7.6.3 da NR-7 reforça a importância da transparência e da completude das informações médicas no âmbito do PCMSO. Se o Médico Responsável identificar que os prontuários não foram fornecidos ou estão incompletos, ele deve registrar essa situação no Relatório Analítico, o que serve como um alerta para a empresa regularizar a situação e garantir a efetividade do programa.

Esse procedimento visa proteger a saúde dos trabalhadores e garantir que o PCMSO cumpra o seu papel de prevenção e promoção da saúde ocupacional.

7.6.4 O relatório analítico deve ser apresentado e discutido com os responsáveis por segurança e saúde no trabalho da organização, incluindo a CIPA, quando existente, para que as medidas de prevenção necessárias sejam adotadas na organização.

Comentário: O item 7.6.4 determina que o Relatório Analítico deve ser apresentado e discutido com os responsáveis pela segurança e saúde no trabalho da organização, incluindo a CIPA (quando existente). O objetivo dessa discussão é garantir que as medidas de prevenção necessárias sejam adotadas pela organização.

Explicação: Apresentação do Relatório Analítico: O Médico Responsável pelo PCMSO deve elaborar o Relatório Analítico com base nos dados de saúde dos trabalhadores e outros registros relevantes. A razão da apresentação do Relatório Analítico aos responsáveis pela segurança e a saúde no trabalho da empresa, como o SESMT, se houver, e a CIPA, quando existente, é porque são segmentos que podem perfeitamente aprovar ou questionar o conteúdo do Relatório Analítico.

Discussão do relatório: A apresentação desse documento deve ser acompanhada de uma discussão com os responsáveis por SST, incluindo os cipeiros, para que todos compreendam as conclusões e recomendações contidas no relatório. Essa discussão é essencial para alinhar as ações de prevenção e garantir que as medidas propostas sejam viáveis e eficazes.

Participação da CIPA: A CIPA é um órgão composto por representantes dos trabalhadores e da empresa, que tem como objetivo identificar e mapear os riscos no ambiente de trabalho e propor medidas para melhorar as condições de segurança e saúde. Quando a CIPA existe, ela deve participar da discussão do Relatório Analítico, pois seus membros têm conhecimento prático das condições de trabalho e podem contribuir com *insights* valiosos para a implementação das medidas de prevenção.

Adoção de medidas de prevenção: O objetivo de apresentação e discussão do Relatório Analítico é garantir que as medidas de prevenção necessárias sejam adotadas pela organização. Essas medidas podem incluir mudanças nos processos de trabalho, melhorias nas condições ambientais, treinamentos, aquisição de equipamentos de proteção individual (EPI) ou coletiva (EPC), entre outras ações.

Importância da colaboração: A colaboração entre o Médico Responsável pelo PCMSO, o SESMT, a CIPA e outros responsáveis pela segurança e saúde no trabalho é fundamental para o sucesso do PCMSO. Essa integração garante que as medidas de prevenção sejam implementadas de forma eficaz, beneficiando a saúde e a segurança dos trabalhadores.

Conclusão: Este item fortifica a importância da transparência e da colaboração na gestão da saúde ocupacional (GSO). O Relatório Analítico deve ser apresentado e discutido com os responsáveis pela SST, incluindo a CIPA, quando existente, para que as medidas de prevenção necessárias sejam garantidas pela organização.

7.6.5 As organizações de graus de risco 1 e 2 com até 25 (vinte e cinco) empregados e as organizações de graus de risco 3 e 4 com até 10 (dez) empregados podem elaborar relatório analítico apenas com as informações solicitadas nas alíneas "a" e "b" do subitem 7.6.2.

Comentário: Este item estabelece uma flexibilização para micro e pequenas empresas, permitindo que organizações de menor porte e com menor grau de risco elaborem o Relatório Analítico do PCMSO de forma simplificada.

O PCMSO é um programa obrigatório para todas as empresas, independentemente do tamanho ou grau de risco. No entanto, a NR-7 reconhece que micro e pequenas empresas têm realidades diferentes de grandes organizações, especialmente em termos de estrutura e recursos. Por isso, o item 7.6.5 oferece uma alternativa simplificada para a elaboração do Relatório Analítico nessas empresas.

O que diz o item?

Organizações de graus de risco 1 e 2 com até 25 empregados, e organizações de graus de risco 3 e 4 com até 10 empregados, podem elaborar o Relatório Analítico do PCMSO apenas com as informações solicitadas nas alíneas "a" e "b" do subitem 7.6.2.

Explicação:

Graus de risco e tamanho da empresa: As empresas são classificadas em graus de risco de 1 a 4, conforme o CNAE que exercem. O grau de risco 1 é o menos perigoso, o grau de risco 4 é o mais perigoso.

O item 7.6.5 aplica-se a empresas de menor porte (micro e pequenas) e com menor grau de risco, reconhecendo que essas empresas têm menos complexidade em termos de riscos ocupacionais.

Informações das alíneas "a" e "b" do subitem 7.6.2: Este subitem estabelece que o Médico Responsável pelo PCMSO deve considerar, na elaboração do Relatório Analítico, os dados dos prontuários médicos e outras informações relevantes. A alínea "a" informa dados gerais da empresa, como número de funcionários, setores de atividade e grau de risco. A alínea "b" informa sobre a saúde dos trabalhadores, como resultado de exames médicos ocupacionais, além de outros dados relevantes.

Simplificação do Relatório Analítico: Para as empresas enquadradas no item 7.6.5, o Relatório Analítico pode ser elaborado com base apenas nas informações das alíneas "a" e "b". Isso significa que essas empresas não precisam incluir análises mais complexas ou detalhadas no relatório, desde que atendam aos requisitos mínimos estabelecidos.

Objetivo da flexibilização: A simplificação visa reduzir a burocracia e os custos para micro e pequenas empresas, sem comprometer a proteção da saúde dos trabalhadores. Ainda assim, o relatório simplificado deve ser suficiente para identificar possíveis riscos à saúde e propor medidas de prevenção adequadas.

Em vista disso, o item 7.6.5 da NR-7 reconhece as particularidades das micro e pequenas empresas, permitindo que as mesmas elaborem o Relatório Analítico do PCMSO de forma simplificada, com base apenas nas informações das alíneas "a" e "b".

Essa flexibilização garante que essas empresas cumpram a NR-7 de forma acessível, sem sobrecarregá-las com exigências excessivas, porém mantendo o foco na proteção da saúde dos trabalhadores. Em síntese, esse item pretende buscar o equilíbrio entre a obrigatoriedade do PCMSO e a realidade das pequenas organizações.

7.7 Microempreendedor Individual – MEI, Microempresa – ME e Empresa de Pequeno Porte – EPP

Comentário: O item 7.7 da NR-7 trata das obrigações relacionadas ao PCMSO especificamente para o Microempreendedor Individual (MEI), a Microempresa (ME) e a Empresa de Pequeno Porte (EPP). Este item estabelece que o MEI, a ME e a EPP estão passíveis de serem desobrigados da elaboração do PCMSO. Tal critério, aplicado apenas para estes tipos de organização, só é Autorizado em caso de preenchimento da Declaração de Inexistência de Risco – DIR. Neste caso, a organização está dispensada do PGR e do PCMSO. Entretanto, não será dispensada a realização para os seus trabalhadores do exame médico ocupacional.

Por que esta dispensa existe?

A dispensa da elaboração do PCMSO, por escrito, para MEI, ME e EPP foi criada para simplificar as obrigações destes pequenos negócios, reduzindo a burocracia e os custos, sem comprometer a saúde e a segurança dos trabalhadores. No entanto, isso não significa que essas empresas estão isentas de cumprir as demais exigências da NR-7.

Em caso de dispensa do PCMSO, o que o MEI, a ME e a EPP precisam fazer?

- Realizar os exames médicos: Garantir que todos os exames previstos na NR-7 sejam feitos nos momentos adequados.
- Manter registro: Apesar de não precisar elaborar o PCMSO por escrito, é necessário manter um controle dos exames realizados.
- Fornecer atendimento médico: Assegurar que os trabalhadores tenham acesso ao atendimento médico ocupacional quando necessário, incluindo exames complementares, se for o caso.

Importante:

- A dispensa do PCMSO por escrito, através da DIR, não elimina a responsabilidade do empregador em garantir a saúde e a segurança dos trabalhadores.
- Em caso de fiscalização, a empresa deve comprovar que está cumprindo as obrigações da NR-7, como a realização dos exames médicos.
- Em resumo, o item 7.7 da NR-7 facilita a vida do MEI, da ME e da EPP ao dispensar a elaboração do PCMSO por escrito, mas mantém a obrigação de cumprir as diretrizes de saúde ocupacional, como a realização dos exames médicos e o controle dos registros.

7.7.1 As MEI, ME e EPP desobrigadas de elaborar PCMSO, de acordo com o subitem 1.8.6 da NR-1, devem realizar e custear exames médicos ocupacionais admissionais, demissionais e periódicos a cada 2 anos, de seus empregados.

Comentário: As regras para Microempreendedores Individuais (MEI), Microempresas (ME) e Empresas de Pequeno Porte (EPP), que estão desobrigadas de elaborar PCMSO por escrito, conforme o previsto no subitem 1.8.1.6 da NR-1, podem ser explicadas através das seguintes ponderações:

Mesmo dispensadas de elaborar o PCMSO, as empresas mencionadas devem realizar e custear os exames médicos ocupacionais obrigatórios para os seus empregados, segundo a NR-7.

Deve ser garantido que a realização dos exames aconteça nos seguintes momentos:

- Exame admissional: Antes do início das atividades do trabalhador.
- Exame periódico: A cada 2 anos, para monitorar a saúde do trabalhador.
- Exame de retorno ao trabalho e exame de mudança de risco: Realizados quando necessários.
- Exame demissional: Quando necessário.

Apesar da dispensa da elaboração do PCMSO, a NR-7 mantém a obrigação de realizar os exames médicos ocupacionais, servindo para identificar precocemente possíveis doenças ou agravos relacionados ao trabalho e cumprir as diretrizes de saúde e segurança do trabalho, mesmo em empresas de menor porte.

O que MEI, ME e EPP precisam fazer na prática?

- Agendar e custear os exames.
- Respeitar a periodicidade dos exames.
- Manter registros: Guardar os documentos que comprovem a realização dos exames (ASO). Esses registros podem ser solicitados em caso de fiscalizações.

7.7.1.1 Os empregados devem ser encaminhados pela organização, para realização dos exames médicos ocupacionais, a:

Comentário: MEI, ME e EPP, mesmo dispensados da elaboração do PCMSO, devem encaminhar os empregados para a realização dos exames médicos ocupacionais. O encaminhamento pode acontecer a critério da organização.

a) médico do trabalho; ou

Comentário: O encaminhamento do trabalhador pela empresa dispensada da elaboração do PCMSO pode ser, de livre escolha, para um médico do trabalho.

Nota do Autor: A NR-7, no subitem 7.7.1.1, categoricamente determina que o exame médico ocupacional, neste caso, deve ser feito pelo médico do trabalho.

b) serviço médico especializado em medicina do trabalho, devidamente registrado, de acordo com a legislação.

Comentário: O subitem 7.7.1.1, na alínea "b" informa que o exame médico do trabalhador, de empresa pequena, dispensada do PCMSO, pode ser realizado por qualquer Clínica de Medicina Ocupacional, isto é, qualquer Serviço Médico Especializado em Medicina do Trabalho (SESI, SESC, Sindicatos etc.).

7.7.2 A organização deve informar, ao médico do trabalho ou ao serviço médico especializado em medicina do trabalho, que está dispensada da elaboração do PCMSO, de acordo com a NR-01, e que a função que o empregado exerce ou irá exercer não apresenta riscos ocupacionais.

Comentário: MEI, ME e EPP, quando dispensadas da elaboração do PCMSO, devem informar ao Médico do Trabalho ou informar ao Serviço Médico Especializado em Medicina do Trabalho da tal dispensa. Essa informação se dá pela apresentação, no momento do exame médico ocupacional, da Declaração de Inexistência de Risco (DIR).

Nota do Autor: O Conselho Regional de Medicina do Rio de Janeiro solicita que o médico do trabalho que realizar exame médico ocupacional de trabalhador oriundo de MEI, ME ou EPP deve, além de apresentar a DIR, ter a mesma registrada no ASO e no prontuário.

7.7.3 Para cada exame clínico ocupacional, o médico que realizou o exame emitirá ASO, que deve ser disponibilizado ao empregado, mediante recibo, em meio físico, quando assim solicitado, e atender ao subitem 7.5.19.1 desta NR.

Comentário: Esse item estabelece que, para cada exame médico ocupacional realizado, o médico do trabalho deve emitir o ASO, atestando as condições de saúde do trabalhador em relação à função que ele exerce ou irá exercer. O ASO pode ser emitido em meio físico, quando solicitado.

Nota do Autor: O exame médico ocupacional do trabalhador proveniente de MEI, ME ou EPP é a oficialização do "ASO avulso", devendo ser cercado de cuidados pelo médico quanto à realização do exame.

7.7.4 O relatório analítico não será exigido para:

Comentário: O item 7.7.4 da NR-7 trata da dispensa da elaboração do Relatório Analítico do PCMSO para Microempreendedores Individuais (MEI), Microempresas (ME) e Empresas de Pequeno Porte (EPP). Isto corresponde a mais um tratamento diferenciado para esses tipos de organização.

a) Microempreendedores individuais – MEI;

Comentário: O MEI é uma categoria empresarial criada para formalizar pequenos negócios, com características específicas, ou seja: número reduzido de empregados, isto é, o MEI pode contratar apenas um funcionário (além do próprio empreendedor); baixa complexidade operacional, isto é, as atividades desempenhadas pelo MEI geralmente envolvem riscos ocupacionais menores ou inexistentes, comparados com empresas maiores; recursos limitados, isto é, o MEI tem menos capacidade financeira e administrativa para cumprir exigências burocráticas complexas.

A dispensa do Relatório Analítico para o MEI justifica-se pela realidade operacional e administrativa desses pequenos negócios. Com apenas um empregado e atividades de baixa complexidade, a exigência de um relatório detalhado seria desproporcional e desnecessária. Todavia, o MEI continua obrigado a cumprir as demais exigências da NR-7, com a realização dos exames médicos ocupacionais, garantindo a saúde e a segurança do trabalhador. Essa medida visa simplificar a burocracia sem comprometer a proteção do trabalhador.

b) ME e EPP dispensadas da elaboração do PCMSO

Comentário: A dispensa do Relatório Analítico do PCMSO para Microempresas (ME) e Empresas de Pequeno Porte (EPP), conforme alínea "b" do item 7.7.4 da NR-7, tem uma justificativa clara e prática, alinhada com a realidade desses tipos de empresas.

Explicação detalhada:

Características das ME e EPP

As ME e EPP são categorias empresariais com características peculiares:

- **Número limitado de empregados:** As ME até 19 trabalhadores (no setor de comércio ou serviços) ou até nove funcionários (no setor industrial). As EPP até 99 funcionários (no setor de comércio ou serviços) ou até 49 funcionários (no setor industrial).

- **Estrutura administrativa reduzida:** Geralmente, essas empresas têm menos recursos humanos e financeiros para lidar com burocracias complexas.

Objetivo do Relatório Analítico

Analisar os dados estatísticos e qualitativos sobre a saúde dos trabalhadores; identificar tendências de doenças ocupacionais; avaliar a eficácia das medidas de prevenção adotadas pela empresa (ME ou EPP).

No caso das ME e EPP, o número reduzido de funcionários e a menor complexidade das atividades tornam a elaboração do Relatório Analítico menos útil e mais onerosa.

Conclui-se que a dispensa do Relatório Analítico para Microempresas e Empresas de Pequeno Porte, conforme a alínea "b" do item 7.7.4 da NR-7, justifica-se pela realidade operacional e administrativa dessas empresas. Com um número reduzido de funcionários e atividades de menor complexidade, a exigência de um relatório detalhado seria desproporcional e desnecessária. No entanto, essas empresas continuam obrigadas a cumprir as demais exigências da NR-7, como a realização de exames médicos ocupacionais, garantindo a saúde e a segurança dos trabalhadores.

Anexos

Anexo I - Monitoração da Exposição Ocupacional a Agentes Químicos (Alterado pela Portaria MTP nº 567, de 10 de março de 2022)

Quadro 1 - Indicadores Biológicos de Exposição Excessiva (IBE/EE)*

Substância	Monitoração Biológica	Coleta
Acetona	Dosagem de Acetona na urina	FJ (Final da Jornada de Trabalho)
Anilina	Dosagem de Ácido Para-aminofenol na urina ou de Meta-hemoglobina no sangue	FJ (Final da Jornada de Trabalho)
Arsênio elementar e seus compostos inorgânicos solúveis, exceto arsina e Arsenato de Gálio	Dosagem de Arsênio Inorgânico + Metabólitos Metilados na Urina	FS (Após quatro ou cinco jornadas de trabalho consecutivas)
Benzeno	Dosagem de Ácido Fenil Mercaptúrico (S-PMA) na urina ou Dosagem do Ácido Trans,Trans-Mucônico (TTMA) na urina	FJ (Final da Jornada de Trabalho)
1,3 Butadieno	Dosagem de 1, 2-4(n-acetilcisteína) Butano na urina	FJ (Final da Jornada de Trabalho)
2-Butoxietanol	Dosagem de Ácido Butoxiacético na urina (BAA)	FJ (Final da Jornada de Trabalho)

Substância	Monitoração Biológica	Coleta
Sulfeto de Carbono	Dosagem de Ácido Fenil 2-Tioxotiazolidina 4 Carboxílico (TTCA) na urina	FJ (Final da Jornada de Trabalho)
Clorobenzeno	Dosagem de 4-Clorocatecol na urina ou p-clorocatecol na urina	FJFS (Final do último dia de jornada de trabalho)
Monóxido de Carbono	Dosagem de Carboxi-hemoglobina no sangue ou de Monóxido de Carbono no ar exalado	FJ (Final da Jornada de Trabalho)
Chumbo Tetraetila	Dosagem de Chumbo na urina	FJ (Final da Jornada de Trabalho)
Cromo Hexavalente	Dosagem de Cromo na urina que deve ser realizada de duas formas	FJFS (Final do último dia de jornada de trabalho). AJ-FJ (Diferença entre pré e pós-jornada de trabalho/ aumento durante a jornada de trabalho)
Cobalto e seus compostos inorgânicos, incluindo óxidos de cobalto, mas não combinados com carbeto de tungstênio	Dosagem de Cobalto na urina	FJFS (Final do último dia de jornada de trabalho)
Ciclo-hexanona	Dosagem do 1.2 Ciclo-hexanodiol (H) na urina ou; Dosagem de Ciclo-hexanol na urina	FJFS (Final do último dia de jornada de trabalho). FJ (Final da Jornada de Trabalho)
Diclorometano	Dosagem de Diclorometano na urina	FJ (Final da Jornada de Trabalho)
N,N Dimetil Acetamida	Dosagem de N-N Metilacetamida na urina	FJFS (Final do último dia de jornada de trabalho)
N,N Dimetilformamida	Dosagem do N-metilformamida total na urina. Obs: A N-metilformamida com N (Hidroximetil-N-metilformamida) ou; Dosagem de N-acetil-S-(N-metilcarbemoil) cisteína na urina	FJ (Final da Jornada de Trabalho). FJFS (Final do último dia de jornada de trabalho)

Substância	Monitoração Biológica	Coleta
Etoxietanol e Etoxietilacetato	Dosagem de Ácido Etoxiacético na urina	FJFS (Final do último dia de jornada de trabalho)
Óxido de Etileno	Dosagem de Adultos de N-(2-hidroxietil) Valina (HEV) em hemoglobina	NC (Não Crítica, ou seja, pode ser colhida a amostra a qualquer momento, desde que o trabalhador esteja trabalhando nas últimas semanas)
Etilbenzeno	Dosagem da soma dos Ácidos Mandélicos e Fenilglicoxílico na urina	FJ (Final da Jornada de Trabalho)
Furfural	Dosagem de Ácido Furoico (H) na urina	FJ (Final da Jornada de Trabalho)
1,6 Di-isocianato de Hexametileno (HDI)	Dosagem de 1.6 Hexametilenodiamina na urina	FJ (Final da Jornada de Trabalho)
N-Hexano	Dosagem de 2.5 Hexanodiona (HS) na urina	FJ (Final da Jornada de Trabalho)
Mercúrio Metálico	Dosagem de Mercúrio na urina	AJ (Antes da jornada de trabalho)
Metanol	Dosagem de Metanol na urina	FJ (Final da Jornada de Trabalho)
Indutores da Meta-hemoglobina	Dosagem de Meta-hemoglobina no sangue	FJ (Final da Jornada de Trabalho)
2-Metoxietano e 2-Metoxietil Acetato	Dosagem de Ácido 2-Metoxiacético na urina	FJFS (Final do último dia de jornada de trabalho)
Metilbutilcetona	Dosagem de 2.5 Hexanodiona na urina	FJFS (Final do último dia de jornada de trabalho)

Substância	Monitoração Biológica	Coleta
1,1,1 Tricloroetano	Dosagem de Metilclorofórmio no ar exalado ou; Dosagem do Ácido Tricloroacético na urina ou; Dosagem do Tricloroetanol total na urina ou; Dosagem do Tricloroetanol total no sangue	AJFS (Início da última jornada de trabalho da semana). FJFS (Final do último dia de jornada de trabalho).
Metiletilcetona (MEK)	Dosagem de MEK na urina	FJ (Final da Jornada de Trabalho)
Metilisobutilcetona (MIBK)	Dosagem de MIBK na urina	FJ (Final da Jornada de Trabalho)
N-Metil-2-Pirrolidona	Dosagem de 5-hidroxi-n-metil-2-pirrolidona na urina	FJ (Final da Jornada de Trabalho)
Nitrobenzeno	Dosagem de Meta-hemoglobina no sangue.	FJ (Final da Jornada de Trabalho)
Fenol	Dosagem de Fenol na urina	FJ (Final da Jornada de Trabalho)
2-Propanol	Dosagem de Acetona na urina	FJFS (Final do último dia de jornada de trabalho)
Estireno	Dosagem da soma dos Ácidos Mandélicos e Fenilglicoxílico na urina ou Dosagem do Estireno na urina	FJ (Final da Jornada de Trabalho)
Tetracloroetileno	Dosagem de Tetracloroetileno no ar exalado ou Dosagem do Tricloroetileno no sangue	AJ (Antes da jornada de trabalho)
Tetra-hidrofurano	Dosagem de Tetra-hidrofurano na urina	FJ (Final da Jornada de Trabalho)
Substância	Monitoração Biológica	Coleta

Tolueno	Dosagem de Tolueno no sangue ou; Dosagem de Tolueno na urina ou; Dosagem de Ortocresol na urina (H)	AJFS (Início da última jornada de trabalho da semana). FJ (Final da jornada de trabalho). FJ (Final da jornada de trabalho)
2,4 e 2,6 Tolueno Di-isocianato (puros ou em mistura dos dois isômeros)	Dosagem da soma dos isômeros 2.4 e 2.6 Toluenodiamino na urina (H)	FJ (Final da Jornada de Trabalho)
Tricloroetileno	Dosagem de Ácido Tricloroacético na urina ou; Dosagem de Tricloroetanol no sangue (HS)	FJFS (Final do último dia de jornada de trabalho)
Xileno	Dosagem de Ácido Metil-hipúrico na urina	FJ (Final da Jornada de Trabalho)

Quadro 2. Indicadores Biológicos de Exposição com Significado Clínico (IBE/SC)*
(Alterado pela Portaria MTP nº 567, de 10 de março de 2022)

Substância	Número CAS	Indicador	Coleta	Valor do IBE/SC	Observações
Cádmio e seus compostos inorgânicos	7440-43-9	Cádmio na urina	NC	5 µg/g creat.	-
Chumbo e seus compostos inorgânicos	7439-92-1	Chumbo no sangue (Pb-S) e	NC	60 µg/100 mL$^{(M)}$	EPNE
		Ácido Delta Aminolevulínico na urina (ALA- U)	NC	10 mg/g creat.	EPNE, PNE
Inseticidas inibidores da colinesterase		Atividade da acetilcolinesterase eritrocitária ou	FJ	70% da atividade basal (#)	NE
		Atividade da butilcolinesterase no plasma ou soro	FJ	60% da atividade basal (#)	NE
Flúor, ácido fluorídrico e fluoretos inorgânicos		Fluoreto urinário	AJ48	2 mg/L	EPNE

Nota do Autor: Os produtos químicos e os respectivos Indicadores Biológicos de Exposição Excessiva (IBE/EE) do Quadro 1 estão detalhados no Capítulo 6 (Análise dos Anexos da NR-7 – PCMSO). No Capítulo 6 também estão relacionados os IBE/SC do Quadro 2 do Anexo I da NR-7.

Abreviaturas:

IBE/EE – Indicadores Biológicos de Exposição Excessiva.

IBE/SC – Indicadores Biológicos de Exposição com Significado Clínico.

µg/g creat. – Microgramas por grama de creatinina.

µg/L – Microgramas por litro.

AJ – Antes da Jornada.

AJ-FJ – Diferença pré e pós-jornada.

AJ48 – Antes da jornada com no mínimo 48 horas sem exposição.

AJFS – Início da última jornada de trabalho da semana.

EPNE – Encontrado em populações não expostas ocupacionalmente.

FJ – Final de jornada de trabalho.

FJFS – Final do último dia de jornada da semana.

FS – Após 4 ou 5 jornadas de trabalho consecutivas.

H – Método analítico exige hidrólise para este IBE/EE.

SH – O método analítico deve ser realizado sem hidrólise para este IBE/EE.

mg/L – Miligramas por litro.

NC – Não crítica (pode ser colhido a qualquer momento desde que o trabalhador esteja trabalhando nas últimas semanas).

NE – Não específico (pode ser encontrado por exposições a outras substâncias).

NF – Valores para não fumantes (fumantes apresentam valores basais elevados deste indicador que inviabilizam a interpretação).

pmol/g hemog – Picomoles por grama de hemoglobina.

ppm – Partes por milhão.

Anexo II - Controle Médico Ocupacional da Exposição a Níveis de Pressão Sonora Elevados

1 Este Anexo estabelece diretrizes para avaliação e controle médico ocupacional da audição de empregados expostos a níveis de pressão sonora elevados.

2 Devem ser submetidos a exames audiométricos de referência e sequenciais todos os empregados que exerçam ou exercerão suas atividades em ambientes cujos níveis de pressão sonora estejam acima dos níveis de ação, conforme informado no PGR da organização, independentemente do uso de protetor auditivo.

2.1 Compõem os exames audiológicos de referência e sequenciais:

a) anamnese clínico-ocupacional;

b) exame otológico;

c) exame audiométrico realizado segundo os termos previstos neste Anexo;

d) outros exames audiológicos complementares solicitados a critério médico.

3 Exame audiométrico

3.1 O exame audiométrico será realizado em cabina audiométrica, cujos níveis de pressão sonora não ultrapassem os níveis máximos permitidos, de acordo com a norma técnica ISO 8253-1.

3.1.1 Nas empresas em que existir ambiente acusticamente tratado, que atenda à norma técnica ISO 8253-1, a cabina audiométrica poderá ser dispensada.

3.2 O audiômetro deve ser submetido a procedimentos de verificação e controle periódico do seu funcionamento, incluindo:

I. aferição acústica anual;

II calibração acústica:

a) sempre que a aferição acústica indicar alteração;

b) quando houver recomendação de prazo pelo fabricante;

c) a cada 5 (cinco) anos, se não houver indicação do fabricante.

III. aferição biológica precedendo a realização dos exames audiométricos.

3.2.1 Os procedimentos constantes das alíneas "a" e "b" acima devem seguir o preconizado na norma técnica ISO 8253-1, e os resultados devem ser incluídos em certificado de aferição e/ou calibração que acompanhará o equipamento.

3.2.1.1 Na impossibilidade da realização do exame audiométrico nas condições previstas no item 3.1, o responsável pela execução do exame avaliará a viabilidade de sua realização em ambiente silencioso, por meio do exame audiométrico em 2 (dois) indivíduos, cujos limiares auditivos sejam conhecidos, detectados em exames audiométricos de referência atuais, e que não haja diferença de limiar auditivo, em qualquer frequência e em qualquer um dos 2 (dois) indivíduos examinados, acima de 5 (cinco) dB (NA) (nível de audição em decibéis).

3.3 O exame audiométrico deve ser executado por médico ou fonoaudiólogo, conforme resoluções dos respectivos conselhos federais profissionais.

3.4 O empregado deve permanecer em repouso auditivo por um período mínimo de 14 horas até o exame audiométrico.

O resultado do exame audiométrico deve ser registrado e conter, no mínimo:

a) nome, idade, CPF e função do empregado;

b) razão social da organização e CNPJ ou CPF;

c) tempo de repouso auditivo cumprido para a realização do exame audiométrico;

d) nome do fabricante, modelo e data da última aferição acústica do audiômetro;

e) traçado audiométrico e símbolos, conforme indicados neste Anexo;

f) nome, número de registro no conselho regional e assinatura do profissional responsável pelo exame audiométrico.

3.6 O exame audiométrico deve ser realizado, sempre, pela via aérea nas frequências de 500, 1.000,.1 2.000. 3.00, 4.000, 6.000 e 8.000 Hz.

3.6.1 No caso de alteração detectada no teste pela via aérea, a audiometria deve ser feita, também, por via óssea, nas frequências de 500, 1.000, 2.000, 3.000 e 4.000 Hz, ou ainda segundo a avaliação do profissional responsável pela execução do exame.

3.6.2 Segundo a avaliação do profissional responsável, no momento da execução do exame, podem ser determinados os Limiares de Reconhecimento de Fala – LRF.

4 Periodicidade dos exames audiométricos

4.1 O exame audiométrico deve ser realizado, no mínimo:

a) na admissão;

b) anualmente, tendo como referência o exame da alínea "a" acima;

c) na demissão.

4.1 1 Na demissão pode ser aceito exame audiométrico realizado até 120 (cento e vinte) 4.2 dias antes da data de finalização do contrato de trabalho.

4.2 O intervalo entre os exames audiométricos pode ser reduzido a critério do médico do trabalho responsável pelo PCMSO.

4.3 O empregado deve ser submetido a exame audiométrico de referência e a exames audiométricos sequenciais na forma descrita nos subitens seguintes.

4.3.1 Exame audiométrico de referência é aquele com o qual os exames sequenciais serão comparados e que deve ser realizado:

a) quando não houver um exame audiométrico de referência prévio;

b) quando algum exame audiométrico sequencial apresentar alteração significativa em relação ao exame de referência.

4.3.2 Exame audiométrico sequencial é aquele que será comparado com o exame de referência e se aplica a todo empregado que já possua um exame audiométrico de referência prévio.

5 Interpretação dos resultados dos exames audiométricos

5.1 São considerados dentro dos limites aceitáveis, para efeito deste Anexo, os casos cujos audiogramas mostram limiares auditivos menores ou iguais a 25 (vinte e cinco) dB (NA) em todas as frequências examinadas.

5.2 São considerados sugestivos de Perda Auditiva Induzida por Níveis de Pressão Sonora Elevados (PAINPSE) os casos cujos audiogramas, nas frequências de 3.000 e/ou 4.000 e/ou 6.000 Hz, apresentem limiares auditivos acima de 25 (vinte e cinco) dB (NA) e mais elevados do que nas outras frequências testadas, estando estas comprometidas ou não, tanto no teste da via aérea quanto da via óssea, em um ou em ambos os lados.

5.2.1 Não são consideradas alterações sugestivas de PAINPSE aquelas que não se enquadrem nos critérios definidos no item 5.2 acima.

5.3 São considerados sugestivos de desencadeamento de PAINPSE os casos em que os limiares auditivos em todas as frequências testadas no exame audiométrico de referência e no sequencial permaneçam menores ou iguais a 25 (vinte e cinco) dB (NA), mas a comparação do audiograma sequencial com o de referência mostra evolução que preencha um dos critérios abaixo:

a) a diferença entre as médias aritméticas dos limiares auditivos no grupo de frequências de 3.000, 4.000 e 6.000 Hz iguala ou ultrapassa 10 (dez) dB (NA);

b) a piora em pelo menos uma das frequências de 3.000, 4.000 ou 6.000 Hz iguala ou ultrapassa 15 (quinze) dB (NA).

5.3.1 São considerados também sugestivos de desencadeamento de PAINPSE os casos em que apenas o exame audiométrico de referência apresente limiares auditivos em todas as frequências testadas menores ou iguais a 25 (vinte e cinco) dB (NA), e a comparação do audiograma sequencial com o de referência preencha um dos critérios abaixo:

a) a diferença entre as médias aritméticas dos limiares auditivos no grupo de frequências de 3.000, 4.000 e 6.000 Hz iguala ou ultrapassa 10 (dez) dB (NA);

b) a piora em pelo menos uma das frequências de 3.000, 4.000 ou 6.000 Hz iguala ou ultrapassa 15 dB (NA).

5.4 São considerados sugestivos de agravamento da PAINPSE os casos já confirmados em exame audiométrico de referência e nos quais a comparação de exame audiométrico sequencial com o de referência mostra evolução que preenche um dos critérios abaixo:

a) a diferença entre as médias aritméticas dos limiares auditivos no grupo de frequências de 500, 1.000 e 2.000 Hz, ou no grupo de frequências de 3.000, 4.000 e 6.000 Hz iguala ou ultrapassa 10 (dez) dB (NA);

b) a piora em uma frequência isolada iguala ou ultrapassa 15 (quinze) dB (NA).

5.5 Para fins deste Anexo, o exame audiométrico de referência deve permanecer como tal até que algum dos exames audiométricos sequenciais demonstre desencadeamento ou agravamento de PAINPSE.

5.5.1 O exame audiométrico sequencial que venha a demonstrar desencadeamento ou agravamento de PAINPSE passará a ser, a partir de então, o novo exame audiométrico de referência.

6 O diagnóstico conclusivo, o diagnóstico diferencial e a definição da aptidão para a função ou atividade, na suspeita de PAINPSE, são atribuições do médico do trabalho responsável pelo PCMSO.

7 Devem ser motivo de especial atenção empregados expostos a substâncias ototóxicas e/ou vibração, de forma isolada ou simultanea à exposição a ruído potencialmente nocivo à audição.

8 A PAINPSE, por si só, não é indicativa de inaptidão para o trabalho, devendo-se levar em consideração na análise de cada caso, além do traçado audiométrico ou da evolução sequencial de exames audiométricos, os seguintes fatores:

a) a história clínica e ocupacional do empregado;

b) o resultado da otoscopia e de outros testes audiológicos complementares;

c) a idade do empregado;

d) os tempos de exposição pregressa e atual a níveis de pressão sonora elevados;

e) os níveis de pressão sonora a que o empregado estará, está ou esteve exposto no exercício do trabalho;

f) a demanda auditiva do trabalho ou da função;

g) a exposição não ocupacional a níveis de pressão sonora elevados;

h) a exposição ocupacional a outro(s) agente(s) de risco ao sistema auditivo;

i) a exposição não ocupacional a outro(s) agentes de risco ao sistema auditivo;

j) a capacitação profissional do empregado examinado;

k) os programas de conservação auditiva aos quais tem ou terá acesso o empregado.

9 Nos casos de desencadeamento ou agravamento de PAINPSE, conforme os critérios deste Anexo, o médico do trabalho responsável pelo PCMSO deve:

a) Definir a aptidão do empregado para a função;

b) Incluir o caso no Relatório Analítico do PCMSO;

c) Participar da implantação, aprimoramento e controle de programas que visem à conservação auditiva e prevenção da progressão da perda auditiva do empregado acometido e de outros expostos a riscos ocupacionais à audição, levando-se em consideração, inclusive, a exposição à vibração e a agentes ototóxicos ocupacionais;

d) Disponibilizar cópias dos exames audiométricos aos empregados.

10 Nos casos em que o exame audiométrico de referência demonstre alterações cuja evolução esteja em desacordo com os moldes definidos neste Anexo para PAINPSE, o médico do trabalho responsável pelo PCMSO deve:

a) Verificar a possibilidade da presença concomitante de mais de um tipo de agressão ao sistema auditivo;

b) Orientar e encaminhar o empregado para avaliação especializada;

c) Definir sobre a aptidão do empregado para função;

d) Participar da implantação e aprimoramento de programas que visem à conservação auditiva e prevenção da progressão da perda auditiva do empregado acometido e de outros expostos a riscos ocupacionais à audição, levando-se em consideração, inclusive, a exposição à vibração e a agentes ototóxicos ocupacionais;

e) Disponibilizar cópias dos exames audiométricos aos empregados.

Modelo de Formulário para Registro de Traçado Audiométrico

ORELHA DIREITA - Frequência em kHz

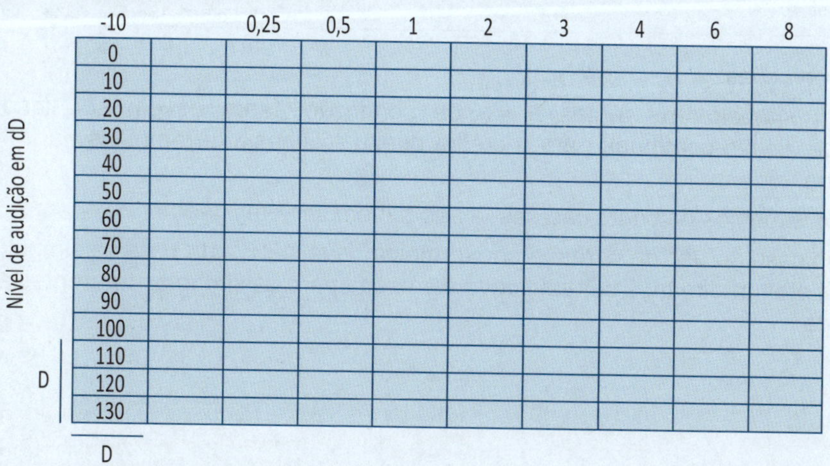

ORELHA ESQUERDA - Frequência em kHz

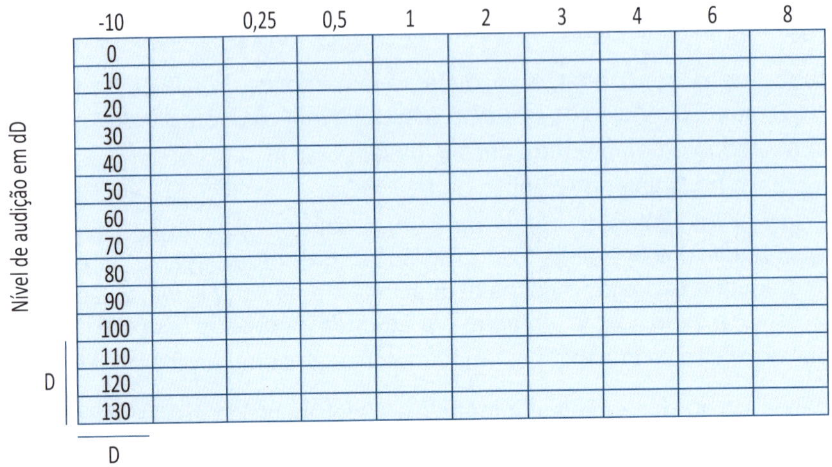

Observação: A distância entre cada oitava de frequência deve corresponder a uma variação de 20 dB no eixo do nível de audição (D).

Símbolos para Registros de Audiometrias

	ORELHA DIREITA	ORELHA ESQUERDA
RESPOSTAS PRESENTES Via de condução aérea Via de condução óssea	○ <	× >
RESPOSTA PRESENTES Via de condução aérea Via de condução óssea	○↙ <	×↘ >↓

Observações:

a) Os símbolos referentes à via de condução aérea devem ser ligados por meio de linhas contínuas para a orelha direita e linhas interrompidas para a orelha esquerda.

b) Os símbolos de condução óssea não devem ser interligados.

c) No caso do uso de cores: a cor vermelha deve ser usada para os símbolos referentes à orelha direita; a cor azul deve ser usada para os símbolos referentes à orelha esquerda.

Anexo III - Controle Radiológico e Espirométrico da Exposição a Agentes Químicos

1 A organização deve atender às obrigações de periodicidade, condições técnicas e parâmetros mínimos definidos neste Anexo para a realização de: (Caput *alterado pela Portaria MTP nº 567, de 10 de março de 2022)*

a) Radiografias de Tórax - RXTP em programas de controle médico em saúde ocupacional de empregados expostos a poeiras minerais, de acordo com os critérios da Organização Internacional do Trabalho - OIT;

b) Espirometrias para avaliação da função respiratória em empregados expostos a poeiras minerais e para avaliação de empregados com indicação de uso de equipamentos individuais de proteção respiratória.

2 Radiografias de Tórax para Apoio ao Diagnóstico de Pneumoconioses

2.1 Os procedimentos para realização de RXTP devem atender às diretrizes da Resolução da Diretoria Colegiada - RDC nº 330, de 20 de dezembro de 2019, que dispõe sobre o uso dos raios X diagnósticos em todo o território nacional, ou suas revisões mais recentes.

2.2 Os equipamentos utilizados para realização de RXTP devem possuir as seguintes características:

a) gerador monofásico de alta frequência de preferência e/ou trifásico de 6 a 12 pulsos, no mínimo de 500 mA;

b) tubo de raios X - 30/50;

c) filtro de alumínio de 3 a 5 mm;

d) grade fixa com distância focal de 1,50 m;

e) razão da grade 10:1 com mais de 100 colunas;

f) razão da grade 12:1 com 100 colunas.

2.2.1 As unidades móveis de raios X podem utilizar equipamentos de 300 mA (trezentos miliamperes) desde que o gerador tenha potência mínima de 30 kW (trinta quilowatts).

2.2.2 No caso de utilização de equipamentos para RXTP em unidades móveis, devem ser cumpridas, além do exigido acima, as seguintes condições:

a) dispor de alvará específico para funcionamento da unidade transportável de raios X;

b) ser realizado por profissional legalmente habilitado e sob a supervisão de responsável técnico nos termos da RDC já referida;

c) dispor de Laudo Técnico emitido por profissional legalmente habilitado, comprovando que os equipamentos utilizados atendem ao exigido neste Anexo.

2.3 A técnica radiológica para RXTP deve observar os seguintes padrões:

a) foco fino (0,6 a 1,2 mm);

b) 100 mA ou 200 mA (tubo de alta rotação);

c) tempo - 0,01 a 0,02 ou 0,03 segundos;

d) constante - 40 ou 50 kV (quilovolts).

2.4 O processamento dos filmes deve ser realizado por processadora automática e que atenda às exigências dos órgãos ambientais responsáveis.

2.5 A identificação dos filmes radiográficos utilizados em radiologia convencional deve incluir, no canto superior direito do filme radiográfico, a data da realização do exame, o número de ordem do serviço ou do prontuário do empregado e nome completo do empregado ou as iniciais do nome completo.

2.6 A leitura radiológica deve ser descritiva e, para a interpretação e emissão dos laudos dos RXTP, devem ser utilizados, obrigatoriamente, os critérios da OIT na sua revisão mais recente e a coleção de radiografias-padrão da OIT.

2.6.1 Em casos selecionados, a critério clínico, pode ser realizada a Tomografia Computadorizada de Alta Resolução de Tórax.

2.6.2 As leituras radiológicas devem ser anotadas em Folha de Leitura Radiológica que contenha a identificação da radiografia e do leitor, informações sobre a qualidade da imagem e os itens da classificação.

2.7 O laudo do exame radiológico deve ser assinado por um ou mais de um, em caso de múltiplas leituras, dos seguintes profissionais:

a) médico radiologista com título de especialista ou registro de especialidade no Conselho Regional de Medicina e com qualificação e/ou certificação em Leitura Radiológica das Pneumoconioses - Classificação Radiológica da OIT, por meio de curso/módulo específico;

b) médicos de outras especialidades, que possuam título ou registro de especialidade no Conselho Regional de Medicina em Pneumologia, Medicina do Trabalho ou Clínica Médica (ou uma das suas subespecialidades) e que possuam qualificação e/ou certificação em Leitura Radiológica das Pneumoconioses - Classificação Radiológica da OIT, por meio de curso/módulo específico.

2.8 As certificações são concedidas por aprovação nos exames do *National Institute for Occupational Safety and Health* – NIOSH ou pelo exame *AIR-Pneumo*, sendo que, em caso de certificação concedida pelo exame do NIOSH, o profissional também pode ser denominado "Leitor B".

2.9 Sistemas de radiologia digital do tipo CR ou DR podem ser utilizados para a obtenção de imagens radiológicas do tórax para fins de interpretação radiológica da OIT.

2.9.1 Os parâmetros físicos para obtenção de RXTP de qualidade técnica adequada, utilizando-se equipamentos de radiologia digital, devem ser similares aos da radiologia convencional.

2.9.2 A identificação dos filmes digitais deve conter, no mínimo, a data da realização do exame, número de ordem do serviço ou do prontuário do paciente e nome completo do paciente ou as iniciais do nome completo.

2.10 A Interpretação Radiológica de radiografias digitais deve seguir os critérios da OIT.

2.10.1 Imagens geradas em sistemas de radiologia digital (CR ou DR) e transferidas para monitores só podem ser interpretadas com as radiografias-padrão em monitor anexo.

2.10.2 Os monitores utilizados para exibição da radiografia a ser interpretada e das radiografias-padrão devem ser de qualidade diagnóstica, possuir resolução mínima de 3 *megapixels* e 21" (54 cm) de exibição diagonal por imagem.

2.10.3 Imagens digitais impressas em filmes radiológicos devem ser interpretadas com as radiografias-padrão em formato impresso, em negatoscópios.

2.10.4 Não é permitida a interpretação de radiografias digitais, para fins de classificação radiológica da OIT, nas seguintes condições:

a) radiografias em monitores comparadas com as radiografias-padrão em negatoscópio, ou o inverso;

b) radiografias digitais impressas em filmes radiológicos com reduções menores do que 2/3 do tamanho original;

c) radiografias digitais impressas em papel fotográfico;

d) imagens originadas no sistema de radiografia convencional que foram digitalizadas por *scanner* e, posteriormente, impressas ou exibidas em tela.

2.11 Os serviços que ofertem radiologia digital devem assegurar a confidencialidade dos arquivos eletrônicos e de dados dos trabalhadores submetidos a RXTP admissionais, periódicos e demissionais, para fins da classificação radiológica da OIT, por meio de procedimentos técnicos e administrativos adequados.

2.12 RXTP obtidas pelo método convencional devem ser guardadas em filmes radiológicos, em formato original.

2.13 Imagens obtidas por sistemas digitais (CR ou DR) devem ser armazenadas nos seguintes formatos:

a) impressas em filmes radiológicos cuja redução máxima seja equivalente a 2/3 do tamanho original; ou

b) em mídia digital, gravadas em formato DICOM e acompanhadas de visualizador (*viewer*) de imagens radiológicas.

2.14 A guarda das imagens deve ter sua responsabilidade definida e documentada.

2.15 São responsáveis pela guarda o médico do trabalho responsável pelo PCMSO ou, no caso de a empresa possuir serviço próprio, o responsável pelo serviço de radiologia.

2.15.1 A guarda das imagens refere-se às radiografias de cunho ocupacional, admissionais, periódicas e demissionais, bem como a eventuais radiografias cujas alterações sejam suspeitas ou atribuíveis à exposição ocupacional.

2.16 O tempo de guarda dos exames deve obedecer aos critérios definidos na NR-07.

2.17 Cabe ao empregador, após o término do contrato de trabalho envolvendo exposição ao asbesto, disponibilizar a realização periódica de exames médicos de controle durante, no mínimo, trinta anos, sem custos aos trabalhadores. *(Inserido pela Portaria MTP nº 567, de 10 de março de 2022).*

2.17.1 Estes exames, incluindo raios X de Tórax, devem ser realizados com a seguinte periodicidade: *(Inserido pela Portaria MTP nº 567, de 10 de março de 2022)*

a) a cada 3 anos para trabalhadores com período de exposição até 12 anos;

b) a cada 2 anos para trabalhadores com período de exposição de mais de 12 a 20 anos; e

c) anual para trabalhadores com período de exposição superior a 20 anos.

1.17.21 O trabalhador receberá, por ocasião da demissão e retornos posteriores, comunicação da data e local da próxima avaliação médica. *(Inserido pela Portaria MTP nº 567, de 10 de março de 2022.)*

Quadro 1. Periodicidade dos Exames Radiológicos para Empregados Expostos a Poeiras Contendo Sílica, Asbesto ou Carvão Mineral

(*Alterado pela Portaria MTP nº 567, de 10 de março de 2022*)

Empresas com medições quantitativas periódicas	Radiografia de Tórax
LSC* ≤ 10% LEO**	Na admissão e Na demissão, se o último exame foi realizado há mais de 2 anos
LSC > 10% e ≤ 50% LEO	Na admissão A cada 5 anos até os 15 anos de exposição, e, após A cada 3 anos e Na demissão, se o último exame foi realizado há mais de 2 anos
LSC > 50% e ≤ 100% LEO	Na admissão A cada 3 anos até 15 anos de exposição, e, após, a cada 2 anos e Na demissão, se o último exame foi realizado há mais de 1 ano
LSC > 100% LEO	Na admissão A cada ano de exposição e Na demissão, se o último exame foi realizado há mais de 1 ano
Empresas sem avaliações quantitativas	Na admissão A cada 2 anos até 15 anos de exposição, e, após, a cada ano e Na demissão, se o último exame foi realizado há mais de 1 ano

*LSC = Limite Superior do intervalo de Confiança da média aritmética estimada para uma distribuição lognormal com confiança estatística de 95%.

**LEO = Limite de Exposição Ocupacional.

NOTA 1: Trabalhadores que apresentarem Leitura Radiológica 0/1 ou mais deverão ser avaliados por profissionais médicos especializados.

NOTA 2: Para trabalhadores que tenham a sua exposição diminuída, mas que estiveram expostos a concentrações superiores por um ano ou mais, deverá ser mantido o mesmo intervalo de exames radiológicos do período de maior exposição.

Quadro 2. Periodicidade dos Exames Radiológicos para Empregados Expostos a Poeiras Contendo Partículas Insolúveis ou Pouco Solúveis de Baixa Toxicidade e não Classificadas de outra Forma***

(*Alterado e Realocado pela Portaria MTP nº 567, de 10 de março de 2022*)

Empresas com medições quantitativas periódicas de poeira respirável	Radiografia de tórax
LSC* ≤ 10% LEO**	Na admissão
LSC > 10% e ≤ 100% LEO	Na admissão Após 5 anos de exposição e Repetir a critério clínico
LSC > 100% LEO	Na admissão e a cada 5 anos
Empresas sem avaliações quantitativas	Na admissão e a cada 5 anos

*LSC = Limite superior do intervalo de confiança da média aritmética estimada para uma distribuição lognormal com confiança estatística de 95%

**LEO = Limite de exposição ocupacional

***Para ser classificado como PNOS (*particles not otherwise specified*), o material particulado sólido deve ter as seguintes características (ACGIH, 2017):

a) não possuir um LEO definido;

b) ser insolúvel ou pouco solúvel na água (ou preferencialmente no fluido pulmonar, se esta informação estiver disponível);

c) ter baixa toxicidade, isto é, não ser citotóxico, genotóxico ou quimicamente reativo com o tecido pulmonar, não ser emissor de radiação ionizante, não ser sensibilizante, não causar efeitos tóxicos além de inflamação ou mecanismo de sobrecarga.

1 Cabe ao empregador, após o término do contrato de trabalho envolvendo exposição ao asbesto, disponibilizar a realização periódica de exames médicos de controle durante, no mínimo, 30 (trinta) anos, sem custos aos trabalhadores.

1.1 Estes exames, incluindo raios X de Tórax, devem ser realizados com a seguinte periodicidade:

a) a cada 3 (três) anos para trabalhadores com período de exposição até 12 (doze) anos;

b) a cada 2 (dois) anos para trabalhadores com período de exposição de mais de 12 (doze) a 20 (vinte) anos;

c) anual para trabalhadores com período de exposição superior a 20 (vinte) anos.

2 O trabalhador receberá, por ocasião da demissão e retornos posteriores, comunicação da data e local da próxima avaliação médica.

3 Espirometrias Ocupacionais

3.1 Os empregados expostos ocupacionalmente a poeiras minerais indicadas no Inventário de Riscos do PGR devem ser submetidos a espirometria nos exames médicos admissional e a cada dois anos.

3.2 Os empregados expostos ocupacionalmente a outros agentes agressores pulmonares* indicados no Inventário de Riscos do PGR, que não as poeiras minerais, deverão ser submetidos a espirometria se desenvolverem sinais ou sintomas respiratórios.

3.3 Nas funções com indicação de uso de equipamentos individuais de proteção respiratória, os empregados com histórico de doença respiratória crônica ou sinais e sintomas respiratórios devem ser submetidos a espirometria no exame médico admissional ou no exame de mudança de risco.

3.4 No caso da constatação de alteração espirométrica, o médico do trabalho responsável pelo PCMSO deve:

a) investigar possíveis relações do resultado com as exposições ocupacionais; e

b) avaliar a necessidade de encaminhamento para avaliação médica especializada.

3.5 Nos exames pós-demissionais em empregados expostos ao asbesto, a periodicidade da espirometria deve ser a mesma do exame radiológico.

3.6 A organização deve garantir que a execução e a interpretação das espirometrias sigam as padronizações constantes nas Diretrizes do Consenso Brasileiro sobre Espirometria na sua mais recente versão.

3.7 A interpretação do exame e o laudo da espirometria devem ser feitos por médico.

*"Outros agentes agressores pulmonares" referem-se a agentes químicos que possam ser inalados na forma de partículas, fumos, névoas ou vapores e que sejam considerados como sensibilizantes e/ou irritantes pelos critérios constantes no Sistema Globalmente Harmonizado de Classificação e Rotulagem de Produtos Químicos – GHS." (NR)

Anexo IV - Controle Médico Ocupacional da Exposição a Condições Hiperbáricas

1 Trabalhador na Construção Civil Exposto a Condições Hiperbáricas (*Alterado pela Portaria MTP nº 567, de 10 de março de 2022*)

1.1 É obrigatória a realização de exames médicos, dentro dos padrões estabelecidos neste Anexo, para o exercício de atividade sob pressão atmosférica elevada (pressão hiperbárica).

1.2 Os exames médicos para trabalhadores candidatos a trabalho em pressões hiperbáricas deverão ser avaliados por médico qualificado.

1.3 O atestado de aptidão terá validade por 6 (seis) meses.

1.4 O trabalhador não pode sofrer mais que uma compressão num período de 24 (vinte e quatro) horas.

1.5 Profissionais que realizem liberação de base dentro dos tubulões de ar comprimido em jornadas de curta duração, de até 30 minutos, podem ser submetidos a mais de uma compressão em menos de 24 horas e até o máximo de três compressões.

1.6 O trabalhador não pode ser exposto à pressão superior a 4,4 ATA, exceto em caso de emergência, sob supervisão direta do médico qualificado.

1.7 A duração do período de trabalho sob ar comprimido não pode ser superior a 8 (oito) horas, em pressões de trabalho de 1,0 a 2,0 ATA; a 6 (seis) horas, em pressões de trabalho de 2,1 a 3,5 ATA; e a 4 (quatro) horas, em pressão de trabalho de 3,6 a 4,4 ATA.

1.8 Após a descompressão, os trabalhadores devem ser obrigados a permanecer, no mínimo, por 2 (duas) horas, no canteiro de obra, cumprindo um período de observação médica.

1.9 O local adequado para o cumprimento do período de observação deve ser designado pelo médico do trabalho responsável pelo PCMSO ou pelo médico qualificado.

1.10 O médico qualificado deve manter disponibilidade para contato enquanto houver trabalho sob ar comprimido, sendo que, em caso de acidente de trabalho, deve ser providenciada assistência, bem como local apropriado para atendimento médico.

1.11 Todo empregado que trabalhe sob ar comprimido deve ter um prontuário médico, no qual devem ser registrados os dados relativos aos exames realizados.

1.12 Em caso de ausência ao trabalho por mais de 15 (quinze) dias ou afastamento por doença, o empregado, ao retornar, deve ser submetido a novo exame médico, com emissão de ASO.

1.13 Em caso de ausência ao trabalho por doença, por até 15 (quinze) dias, o empregado deve ser submetido a novo exame clínico supervisionado pelo médico qualificado, sem a necessidade da emissão de um novo ASO.

1.14 Se durante o processo de compressão o empregado apresentar queixas, dores no ouvido ou de cabeça, a compressão deve ser imediatamente interrompida com redução gradual da pressão na campânula até que o empregado se recupere.

1.14.1 Caso não ocorra a recuperação, a descompressão deve continuar até a pressão atmosférica, retirando-se, então, o empregado e encaminhando-o ao serviço médico.

1.15 Todo empregado que vá exercer trabalho sob ar comprimido deve ser orientado quanto aos riscos decorrentes da atividade e às precauções que devem ser tomadas.

1.16 A capacidade física de empregados para trabalho em condições hiperbáricas deve ser avaliada antes do início das atividades e supervisionada por médico qualificado.

1.17 É proibido o trabalho de menores de 18 anos em qualquer ambiente hiperbárico.

1.18 Devem ser realizados os seguintes exames complementares quando da realização do admissional e periódico, para trabalho em condições hiperbáricas:

a) radiografia de tórax em visão anteroposterior e de perfil: admissional e anual;

b) eletrocardiograma: admissional e anual;

c) hemograma completo: admissional e anual;

d) grupo sanguíneo e fator RH: apenas admissional;

e) dosagem de glicose sanguínea: admissional e anual;

f) radiografia bilateral das articulações escapuloumerais, coxofemorais e de joelhos: admissional e bienal;

g) audiometria: admissional, seis meses após o início da atividade, e, a seguir, anualmente;

h) eletroencefalograma: apenas admissional;

i) espirometria: admissional e bienal.

1.18.1 A critério médico, outros exames complementares poderão ser solicitados a qualquer tempo.

1.19 A descompressão deve ser realizada segundo as tabelas constantes deste Anexo.

1.20 Deve ser disponibilizada uma câmara hiperbárica de tratamento, 24 horas por dia, 7 dias por semana, situada a uma distância tal que o trabalhador seja atendido em, no máximo, 1 (uma) hora após a ocorrência.

1.21 O empregador deve garantir a disponibilidade, no local de trabalho, de recursos médicos, incluindo oxigênio medicinal de superfície, e de pessoal necessário para os primeiros socorros, em casos de acidentes descompressivos ou outros eventos que comprometam a saúde dos trabalhadores na frente de trabalho, sendo que o planejamento desses recursos cabe ao médico do trabalho responsável pelo PCMSO ou ao médico qualificado.

1.22 O tratamento recompressivo deve ser conduzido sob supervisão do médico qualificado.

1.23 Em relação à ventilação, à temperatura e à qualidade do ar, devem ser observadas as seguintes condições:

a) durante a permanência dos trabalhadores na câmara de trabalho ou na campânula ou eclusa, a ventilação deve ser contínua, à razão de, no mínimo, 30 (trinta) pés cúbicos/min./homem;

b) a temperatura, no interior da campânula ou eclusa e da câmara de trabalho, não deve exceder a 27°C (vinte e sete graus centígrados);

c) a qualidade do ar deve ser mantida dentro dos padrões de pureza a seguir: monóxido de carbono menor que 20 ppm; dióxido de carbono menor que 2.500 ppm; óleo menor que 5 mg/m³ (PT > 2 atm); material particulado menor que 3 g/m³ (PT < 2 atm);

d) oxigênio maior que 20% (vinte por cento).

1.24 A compressão deve ser realizada a uma vazão máxima de 0,3 atm no primeiro minuto e não poderá exceder 0,7 atm nos minutos subsequentes.

1.25 Não é permitido à organização submeter o empregado a voos ou elevações acima de 700 metros nas 24 (vinte e quatro) horas que sucederem um mergulho seco.

2 Guias Internos de Câmaras Hiperbáricas *Multiplace*

2.1 Esta categoria profissional deve ser avaliada com os mesmos critérios clínicos e de exames complementares do item "1. Trabalhador na Indústria da Construção Exposto a Condições Hiperbáricas" deste Anexo. *(Alterado pela Portaria MTP nº 567, de 10 de março de 2022)*

2.2 Esta categoria profissional pode ser submetida a até 2 (duas) exposições em 24 (vinte e quatro) horas, sob supervisão do médico qualificado.

2.3 Não é permitido à organização submeter o empregado a voos ou elevações acima de 700 metros nas 24 (vinte e quatro) horas que sucederem um mergulho seco.

3 Mergulhadores Profissionais

3.1 Para mergulho profissional, as atividades devem ser acompanhadas e orientadas por médico qualificado com conhecimento de fisiologia de mergulho, escolha de misturas gasosas, diagnóstico e tratamento de doenças e acidentes ligados ao mergulho.

3.2 Todos os mergulhos devem ser registrados, incluindo a identificação dos mergulhadores participantes e os dados técnicos de pressões, tempos e composição do gás respirado.

3.3 Nos mergulhos em que se utilize mistura gasosa diferente do ar, devem ser obedecidas medidas específicas para evitar enganos, troca de cilindros e erros na execução de paradas de descompressão.

3.4 Os exames médicos ocupacionais dos empregados em mergulho profissional devem ser realizados:

1. por ocasião da admissão;
2. a cada 6 (seis) meses, para todo o pessoal em efetiva atividade de mergulho;
3. após acidente ocorrido no desempenho de atividade de mergulho ou doença grave;
4. em situações especiais outros exames podem ser solicitados a critério médico.

3.5 Devem ser realizados os seguintes exames complementares quando da realização do admissional e periódico, para mergulho profissional:

1. radiografia de tórax em visão anteroposterior e de perfil: admissional e anual;
2. eletrocardiograma ou teste ergométrico de esforço, a critério médico: anual;
3. ecocardiograma: apenas admissional;
4. teste ergométrico de esforço: admissional;
5. hemograma completo: admissional e anual;
6. grupo sanguíneo e fator RH: apenas admissional;
7. dosagem de glicose sanguínea: admissional e anual;
8. radiografia bilateral das articulações escapuloumerais, coxofemorais e de joelhos: admissional e bienal, que poderão ser substituídos, a critério médico, por Ressonância Nuclear Magnética ou Tomografia Computadorizada;
9. audiometria: admissional, seis meses após o início da atividade e, a seguir, anualmente;
10. eletroencefalograma: admissional;
11. espirometria: admissional e bienal;
12. acuidade visual: admissional e anual.

3.6 A critério médico, outros exames complementares e pareceres de outros profissionais de saúde podem ser solicitados a qualquer tempo.

3.7 É vedada a atividade de mergulho para gestantes e lactantes.

3.8 A compressão e a descompressão devem ser definidas pelo médico qualificado responsável pelo mergulho.

3.9 Todas as embarcações para trabalho de mergulho profissional devem ter, a bordo, uma câmara hiperbárica de tratamento para atendimento de doenças ou acidentes de mergulho.

3.10 Os tratamentos de doenças ou acidentes de mergulho devem estar a cargo de médico qualificado.

3.11 Para os mergulhos realizados a partir de bases em terra, deve se disponibilizada uma câmara hiperbárica de tratamento, 24 horas por dia, 7 dias por semana, para que o mergulhador seja atendido em, no máximo, 1 hora após a ocorrência.

3.12 O empregador deve garantir a disponibilidade, no local de trabalho, de recursos médicos, incluindo oxigênio medicinal de superfície, e de pessoal necessário para os primeiros socorros, em casos de acidentes descompressivos ou outros eventos que comprometam a saúde dos trabalhadores na frente de traballho, sendo que o planejamento desses recursos cabe ao médico qualificado.

3.13 A segurança de mergulho deve seguir a NORMAM-15/DPC em sua última revisão.

3.14 Não é permitido à organização submeter o empregado a voos ou elevações acima de 700 metros nas 24 horas que sucederem um mergulho raso, ou 48 horas para mergulho saturado.

3.15 O tratamento recompressivo deve ser conduzido sob supervisão do médico qualificado.

Tabelas de Descompressão para o Trabalho na Indústria da Construção
(Alterado pela Portaria MTP nº 567, de 10 de março de 2022)

Tabela 1 - Pressão de Trabalho de 1 A 1,9 ATA			
Período de Trabalho (horas)	Estágio de Descompressão 1,3 ATA	Tempo Total de Descompressão (**)	
0 a 6:00	4 min	4 min	Linha 1
6:00 a 8:00	14 min	14 min	Linha 2
+ de 8:00 (**)	30 min	30 min	Linha 3

Tabela 2 - Pressão de Trabalho de 2,0 A 2,9 ATA

Tabela 2.1 - Período de Trabalho de 30 minutos a 1 hora											
Pressão de Trabalho*** (ATA)	Estágio de Descompressão (ATA)*									Tempo Total de Descompressão** (min.)	
	2,8	2,6	2,4	2,2	2,0	1,8	1,6	1,4	1,2		
2,0 a 2,2										-	Linha 4
2,2 a 2,4										-	Linha 5
2,4 a 2,6									5	5	Linha 6
2,6 a 2,8									10	10	Linha 7
2,8 a 2,9								5	15	20	Linha 8

Tabela 2.2 - Período de Trabalho de 1 Hora a 1 Hora e 30 Minutos						
2,0 a 2,2					-	Linha 9
2,2 a 2,4				5	5	Linha 10
2,4 a 2,6				10	10	Linha 11
2,6 a 2,8			5	15	20	Linha 12
2,8 a 2,9			5	20	35	Linha 13
Tabela 2.3 - Período de Trabalho de 1 Hora e 30 Minutos a 2 Horas						
2,0 a 2,2				5	5	Linha 14
2,2 a 2,4				10	10	Linha 15
2,4 a 2,6			5	20	25	Linha 16
2,6 a 2,8			10	30	40	Linha 17
2,8 a 2,9		5	15	35	55	Linha 18
Tabela 2.4 - Período de Trabalho de 2 Horas A 2 Horas e 30 Minutos						
2,0 a 2,2				5	5	Linha 19
2,2 a 2,4				20	20	Linha 20
2,4 a 2,6			5	30	35	Linha 21
2,6 a 2,8			15	40	55	Linha 22
2,8 a 2,9		5	25	40	70	Linha 23
Tabela 2.5 - Período de Trabalho de 2 Horas e 30 Minutos a 3 Horas						
2,0 a 2,2				10	10	Linha 24
2,2 a 2,4			5	20	25	Linha 25
2,4 a 2,6			10	35	45	Linha 26
2,6 a 2,8		5	20	40	65	Linha 27
2,8 a 2,9		10	30	40	80	Linha 28
Tabela 2.6 - Período de Trabalho de 3 Horas a 4 Horas						
2,0 a 2,2				15	15	Linha 29
2,2 a 2,4			5	30	35	Linha 30
2,4 a 2,6			15	40	55	Linha 31
2,6 a 2,8		5	25	45	75	Linha 32
2,8 a 2,9	5	15	30	45	95	Linha 33

Tabela 2.7 - Período de Trabalho de 4 Horas a 6 Horas										
2,0 a 2,2								20	20	Linha 34
2,2 a 2,4							5	35	40	Linha 35
2,4 a 2,6						5	20	40	65	Linha 36
2,6 a 2,8						10	30	45	85	Linha 37
2,8 a 2,9					5	20	35	45	105	Linha 38

Tabela 3 - Pressão de Trabalho de 3,0 a 4,4 ATA										
Tabela 3.1 - Período de Trabalho de 0 a 30 minutos										
Pressão de Trabalho*** (ATA)	Estágio de Descompressão (ATA)*								Tempo Total de Descompressão** (min.)	
	2,6	2,4	2,2	2,0	1,8	1,6	1,4	1,2		
3,0 a 3,2								5	5	Linha 39
3,2 a 3,4								5	5	Linha 40
3,4 a 3,6								5	5	Linha 41
3,6 a 3,8								5	5	Linha 42
3,8 a 4,0							5	5	10	Linha 43
4,0 a 4,2							5	5	10	Linha 44
4,2 a 4,4							5	10	15	Linha 45
Tabela 3.2 - Período de Trabalho de 30 minutos a 1 hora										
3,0 a 3,2							5	15	20	Linha 46
3,2 a 3,4							5	20	25	Linha 47
3,4 a 3,6							10	25	35	Linha 48
3,6 a 3,8						5	10	35	50	Linha 49
3,8 a 4,0						5	15	40	60	Linha 50
4,0 a 4,2					5	5	20	40	70	Linha 51
4,2 a 4,4					5	10	25	40	80	Linha 52

Tabela 3.3 - Período de Trabalho de 1 Hora a 1 Hora e 30 Minutos										
3,0 a 3,2						5	10	35	50	Linha 53
3,2 a 3,4						5	20	35	60	Linha 54
3,4 a 3,6						10	25	40	75	Linha 55
3,6 a 3,8					5	10	30	45	90	Linha 56
3,8 a 4,0					5	20	35	45	105	Linha 57
4,0 a 4,2				5	10	20	35	45	115	Linha 58
4,2 a 4,4				5	15	25	35	45	125	Linha 59
Tabela 3.4 - Período de Trabalho de 1 Hora e 30 Minutos a 2 Horas										
3,0 a 3,2						5	25	40	70	Linha 60
3,2 a 3,4					5	10	30	40	85	Linha 61
3,4 a 3,6					5	20	35	40	100	Linha 62
3,6 a 3,8				5	10	25	35	40	115	Linha 63
3,8 a 4,0				5	15	30	35	45	130	Linha 64
4,0 a 4,2			5	10	20	30	35	45	145	Linha 66
4,2 a 4,4			5	15	25	30	35	45	155	Linha 67
Tabela 3.5 - Período de Trabalho de 2 Horas A 2 Horas e 30 Minutos										
3,0 a 3,2					5	10	30	45	90	Linha 68
3,2 a 3,4					5	20	35	45	105	Linha 69
3,4 a 3,6				5	10	25	35	45	120	Linha 70
3,6 a 3,8				5	20	30	35	45	135	Linha 71
3,8 a 4,0			5	10	20	30	35	45	145	Linha 72
4,0 a 4,2		5	5	15	25	30	35	45	160	Linha 73
4,2 a 4,4		5	10	20	25	30	40	45	175	Linha 74
Tabela 3.6 - Período de Trabalho de 2 Horas e 30 Minutos a 3 Horas										
3,0 a 3,2					5	15	35	40	95	Linha 75
3,2 a 3,4					10	25	35	45	115	Linha 76
3,4 a 3,6				5	15	30	35	45	130	Linha 77
3,6 a 3,8			5	10	20	30	35	45	145	Linha 78
3,8 a 4,0			5	20	25	30	35	45	160	Linha 79
4,0 a 4,2		5	10	20	25	30	40	45	175	Linha 80
4,2 a 4,4	5	5	15	25	25	30	40	45	190	Linha 81

Tabela 3.7 - Período de Trabalho de 3 Horas a 4 Horas										
3,0 a 3,2					10	20	35	45	110	Linha 82
3,2 a 3,4				5	15	25	40	45	130	Linha 83
3,4 a 3,6			5	5	25	30	40	45	150	Linha 84
3,6 a 3,8			5	15	25	30	40	45	160	Linha 85
3,8 a 4,0		5	10	20	25	30	40	45	175	Linha 86
4,0 a 4,2	5	5	15	25	25	30	40	45	190	Linha 87
4,2 a 4,4	5	15	20	25	30	30	40	45	210	Linha 88
Tabela 3.8 - Período de Trabalho de 4 Horas a 6 Horas										
3,0 a 3,2				5	10	25	40	50	130	Linha 89
3,2 a 3,4				10	20	30	40	55	155	Linha 90
3,4 a 3,6			5	15		30	45	60	180	Linha 91
3,6 a 3,8		5	10	20		30	45	70	205	Linha 92
3,8 a 4,0		10	15	20		40	50	80	245 ****	Linha 93

NOTAS: (*) A descompressão tanto para o 1º estágio quanto entre os estágios subsequentes deve ser feita a velocidade não superior a 0,4 atm/minuto.

(**) Não está incluído o tempo entre estágios.

(***) Para os valores limites de pressão de trabalho, use a maior descompressão.

(****) O período de trabalho mais o tempo de descompressão (incluindo o tempo entre os estágios) não deverá exceder a 12 horas. (NR)

Anexo V - Controle Médico Ocupacional da Exposição a Substâncias Químicas Cancerígenas e a Radiações Ionizantes

1 Objetivos

1.1 Estabelecer diretrizes e parâmetros complementares no PCMSO para vigilância da saúde dos empregados expostos ocupacionalmente a substâncias químicas cancerígenas e a radiações ionizantes, de acordo com as informações fornecidas pelo Programa de Gerenciamento de Risco - PGR, visando à prevenção e à detecção do câncer e de lesões e alterações pré-cancerígenas relacionados ao trabalho.

2 Campo de Aplicação

2.1 O presente Anexo aplica-se às organizações que produzam, transportem, armazenem, utilizem ou manipulem substâncias químicas cancerígenas, com registro CAS, conforme indicadas no Inventário de Riscos do PGR, misturas líquidas contendo concentração igual ou maior que 0,1% (zero vírgula um por cento) em volume dessas substâncias, ou mistura gasosa contendo essas substâncias, e às organizações nas quais os processos de trabalho exponham seus empregados a radiações ionizantes.

3 Diretrizes

3.1 O médico do trabalho responsável deve registrar no PCMSO as atividades e funções na organização com exposição ocupacional a radiações ionizantes e a substâncias químicas cancerígenas, identificadas e classificadas no PGR.

3.1.1 O médico responsável pelo PCMSO deve orientar os médicos que realizam o exame clínico desses empregados sobre a importância da identificação de lesões e alterações clínicas ou laboratoriais que possam estar relacionadas à exposição ocupacional a substâncias químicas cancerígenas e a radiações ionizantes.

4. Substâncias Químicas Cancerígenas

4.1 Os prontuários médicos dos empregados expostos a substâncias químicas cancerígenas devem ser mantidos por período mínimo de 40 (quarenta) anos após o desligamento do empregado.

4.1.1 Os exames complementares para os empregados expostos a agentes químicos cancerígenos, conforme informado no PGR da organização, são obrigatórios quando a exposição ocupacional estiver acima de 10% (dez por cento) dos limites de exposição ocupacional, ou quando não houver avaliação ambiental, e devem ser executados e interpretados com base nos critérios constantes nesta NR.

4.2 Benzeno

4.2.1 As ações de vigilância da saúde dos empregados expostos a benzeno devem seguir o disposto na Instrução Normativa Nº 2, de 20 de dezembro de 1995, da SSST/Ministério do Trabalho, e na Portaria de Consolidação Nº 5, Anexos LXVIII, LXIX, LXX e LXXI, de 28 de setembro de 2017, do Ministério da Saúde.

5 Radiações Ionizantes

5.1 Os empregados devem ser avaliados, no exame médico admissional, de retorno ao trabalho ou de mudança de risco, quanto à sua aptidão para exercer atividades em áreas controladas ou supervisionadas, de acordo com as informações do PGR e a classificação da Comissão Nacional de Energia Nuclear - CNEN (Norma CNEN NN 3.01) para áreas de trabalho com radiação ou material radioativo.

5.1.1 A informação sobre aptidão ou inaptidão para exercer atividade com exposição a radiação ou material radioativo deve ser consignada no ASO do empregado.

5.2 No caso de exposição ocupacional acima do limite de dose anual de radiação ionizante, efetiva ou equivalente, deve ser realizada nova avaliação médica do empregado para definição sobre a sua continuidade na atividade, quando deve ser emitido novo ASO.

5.3 No caso de exposição ocupacional acidental a níveis elevados de radiação ionizante, deve ser realizada nova avaliação médica, com coleta de hemograma completo imediatamente e 24 horas após a exposição.

5.4 Os prontuários médicos dos empregados expostos a radiações ionizantes devem ser mantidos até a data em que o empregado completará 75 anos e, pelo menos, por período mínimo de 30 (trinta) anos após o desligamento do empregado.

Glossário

ATA: abreviação de Atmosfera de Pressão Absoluta. Unidade de pressão que considera a pressão manométrica e a pressão atmosférica ambiente.

Atividades críticas: aquelas que exijam avaliação médica específica para definir a aptidão do empregado.

Câmara hiperbárica de tratamento: câmara que, independentemente da câmara de trabalho, é usada para tratamento de indivíduos que adquiram doença descompressiva ou embolia e é diretamente supervisionada por médico qualificado; constitui Vaso de Pressão para Ocupação Humana - VPOH, do tipo multipaciente (para mais de uma pessoa).

Câmara de superfície: uma câmara hiperbárica especialmente projetada para ser utilizada na descompressão dos mergulhadores, requerida pela operação ou pelo tratamento hiperbárico.

Câmara de trabalho: espaço ou compartimento com pressão superior à pressão atmosférica, onde o trabalho é realizado.

Câmara submersível de pressão atmosférica: câmara resistente à pressão externa, especialmente projetada para uso submerso, na qual os seus ocupantes permanecem submetidos à pressão atmosférica.

Campânula: câmara através da qual o trabalhador passa do ar livre para a câmara de trabalho do tubulão e vice-versa. O termo é utilizado nos trabalhos em tubulões de ar comprimido e define a câmara onde o trabalhador permanece aguardando enquanto a pressão é aumentada no início da atividade laboral, e onde a pressão é diminuída no final da atividade laboral.

Descompressão: o conjunto de procedimentos, por meio do qual um mergulhador elimina do seu organismo o excesso de gases inertes absorvidos durante determinadas condições hiperbáricas, sendo tais procedimentos absolutamente necessários no seu retorno à pressão atmosférica.

Eclusa de pessoal: câmara através da qual o trabalhador passa do ar livre para a câmara de trabalho em túneis pressurizados e vice-versa; termo utilizado nos trabalhos em perfuração de túneis, também conhecidas como "Shield", em referência ao nome da marca do equipamento de perfuração de túneis, que tem acoplada uma câmara hiperbárica para a compressão. É a câmara onde o trabalhador aguarda enquanto a pressão é aumentada no início da atividade laboral, e onde a pressão é diminuída no final da atividade laboral.

Encarregado de ar comprimido: profissional treinado e conhecedor das técnicas empregadas nos trabalhos em condições hiperbáricas, designado pela organização como o responsável imediato pelos empregados e por toda a operação de ar comprimido, incluindo pessoal e equipamento.

Guia interno: profissional de saúde ou mergulhador profissional que é pressurizado juntamente com o paciente.

Médico qualificado: médico com habilitação em medicina hiperbárica.

Mergulhador: trabalhador qualificado para utilização de equipamentos de mergulho com suprimento de gás respiratório, em ambiente submerso.

Misturas respiratórias artificiais: misturas de oxigênio, hélio ou outros gases, apropriadas à respiração durante os trabalhos submersos, quando não seja indicado o uso do ar natural.

Operador de eclusa ou de campânula: trabalhador previamente treinado nas manobras de compressão e descompressão das eclusas ou campânulas, responsável pelo controle da pressão no seu interior, tanto no tubulão quanto na eclusa de pessoal.

Operação de mergulho: toda aquela que envolve trabalhos submersos e que se estende desde os procedimentos iniciais de preparação até o final do período de observação, determinado pelo médico qualificado responsável pelo mergulho.

Período de trabalho: tempo em que o trabalhador permanece sob condição hiperbárica excluindo-se o tempo de descompressão. Na atividade de mergulho é chamado "tempo de fundo".

Poeiras contendo partículas insolúveis ou pouco solúveis de baixa toxicidade e não classificadas de outra forma: também chamadas de "poeiras incômodas", "biologicamente inertes", "partículas não classificadas de outra forma" - PNOC e que, quando inaladas em quantidades excessivas, podem contribuir para doenças pulmonares.

Pressão Máxima de Trabalho - PMT: a maior pressão de ar à qual o trabalhador é exposto durante sua jornada de trabalho. Esta pressão é aquela que deve ser considerada na programação da descompressão.

Trabalhos sob ar comprimido: os efetuados em ambientes onde o trabalhador é obrigado a suportar pressões maiores que a atmosférica, e onde se exige cuidadosa descompressão, de acordo com padrões técnicos estabelecidos.

Tratamento recompressivo: tratamento de emergência em câmara hiperbárica multipaciente, realizado ou supervisionado exclusivamente por médico qualificado e acompanhado diretamente por guia interno junto ao paciente.

Tubulão de ar comprimido: equipamento para fundações com estrutura vertical, que se estende abaixo da superfície da água ou solo, no interior da qual os trabalhadores devem penetrar, entrando pela campânula, para uma pressão maior que atmosférica. A atmosfera pressurizada opõe-se à pressão da água e permite trabalho em seu interior.

Túnel pressurizado: escavação abaixo da superfície do solo, cujo maior eixo faz um ângulo não superior a 45° (quarenta e cinco graus) com a horizontal, fechado nas duas extremidades, em cujo interior haja pressão superior a uma atmosfera.

PARTE 3

O Gerenciamento de Riscos Ocupacionais, incluindo a Gestão dos Riscos Psicossociais Relacionados ao Trabalho

Capítulo 3

Gerenciamento de Riscos Ocupacionais e a Grade de Exames Complementares do PCMSO

Introdução

Durante a 51ª reunião da Comissão Tripartite Paritária Permanente (CTPP), em outubro de 2007, por solicitação da Bancada dos Trabalhadores, foi decidida a inclusão do tema Gerenciamento dos Riscos Ocupacionais, visando solucionar o problema regulatório advindo da revisão de 1994 da Norma Regulamentadora nº 9 (NR-9), que instituiu o Programa de Prevenção de Riscos Ambientais (PPRA) como programa limitado aos agentes físicos, químicos e biológicos. Portanto, o PPRA, além de não gerenciar os riscos ocupacionais, não contemplava outros agentes tão ou mais nocivos aos trabalhadores. Durante a 64ª reunião da CTPP, em março de 2011, foi decidida a criação de um Grupo de Estudos Tripartite (GET) para compor a proposta de uma Norma Regulamentadora específica para o Gerenciamento de Riscos Ocupacionais ou a inclusão do tema na NR-1, tendo em vista os trabalhos em desenvolvimento da NBR 18.801, que foi posteriormente cancelada por não encontrar respaldo na redação vigente da NR-1. O Grupo de Estudos Tripartite, em 2013, com a minha inclusão como representante da Fundacentro, elaborou um texto básico que foi submetido à consulta pública em maio de 2014.

A revisão da NR-1, até então norma das disposições gerais, foi retomada em março de 2019, considerando a realização dos trabalhos em duas fases:

- Na primeira fase foram trazidos os conceitos das demais Normas, as Convenções da OIT e a Norma de Gestão ISO 45001 (norma da implantação do Sistema de Gestão de Saúde e Segurança Ocupacional).
- A segunda fase consistiu na harmonização com os demais requisitos da ISO 45001 e de referências internacionais, sendo realizada em paralelo às revisões da NR-7 (PCMSO), NR-9 (Avaliação dos Agentes de Risco e as Medidas de Controle) e a NR-17 (Ergonomia), por serem normas gerais mais impactadas pela revisão da NR-1. Para esta fase foi elaborado o texto básico, tendo como referência o trabalho realizado entre 2011 e 2016 pelo Grupo de Estudos Técnicos do qual eu participei.

O texto final da "nova" NR-1 (Disposições Gerais e Gerenciamento de Riscos Ocupacionais) foi aprovado e publicado pela Portaria SEPRT nº 6.750, de 09 de março de 2020, prevendo a vigência deferida da NR-1 para 9 de março de 2021.

A conquista final de bom senso em relação ao Gerenciamento de Riscos Ocupacionais foi alcançada com a Portaria MTE nº 1.419, de 27 de agosto de 2024. Esta Portaria veio complementar a NR-1 com a inclusão dos Fatores de Risco Psicossociais Relacionados ao Trabalho.

"O Gerenciamento de Riscos Ocupacionais deve abranger os riscos que decorrem dos agentes físicos, químicos, biológicos, riscos de acidentes e riscos relacionados aos perigos ou situações ergonômicas, incluindo os fatores de risco psicossociais relacionados ao trabalho.

O Médico do Trabalho Responsável pelo PCMSO e o Conhecimento da Portaria 1.419, de 27 de agosto de 2024

A leitura e o entendimento da Portaria 1.419, com vigência para 270 dias após a sua publicação, em 25 de maio de 2025, é de muita importância para o gerenciamento de TODOS os riscos ocupacionais e o consequente desenvolvimento do PCMSO, em particular a elaboração da grade de exames complementares.

Comentário da Portaria 1.419, que aprovou a nova redação do Capítulo 1.5 do "Gerenciamento de Riscos Ocupacionais" e alterou o Anexo I (Termos e Definições) da Norma Regulamentadora nº 1 (NR-1) Disposições Gerais e Gerenciamento de Riscos Ocupacionais

Conceitos Importantes:

1 – Perigo ou Fator de Risco Ocupacional/ Perigo ou Fonte de Risco Ocupacional

Definição: É o elemento ou situação que, isoladamente ou em combinação, tem o potencial intrínseco de dar origem a lesões ou agravos à saúde.

O perigo ou fator de risco ocupacional refere-se, portanto, a qualquer elemento, condição ou prática no ambiente de trabalho que tenha o potencial de causar danos à saúde, segurança ou bem-estar dos trabalhadores. Esses riscos podem levar a acidentes, doenças ocupacionais ou outros impactos negativos à saúde.

Tipos Comuns de Perigos Ocupacionais

Perigos ou Fatores de Risco Físicos:

- Ruído;
- Vibração;
- Temperaturas extremas (calor ou frio);
- Radiação ionizante;
- Radiações não ionizantes.

Perigos ou Fatores de Risco Químicos:

- Gases;
- Vapores;
- Névoas;
- Neblinas;
- Fumos metálicos;
- Líquidos;
- Poeiras.

Perigos ou Fatores de Risco Biológicos:

- Vírus;
- Bactérias;
- Fungos.

Perigos ou Fatores de Agentes Ergonômicos:

- Posturas inadequadas;
- Movimentos repetitivos;
- Levantamento manual de cargas;
- Perigos ou fatores de risco de acidentes;
- Riscos de incêndios;
- Riscos de explosões;
- Riscos de quedas e colisões.

Perigos ou Fatores de Risco Psicossociais:

- Estresse ocupacional;
- Assédio moral;
- Assédio sexual;
- Carga de trabalho excessiva;
- Falta de apoio.

2 – Avaliação de Riscos

É o processo contínuo e sistemático destinado a determinar os níveis de riscos relacionados aos perigos ou fatores de risco a que estão sujeitos os trabalhadores.

Os níveis de riscos devem ser, no PGR, classificados e julgados quanto à necessidade de adoção ou manutenção de medidas de prevenção.

"Perigo é a fonte de risco ocupacional que pode gerar risco."

Exemplo: A máquina ruidosa é uma fonte do risco físico ruído, com a possibilidade de produzir perda auditiva (risco) (**Figura 3.1**).

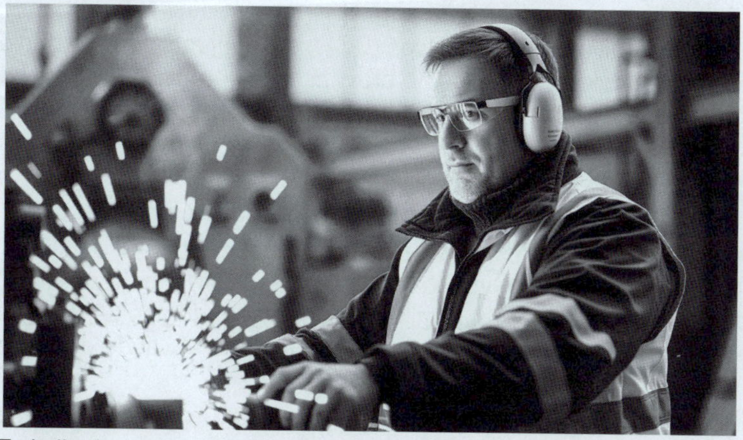

Figura 3.1. Trabalhador usando EPI para evitar a exposição ao ruído.

A NR-1, o PGR e a Definição de Perigo

"Perigo é a propriedade intrínseca ou potencial de um produto químico, de um processo de trabalho ou de uma máquina que possa produzir um agente de risco (ruído, por exemplo), ou de uma situação nociva que possa provocar efeitos adversos à saúde ou que cause danos materiais."

A NR-1, o PGR e a Definição de Risco

"Risco é a probabilidade ou chance de que ocorra um evento ou exposição perigosa e a gravidade do dano ou prejuízo à saúde que o evento pode causar."

Perigo ou Fator de Risco × Exposição = RISCO

3 – Emergência de Grande Magnitude

É um evento inesperado, sem aviso, relacionado aos processos da organização, cujas consequências atinjam, além dos trabalhadores, a população ou o meio ambiente.

O Médico Responsável pelo PCMSO deve verificar se a empresa (organização) está preparada para uma emergência de grande magnitude (p. ex., um incêndio, uma inundação, uma explosão etc.).

4 – Gerenciamento de Riscos Ocupacionais

É um processo contínuo e sistemático, já definido anteriormente, que é capaz de promover a identificação de perigos, a avaliação e o controle dos riscos ocupacionais de uma organização, com a finalidade de proporcionar locais de trabalho seguros e saudáveis, prevenir lesões e agravos à saúde relacionados com o trabalho e melhorar o desempenho em Segurança e Saúde do Trabalho nas organizações.

5 – Etapas que Constituem o Programa de Gerenciamento de Riscos (PGR)

1. Inventário de Riscos do PGR (etapa fundamental para o médico do trabalho desenvolver o PCMSO).
2. Plano de ação.

O Programa de Gerenciamento de Riscos (PGR) é o conjunto coordenado de ações da organização para atingir os objetivos de prevenção e gerenciamento de riscos ocupacionais, formalmente documentados.

Fases do Inventário de Riscos do PGR

1ª Fase: Levantamento Preliminar de Perigos ou Fatores de Risco

É a etapa inicial do gerenciamento de riscos ocupacionais para identificar perigos ou fontes de riscos e, consequentemente, levantar preliminarmente os riscos ocupacionais com a finalidade de evitar ou eliminar os perigos ou fontes de riscos e reduzir ou controlar os riscos ocupacionais evidentes à Segurança e Saúde dos Trabalhadores, com a adoção de medidas de controle.

A fase de Levantamento Preliminar de Perigos ou Fatores de Risco é a antecipação ao risco. É quando, por exemplo, ao constatar que a máquina vai produzir ruído intenso ou fumaça de produtos químicos, ou vibração intensa, desenvolvem-se ações para mitigar ou eliminar a geração dos riscos.

2ª Fase: Identificação de Perigos ou Fontes de Riscos

É o processo de buscar, reconhecer e descrever os perigos ou fontes de riscos que podem impactar a segurança e a saúde dos trabalhadores. Na fase de Identificação de Perigos ou Fontes de Riscos é dada a devida atenção à detecção do perigo externo.

Perigo Externo: São situações previsíveis não controladas pela empresa (organização), fora dos limites do estabelecimento, da fonte ou local de trabalho, que possam causar lesões ou agravos à saúde dos trabalhadores, para as quais se deve adotar medidas de prevenção mitigadoras possíveis.

3ª Fase: Avaliação do Risco Ocupacional

Se o risco foi gerado pela fonte de risco ou perigo, ele deve ser avaliado e nivelado. O risco gerado (p. ex., por uma máquina) é o que se denomina risco ocupacional evidente.

Risco Ocupacional Evidente é a situação de risco óbvio e não controlado, que não requer análise aprofundada e pode ser reduzido ou controlado pela adoção imediata de medidas de prevenção.

6 – O que o Médico Responsável pelo PCMSO deve "Checar" no PGR

1. Verificar se o PGR está evitando ou eliminando os perigos ou fontes de riscos ocupacionais que possam ser originados pelos processos ou atividades de trabalho.
2. Verificar se o PGR está identificando os perigos ou fontes de riscos e possíveis lesões ou agravos à saúde.
3. Checar se o PGR contemplou a avaliação dos riscos gerados pelas fontes de riscos ou perigos.
4. Estudar detalhadamente a classificação ou o nivelamento dos riscos ocupacionais e verificar a adoção das medidas de prevenção que foram apontadas no PGR.
5. Procurar entender o funcionamento das medidas de prevenção que foram adotadas no PGR, de acordo com a classificação de risco e na ordem de prioridade estabelecida.
6. Acompanhar *pari passu* o controle dos riscos ocupacionais estabelecidos no Plano de Ação do PGR.

7 – O que o Médico Responsável pelo PCMSO deve entender da Probabilidade de Lesões ou Agravos à Saúde decorrentes de Perigos ou Fontes de Riscos Físicos, Químicos e Biológicos

Para entender o que consta no PGR, quanto à probabilidade de ocorrência de lesões ou agravos à saúde decorrentes de perigos físicos, químicos e biológicos, é necessário verificar se a avaliação promoveu a comparação do perfil de exposição ocupacional com valores de referência ou aplicou outros critérios estabelecidos pela Norma Regulamentadora nº 9 (NR-9) e se existe eficácia nas medidas de prevenção implementadas no Plano de Ação do PGR.

8 – O que o Médico Responsável pelo PCMSO Deve Entender da Probabilidade de Ocorrência das Lesões ou Agravos à Saúde Decorrentes de Fatores Ergonômicos, Incluindo os Fatores Psicossociais Relacionados ao Trabalho

Para entender o que consta no PGR quanto à probabilidade de ocorrência de lesões ou agravos à saúde decorrentes de fatores ergonômicos, incluindo os fatores psicossociais, a avaliação de risco, enquanto fase do Inventário de Riscos do PGR, deve considerar as exigências da atividade de trabalho e verificar se está existindo eficácia das medidas de prevenção implementadas pelo Plano de Ação do PGR.

9 – O que o Médico Responsável pelo PCMSO Deve Entender da Probabilidade de Ocorrência das Lesões ou Agravos à Saúde Decorrentes de Acidentes de Trabalho

Para compreender o que consta no PGR, quanto à probabilidade de ocorrência de acidentes, checando-se na fase de avaliação de risco, foi considerada a exposição do trabalhador a processo e/ou atividade de trabalho perigosa e se existe eficácia das medidas de prevenção implementadas pelo Plano de Ação do PGR.

10 – Como Interpretar o PGR e elaborar o PCMSO

1. Entender que o PGR é alimentado pela NR-9 (Avaliação e Controle de Riscos: Físico, Químico e Biológico), pela NR-17 (Fatores Ergonômicos, incluindo os Fatores Psicossociais) e as informações provenientes do Responsável pelo PCMSO (**Figura 3.2**).

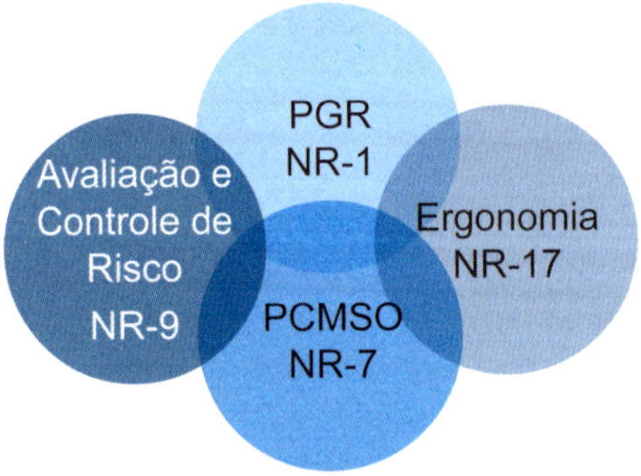

Figura 3.2. Interface entre o PGR e o PCMSO com a NR-9 e a NR-17.

2. A "Alimentação" do PGR através da NR-17, NR-9 e da avaliação da probabilidade de ocorrência de acidentes (**Figura 3.3**).

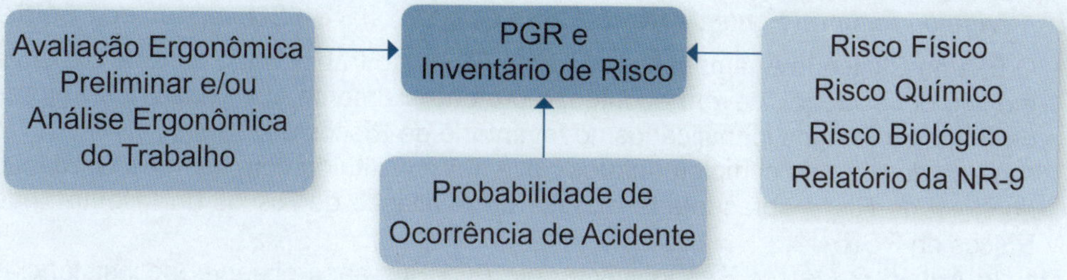

Figura 3.3. A "Alimentação" do PGR.

3. NR-9, NR-17 e a NR-1 e o olhar do Médico Responsável pelo PCMSO (NR-7) (**Figura 3.4**).

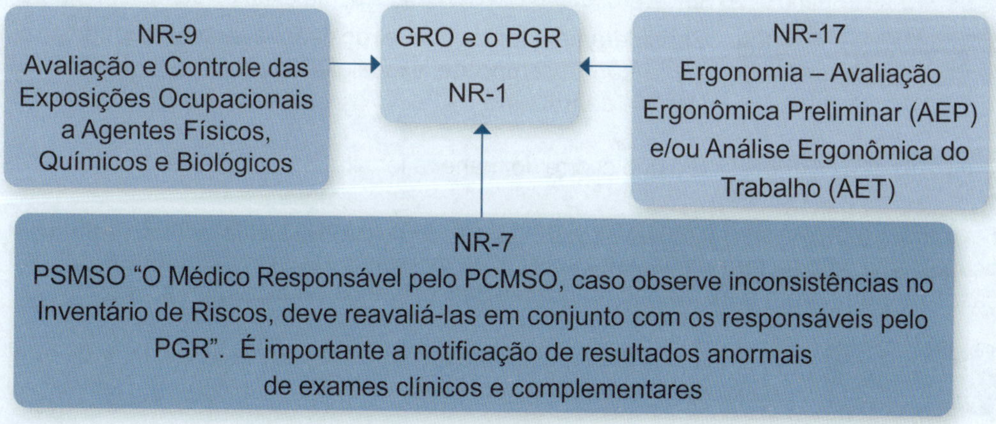

Figura 3.4. NR-9, NR-17, NR-1 e a NR-7.

11 – Resumo do Escopo do Programa de Gerenciamento de Riscos (PGR) no Contexto da Elaboração do PCMSO

Etapas do Inventário de Riscos:

1ª Etapa: Levantamento Preliminar de Perigos (LPP).
2ª Etapa: Identificação de Perigos (IP).
3ª Etapa: Avaliação de Riscos Ocupacionais (ARO).

Objetivo Central do PGR de uma Organização

Fazê-la adotar medidas necessárias para melhoria contínua do desempenho em Segurança e Saúde no Trabalho, através de:

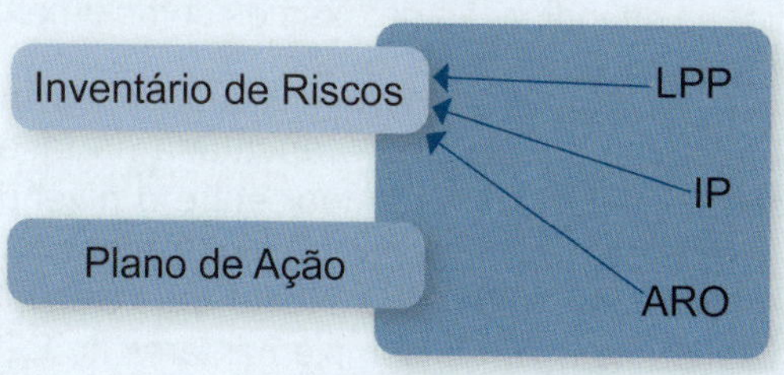

12 – Perigo ou Fator ou Fonte de Risco, Risco Ocupacional e a Elaboração do PCMSO

1. O Exame Clínico, a Anamnese e o Exame Físico do trabalhador, durante o exame médico ocupacional, devem acontecer, preferencialmente, com base nos Fatores de Risco ou Perigos identificados no Inventário de Riscos do PGR.
2. A grade de exames complementares deve ser constituída com base na Gradação do Nível de Risco apresentada na fase de Avaliação de Riscos do Inventário de Riscos do PGR.

Nota do Autor: O Médico Responsável pelo PCMSO, caso observe inconsistências no Inventário de Riscos do PGR da empresa, deve reavaliá-las em conjunto com os responsáveis pelo PGR.

13 – O PGR e a Construção da Grade de Exames Complementares no PCMSO

1. O Tempo de Exposição ao risco ocupacional e a indicação de exames complementares

Exposição eventual

Consideramos tempo de exposição eventual a exposição diária com o tempo de exposição inferior a 6% do total da jornada de trabalho.

Exposição não diária

É a que ocorre de maneira fortuita, isto é, uma vez por semana.

Se o PGR mostrar uma exposição eventual ou uma exposição não diária a um risco ocupacional, não há necessidade da solicitação de exames complementares, salvo nos casos que envolvam a exposição a agentes cancerígenos ou extremamente nocivos.

Exposição intermitente

É a que ocorre com o tempo de exposição diária de até 60% do total da jornada de trabalho, conforme o PGR.

Exposição permanente

É a que ocorre com o tempo de exposição diária superior a 60% do total da jornada de trabalho. Se o PGR mostrar uma exposição intermitente ou uma exposição permanente, requer a necessidade de indicação de exames complementares, conforme os Anexos da NR-7 ou por justificativa técnica apontada no PCMSO pelo médico responsável.

2. A intensidade ou quantidade do risco ocupacional (dose ou concentração) e a indicação de exames complementares

Intensidade ou quantidade baixa

Consideramos intensidade ou quantidade baixa de um risco ocupacional aquela que é apontada na fase de Avaliação de Riscos no PGR como abaixo do nível de ação. Neste caso não há necessidade de indicação de exames complementares no PCMSO.

Intensidade ou quantidade média

Consideramos intensidade ou quantidade média de um risco ocupacional aquela que é apontada na fase de Avaliação de Riscos no PGR com um teor entre o nível de ação e o limite de exposição ocupacional, ou ainda intensidade acima do nível de ação e abaixo do LEO. Neste caso existe a necessidade de indicação de exames complementares no PCMSO.

Intensidade ou quantidade alta

Consideramos intensidade ou quantidade alta de um risco ocupacional aquela que é apontada na fase de Avaliação de Riscos no PGR com um teor acima do LEO. Neste caso existe a necessidade de indicação de exames complementares no PCMSO.

3. O grau de exposição do risco ocupacional e a indicação de exames complementares

Baixa exposição eventual ou intermitente

Neste caso não existe a necessidade de indicação de exames complementares no PCMSO.

Baixa exposição permanente

Neste caso não existe a necessidade de indicação de exames complementares no PCMSO, salvo se a exposição for a um agente cancerígeno (ex.: o benzeno).

Média exposição eventual

Neste caso não existe a necessidade de indicação de exames complementares no PCMSO.

Média exposição intermitente

Neste caso a necessidade de indicação de exames complementares no PCMSO vai depender do agente de risco e sua capacidade de causar danos ao organismo.

Alta exposição

Neste caso, se for constante ou permanente, requer a indicação de exames complementares no PCMSO. Em caso de exposição alta ou permanente existe a indicação de solicitação de exames complementares no PCMSO.

4. Nível do risco ocupacional e a indicação de exames complementares

O nivelamento ou a gradação do risco, na fase de Avaliação do Risco do Inventário de Riscos do PGR, é o fator mais importante no norteamento da elaboração da grade de exames complementares do PCMSO.

Nível 1 - Baixa gradação de risco: Não requer indicação de exames complementares.

Nível 2 - Baixa gradação de risco: Não requer indicação de exames complementares.

Nível 3 - Moderada gradação de risco: Requer solicitação de exames complementares.

Níveis 5 a 9 - Alta gradação de risco: Requerem solicitação de exames complementares.

Níveis 10 a 16 - Gradação de risco considerada muito alta ou altíssima: Requerem solicitação de exames complementares.

O Médico do Trabalho Responsável pelo PCMSO e a Ergonomia (NR-17) no Gerenciamento de Riscos Ocupacionais e no Remanejamento do PCMSO

Avaliação Ergonômica Preliminar (AEP)

A Avaliação Ergonômica Preliminar (AEP) é a grande novidade. Na prática, os pontos detectados na AEP podem ser chamados de "pontos de desqualificação", ou seja, são situações intoleráveis. A AEP vai alimentar o banco de dados do Inventário de Riscos. Todas as empresas, de qualquer porte ou risco, deverão realizar a AEP.

Avaliação Ergonômica Preliminar (AEP) e a Importância para a NR-1 (GRO/PGR)

Com uma AEP ótima, já se pode propor soluções para muitas situações em que há má condição ergonômica evidente, sem a necessidade de dedicar um tempo maior para uma Análise Ergonômica do Trabalho.

A Avaliação Ergonômica Preliminar (AEP) faz parte da rotina introdutória da Análise Ergonômica do Trabalho (AET).

Todas as empresas, de qualquer porte ou risco, deverão fazer a AEP.

A AEP, além de integração com o PGR (o que não ocorria com o PPRA), surge com o papel de mapeamento inicial, deixando claro que em situação de maior complexidade, a Análise Ergonômica de Trabalho (AET) precisa ser realizada.

Avaliação Ergonômica Preliminar (AEP) e a Análise Ergonômica do Trabalho (AET)

Na AEP, realiza-se uma "avaliação simplificada". A AET é um estudo mais aprofundado das situações ergonômicas do ambiente de trabalho.

Na AEP é importante mapear as situações ou circunstâncias ergonômicas de ordem física, cognitiva, organizacional, psicossocial e ambiental e, no PGR, deixar claro qual o Plano de Ação para cada perigo e a gradação da situação ergonômica.

A AET exige um estudo aprofundado com um "passo a passo" especificado na NR-17.

Metodologia para a Avaliação Ergonômica Preliminar (AEP)

O Médico Responsável pelo PCMSO pode realizar a Avaliação Ergonômica Preliminar (AEP)? Precisa ser um especialista em ergonomia?

Respostas:

O Médico Responsável pelo PCMSO pode perfeitamente realizar a Avaliação Ergonômica Preliminar e tê-la como uma "ferramenta" de avaliação do PGR, a fim de servir de estudo para as medidas de controle médico (Exames Médicos Ocupacionais).

Para executar a Avaliação Ergonômica Preliminar (AEP) não precisa ser um especialista em ergonomia. É necessário usar uma "ferramenta" de metodologia para a Avaliação Ergonômica Preliminar (AEP).

A Escola Francesa de Ergonomia e a Medicina Trabalho

A Escola Francesa de Ergonomia, também conhecida como Ergonomia da Atividade, tem uma abordagem mais focada na análise do trabalho real (em oposição ao trabalho prescrito) e tende a evitar termos como "risco ergonômico", que podem sugerir uma visão mais normativa e estática.

Terminologia preferida na Escola Francesa

1. "Situação Ergonômica" ou "Circunstância Ergonômica":
   - Refere-se às condições concretas em que o trabalho é realizado, considerando a interação entre o trabalhador, a tarefa e o "ambiente".
   - A ênfase está na análise dinâmica e não apenas na identificação de "riscos".
2. "Fatores de Risco" *vs.* "Constrangimentos Ergonômicos":
   - A abordagem francesa muitas vezes fala em "constrangimentos" (*contraintes*) em vez de "riscos", pois isso reflete melhor a ideia de que as condições de trabalho podem ou não se tornar problemáticas, dependendo da adaptação do trabalhador e da organização.

Diferença em Relação a Outras Abordagens

Escola Anglo-Saxônica (EUA/Reino Unido):

- Mais propensa a usar termos como *ergonomic risk* (risco ergonômico), associado a normas e *checklists* (ex.: OSHA, NIOSH).

Escola Brasileira (influenciada pela NR-17):

- Usa "risco ergonômico" por uma questão de enquadramento legal, mas também incorpora conceitos da ergonomia da atividade.

Por que a Escola Francesa Evita "Risco Ergonômico"?

Visão Holística: A ergonomia francesa analisa o trabalho como um processo dinâmico, onde o "risco" não é um atributo fixo, mas algo que emerge (ou não) da interação entre o trabalhador e seu ambiente.

Foco na Adaptação: Em vez de apenas listar "perigos", estuda como os trabalhadores improvisam, compensam e se adaptam a situações complexas.

Exemplo Prático:

Abordagem tradicional (risco ergonômico):

- "O assento sem ajuste de altura é um risco ergonômico para lombalgia."

Abordagem francesa (situação ergonômica):

- "A falta de ajuste do assento cria um constrangimento, mas os operadores desenvolvem estratégias (ex.: alternar entre sentar e levantar) para gerenciar a fadiga."

Conclusão

Se você está trabalhando com referências da Escola Francesa, termos como "situação ergonômica", "constrangimentos" ou "fatores de desajuste" são mais alinhados ao vocabulário dessa corrente. Já "risco ergonômico" é mais comum em contextos normativos (como a NR-17).

Bônus 1 – Metodologia para Avaliação Ergonômica Preliminar (AEP)

A. Nítida não Conformidade em Postos de Trabalho Operacionais		
A.1)	Postura de trabalho inadequada em desvio extremo.	NÃO ( ) SIM ( )
A.2)	Trabalho com tronco encurvado para frente ou torcido durante mais de 50% do ciclo ou da jornada.	NÃO ( ) SIM ( )
A.3)	Exigência de postura inadequada com trabalho de pé durante mais de 85% da jornada de trabalho.	NÃO ( ) SIM ( )
A.4)	Postos de trabalho com desvios forçados com posição sentada em cadeira muito ruim.	NÃO ( ) SIM ( )
A.5)	Esforços acentuados facilmente evidenciados por observação do trabalho.	NÃO ( ) SIM ( )
A.6)	Trabalhar e concluir mais que 15.000 peças em um turno ou 1.800 peças por hora sem pausas para recuperação de fadiga ou com rodízio ineficaz.	NÃO ( ) SIM ( )
A.7)	Esforço facilmente verificado, com mãos, braços ou coluna, aplicando força extrema, ou ainda utilização de movimento de pinça pulpar, pinça lateral ou pinça palmar com esforço nítido.	NÃO ( ) SIM ( )
A.8)	Levantamento individual de alguma carga com peso superior a 25 kg.	NÃO ( ) SIM ( )
A.9)	Levantar totalmente ou depositar com precaução alguma carga mais pesada que 15 kg em frequência maior que duas vezes por minuto e em distância entre os tornozelos e o centro da carga maior que 50 cm.	NÃO ( ) SIM ( )
A.10)	Empurrar ou puxar carrinhos ou transpaleteiras manuais com peso maior que 1.500 kg ou maior que 700 kg em aclives, declives ou em condições nitidamente ruins do piso ou do equipamento.	NÃO ( ) SIM ( )
A.11)	Ritmo intenso de trabalho mantido, tempo apertado, pressão de tempo, operação crítica com alto impacto na qualidade do produto sem disponibilização de tempo necessário, utilização rigorosa de metas de produção, impossibilidade de pausas em trabalhos com alta demanda mental ou algum outro fator de carga mental bem evidente.	NÃO ( ) SIM ( )
A.12)	A forma de realizar o trabalho predispõe para a ocorrência de acidentes.	NÃO ( ) SIM ( )
A.13)	Alto nível de ruído, calor, vibração ou algum outro fator da Higiene Ocupacional bastante evidente.	NÃO ( ) SIM ( )
B. Nítida não Conformidade em Postos de Trabalho Informatizados:		
B.1)	Posto de trabalho improvisado, gerando dificuldade evidente pela observação.	NÃO ( ) SIM ( )
B.2)	Configuração do computador ultrapassada em relação à demanda atual.	NÃO ( ) SIM ( )
B.3)	Aplicativos com problema importante de *performance*.	NÃO ( ) SIM ( )
B.4)	Cadeira degradada ou inadequada.	NÃO ( ) SIM ( )
B.5)	Condição ambiental bastante inadequada em relação ao calor, frio, vibração, iluminação ou alto nível de ruído.	NÃO ( ) SIM ( )

Fonte: As planilhas foram adaptadas do trabalho do professor Hudson Couto, publicado na revista Proteção nº 362.

Análise Ergonômica do Trabalho (AET), o PGR e o PCMSO

A Análise Ergonômica do Trabalho (AET) é um procedimento técnico, próprio do especialista em ergonomia, que permite atender a uma "demanda" envolvendo fatores ergonômicos.

Dez Demandas para a Indicação da Realização da Análise Ergonômica do Trabalho (AET)

1. Demanda Judicial (questão reclamatória).
2. Demanda Fiscalizatória.
3. Demanda Preventiva.
4. Demanda de Concepção ou Projeto (acontece quando a empresa realiza alguma mudança significativa de sede ou setor, iniciação de uma nova linha de produção ou produto novo).
5. Demanda da Norma ou Demanda Normativa (consiste em cumprir o que uma norma exige, isto é, a exigência de uma AET. Exemplo: a exigência da "norma-mãe" da ergonomia da NR-17).

   Item 17.1.2 da NR-17: "Para avaliar a adaptação das condições de trabalho às características psicofisiológicas dos trabalhadores, cabe ao empregador realizar a AET, devendo a mesma abordar, no mínimo, as condições de trabalho, conforme estabelecido nesta Norma Regulamentadora".

6. Demandas de outros Programas. Exemplo: pelo PCMSO.
7. Demanda Ambulatorial: Através do acesso a informações médicas das principais queixas dos trabalhadores, atestados médicos, afastamentos, índice de morbidade etc.
8. Demanda de Certificação. Exemplo: ISO 45001.
9. Demanda por CAT.
10. Demanda da nova NR-1, através do GRO e do PGR.

Capítulo 4

Gerenciamento de Riscos Ocupacionais e a Identificação e Avaliação de Riscos Psicossociais Relacionados ao Trabalho

Introdução

Os fatores de risco psicossociais relacionados ao trabalho passaram a fazer parte do Gerenciamento de Riscos Ocupacionais na Norma Regulamentadora nº 1 (NR-1) a partir da publicação da Portaria MTE nº 1.419, de 27 de agosto de 2024, com a vigência prevista para 26 de maio de 2025.

O item 1.5 da NR-1 contempla o Gerenciamento de Riscos Ocupacionais para a constituição do PGR e no subitem 1.5.3.1.4 encontramos:

"O Gerenciamento de Riscos Ocupacionais deve abranger os riscos decorrentes dos agentes físicos, químicos, biológicos, riscos de acidentes e riscos relacionados aos fatores ergonômicos, incluindo os fatores de risco psicossociais relacionados ao trabalho."

Cabem as seguintes perguntas:

Como identificar os fatores de risco psicossociais relacionados ao trabalho?

Como avaliar os fatores de risco psicossociais relacionados ao trabalho?

Como classificar os fatores de risco psicossociais relacionados ao trabalho?

Como implementar medidas de prevenção visando evitar ou eliminar os fatores de risco psicossociais relacionados ao trabalho?

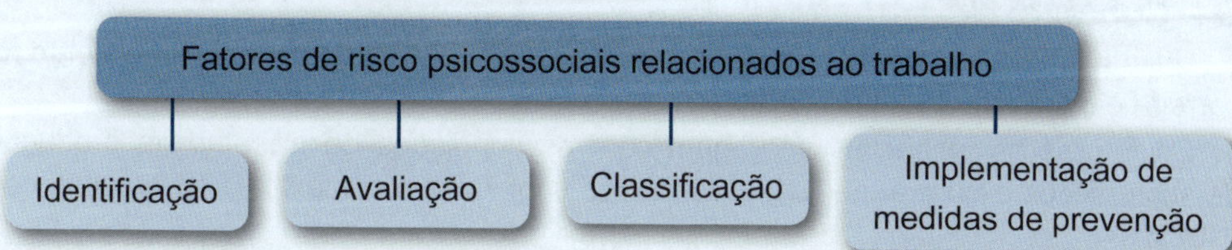

Para identificar os fatores de risco psicossociais relacionados ao trabalho, é necessário que o Médico Responsável pelo PCMSO entenda que a inter-relação dos aspectos psicossociais e da organização do trabalho é indissociável do processo de trabalho e pode desencadear agravos à saúde, com sofrimento psíquico.

É interessante ressaltar que, quando um trabalhador adoece por um transtorno mental, há uma tendência a individualização do caso somada ao pensamento de uma suscetibilidade individual e, quase sempre, sem relação com o trabalho.

É chegado o momento de transformar a pergunta-chave da anamnese ocupacional: "Qual a sua ocupação?" (Ramazzini – 1700) para acréscimo de outras perguntas:

Você se sente realizado no trabalho?

Como está o seu trabalho?

Quais as suas principais dificuldades para findar o seu trabalho?

Para identificar, avaliar, classificar e prevenir os fatores de risco psicossociais é preciso, antes, defini-los.

Segundo a OIT e a OMS, os fatores psicossociais no trabalho se originam de interações entre dois polos:

Polo 1 O meio ambiente de trabalho, que compreende o conteúdo do trabalho e as condições organizacionais em que este é realizado.

Polo 2 As habilidades, as necessidades, a cultura e as circunstâncias pessoais (externas ao trabalho) dos trabalhadores que possam, através das percepções e da própria experiência, influenciar a saúde, o desempenho e a satisfação no trabalho.

Para a OMS, os fatores psicossociais no trabalho consistem, por um lado, em interações entre o trabalho, seu ambiente, a satisfação no trabalho e as condições de sua organização e, por outro, em capacidades do trabalhador, suas necessidades, sua cultura e sua situação pessoal fora do trabalho, o que afinal, através de percepções e experiências, pode influir na saúde, no rendimento e na satisfação no trabalho.

1. Grupos de Fatores Psicossociais

A – Conteúdo do Trabalho

Conteúdo do cargo, carga de trabalho e ritmo, horário de trabalho, relacionamento interpessoal no trabalho e controle.

B – Contexto do Trabalho

Cultura e funcionamento organizacional, papel da organização, desenvolvimento na carreira e interface casa-trabalho.

Os fatores psicossociais interagem com as condições de trabalho na produção de seus efeitos e com a mediação de fatores cognitivos e contextuais no processo de estresse.

Exemplo: O ruído, além da intensidade e frequência, é influenciado pela natureza do ruído, por diferenças individuais e contextuais. Ou seja, o ruído elevado pode ajudar a manter o desempenho dos trabalhadores, ainda que fatigados, ou ao contrário, interfere negativamente no nível de concentração dos trabalhadores.

2. Identificação e Avaliação dos Fatores de Risco Psicossociais Relacionados ao Trabalho

Várias ferramentas e métodos podem ser utilizados para esse fim, dependendo do contexto e dos objetivos da avaliação. Principais ferramentas e abordagens para identificação e avaliação dos fatores de risco psicossociais:

2.1. Questionários e Escalas

COPSOQ (*Copenhagen Psychosocial Questionnaire*): um dos instrumentos mais utilizados internacionalmente, avalia aspectos como demandas psicológicas, apoio social, insegurança no trabalho, entre outros.

ISTAS 21 (Método COPSOQ-ISTAS 21): é uma adaptação do COPSOQ para o contexto espanhol e latino-americano amplamente utilizado para avaliar riscos psicossociais.

Job Content Questionnaire (JCQ): é focado na avaliação do controle sobre o trabalho, demandas psicológicas e apoio social.

Maslach Burnout Inventory (MBI): é específico para avaliar a síndrome de *burnout.*

Questionário COPSOQ (*Copenhagen Psychosocial Questionnaire*) para Avaliação dos Aspectos Psicossociais no Ambiente de Trabalho

Este questionário foi desenvolvido originalmente em dinamarquês e traduzido para vários idiomas, incluindo o português. A versão em português do COPSOQ é frequentemente utilizada em pesquisas e avaliações de saúde ocupacional.

O questionário abrange diversas dimensões do ambiente psicossocial no trabalho, como:

1. Demandas no trabalho (exigências psicológicas, carga de trabalho).
2. Controle sobre o trabalho (autonomia, influência no trabalho).
3. Apoio social (apoio de colegas e superiores).
4. Sentido do trabalho (significado e propósito do trabalho).
5. Segurança no emprego.
6. Conflitos trabalho-família.
7. Desgaste emocional.

Instituições do Brasil que utilizam o questionário COPSOQ em estudos sobre saúde mental e condições de trabalho:

1. Universidade de São Paulo.
2. Fundação Oswaldo Cruz.
3. Universidade Federal de Minas Gerais.
4. Universidade Federal do Rio Grande do Sul.

Como Acessar o Questionário COPSOQ para Avaliação dos Fatores de Risco Psicossociais

O questionário COPSOQ, traduzido para o português, pode ser obtido em:

1. Repositórios acadêmicos: Plataforma Scielo, PubMed, Research Gate ou Google Scholar podem ter versões dos artigos com acesso ao questionário COPSOQ.
2. Instituições de pesquisa: Universidades e Institutos que realizaram a validação do COPSOQ podem fornecer o instrumento mediante solicitação (**Gráfico 4.1** e **Tabelas 4.1 a 4.3**).

Escalas e Itens do Questionário COPSOQ para Avaliação dos Fatores de Risco Psicossociais. COPSOQ II – Versão Longa – Subescalas *(Kristensen, T., 2001) (Tradução e adaptação de Silva, C. et al., 2011).*

Das seguintes afirmações, indique (X) a que mais se adequa à sua resposta de acordo com as seguintes alternativas:

1- Nunca/quase nunca 2- Raramente 3- Às vezes 4- Frequentemente 5- Sempre

Exigências quantitativas	**1**	**2**	**3**	**4**	**5**
1. A sua carga de trabalho se acumula por ser desigualmente distribuída?					
2. Com que frequência não tem tempo para completar todas as tarefas do seu trabalho?					
3. Precisa fazer horas-extra?					

Ritmo de trabalho	**1**	**2**	**3**	**4**	**5**
4. Precisa trabalhar muito rapidamente?					

Exigências cognitivas	**1**	**2**	**3**	**4**	**5**
5. O seu trabalho exige a sua atenção constante?					
6. O seu trabalho requer que seja bom propor novas ideias?					
7. O seu trabalho exige que tome decisões difíceis?					

Exigências emocionais	**1**	**2**	**3**	**4**	**5**
8. O seu trabalho o coloca em situações emocionalmente perturbadoras?					
9. O seu trabalho exige emocionalmente de si?					
10. Sente-se emocionalmente envolvido com o seu trabalho?					

Exigências para esconder emoções	**1**	**2**	**3**	**4**	**5**
11. O seu trabalho requer que não manifeste a sua opinião?					
12. O seu trabalho requer que esconda os seus sentimentos?					
13. É exigido que trate todas as pessoas de forma igual, embora não se sinta satisfeito com isso?					
14. É exigido que seja simpático com todos, embora sinta que o mesmo não lhe é retribuído?					

1- Nunca/quase nunca 2- Raramente 3- Às vezes 4- Frequentemente 5- Sempre

Influência no trabalho	1	2	3	4	5
15. Tem um elevado grau de influência no seu trabalho?					
16. Participa na escolha das pessoas com quem trabalha?					
17. Pode influenciar na quantidade de trabalho que lhe é atribuído?					
18. Tem alguma influência sobre o tipo de tarefas que faz?					

Possibilidades de desenvolvimento	1	2	3	4	5
19. O seu trabalho exige que tenha iniciativa?					
20. O seu trabalho permite-lhe aprender coisas novas?					
21. O seu trabalho permite-lhe usar as suas habilidades ou perícias?					

Variação no trabalho	1	2	3	4	5
22. O seu trabalho é variado?					

Previsibilidade	1	2	3	4	5
23. No seu local de trabalho, é informado com antecedência sobre decisões importantes, mudanças ou planos para o futuro?					
24. Recebe toda a informação de que necessita para fazer bem o seu trabalho?					

Transparência do papel laboral desempenhado	1	2	3	4	5
25. O seu trabalho apresenta objetivos claros?					
26. Sabe exatamente quais as suas responsabilidades?					
27. Sabe exatamente o que é esperado de si?					

Recompensas	1	2	3	4	5
28. O seu trabalho é reconhecido e apreciado pela gerência?					
29. Há boas perspectivas no seu emprego?					
30. A gerência do seu local de trabalho o respeita?					
31. É tratado de forma justa no seu local de trabalho?					

1- Nunca/quase nunca 2- Raramente 3- Às vezes 4- Frequentemente 5- Sempre

Conflitos laborais	1	2	3	4	5
32. Faz coisas no seu trabalho que uns concordam mas outros não?					
33. No seu trabalho são-lhe colocadas exigências contraditórias?					
34. Por vezes tem que fazer coisas que deveriam ser feitas de outra maneira?					
35. Por vezes tem que fazer coisas que considera desnecessárias?					

Apoio social de colegas	1	2	3	4	5
36. Com que frequência tem ajuda e apoio dos seus colegas de trabalho?					
37. Com que frequência os seus colegas estão dispostos a ouvi-lo(a) sobre os seus problemas de trabalho?					
38. Com que frequência os seus colegas falam consigo acerca do seu desempenho laboral?					

Apoio social de superiores	1	2	3	4	5
39. Com que frequência o seu superior imediato fala consigo sobre como está decorrendo o seu trabalho?					
40. Com que frequência tem ajuda e apoio do seu superior imediato?					
41. Com que frequência o seu superior imediato fala consigo em relação ao seu desempenho laboral?					

Comunidade social no trabalho	1	2	3	4	5
42. Existe um bom ambiente de trabalho entre si e os seus colegas?					
43. Existe uma boa cooperação entre os colegas de trabalho?					
44. No seu local de trabalho sente-se parte de uma comunidade?					

Qualidade da liderança

Em relação à sua chefia direta, até que ponto considera que...	1	2	3	4	5
45. Oferece aos indivíduos e ao grupo boas oportunidades de desenvolvimento?					
46. Dá prioridade à satisfação no trabalho?					
47. É bom no planejamento do trabalho?					
48. É bom para resolver conflitos?					

As questões seguintes referem-se ao seu local de trabalho no seu todo.

1- Nunca/quase nunca 2- Raramente 3- Às vezes 4- Frequentemente 5- Sempre

Confiança horizontal	1	2	3	4	5
49. Os funcionários ocultam informações uns dos outros?					
50. Os funcionários ocultam informação à gerência?					
51. Os funcionários confiam uns nos outros de um modo geral?					

Confiança vertical	1	2	3	4	5
52. A gerência confia nos seus funcionários para fazerem o seu trabalho bem?					
53. Confia na informação que lhe é transmitida pela gerência?					
54. A gerência oculta informação aos seus funcionários?					

Justiça e respeito	1	2	3	4	5
55. Os conflitos são resolvidos de uma forma justa?					
56. Os funcionários são apreciados quando fazem um bom trabalho?					
57. As sugestões dos funcionários são tratadas de forma séria pela gerência?					
58. O trabalho é igualmente distribuído pelos funcionários?					

1- Nada/quase nada 2- Um pouco 3- Moderadamente 4- Muito 5- Extremamente

Responsabilidade social	1	2	3	4	5
59. Os homens e as mulheres são tratados da mesma forma?					
60. Existe lugar para funcionários de diferentes raças e religiões?					
61. Existe lugar para funcionários com doenças ou deficiências?					
62. Existe lugar para funcionários da terceira idade?					

Significado do trabalho	1	2	3	4	5
63. O seu trabalho tem significado?					
64. Sente que o seu trabalho é importante?					
65. Sente-se motivado e envolvido com o seu trabalho?					

1- Nada/quase nada 2- Um pouco 3- Moderadamente 4- Muito 5- Extremamente

Compromisso face ao local de trabalho	1	2	3	4	5
66. Gosta de falar com os outros sobre o seu local de trabalho?					
67. Sente que os problemas do seu local de trabalho são seus também?					
68. O seu local de trabalho é de grande importância pessoal para si?					

Satisfação no trabalho

Em relação ao seu trabalho em geral, quão satisfeito está com...	1	2	3	4	5
69. As suas perspectivas de trabalho?					
70. As condições físicas do seu local de trabalho?					
71. A forma como as suas capacidades são utilizadas?					
72. O seu trabalho de uma forma global?					

Insegurança laboral

Sente-se preocupado com...	1	2	3	4	5
73. Ficar desempregado?					
74. Que uma nova tecnologia o torne dispensável?					
75. Dificuldade em conseguir outro trabalho caso ficasse desempregado?					
76. Ser transferido para outro local de trabalho contra a sua vontade?					

	Excelente	Muito boa	Boa	Razoável	Deficitária
77. Em geral, sente que a sua saúde é:					

As próximas três questões referem-se ao modo como o seu trabalho afeta a sua vida privada:

Conflito trabalho/ família	1	2	3	4	5
78. Sente que o seu trabalho lhe exige muita energia que acaba por afetar a sua vida privada negativamente?					
79. Sente que o seu trabalho lhe exige muito tempo que acaba por afetar a sua vida privada negativamente?					
80. A sua família e os seus amigos dizem-lhe que trabalha demais?					

As próximas três questões referem-se ao modo como a sua vida privada afeta o seu trabalho:

1- Nada/quase nada 2- Um pouco 3- Moderadamente 4- Muito 5- Extremamente

Conflito família/trabalho	1	2	3	4	5
81. Sente que a sua vida privada lhe exige muita energia e que acaba por afetar o seu trabalho negativamente?					
82. Sente que a sua vida privada lhe exige muito tempo e que acaba por afetar o seu trabalho negativamente?					

Com que frequência durante as últimas 4 semanas sentiu…

1- Nunca/quase nunca 2- Raramente 3- Às vezes 4- Frequentemente 5- Sempre

Problemas em dormir	1	2	3	4	5
83. Dificuldade para adormecer?					
84. Dormiu mal e de forma sobressaltada?					
85. Acordou demasiado cedo e depois teve dificuldade em adormecer novamente?					
86. Acordou várias vezes durante a noite e depois não conseguia adormecer novamente?					

Extenuação	1	2	3	4	5
87. Cansado?					
88. Esgotado?					
89. Fisicamente exausto?					
90. Emocionalmente exausto?					

Estresse	1	2	3	4	5
91. Dificuldades em relaxar?					
92. Irritado?					
93. Tenso?					
94. Ansioso?					

Sintomas depressivos	1	2	3	4	5
95. Triste?					
96. Falta de autoconfiança?					
97. Peso na consciência ou sentimento de culpa?					
98. Falta de interesse por coisas cotidianas?					

1- Nada/quase nada 2- Um pouco 3- Moderadamente 4- Muito 5- Extremamente

Estresse somático	1	2	3	4	5
99. Dores de barriga?					
100. Aperto ou dor no peito?					
101. Dores de cabeça?					
102. Palpitações?					
103. Tensão em vários músculos?					

Estresse cognitivo	1	2	3	4	5
104. Dificuldade em concentrar-se?					
105. Dificuldade em tomar decisões?					
106. Dificuldade em lembrar-se de algo?					
107. Dificuldade em pensar claramente?					

Autoeficácia	1	2	3	4	5
108. Sou sempre capaz de resolver problemas, se tentar o suficiente					
109. Mesmo que as pessoas trabalhem contra mim, encontro sempre uma forma de atingir o que pretendo					
110. É fácil seguir os meus planos e atingir os meus objetivos					
111. Sinto-me confiante em lidar com acontecimentos inesperados					
112. Quando tenho um problema, usualmente tenho várias maneiras de lidar com o mesmo					
113. Independentemente do que acontecer, costumo encontrar soluções para os meus problemas					

Nos últimos 12 meses, no seu local de trabalho:

1- Nunca/quase nunca 2- Raramente 3- Às vezes 4- Frequentemente 5- Sempre

Comportamentos ofensivos	1	2	3	4	5
114. Tem se envolvido em conflitos ou discussões?					
115. Tem sido alvo de rumores ou calúnias?					
116. Tem sido alvo de insultos ou provocações verbais?					
117. Tem sido exposto a assédio sexual indesejado?					
118. Tem sido exposto a ameaças de violência?					
119. Tem sido exposto a violência física?					

Obrigado pela sua colaboração.

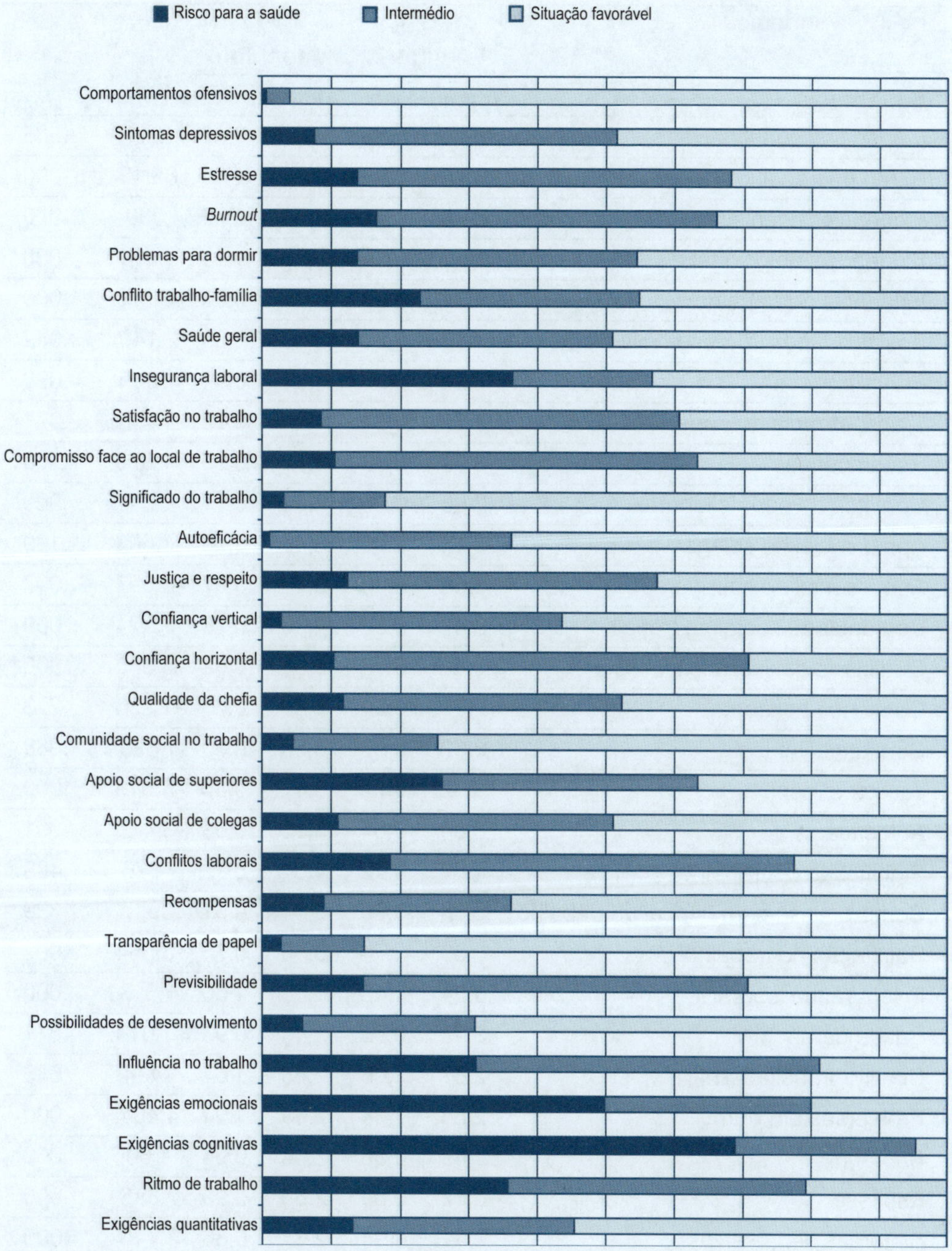

Gráfico 4.1. Tercis* das subescalas da versão média portuguesa do Copsoq.

---

* Tercil é um termo estátistico.

Tabela 4.1. Médias e desvios-padrão das subescalas do COPSOQ por sexo.

	Sexo Feminino		Sexo Masculino			
Subescalas	*Média*	*DP*	*Média*	*DP*	*t*	*p*
Exigências quantitativas	2,48	0,86	2,47	0,86	.211	.833
Ritmo de trabalho	3,30	0,98	3,08	1,00	6.912	.000
Exigências cognitivas	3,79	0,71	3,79	0,72	.030	.976
Exigências emocionais	3,61	1,14	3,26	1,13	9.914	.000
Influência no trabalho	2,74	0,88	2,90	0,90	-5.778	.000
Possibilidades de desenvolvimento	3,88	0,81	3,83	0,80	2.140	.032
Previsibilidade	3,26	0,90	3,21	0,94	1.649	.099
Transparência do papel laboral	4,17	0,73	4,21	0,72	-1.771	.077
Recompensas	3,69	0,83	3,72	0,90	-1.378	.168
Conflitos de papéis laborais	2,95	0,66	2,94	0,71	.114	.909
Apoio social de colegas	3,42	0,76	3,46	0,78	-1.603	.109
Apoio social de superiores	3,08	0,96	3,16	0,97	-2.697	.007
Comunidade social no trabalho	3,87	0,82	4,06	0,79	-7.224	.000
Qualidade da liderança	3,40	0,95	3,56	0,92	-5.380	.000
Confiança horizontal	2,78	0,64	2,80	0,65	-1.220	.223
Confiança vertical	3,62	0,59	3,58	0,60	1.823	.068
Justiça e respeito	3,32	0,77	3,41	0,85	-3.516	.000
Autoeficácia	3,86	0,67	3,93	0,68	-3.475	.001
Significado do trabalho	4,02	0,72	4,04	0,72	-.826	.409
Compromisso com o local de trabalho	3,38	0,90	3,41	0,91	-.977	.329
Satisfação no trabalho	3,33	0,74	3,40	0,76	-3.054	.002
Insegurança laboral	3,24	1,42	3,03	1,50	4.513	.000
Saúde geral	3,42	0,88	3,45	0,93	-1.013	.311
Conflito trabalho-família	2,67	1,06	2,68	1,04	-.474	.636
Problemas em dormir	2,54	1,06	2,39	1,04	4.464	.000
Burnout	2,89	0,96	2,54	0,95	11.606	.000
Estresse	2,82	0,89	2,60	0,90	7.848	.000
Sintomas depressivos	2,41	0,94	2,31	0,86	3.715	.000
Comportamentos ofensivos	1,19	0,42	1,25	0,52	-3.999	.000

Tabela 4.2. Médias e desvios-padrão das subescalas do COPSOQ por grupo etário.

	< 38 anos de idade		**≥ 38 anos de idade**			
Subescalas	*Média*	*DP*	*Média*	*DP*	*t*	*p*
Exigências quantitativas	2,54	0,86	2,42	0,85	-4.610	.000
Ritmo de trabalho	3,24	0,96	3,12	1,03	-3.805	.000
Exigências cognitivas	3,79	0,68	3,79	0,73	-.582	.561
Exigências emocionais	3,42	1,14	3,42	1,15	.101	.920
Influência no trabalho	2,76	0,85	2,89	0,92	4.582	.000
Possibilidades de desenvolvimento	3,86	0,79	3,84	0,81	-.708	.479
Previsibilidade	3,22	0,88	3,25	0,96	1.263	.207
Transparência do papel laboral	4,13	0,71	4,25	0,73	5.259	.000
Recompensas	3,68	0,84	3,74	0,89	2.463	.014
Conflitos de papéis laborais	2,99	0,69	2,91	0,69	-3.625	.000
Apoio social de colegas	3,49	0,74	3,40	0,79	-3.923	.000
Apoio social de superiores	3,14	0,92	3,11	1,00	-.972	.331
Comunidade social no trabalho	3,95	0,80	3,99	0,82	1.699	.089
Qualidade da liderança	3,43	0,91	3,54	0,95	3.576	.000
Confiança horizontal	2,79	0,62	2,79	0,66	-.120	.905
Confiança vertical	3,57	0,55	3,62	0,63	3.170	.002
Justiça e respeito	3,34	0,78	3,39	0,83	2.042	.041
Autoeficácia	3,85	0,66	3,94	0,68	4.003	.000
Significado do trabalho	3,97	0,76	4,09	0,68	5.283	.000
Compromisso com o local de trabalho	3,35	0,90	3,44	0,90	3.175	.002
Satisfação no trabalho	3,34	0,75	3,41	0,74	3.317	.001
Insegurança laboral	3,12	1,45	3,13	1,48	.227	.821
Saúde geral	3,63	0,87	3,27	0,91	-12.668	.311
Conflito trabalho-família	2,71	1,05	2,63	1,05	-2.480	.013
Problemas em dormir	2,38	1,06	2,53	1,04	4.479	.000
Burnout	2,75	0,98	2,64	0,96	-3.677	.000
Estresse	2,72	0,92	2,68	0,89	-1.241	.215
Sintomas depressivos	2,37	0,92	2,34	0,90	-1.050	.294
Comportamentos ofensivos	1,26	0,51	1,19	0,44	-4.900	.000

As pontuações médias obtidas pelos trabalhadores desta amostra, segundo os seis setores profissionais avaliados, estão representadas na **Tabela 4.6.**

Tabela 4.3. Médias e desvios-padrão das subescalas do COPSOQ por setor profissional.

	Indústria		*Ensino*		*Serviços e Comércio*		*Administração Pública*		*Saúde*		*Forças Policiais*	
Subescalas	*Média*	*DP*	*Média*	*DP*	*Média*	*DP*	*Média*	*DP*	*Média*	*DP*	*Média*	*DP*
Exigências quantitativas	2,51	0,91	3,08	0,90	2,31	0,81	2,46	0,81	2,34	0,81	2,41	0,80
Ritmo de trabalho	3,34	0,95	3,43	0,91	2,95	1,06	3,39	0,95	3,14	0,96	3,98	0,96
Exigências cognitivas	3,67	0,74	3,97	0,67	3,73	0,73	3,85	0,69	3,69	0,77	3,80	0,67
Exigências emocionais	3,12	1,18	3,71	1,08	3,20	1,19	3,89	0,99	3,18	1,14	3,32	1,06
Influência no trabalho	2,86	1,00	3,18	0,78	2,71	0,88	2,71	0,90	2,68	0,84	2,96	0,83
Possibilidades de desenvolvimento	3,77	0,83	4,13	0,80	3,69	0,87	3,93	0,77	3,67	0,87	3,85	0,72
Previsibilidade	3,41	0,96	3,25	0,75	3,09	0,96	3,29	0,86	3,18	0,99	3,10	0,90
Transparência do papel laboral	4,30	0,71	3,95	0,77	4,15	0,78	4,22	0,67	4,16	0,73	4,23	0,69
Recompensas	3,79	0,87	3,69	0,72	3,65	0,94	3,62	0,82	3,84	0,89	3,70	0,88
Conflitos de papéis laborais	2,82	0,70	3,17	0,98	2,94	0,71	2,96	0,64	2,90	0,69	2,96	0,69
Apoio social de colegas	3,41	0,79	3,28	0,82	3,38	0,85	3,41	0,71	3,48	0,79	3,58	0,73
Apoio social de superiores	3,26	0,96	2,73	0,94	2,98	1,04	3,00	0,92	3,27	0,98	3,31	0,88
Comunidade social no trabalho	4,02	0,82	3,71	0,47	3,95	0,86	3,84	0,77	3,99	0,81	4,16	0,76
Qualidade da liderança	3,57	0,88	3,08	0,94	3,38	0,99	3,38	0,93	3,57	1,04	3,71	0,82
Confiança horizontal	2,84	0,67	2,92	0,47	2,74	0,74	2,67	0,68	2,80	0,63	2,84	0,55
Confiança vertical	3,61	0,64	3,42	0,41	3,65	0,69	3,69	0,62	3,52	0,58	3,53	0,52
Justiça e respeito	3,41	0,84	3,15	0,71	3,29	0,87	3,32	0,74	3,32	0,84	3,48	0,83
Autoeficácia	3,88	0,71	3,79	0,62	3,99	0,73	3,82	0,66	4,01	0,62	3,91	0,65
Significado do trabalho	4,07	0,77	3,98	0,79	4,00	0,74	4,08	0,71	3,96	0,72	4,05	0,65

Tabela 4.3. Médias e desvios-padrão das subescalas do COPSOQ por setor profissional (cont.).

	Indústria		*Ensino*		*Serviços e Comércio*		*Administração Pública*		*Saúde*		*Forças Policiais*	
Subescalas	*Média*	*DP*	*Média*	*DP*	*Média*	*DP*	*Média*	*DP*	*Média*	*DP*	*Média*	*DP*
Satisfação no trabalho	3,58	0,75	3,28	0,77	3,33	0,76	3,29	0,73	3,41	0,80	3,37	0,71
Insegurança laboral	3,57	1,35	3,03	1,38	3,62	1,39	2,98	1,41	3,34	1,39	2,53	1,49
Saúde geral	3,44	0,97	3,47	0,81	3,40	0,95	3,41	0,89	3,49	0,90	3,45	0,89
Conflito trabalho-família	2,44	1,02	3,19	1,11	2,60	1,04	2,79	1,01	2,31	0,99	2,72	1,02
Problemas em dormir	2,47	1,09	2,53	1,06	2,44	1,04	2,55	1,04	2,44	1,05	2,37	1,03
Burnout	2,68	0,99	3,00	0,97	2,62	0,96	2,88	0,93	2,69	1,01	2,45	0,92
Estresse	2,67	0,91	3,01	0,92	2,62	0,92	2,79	0,84	2,75	0,90	2,53	0,91
Sintomas depressivos	2,27	0,93	2,55	0,99	2,36	0,91	2,38	0,89	2,41	0,90	2,28	0,88
Comportamentos ofensivos	1,19	0,45	1,18	0,41	1,25	0,49	1,24	0,46	1,18	0,37	1,27	0,56

Questionário ISTAS 21 para Avaliação dos Riscos Psicossociais no Ambiente de Trabalho

É uma ferramenta desenvolvida pelo Instituto Sindical de Trabalho, Ambiente e Saúde (ISTAS) da Espanha, utilizada para avaliar os riscos psicossociais no ambiente de trabalho. Ele é baseado no modelo de demandas e recursos do trabalho, que considera tanto as exigências do trabalho quanto os recursos disponíveis para lidar com essas exigências. O objetivo do Questionário ISTAS 21 é identificar a saúde mental e o bem-estar dos trabalhadores.

Estrutura do Questionário ISTAS 21 para Avaliação dos Riscos Psicossociais no Ambiente de Trabalho

1. Exigências do Trabalho:

- Foca as exigências psicológicas (quantidade de trabalho, pressão de tempo, complexidade das tarefas).
- Foca as exigências emocionais (lidar com situações emocionalmente desgastantes).

2. Recursos do Trabalho:

- Autonomia (controle sobre o próprio trabalho).
- Apoio social (relacionamentos com colegas e superiores).

3. Compensações:

- Reconhecimento (valoração do trabalho realizado).
- Justiça (equidade no tratamento e nas recompensas).

4. Conflitos e dupla presença:

- Conflitos entre trabalho e vida pessoal.
- Dificuldades em conciliar responsabilidades profissionais e familiares.

5. Impacto na saúde:

- Sintomas de estresse, ansiedade, depressão e outros problemas de saúde mental.

Como é Desenvolvido o Questionário ISTAS 21 para Avaliação dos Riscos Psicossociais?

O ISTAS 21 é desenvolvido por meio de um questionário autoaplicável, em que os trabalhadores respondem às dimensões mencionadas. As respostas são geralmente em Escala Likert, que mede a frequência ou intensidade das situações vivenciadas. Após a coleta dos dados, os resultados são analisados para identificar áreas de risco e propor intervenções que melhorem as condições de trabalho.

Objetivos do Questionário ISTAS 21 para Avaliação dos Riscos Psicossociais

- Identificar riscos psicossociais no ambiente de trabalho.
- Promover a saúde e o bem-estar dos trabalhadores.
- Fornecer dados para a elaboração de políticas e práticas organizacionais que reduzam os riscos identificados.

Sugestões para a Obtenção do Questionário ISTAS 21 em Português

Tradução Autorizada

Para obter a tradução autorizada diretamente com o ISTAS (Instituto Sindical de Trabalho, Ambiente e Saúde) é preciso solicitar a versão oficial em português ou obter a permissão para traduzir o questionário.

O *site* oficial do ISTAS é: http://istas.net

Adaptação por Pesquisadores

Verifique em bancos de dados acadêmicos (com Scielo, PubMed ou Google Scholar) se há estudos que utilizaram o ISTA 21 em português. Muitas vezes, pesquisadores adaptam e validam ferramentas para uso em seus contextos.

Tradução Independente

Caso não encontre uma versão oficial ou validada, você pode traduzir o questionário, mas é importante realizar um processo de validação transcultural para garantir que os itens mantenham seu significado original e sejam adequados ao contexto cultural.

Job Content Questionnaire (JCQ)

O *Job Content Questionnaire* (JCQ) é uma ferramenta amplamente utilizada para avaliar as características psicossociais do trabalho, com base no modelo desenvolvido por Robert Karasek: DEMANDA = CONTROLE – SUPORTE. O Questionário JCQ mede três dimensões principais:

- Demandas psicológicas.
- Controle sobre o trabalho.
- Suporte social no ambiente de trabalho.

Estrutura do Questionário JCQ

Demandas Psicológicas

Avalia a carga mental e emocional do trabalho.

Exemplo de item: "Meu trabalho exige que eu trabalhe muito rápido".

Controle sobre o Trabalho

Divide-se em habilidade de decisão (autonomia) e uso de habilidades.

Exemplo de item: "No meu trabalho, tenho liberdade para decidir como realizar minhas tarefas".

Suporte Social

Avalia o apoio de colegas e supervisores.

Exemplo de item: "Meus colegas são amigáveis".

Exemplo de Tradução não Oficial do JCQ para o Português

Aqui segue um exemplo de uma tradução adaptada de alguns itens do Questionário JCQ para avaliação de fatores de risco psicossociais:

Demandas Psicológicas

"Meu trabalho exige que eu trabalhe muito rápido."

"Meu trabalho exige que eu me esforce muito."

"Meu trabalho exige que eu faça coisas complexas."

Controle sobre o Trabalho

Polo 1 – Habilidade de Decisão (Autonomia)

"No meu trabalho tenho liberdade para decidir como realizar minhas tarefas."

"No meu trabalho posso tomar decisões por conta própria."

Polo 2 – Uso de Habilidades

"No meu trabalho tenho a oportunidade de desenvolver minhas habilidades."

"No meu trabalho posso usar minhas habilidades e conhecimentos."

Suporte Social

Polo 1 – Suporte dos Colegas

"Meus colegas são amigáveis."

"Posso contar com o apoio dos meus colegas de trabalho."

Polo 2 – Suporte dos Supervisores

"Meus supervisores se preocupam com o bem-estar dos funcionários."

"Posso contar com o apoio do meu supervisor."

Como Obter o Questionário JCQ Original

O JCQ é protegido por direitos autorais, e sua versão completa pode ser obtida diretamente com os desenvolvedores ou por meio de pesquisadores autorizados. Para acessar o questionário original (em inglês) e obter mais informações, você pode visitar o *site* oficial do JCQ: http:// www.jcqcenter.org .

Como Obter a Validação do Questionário JCQ em Português

Se você precisa de uma versão validada em português, é recomendado buscar estudos acadêmicos que tenham utilizado o JCQ em países de língua portuguesa. Pesquisadores brasileiros e portugueses já adaptaram e validaram o questionário para uso em seus contextos. Bancos de dados com Scielo, PubMed ou Google Scholar podem ser úteis para encontrar estas versões.

Questionário *Maslach Burnout Inventory* (MBI)

É um dos instrumentos mais utilizados e reconhecidos internacionalmente para avaliar a síndrome de *burnout* (esgotamento profissional). O MBI foi desenvolvido por Christina Maslach, Susan E. Jackson, Michael P. Leiter *et al.* O MBI mede três dimensões principais do *burnout.*

Dimensão 1 do MBI para Avaliação da Síndrome de *Burnout:*

Exaustão emocional: Sensação de estar emocionalmente esgotado e sobrecarregado pelo trabalho.

Dimensão 2 do MBI para Avaliação da Síndrome de *Burnout:*

Despersonalização: Desenvolvimento de atitudes cínicas e distanciamento emocional em relação ao trabalho e às pessoas com as quais se trabalha.

Dimensão 3 do MBI para Avaliação da Síndrome de *Burnout:*

Redução da Realização Pessoal: Sentimento de incompetência e falta de realização no trabalho.

O Questionário MBI para avaliar a síndrome de *burnout* (esgotamento profissional) está disponível em diferentes versões, dependendo do contexto de aplicação (p. ex., MBI para profissionais de saúde, MBI para educadores, MBI geral).

Estrutura do Questionário MBI para Avaliação da Síndrome de Burnout

O Questionário é composto por 22 itens divididos nas três escalas mencionadas. As respostas são dadas em uma escala Likert de frequência, que varia de "Nunca" a "Todos os dias".

Exemplos de itens (tradução não oficial)

1. Exaustão Emocional:
   - "Sinto-me emocionalmente esgotado pelo meu trabalho."
   - "Sinto-me cansado quando me levanto pela manhã e tenho que enfrentar mais um dia de trabalho."
2. Despersonalização:
   - "Sinto que trato algumas pessoas com quem trabalho como se fossem objetos."
   - "Sinto que me tornei mais insensível com as pessoas desde que assumi este trabalho."
3. Redução da Realização Pessoal:
   - "Sinto que estou influenciando positivamente a vida das pessoas por meio do meu trabalho." (item invertido)
   - "Sinto-me muito energizado no trabalho." (item invertido)
   - "Sinto que consigo resolver facilmente os problemas que surgem no trabalho." (item invertido)

Como Obter o MBI Original

O MBI é uma ferramenta protegida por direitos autorais, e sua utilização requer permissão dos detentores dos direitos. Para acessar o Questionário MBI original (em inglês) e obter mais informações, você pode entrar em contato com a *Mind Garden*, empresa responsável pela distribuição do MBI.

Site oficial: http:// www.mindgarden.com .

Página do MBI: https://www.mindgarden.com/maslach-burnout-inventory/117-mbi--human-services-survey.html

Versões do Questionário MBI

O MBI está disponível em várias versões, dependendo do público-alvo.

1. MBI-HSS (*Human Services Survey*): para profissionais da área de saúde e serviços humanos.
2. MBI-ES (*Educators Survey*): para professores e educadores.
3. MBI-GS (*General Survey*): para profissionais de outras áreas.

Validação do MBI em Português

O MBI já foi adaptado e validado para o português em diversos estudos. Se você está buscando uma versão em português, recomendamos consultar bancos de dados acadêmicos como:

- Scielo: https://scielo.org
- PubMed: https://pubmed.ncbi.nlm.nih.gov
- Google Scholar: https://scholar.google.com

Pesquisadores brasileiros e portugueses já utilizaram o MBI em estudos sobre *burnout*, e você pode encontrar versões adaptadas e validadas nesses contextos.

Nota do Autor: Se você pretende utilizar o MBI em pesquisas ou avaliações, é essencial obter a versão oficial e de aplicação. A tradução e a adaptação do Questionário MBI devem ser feitas com cuidado para garantir a validade e a confiabilidade dos resultados.

*2.2. Guia de Referência sobre os Fatores de Risco Psicossociais no Trabalho (*The European Framework for Psychosocial Risk Management*: PRIMA – EF – Leka e Cox, 2008)*

Em 2008 pesquisadores dos países-membros da União Europeia elaboraram um Guia de Referência sobre Fatores de Risco Psicossociais no Trabalho (**Tabela 4.4**).

Tabela 4.4. Tabela do Guia de Referência sobre Fatores de Risco Psicossociais no Trabalho

Conteúdo do trabalho	• Falta de variedade ou ciclos curtos de trabalho • Trabalho fragmentado e sem sentido • Mau uso de habilidades • Incerteza elevada • Exposição contínua a pessoas através do trabalho
Carga e ritmo do trabalho	• Sobrecarga de trabalho ou subcarga • Ritmo definido pela máquina • Níveis elevados de pressão pelo tempo • Continuamente sujeito a prazos
Horário do trabalho	• Jornada de trabalho • Trabalho noturno • Horários de trabalho inflexíveis, horas imprevisíveis, horas longas ou insociáveis (sem convívio social)
Controle	• Baixa participação na tomada de decisões • Falta de controle sobre a carga de trabalho e jornada de trabalho etc.
Ambiente e equipamentos	• Problemas quanto a confiabilidade, disponibilidade, adequação, manutenção e reparo de equipamentos e instalações • Más condições ambientais, tais como falta de espaço, falta de iluminação, ruído excessivo

Tabela 4.4. Tabela do Guia de Referência sobre Fatores de Risco Psicossociais no Trabalho (cont.)

Cultura organizacional e função	• Comunicação deficiente • Baixos níveis de apoio para resolução de problemas e desenvolvimento pessoal • Falta de definição e acordo sobre objetivos organizacionais
Relações interpessoais no trabalho	• Isolamento social ou físico • Relações deficientes com os superiores e colegas • Conflitos interpessoais • Falta de apoio social
Papel da organização	• Ambiguidade e conflito de papeis • Insuficiência de papel • Responsabilidade pelas pessoas
Desenvolvimento da carreira	• Estagnação da carreira e incerteza • Subpromoção ou sobrepromoção • Salários baixos • Insegurança no trabalho • Baixo valor social para trabalhar
Interface trabalho-casa	• Exigências conflitantes do trabalho e de casa • Falta de apoio em casa • Problemas de dupla carreira

2.3. Modelo Simples de Questionário para Avaliação Psicossocial

A Avaliação Psicossocial pode ser realizada individualmente no trabalhador durante o exame médico ocupacional. Este modelo para Avaliação Psicossocial (**Tabela 4.5**) pode ajudar fornecendo "pistas" para identificação de fatores de risco psicossociais, entretanto não apresenta segurança por não possuir validação.

Tabela 4.5. Modelo para Avaliação Psicossocial

Dimensões	Itens	Avaliação
Demandas	03. As exigências de trabalho feitas por colegas e supervisores são difíceis de combinar 06. Tenho prazos inatingíveis 09. Devo trabalhar muito intensamente 12. Eu não faço algumas tarefas porque tenho muita coisa para fazer 16. Não tenho possibilidade de fazer pausas suficientes 18. Recebo pressão para trabalhar em outro horário 20. Tenho que fazer meu trabalho com muita rapidez 22. As pausas temporárias são impossíveis de cumprir	(0) Nunca (1) Raramente (2) Às vezes (3) Frequentemente (4) Sempre

Tabela 4.5. Modelo para Avaliação Psicossocial (cont.)

Dimensões	Itens	Avaliação
Controle	02. Posso decidir quando fazer uma pausa 10. Consideram a minha opinião sobre a velocidade do meu trabalho 15. Tenho liberdade de escolha de como fazer meu trabalho 19. Tenho liberdade de escolha para decidir o que fazer no meu trabalho 25. Minhas sugestões são consideradas sobre como fazer meu trabalho 30. O meu horário de trabalho pode ser flexível	(0) Nunca (1) Raramente (2) Às vezes (3) Frequentemente (4) Sempre
Apoio da chefia	08. Recebo informações e suporte que me ajudam no trabalho que eu faço 23. Posso confiar no meu chefe quando eu tiver problemas no trabalho 29. Quando algo no trabalho me perturba ou irrita posso falar com meu chefe 33. Tenho suportado trabalhos emocionalmente exigentes 35. Meu chefe me incentiva no trabalho	(0) Nunca (1) Raramente (2) Às vezes (3) Frequentemente (4) Sempre
Apoio dos colegas	07. Quando o trabalho se torna difícil, posso contar com a ajuda dos colegas 24. Meus colegas me ajudam e me dão apoio quando eu preciso 27. No trabalho os meus colegas demonstram o respeito que mereço 31. Os colegas estão disponíveis para escutar meus problemas de trabalho	(0) Nunca (1) Raramente (2) Às vezes (3) Frequentemente (4) Sempre
Relaciona-mentos	05. Falam ou se comportam comigo de forma dura 14. Existem conflitos entre os colegas 21. Sinto que sou perseguido no trabalho 34.As relações no trabalho são tensas	(0) Nunca (1) Raramente (2) Às vezes (3) Frequentemente (4) Sempre
Cargo	01. Tenho clareza sobre o que se espera do meu trabalho 04. Eu sei como fazer o meu trabalho 11. Estão claras as minhas tarefas e responsabilidades 13. Os objetivos e metas do meu setor são claros para mim 17. Eu vejo como o meu trabalho se encaixa nos objetivos da empresa	(0) Nunca (1) Raramente (2) Às vezes (3) Frequentemente (4) Sempre
Comunica-ção e mudanças	26. Tenho oportunidades para pedir explicações ao chefe sobre as mudanças relacionadas ao meu trabalho 28. As pessoas são sempre consultadas sobre as mudanças no trabalho 32. Quando há mudanças, faço o meu trabalho com o mesmo carinho	(0) Nunca (1) Raramente (2) Às vezes (3) Frequentemente (4) Sempre

2.4. Situações que Podem Interagir com os Fatores Psicossociais Relacionados ao Trabalho

Os fatores psicossociais atuam junto às condições de trabalho quando da produção de seus efeitos e com a intermediação de fatores cognitivos e contextuais no desenvolvimento de estresse (**Tabela 4.6**).

Exemplo: Máquina extremamente ruidosa, com ruído acima do LEO. O ruído, além da intensidade e frequência, é influenciado pela sua natureza, diferenças individuais e contextuais. Portanto, o ruído elevado proveniente da máquina pode ajudar a manter o desempenho dos trabalhadores, ainda que fatigados, ou ao contrário, interfere negativamente no nível de concentração dos trabalhadores.

Tabela 4.6. Situações de interação entre Fatores Psicossociais e o Trabalho

1. Condições de trabalho: Máquinas e equipamentos oferecem perigo para os trabalhadores? A maior ou menor intensidade de carga mental e ritmo de trabalho pode acelerar o desgaste biopsicossocial?	 Sim ( ) Não ( ) Sim ( ) Não ( )
2. Existe ação direta de substâncias tóxicas sobre o SNC e alterações cognitivas e comportamentais?	Sim ( ) Não ( )
3. A empresa informa aos trabalhadores quais os fatores de risco aos quais estão expostos?	Sim ( ) Não ( )
4. As tarefas são monótonas, pouco estimuladoras, sem significado?	Sim ( ) Não ( )
5. As tarefas e atividades são repetitivas?	Sim ( ) Não ( )
6. Existem evidências de exigências do trabalho associadas à falta de controle dos trabalhadores?	Sim ( ) Não ( )
7. Existe colocação de metas desafiadoras no desenvolvimento do trabalho?	Sim ( ) Não ( )
8. Existem tarefas com situações desagradáveis ou aversivas vivenciadas pelos trabalhadores?	Sim ( ) Não ( )
9. Como é o cargo de trabalho? Há excesso de exigências incompatíveis com a capacidade e demanda de trabalho?	Sim ( ) Não ( )
10. Há falta de controle ou autonomia no trabalho desenvolvido pelos trabalhadores?	Sim ( ) Não ( )
11. As horas de trabalho estão associadas a escalas restritas e inflexíveis?	Sim ( ) Não ( )
12. As escalas de folga raramente coincidem com o final de semana?	Sim ( ) Não ( )
13. Existem bônus atrelados ao cumprimento de metas "desafiadoras"?	Sim ( ) Não ( )
14. Os trabalhadores que estão diante de metas desafiadoras são impelidos a estender frequentemente as jornadas de trabalho?	Sim ( ) Não ( )
15. Há falta de participação dos trabalhadores na tomada de decisões?	Sim ( ) Não ( )

2.5. Conclusão – Distinção entre "Avaliação de Fatores Psicossociais" e "Avaliação Psicossocial"

É necessário observar a distinção entre a "avaliação de fatores psicossociais" e a "avaliação psicossocial". Temos a "avaliação de fatores psicossociais" como componente dos elementos a serem avaliados pelo médico do trabalho no âmbito dos exames clínicos, e a "avaliação psicossocial" enquanto procedimento definido e normatizado pelo Conselho Federal de Psicologia (Resolução CFP nº 2, de 21/01/2022).

Manual da Gestão dos Fatores de Risco Psicossociais Relacionados ao Trabalho (FRPRT) para o Médico do Trabalho

Algum Anexo da NR-7 focaliza os Fatores de Risco Psicossociais? NÃO.

Avaliação Psicossocial é o mesmo que Avaliação de Fatores Psicossociais? NÃO.

Avaliação Psicossocial no trabalho está prevista para:

- NR-33: Espaços Confinados.
- NR-35: Trabalho em Altura.

Definição de Avaliação Psicossocial no Trabalho

É um processo que serve para compreender os aspectos comportamentais e psicológicos do trabalhador no ambiente de trabalho.

Escopo do Processo de Avaliação Psicossocial no Trabalho

Deve considerar:

1- As características psicológicas, ocupacionais e sociais do trabalhador.

2 - As características da atividade exercida pelo trabalhador, as do ambiente de trabalho e as condições necessárias *à* sua realização, inclusive para atividades remotas.

3 - As características da gestão do trabalho e dos controles preventivos em saúde e segurança.

Aspectos que podem influenciar o Processo de Avaliação Psicossocial

- Ciclo sono-vigília.
- Uso de medicações.
- Uso de álcool, tabaco e outras substâncias psicoativas.

Avaliação Psicossocial

No que concerne à Avaliação Psicossocial, a Resolução CFP nº 2, de 21 de janeiro de 2022, disciplina a forma como tal instrumento deverá ser realizado pelo profissional psicólogo.

Modelo de Questionário para Avaliação Psicossocial

Nome do Empregado..

Idade............................ Escolaridade...

Empresa...

Função..

Tipo de Exame Médico Ocupacional ....

Tipo de Avaliação Psicossocial:

Trabalho em altura ( ) Espaço confinado ( ) Outra atividade ( )

História Ocupacional Pregressa ....

História Familiar...

Possui algum tipo de doença em tratamento?...

Fez cirurgia ou foi internado por algum motivo?...

Uso de medicação regularmente?..

Média de horas dormidas por dia e qualidade do sono.......................................

Uso de tabaco, álcool ou outra substância psicoativa?.......................................

Sofreu desmaio(s)/convulsão(ões)?...

Fez ou faz tratamento psiquiátrico?..

Avaliação de Fatores Psicossociais

Componente dos elementos a serem avaliados pelo Médico no âmbito dos exames clínicos. Ao definir que o Médico considere os "fatores psicossociais" (NR-33 e NR-35), as NR imputam ao médico o dever de atentar a tal aspecto, incluindo em seu exame clínico instrumentos e técnicas que sejam capazes de avaliar a real aptidão do trabalhador para a função que irá desempenhar.

Transtorno Mental relacionado ao Trabalho associado aos Fatores Psicossociais

- Carga excessiva de trabalho;
- Baixa resiliência;
- Violência no Trabalho e fora dele;
- Falta de controle e autonomia;
- Baixo apoio familiar e na comunidade.

O que mudou na NR-1 sobre os Fatores de Risco Psicossociais?

Anteriormente, no PPRA eram incluídos:

- Agentes Físicos.
- Agentes Químicos.
- Agentes Biológicos.

Inclusão expressa dos Tipos de Riscos – Uma Realidade para o novo PCMSO.

NR-1 Portaria MTE nº 1.419 de 21/08/2024.

1.5.3.1.4 "O gerenciamento de riscos ocupacionais deve abranger os riscos:

- Que decorrem dos agentes físicos, químicos, biológicos (conforme a NR-9).
- Riscos relacionados aos fatores ergonômicos, incluindo os fatores de risco psicossociais relacionados ao trabalho e fatores de risco de acidente."

3. Integração da NR-1 com a NR-17

NR-1

1.5.3 Responsabilidades.

1.5.3.2.1 e a Boa Nova: "A organização deve considerar as condições de trabalho, nos termos da NR-17, incluindo os fatores de risco psicossociais relacionados ao trabalho".

Gerenciamento dos Riscos Ocupacionais/PGR → NR-17 Ergonomia

Ergonomia →
- Física: cuida do corpo
- Cognitiva: foca na mente
- Organizacional: Adaptação do trabalho às necessidades humanas

Ergonomia ↓ Processo de melhoria contínua

1.5.4.4.5.3 Para a probabilidade (chance) de ocorrência das lesões ou agravos à saúde decorrentes de fatores ergonômicos, incluindo os fatores de risco psicossociais relacionados ao trabalho, a AVALIAÇÃO DE RISCO deve considerar as exigências da atividade de trabalho e a eficácia das medidas de prevenção implementadas.

A Gestão de Ergonomia deve incluir os Fatores de Risco Psicossociais Relacionados ao Trabalho.

NR-17

- Avaliação Ergonômica Preliminar (AEP)
  Obrigatória para todas as organizações
- Análise Ergonômica do Trabalho (AET)
  Deve ser realizada em situações especiais

Análise Ergonômica do Trabalho (AET)

É exigida quando:

- Verifica-se a necessidade de uma avaliação mais profunda da situação.
- São identificadas inadequações ou insuficiência das ações adotadas.
- O acompanhamento de saúde dos trabalhadores sugerir, nos termos do PCMSO e, portanto, se houver evidências de associação, por meio do controle médico da saúde, entre as lesões e os agravos à saúde dos trabalhadores aos riscos e às situações de trabalho identificadas (alínea c, item 1.5.5.1.1 da NR-1).

Na análise de acidentes e doenças relacionadas ao trabalho é indicada a causa relacionada às condições de trabalho, nos termos do PGR.

Avaliação Ergonômica Preliminar (AEP)

Todo Médico Responsável pelo PCMSO deverá proceder *in loco* à AEP.

O Médico Responsável pelo PCMSO deve, cuidadosamente, observar:

- As condições de conforto no ambiente de trabalho.
- A organização do trabalho.
- A forma do levantamento e descarga individual de cargas.
- O mobiliário dos postos de trabalho.
- O trabalho com máquinas, equipamentos e ferramentas manuais.

Avaliação Ergonômica Preliminar (AEP) para ME e EPP

As Microempresas (ME) e Empresas de Pequeno Porte (EPP) graus de risco 1 e 2 que estiverem dispensadas de fazer PGR são obrigadas a realizar Avaliação Ergonômica Preliminar e Análise Ergonômica do Trabalho, se houver evidências de associação entre lesões e agravos à saúde dos trabalhadores com os riscos e situações de trabalho, ou quando da evidência da causa de acidentes e doenças relacionadas ao trabalho e os fatores ergonômicos, incluindo os fatores psicossociais relacionados ao trabalho.

Etapa de implementação da identificação de perigos e avaliação de riscos

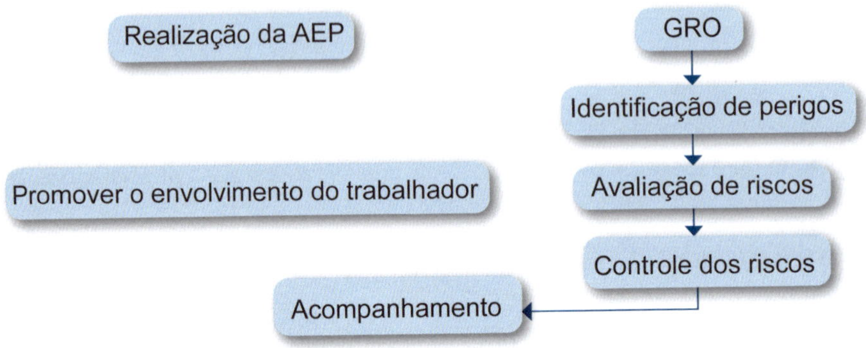

4. Passos Preliminares para a Identificação de Fatores de Risco Psicossociais Relacionados ao Trabalho (FRPRT)

1. O Médico Responsável pelo PCMSO deve acompanhar o desenvolvimento do PGR na identificação de FRPRT e verificar se a organização necessita de ajuda especializada (ergonomista). Deve ainda verificar a possibilidade de priorizar áreas ou atividades específicas com maior tendência aos FRPRT.

2. A identificação de FRPRT deve envolver todas as partes interessadas, incluindo o Médico Responsável pelo PCMSO, que deve fazer o levantamento de informações da empresa, do processo de produção, de trabalhadores, postos de trabalho etc. Diferentes setores da empresa devem ser analisados, em suas características específicas e atividades, áreas e postos de trabalho quanto à ocorrência de acidentes, problemas de saúde, e comparações devem ser feitas com avaliações de saúde anteriores.

3. Os critérios utilizados na avaliação de riscos, como severidade, probabilidade, níveis de riscos, classificação de riscos e tomada de decisão, devem ser observados. Os perigos ergonômicos devem ser listados, incluindo os FRPRT.

4. Na identificação de FRPRT deve ficar definida a atribuição de responsabilidades.

5. Se os FRPRT estiverem presentes deve-se realizar a avaliação e classificação do risco.

6. A identificação de FRPRT deve ser comunicada aos trabalhadores.

Definição de FRPRT

São aspectos da organização (empresa), do ambiente laboral ou das relações de trabalho que podem afetar negativamente a saúde mental e física dos trabalhadores.

Bônus 2 – Tabela de Perigos Ergonômicos

Grupo Temático	Perigo (Fator de Risco)	Possível Consequência (Lesão ou Agravo)	Capítulo da NR-17 (Condição de Trabalho)
Psicossocial	Assédio de qualquer natureza no trabalho	Transtorno mental; DORT	17.4
	Má gestão de mudanças organizacionais	Transtorno mental; DORT	
	Baixa clareza de papel/função	Transtorno mental	
	Baixas recompensas e reconhecimento	Transtorno mental; DORT	
	Falta de suporte/apoio no trabalho	Transtorno mental; DORT	
	Baixo controle no trabalho/Falta de autonomia	Transtorno mental; DORT	
	Baixa justiça organizacional	Transtorno mental; DORT	
	Eventos violentos ou traumáticos	Transtorno mental	
	Baixa demanda no trabalho (subcarga)	Transtorno mental	
	Excesso de demandas no trabalho (sobrecarga)	Transtorno mental; DORT	
	Maus relacionamentos no local de trabalho	Transtorno mental	
	Trabalho em condições de difícil comunicação	Transtorno mental; DORT	
	Trabalho remoto e isolado	Transtorno mental; Fadiga	

Muller MM. A integração da ergonomia na Gestão de riscos das organizações por meio da avaliação ergonômica preliminar. Porto Alegre: UFRGS; 2024.

Exemplos de FRPRT que podem afetar negativamente a saúde mental e física dos trabalhadores

1) Demandas excessivas de trabalho:

- Sobrecarga de tarefas;
- Pressão por prazos curtos;
- Exigência de alta produtividade sem recursos adequados.

2) Falta de controle sobre o trabalho:

- Pouca autonomia do trabalhador para tomar decisões;
- Monotonia ou tarefas repetitivas sem significado;
- Impossibilidade de influenciar nos processos de trabalho.

3) Relações Interpessoais e conflitos no ambiente de trabalho:

- Assédio moral ou sexual;
- Conflitos com colegas ou supervisores;
- Falta de apoio social no ambiente de trabalho.

4) Insegurança no emprego:

- Medo de demissão ou instabilidade contratual;
- Mudanças organizacionais frequentes sem comunicação clara.

5) Jornada de trabalho desgastante:

- Horários prolongados ou inflexíveis;
- Turnos noturnos ou rodízios que afetam o sono;
- Cultura do presenteísmo (trabalhar além do horário).

6) Falta de reconhecimento ou justiça organizacional:

- Salário inadequado em relação às responsabilidades;
- Ausência de *feedback* ou valorização do esforço;
- Desequilíbrio entre esforço e recompensa.

7) Ambiente físico e condições inadequadas:

- Espaço insalubre (ruído excessivo, iluminação ruim);
- Falta de privacidade ou ergonomia inadequada.

8) Dificuldades de conciliar trabalho e vida pessoal:

- Pressão para estar disponível fora do horário (ex.: *e-mail* após o expediente);
- Falta de flexibilidade para lidar com demandas familiares.

9) Violência ou risco de agressão:

- Trabalhadores expostos a situações de violência (ex.: profissionais de saúde, segurança, atendimento ao público).

10) Comunicação ineficaz:

- Instruções confusas ou contraditórias;
- Falta de transparência nas decisões da empresa.

Perigo x Fator de Risco

PERIGO é uma fonte, situação ou ato com potencial intrínseco de causar dano à saúde ou prejuízo material. Ex.: Organização sem política de recursos humanos intrínseca à empresa.

FATORES DE RISCO são condições ou características que aumentam a probabilidade de um <u>perigo</u> se concretizar. Ex: A falta de política de RH levou ao FRPRT, com jornada de trabalho desgastante, culminando com horários prolongados ou inflexíveis.

PERIGO é a ameaça em si, enquanto **FATOR DE RISCO** é o que contribui para que o perigo cause um dano.

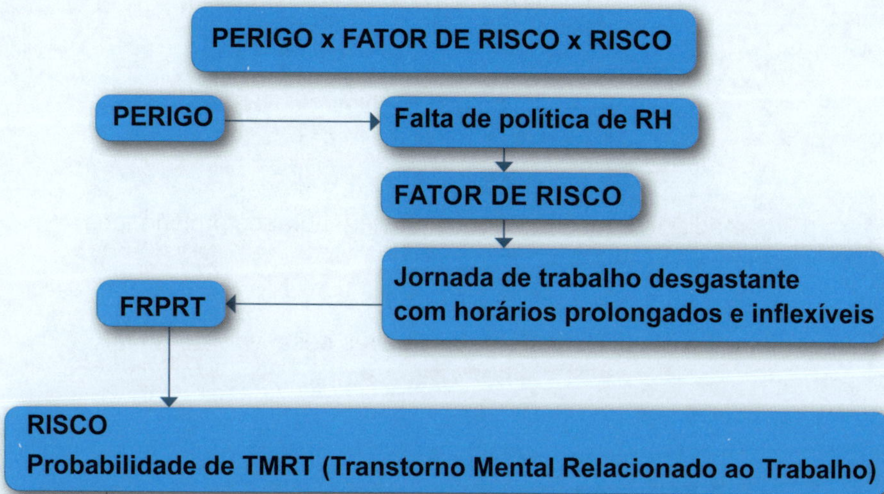

Programa de Gerenciamento de Risco (PGR) por Unidade Operacional, Setor ou Atividade

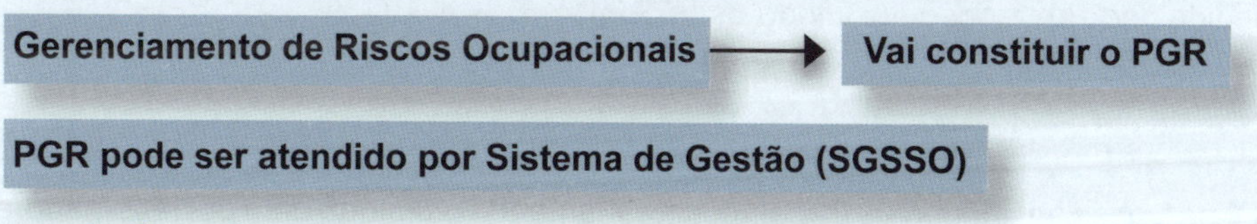

Dever da Organização

1. Evitar os riscos ocupacionais, inclusive de levar a TMRT, que possam ser originados no trabalho.
2. Identificar os perigos (incluindo o perigo de levar aos FRPRT) e possíveis agravos à saúde.
3. Avaliar os riscos ocupacionais, inclusive os de levar a TMRT, indicando o <u>nível de risco</u>.
4. Classificar os riscos, inclusive os de levar ao TMRT, para determinar a adoção de medidas de prevenção.
5. Implementar Medidas de Prevenção (ex.: melhorar a política de RH da empresa).
6. Revisar a avaliação de riscos (subitem 1.5.4.4.6 da NR-1).
7. Acompanhar o Controle de Riscos Ocupacionais, inclusive os riscos de provocar TMRT, com a participação dos trabalhadores (subitem 1.5.5.3.2 da NR-1).

ATENÇÃO: A organização deve considerar as condições de trabalho, nos termos da NR-17, incluindo os Fatores de Risco Psicossociais Relacionados ao Trabalho (FRPRT)

Fluxo do PGR e os FRPRT

↓

PERIGO (falta de política de RH)

↓

FATOR DE RISCO (FRPRT)
(jornada de trabalho desgastante com horários prolongados)

↓

RISCO
"Maior probabilidade de trabalhadores desenvolverem TMRT"

Mecanismos importantes que a organização (empresa) deve tomar em relação ao Fluxo do PGR e os FRPRT

1. Consultar os trabalhadores quanto à percepção dos riscos ocupacionais (ex.: de estresse ou de TMRT). Adicionar nesta consulta a CIPA.
2. Informar aos trabalhadores os riscos consolidados no Inventário de Risco e as Medidas de Prevenção, incluindo os FRPRT.

FRPRT e as Opções de Avaliação

- Observar as atividades de trabalho, acrescentando o diálogo com os trabalhadores.
- Utilizar pesquisas padronizadas (validadas) e cientificamente fundamentadas e verificar as qualificações, treinamentos ou habilidades necessárias à sua aplicação.
- Realizar oficinas com moderação.
- Criar um ambiente de confiança.
- Manter o anonimato em questionários/pesquisas.

FRPRT e Aplicação de Ferramentas e Técnicas de Avaliação de Riscos (riscos de causar doenças ou transtornos mentais relacionados ao trabalho)

No item 1.5.4.4.2.1 da NR-1, encontramos: "A organização deve selecionar as ferramentas e técnicas de avaliação de riscos que sejam adequadas ao risco (inclusive os relacionados a FRPRT)".

FRPRT e a Implementação do processo de Identificação de PERIGOS (ex.: falta de política de RH) e a Avaliação de Risco (inclusive os riscos relacionados a FRPRT, isto é, riscos de probabilidade do aparecimento de TMRT em trabalhadores)

1. Realização da Avaliação Ergonômica Preliminar: Deve ser feita por Médico Responsável pelo PCMSO, com ênfase na ergonomia cognitiva e organizacional.
2. Viabilizar a participação dos trabalhadores.

Implementação do processo de Identificação de PERIGOS (ex.: problemas na política de RH) e a Avaliação de Riscos (incluindo os riscos de aparecimento do TMRT):

1. Descrição das características do trabalho nas diferentes atividades/áreas/postos de trabalho, adaptada às condições gerais da empresa, ex.: a dimensão da empresa.
2. Verificar se os FRPRT estão presentes nas atividades de trabalho.
3. Se os FRPRT estiverem presentes, proceder a avaliação e classificação do risco.

Exemplo - AEP no Inventário de Riscos com foco nos FRPRT

Área de Trabalho	Atividade/ Tarefa/ Posto de Trabalho	Perigo	FRPRT	Riscos Relacionados aos FRPRT
Área de atendimento ao público	Consultoria e Assessoria ao cliente	Falta de organização no atendimento ao cliente	Alta demanda no atendimento de clientes	Estresse Esgotamento Depressão Doenças cardiovasculares

Exemplo - AEP no Inventário de Riscos com foco nos FRPRT

Caracterização da exposição	Severidade	Probabilidade	Nível de Risco	Classificação do Risco
A equipe possui elevada carga de trabalho, sendo constatada a prestação frequente de horas extras para dar conta das demandas. Atendem aos clientes via telefone/e-mail com volume de trabalho excessivo. Intensidade da exigência ALTA	Maior	Provável	Muito alto	Altíssimo

Possíveis Medidas de Prevenção em Relação aos FRPRT e os Riscos Ocupacionais por eles gerados

Para o "excesso de demandas no trabalho" (SOBRECARGA), podem ser utilizadas as seguintes intervenções:

1) Priorização de tarefas.
2) Maior autonomia e flexibilização de horário.
3) Pausas adequadas e regulares.
4) Qualificação continuada dos empregados com treinamentos.

Resultado da AEP e o Plano de Ação do PGR com foco nos FRPRT

Deve-se garantir a integração da AEP com o inventário de riscos e o plano de ação do PGR:

Conteúdo mínimo do inventário de riscos: subitem 1.5.7.3.2 da NR-1.

Atividade → Consultoria e Assessoria para os clientes.
FRPRT → Excesso de demandas de trabalho (sobrecarga).
Classificação do Risco e Priorização → Altíssima
Prazo: até 90 dias.

Ações Novas	Responsável	Prazo	Previsão
Adotar duas pausas regulares de 10 minutos, uma pela manhã e outra pela tarde	Gerente de Equipe	30 dias	20/04/2025
Implementar um processo de priorização de tarefas	Gerente de Equipe	90 dias	20/07/2025

Irregularidades mais frequentes no PGR:

1. PGR sem Plano de Ação.
2. PGR sem Identificação de Perigo.
3. Sem PGR.
4. Sem Inventário de Riscos.
5. Sem Medidas de Prevenção.
6. Sem Avaliação de Riscos.

NR-17 – Principais Irregularidades detectadas pela Inspeção do Trabalho

- Deixar de realizar a avaliação AEP das situações de trabalho que, em decorrência da natureza e conteúdo das atividades requeridas, demandam adaptação às características psicofisiológicas dos trabalhadores, a fim de subsidiar a implementação das medidas de prevenção e adequações necessárias previstas na NR-17.

- Deixar de registrar a AEP das situações de trabalho.
- Deixar de integrar, no Inventário de Riscos do PGR, os resultados da AEP ou a revisão, quando for o caso, da Identificação dos Perigos e da Avaliação dos Riscos, conforme indicado pela Análise Ergonômica do Trabalho (AET).

Gestão dos Riscos Psicossociais para Médico Responsável pelo PCMSO

Papel do Médico Responsável pelo PCMSO na implementação da NR-1, especialmente no que diz respeito à Gestão dos Riscos Psicossociais

A Gestão dos Riscos Psicossociais visa a promoção da Saúde Mental no ambiente de trabalho.

Principais Requisitos do Médico Responsável pelo PCMSO diante da Gestão dos Riscos Psicossociais

O Médico Responsável pelo PCMSO deve colaborar ativamente na identificação e avaliação dos FRPRT.

O Identificação e a Avaliação dos FRPRT são essenciais para promover a saúde mental dos trabalhadores e cumprir as exigências legais em relação à atualização da NR-1.

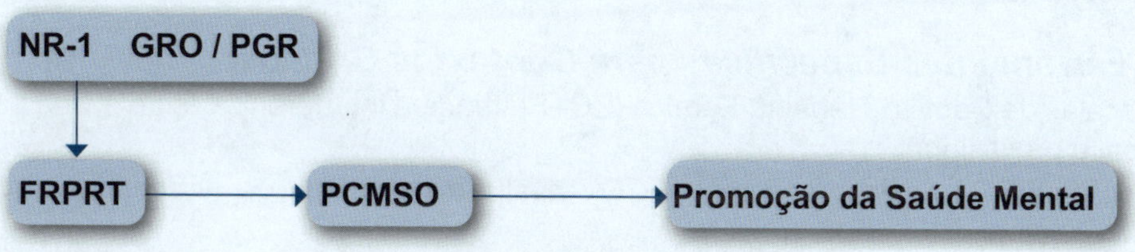

5. Ferramentas e Métodos utilizados na Identificação e Avaliação dos FRPRT

5.1. Questionários e Escalas Validados

1. COPSOQ (*Copenhagen Psychosocial Questionnaire*). É utilizado para avaliar demandas psicológicas, inseguranças no trabalho, apoio social e outros aspectos psicossociais. Inclui versões adaptadas para o contexto brasileiro, como ISTA S21.
2. HSE-IT (*Health and Safety Executive Indicator Tool*). É uma ferramenta britânica validada no Brasil, que mede sete dimensões psicossociais (demandas, controle, apoio gerencial etc.).
3. JCQ (*Job Content Questionnaire*). É baseado no modelo "demanda-controle", avalia o estresse ocupacional.
4. ERI (*Effort – Reward Imbalance*). Analisa o desequilíbrio entre o esforço e a recompensa, associado ao estresse crônico.

5.2. Ferramentas Práticas em Planilhas e Kits

1. *Kit* Ferramentas Psicossociais e Cognitivas (*Ergostore*): inclui 15 instrumentos em Excel:
   - NASA TLX: para carga mental em tarefas;
   - ESS: Avalia a qualidade do sono;
   - JSS (*Job Stress Scale*): mede o estresse ocupacional.
2. Modelo COPSOQ em *Kits* de Gestão: disponibilizado em materiais como o "Guia Definitivo sobre Fatores de Risco Psicossociais".

5.3. Métodos Qualitativos

1. Grupos Focais: discutem dinâmicas organizacionais e cultura, identificando conflitos e fontes de estresse.
2. Entrevistas Individuais: permitem aprofundar questões específicas, como assédio moral ou sobrecarga no trabalho.
3. Observação Direta: analisa interações e comportamentos no ambiente laboral.

5.4. Análise de Dados Organizacionais

1. Indicadores de Absenteísmo e Rotatividade: altas taxas podem sinalizar riscos psicossociais.
2. Pesquisas de Clima Organizacional: avaliam satisfação, relações interpessoais e percepção de justiça.

5.5. Ferramentas Específicas para Contextos Críticos

1. Escalas de Conflito Trabalho-Família (ECTF): mede a interferência entre a vida pessoal e profissional.
2. Escala de *Coping* Ocupacional (ECO): avalia a estratégia de enfrentamento do estresse.
3. MOS.SSS (*Social Support Survey*): mede a percepção de apoio social no trabalho.

5.6. Integração com Normativas e Tecnologias

1. ISO 45003: Diretrizes internacionais para Gestão de Riscos Psicossociais alinhadas à NR-1.
2. *Softwares* de SST: Plataformas como a da Senior, que auxiliam no mapeamento e documentação de riscos.

5.7. Recomendações para Implementação

1. **Promover a Adaptação Cultural:** Escolher ferramentas validadas para o contexto brasileiro, como o HSE-IT ou a COPSOQ.
2. **Ter uma Abordagem Mista:** Combinar métodos quantitativos (questionários) e qualitativos (entrevistas) para a obtenção de resultados mais robustos.

3. Capacitação de Pessoal: Treinar gestores e trabalhadores para identificar sinais precoces de riscos psicossociais, como ansiedade e *burnout*.

4. Implementar Ações Contínuas: Monitorar indicadores e promover revisão nas políticas da empresa regularmente, conforme exigido pela NR-1.

5.8. Questionário HSE-IT (versão para Exame Médico Ocupacional)

Instruções:

Aplicar durante a anamnese ou como forma de triagem psicossocial.

Escala de Respostas:

1 – Discordo totalmente.

5 – Concordo totalmente.

O questionário é constituído de 7 domínios:

Domínio 1: Demandas no trabalho.

Domínio 2: Controle sobre o trabalho.

Domínio 3: Apoio gerencial.

Domínio 4: Relacionamentos no trabalho.

Domínio 5: Clareza de papéis.

Domínio 6: Mudanças organizacionais.

Domínio 7: Equilíbrio trabalho-vida.

Domínio 1: Demandas no trabalho	Sinto que minhas tarefas exigem trabalho muito rápido
	Tenho prazos impossíveis de cumprir
	Sinto-me sobrecarregado(a) pela quantidade de trabalho
Domínio 2: Controle sobre o trabalho	Posso decidir como realizar minhas tarefas
	Tenho autonomia para resolver problemas no trabalho
	Posso influenciar decisões que afetam meu trabalho
Domínio 3: Apoio gerencial	Meus superiores me ajudam quando necessário
	Recebo *feedback* útil sobre o meu desempenho
	Meus gestores se preocupam com o meu bem-estar
Domínio 4: Relacionamentos no trabalho	Tenho bons relacionamentos com colegas
	Evito conflitos desnecessários no trabalho
	Sinto-me respeitado(a) pela equipe
Domínio 5: Clareza de papéis	Sei exatamente o que é esperado de mim
	Não recebo tarefas conflitantes
	Minhas responsabilidades estão bem definidas
Domínio 6: Mudanças organizacionais	Sou informado(a) antecipadamente sobre mudanças
	As alterações na empresa são bem gerenciadas
	Tenho voz ativa em processos de mudança
Domínio 7: Equilíbrio trabalho-vida	Consigo conciliar trabalho e vida pessoal
	Meu horário de trabalho é respeitado fora do expediente

Como interpretar os resultados do Questionário HSE-IT (versão para Exame Médico Ocupacional)

1 Pontuação alta (4-5) em demandas no trabalho + Pontuação Baixa (1-2) em Controle sobre o trabalho/ Apoio Gerencial = Risco de Estresse Ocupacional

2 Pontuação Baixa em relacionamentos = Possíveis conflitos ou má gestão no trabalho/Clareza de papéis

3 Pontuação Baixa em equilíbrio Trabalho-Vida = Risco de *Burnout*

Aplicação do Questionário HSE-IT (versão para Exame Médico Ocupacional) e Ações Recomendadas

Se houver pontuações críticas, procurar aprofundar a avaliação com perguntas abertas (ex.: Você já se sentiu esgotado(a) no trabalho?).

Encaminhar para a Psicologia Ocupacional ou Programa de Saúde Mental, se necessário.

Onde baixar o HSE-IT completo?

Modelo original (em inglês): HSE *website*.

Versão validada no Brasil: Disponível em estudos como: Silva *et al.* (2016). Adaptação transcultural.

Se precisar de um formulário em Excel ou PDF pronto para preenchimento, é recomendado o *kit* de Ferramentas Psicossociais da Ergostore, que inclui o HSE-IT em formato editável.

6. ISO 45003:2021 "Gestão de Riscos Psicossociais no Trabalho"

É a primeira Norma Internacional que fornece diretrizes para a Gestão de Riscos Psicossociais no Trabalho, integrada ao Sistema de Gestão de SST (ISO 45001).

6.1. Modelo de Identificação e Avaliação dos Riscos Psicossociais da ISO 45003

6.1.1. Preparação

Buscar a liderança: É preciso que o Médico do Trabalho garanta apoio da alta direção da organização (empresa).

Formação de Comitê Multidisciplinar: O comitê deve ser constituído por profissionais do SESMT, do RH, da CIPA (trabalhadores) e inserir o Psicólogo.

Definição do escopo: É necessário definir as áreas de abrangência e as funções que serão avaliadas.

6.1.2. Identificação dos Riscos Psicossociais (RP)

Para a identificação do RP, use sempre os métodos indicados.

Questionários Validados: COPSOQ ou HSE-IT, para todos os quantitativos.

Escalas Específicas:

- NASA-TLX, para carga mental.
- UWES, para o engajamento no trabalho.
- Entrevistas e Grupos Focais, para capturar nuances qualitativas (ex.: assédio, pressão hierárquica).
- Observação Direta: Análise dinâmica de equipe, jornada excessiva etc.

6.1.3. Avaliação dos Riscos

É preciso classificar os FRPRT identificados com base em (**Tabela 4.7**):

a) Severidade: Corresponde ao impacto na saúde.

- BAIXO: Desconforto leve.
- MÉDIO: Estresse persistente.
- ALTO: Quando da ocorrência de *burnout*, depressão e outras doenças.

b) Probabilidade: Corresponde à frequência da ocorrência.

Tabela 4.7. Modelo de Identificação e Avaliação dos Riscos Psicossociais da ISO 45003

FRPRT	Severidade	Probabilidade	Nível de risco
Sobrecarga de Trabalho	Alta	Alta	Crítico
Falta de Apoio Gerencial	Média	Alta	Moderado
Conflitos Interpessoais	Alta	Média	Alto

6.1.4. Priorização de Ações

- **Riscos Altos:** Promoção de intervenções imediatas: Ex.: Redistribuição de tarefas; treinamentos de líderes.
- **Riscos Moderados:** Promover ações preventivas: Ex.: Implantar Programas de qualidade de vida no trabalho.
- **Riscos Baixos:** Promover monitoramento contínuo.

6.1.5. Monitoramento e Melhoria

Utilização de Indicadores-chave:

- Taxa de absenteísmo por saúde mental;
- Resultados de questionários aplicados semestralmente;
- Número de casos de *burnout* registrados.

Promoção de revisão anual: Reavaliar os riscos e ajustar as ações.

6.2. Ferramentas recomendadas pela ISO 45003

***Checklist* de fatores psicossociais:**

Exemplos de itens:

- Os colaboradores têm autonomia para tomar decisões?
- Existem práticas claras contra o assédio?

Planilha de análise documental:

- Pesquisas de clima organizacional.
- Registro de *turnover* e afastamento.

Protocolo de entrevistas estruturadas. Criar perguntas-chave. Exemplos:

- Como você descreve o equilíbrio entre a vida pessoal e o trabalho?
- Você já evitou relatar um problema por medo de represálias?

6.3. Exemplo Prático de aplicação das Ferramentas recomendadas pela ISO 45003

Passo 1 – Aplicar HSE-IT e identificar a falta de apoio gerencial como risco crítico.

Passo 2 – Realizar a formação de grupos focais com equipes para detalhar as causas.

Passo 3 – Implementar treinamento em liderança empática e criar canais de denúncia anônima.

Passo 4 – Reavaliar, após 6 meses, aplicando a ferramenta do COPSOQ (utilizada para avaliar demandas psicológicas, insegurança no trabalho, apoio social e outros aspectos psicossociais). Inclui versões adaptadas para o contexto brasileiro, como o ISTA S21.

Documentação necessária para criar evidências no manejo da ISO 45003

1. Documento de Registro das Avaliações: Procure armazenar os dados conforme a Lei Geral de Proteção de Dados Pessoais (LGPD).
2. Documento de Relatório de Ações: É um documento que pode ser utilizado na demonstração à Inspeção do Trabalho (mesmo sem a obrigatoriedade).

Como obter modelos prontos da ISO 45003

1. Baixe o Guia de Implementação da Norma ISO 45003 no *site* da ABNT.
2. Utilize *kits* de Ferramentas como os da Ergostore.

Nota Final: Mesmo sem a exigência legal, adotar esse protocolo reduz passivos trabalhistas, melhora a produtividade e dota a organização de credibilidade na sua marca.

PARTE 4

O Futuro do PCMSO e a Aplicação da Norma ISO 45001, Incluindo uma Análise Detalhada dos Anexos da NR-7

Capítulo 5

O PCMSO e a Norma ISO 45001: "Um diferencial que vai além das NR"

Introdução

A ISO (*International Organization for Standardization*) é uma federação mundial de órgãos de normatização. A preparação de uma Norma Internacional ISO é feita por Comitês Técnicos da ISO. Estes Comitês Técnicos são constituídos por organizações internacionais governamentais e não governamentais.

O Comitê de Projetos ISO de número 283 elaborou a Norma ISO 45001, que trata do Sistema de Gestão de Saúde e Segurança Ocupacional (SGSSO). O Sistema de Gestão de Saúde e Segurança Ocupacional (SGSSO) destina-se a permitir que uma organização (empresa) forneça locais de trabalho seguros e saudáveis, que evite lesões e problemas de saúde relacionados ao trabalho e melhore continuamente o seu desempenho.

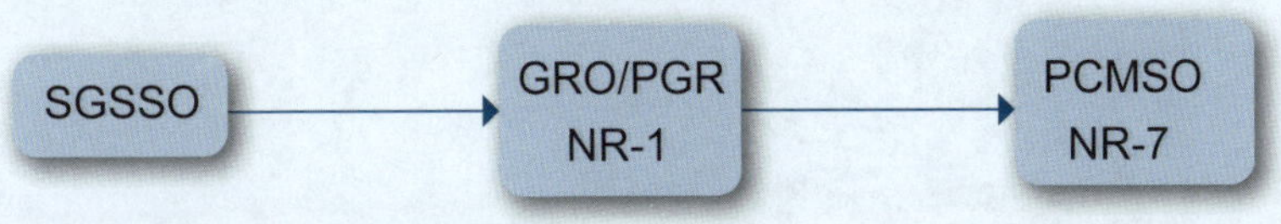

Objetivo Principal do Sistema de Gestão de Saúde e Segurança Ocupacional Fundamentado pela Norma ISO 45001

Fornecer uma estrutura para gerenciar os fatores de risco e criar oportunidades de melhoria em um Sistema de Saúde e Segurança Ocupacional.

Resultados Pretendidos com a Implantação de um Sistema de Gestão de Saúde e Segurança Ocupacional (SGSSO) Fundamentado na Norma ISO 45001

1. Prever lesões e problemas de saúde relacionados ao trabalho.
2. Proporcionar locais de trabalho seguros e saudáveis.
3. Eliminar os perigos e minimizar os riscos na organização (empresa).
4. Tomar medidas preventivas e de proteção visando a Saúde e a Segurança Ocupacional.
5. Alcançar a Certificação ISO através da Norma ISO 45001.

Perigo, no Contexto da Norma ISO 45001

Perigos em SSO (Segundo a Norma ISO 45001)

O perigo é a propriedade intrínseca ou potencial de um produto ou de um processo de trabalho, que possa provocar efeitos adversos à saúde ou que cause danos materiais.

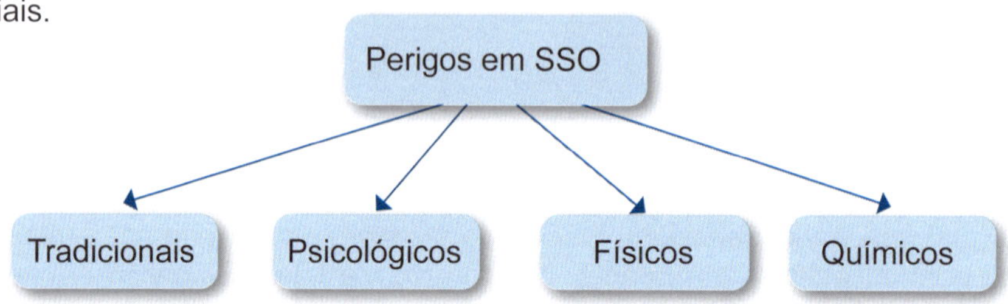

Perigos Tradicionais

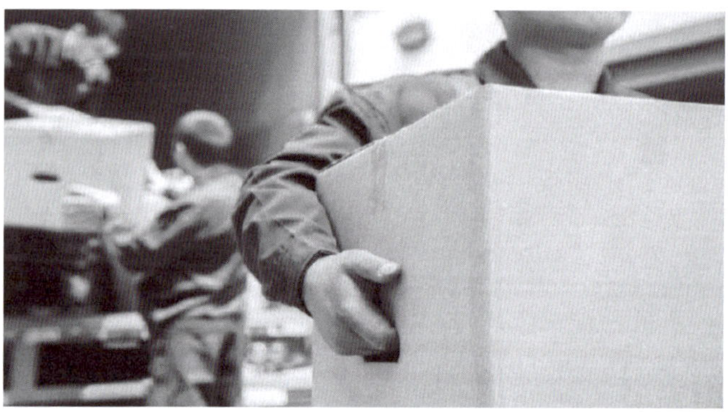

Carregamento manual de carga.

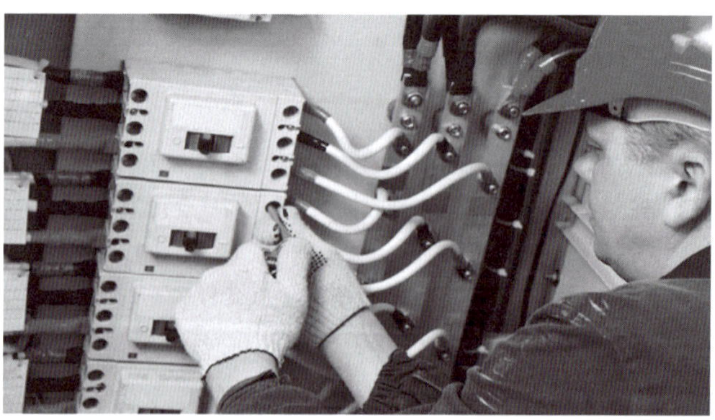

Atividades com eletricidade.

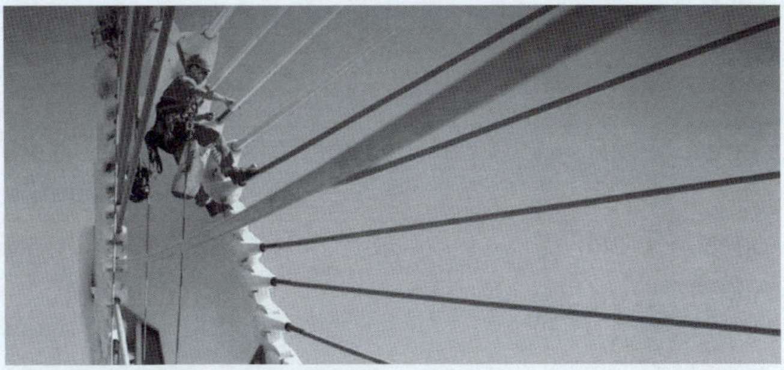

Trabalho em altura.

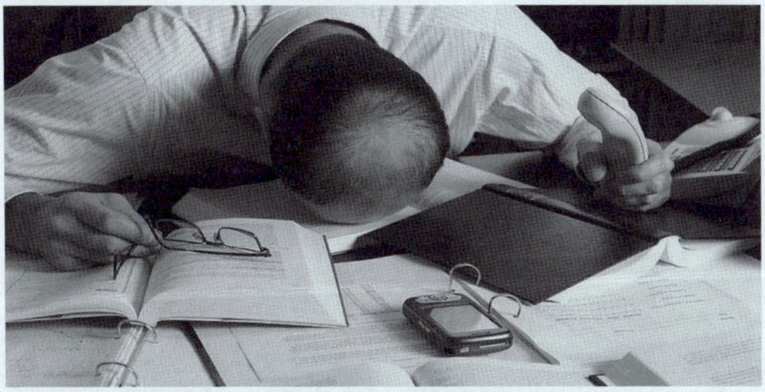

Fadiga pelo trabalho.

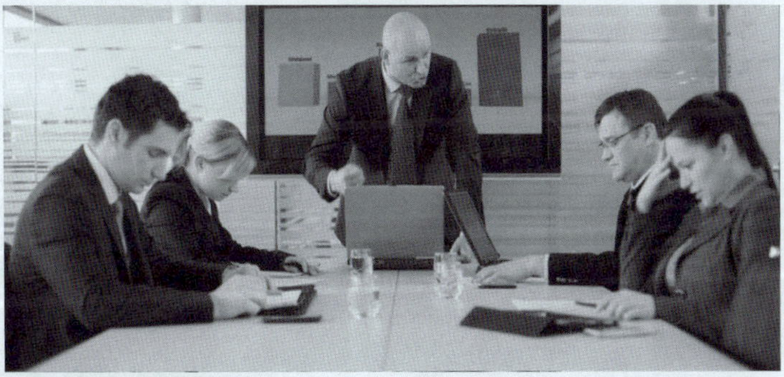

Imposição de metas impossíveis.

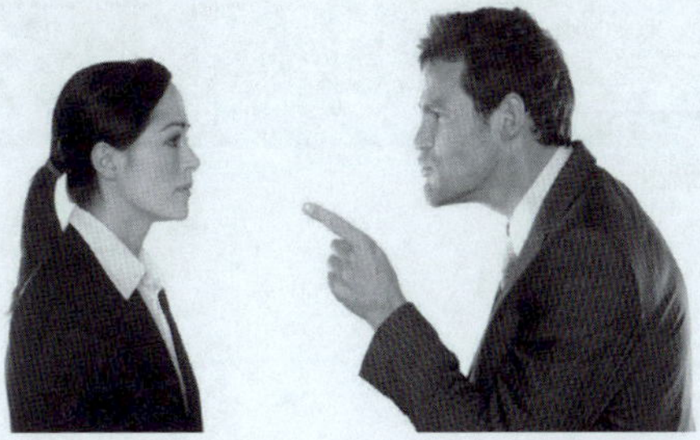

Assédio moral.

Perigos Físicos

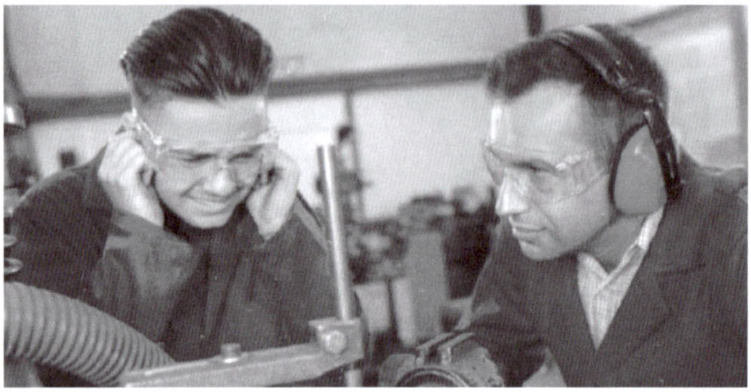

Ruído intenso.

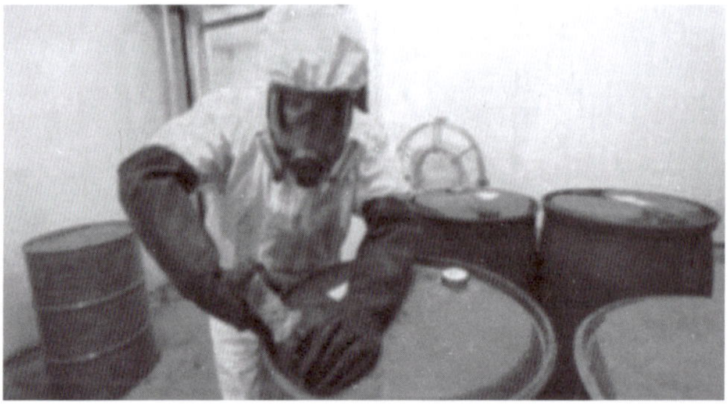

Perigos químicos.

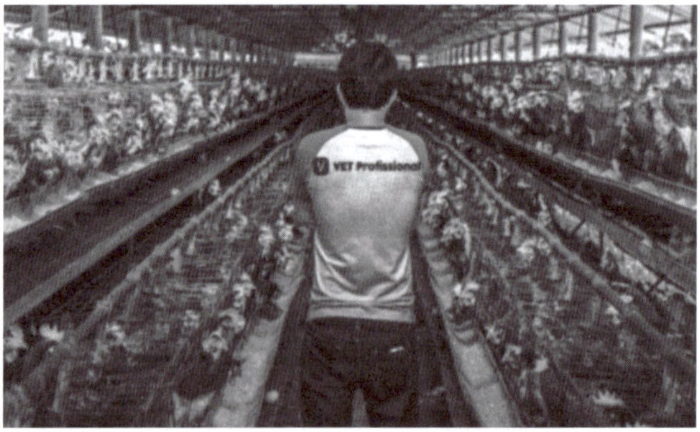

Perigos biológicos.

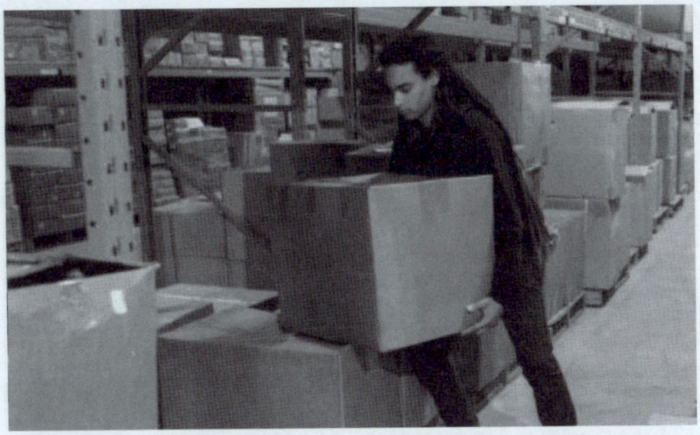

Carregamento de carga.

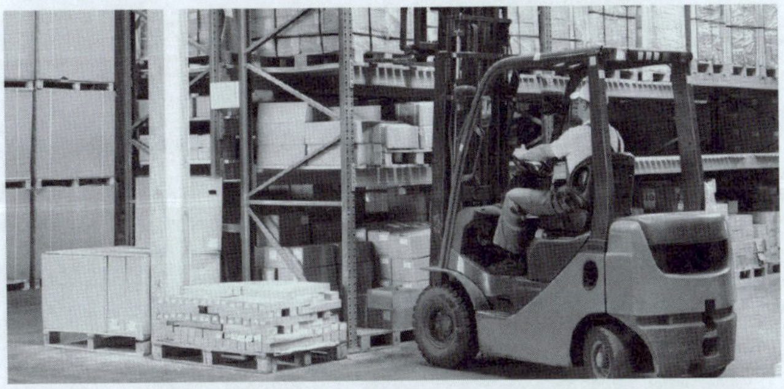

Cognitivo acentuado.

Risco em SSO (Segundo a Norma ISO 45001)

Risco é a probabilidade de um evento acontecer, seja ele uma ameaça, quando negativo, ou oportunidade, quando positivo. O Risco é o resultado obtido pela efetividade do perigo.

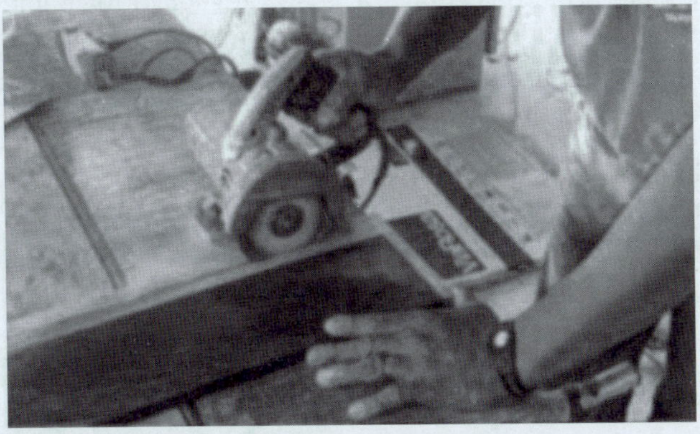

Risco como ameaça.

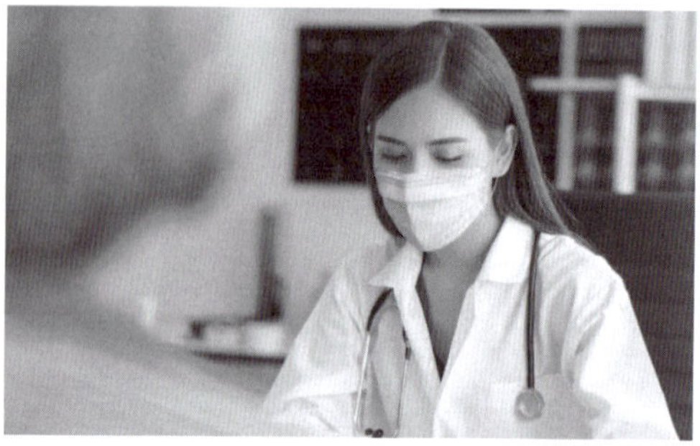

Risco como oportunidade ou melhoria.

Perigo x Risco (Segundo a Norma ISO 45001)

Perigo

- Não saber dirigir.
- Dirigir em alta velocidade.
- Não respeitar as leis de trânsito.
- Não fazer a manutenção preventiva do automóvel.

Risco

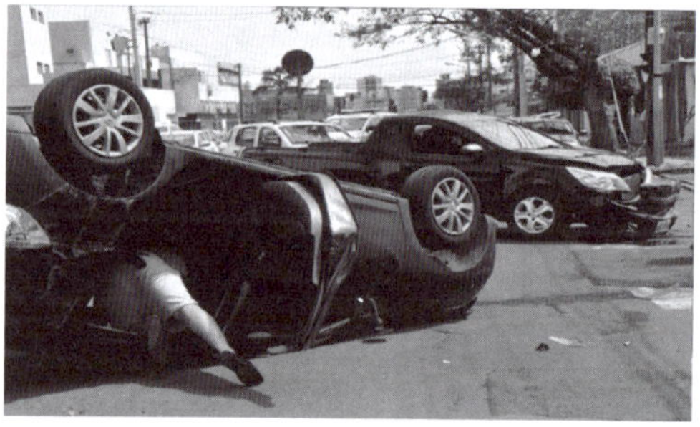

O PERIGO de não saber dirigir ou dirigir em alta velocidade, não respeitando as leis de trânsito ou não fazendo a manutenção preventiva do veículo, leva a maior probabilidade de ACIDENTES.

Ações Preventivas e/ou Corretivas para Minimizar os Perigos

São ações que servem para que o risco tenha uma menor probabilidade de acontecer. O treinamento do trabalhador é a ação preventiva mais importante dentro do Sistema de Gestão de Saúde e Segurança Ocupacional.

Ações preventivas e/ou corretivas para minimizar os perigos servem para que o risco tenha uma menor probabilidade de acontecer.

Treinamento do levantamento manual de cargas como medida para evitar LER/DORT.

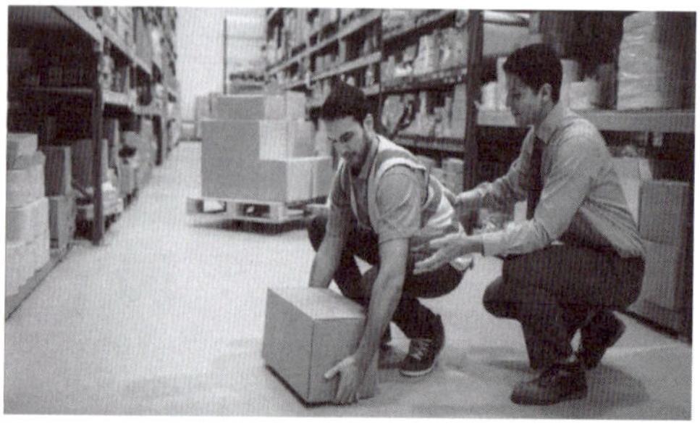

Treinamento de Capacitação para minimizar os perigos do Trabalho em Altura (NR-35)

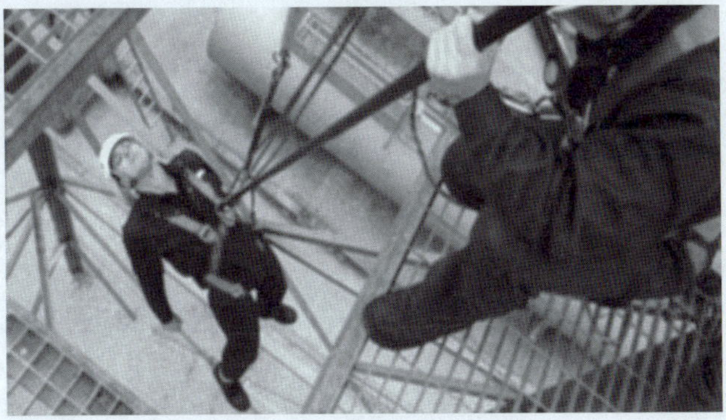

Medidas Preventivas e o Sistema de Gestão de Saúde e Segurança Ocupacional

Quando as Medidas Preventivas são aplicadas pela organização através do seu Sistema de Gestão de Saúde e Segurança Ocupacional, elas melhoram o desempenho de Saúde e Segurança Ocupacional. A cada R$ 1,00 investido em SSO, o retorno é de R$ 4,00.

A implementação de um Sistema de Gestão de Saúde e Segurança Ocupacional deve estar em conformidade com a Norma ISO 45001, o que vai permitir que a organização (empresa) cumpra seus requisitos legais e outros requisitos e melhore o seu desempenho em Saúde e Segurança Ocupacional.

Fatores que favorecem a eficácia e a capacidade da organização (empresa) alcançar resultados com a implementação de um Sistema de Gestão de Saúde e Segurança Ocupacional

Fatores-chave para a Eficácia e a Capacidade de alcançar os Resultados por um SGSSO:

- Liderança, compromisso, responsabilidade e responsabilização da Alta Direção da empresa.
- Gestão da Alta Direção, liderando e promovendo uma cultura na organização que suporte os resultados esperados do SGSSO.
- Comunicação.
- Consulta e participação dos trabalhadores e de seus representantes, quando existirem.
- Alocação dos recursos para manter o SGSSO.
- Políticas de SSO que são compatíveis com os objetivos estratégicos gerais da direção da organização.
- Processo(s) efetivo(s) para identificação de perigos, controle de riscos de SSO e aproveitamento de oportunidades.
- Avaliação contínua do desempenho e monitoramento do SGSSO, visando melhorar o seu desempenho.

- Integração do SGSSO nos processos de negócios da organização.
- Objetivos que se aliem com a política de SSO e que levem em conta os perigos e os riscos de SSO, bem como as oportunidades de melhoria.
- *Compliance* de requisitos legais e outros requisitos.

Sistema de Gestão de Saúde e Segurança Ocupacional Bem-sucedido

1. Serve para assegurar aos trabalhadores que o sistema em vigor confere um ambiente de trabalho saudável.
2. Assegura às partes interessadas (clientes, população, governo) que o Sistema de Gestão de Saúde e Segurança Ocupacional garante também maior confiabilidade aos produtos (ou serviços) produzidos pela organização (empresa).
3. Sucesso do Sistema de Gestão de Saúde e Segurança Ocupacional (SGSSO).

O nível de detalhe, a complexidade, a extensão da informação documentada e os recursos necessários para assegurar o sucesso do SGSSO de uma organização vão depender de uma série de fatores.

Exemplos:

- O contexto da organização (número de trabalhadores, tamanho físico da empresa, localização, cultura, requisitos legais e outros requisitos).
- O escopo do SGSSO.
- A natureza das atividades da Organização.

Integração de Sistemas de Gestão

Embora não haja uma Norma ISO exclusiva para riscos psicossociais (estudados no Capítulo 4), a ISO 45001 e a ISO 45003 são as mais relevantes para esse tema. A ISO 45003 trata da Gestão de Riscos Psicossociais e ainda está em andamento a condição de Norma Certificadora. É muito importante para uma organização (empresa) estabelecer a interação entre os sistemas de gestão:

- ISO 9001: Qualidade de um sistema de gestão;
- ISO 31000: Gestão dos diversos riscos (incluindo o risco do negócio);
- ISO 45001: Gestão de Saúde e Segurança Ocupacional.

Interação dos Sistemas de Gestão

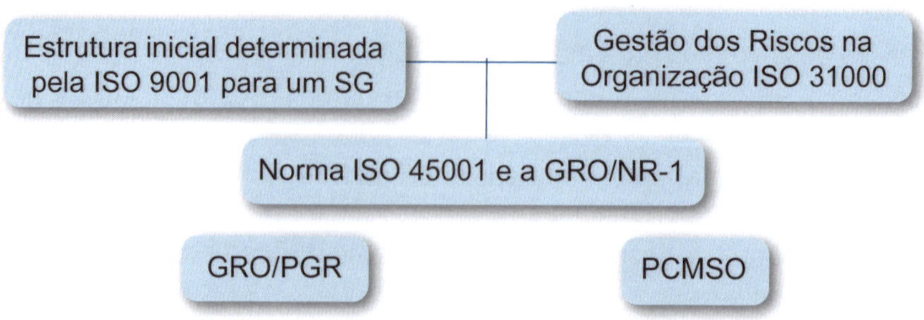

O Sistema de Gestão de Saúde e Segurança Ocupacional, a Norma ISO 45001 e o futuro do Gerenciamento de Riscos Ocupacionais

A área de Saúde e Segurança Ocupacional passará a figurar nas ações estratégicas das empresas, como parte fundamental da sustentabilidade do negócio. As questões de Saúde e Segurança Ocupacional serão tratadas como parte integrante da cultura e da governança da empresa.

Escopo do Gerenciamento de Riscos Ocupacionais, o PGR e a Norma ISO 45001

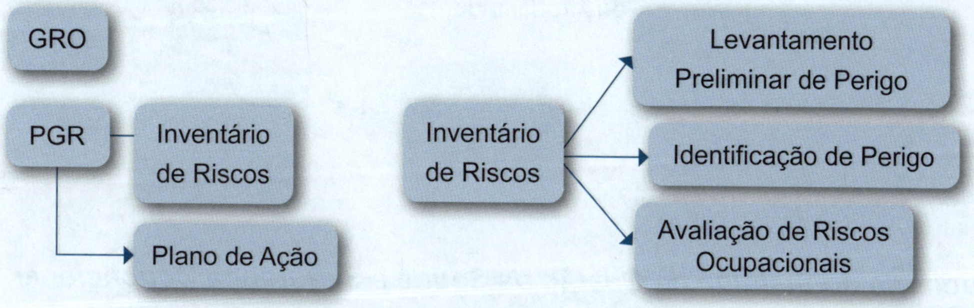

A Etapa de Avaliação de Riscos Ocupacionais e a Norma ISO 45001

Deve ser revista a cada 2 anos ou quando da ocorrência de fatores que possam gerar novos riscos que necessitem de avaliação.

Para as organizações (empresas) que possuem o SGSSO e que tenham a Certificação ISO 45001, a periodicidade da revisão da avaliação de riscos ocupacionais do Inventário de Riscos do PGR deve acontecer a cada 3 anos.

Abordagem do SGSSO aplicada segundo a Norma ISO 45001

É baseada no conceito de PDCA. O PDCA é um processo interativo, utilizado pelas Organizações para alcançar uma melhoria contínua. O PDCA está indicado para a gestão e acompanhamento do PGR (NR-1) e do PCMSO (NR-7).

PDCA:

- **P:** ***Plan*** (Planejar). Determinar e avaliar os riscos de SSO, as oportunidades de SSO necessárias para assegurar resultados de acordo com a política da organização.
- **D:** ***Do*** (Fazer). Implementar os processos de SSO conforme planejado.
- **C:** ***Check*** (Checar). Monitorar e mensurar atividades e processos em relação à política de SSO e seus objetivos relatando os resultados.
- **A:** ***Act*** (Agir). Tomar medidas para melhoria contínua do desempenho de SSO para alcançar os resultados pretendidos.

PDCA aplicado no Sistema de Gestão de Saúde e Segurança Ocupacional

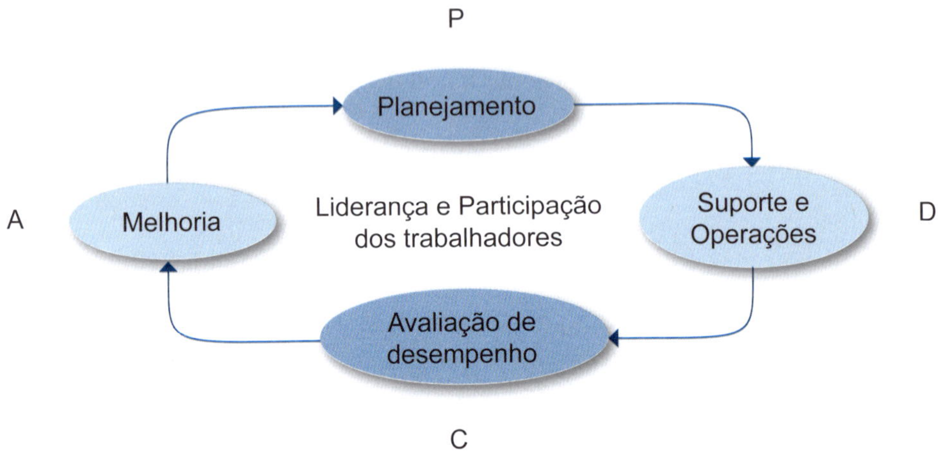

Auditoria do Sistema de Gestão de Saúde e Segurança Ocupacional (SGSSO)

Existem três níveis de auditoria para SGSSO:

1. Auditoria de Primeira Parte do SGSSO.
2. Auditoria de Segunda Parte do SGSSO.
3. Auditoria de Terceira Parte do SGSSO.

Auditoria de Primeira Parte do Sistema de Gestão de Saúde e Segurança Ocupacional (SGSSO)

É uma auditoria conduzida por uma organização nos seus próprios sistemas. O propósito é garantir à administração que o SGSSO está promovendo o atendimento da política e dos objetivos em Saúde e Segurança Ocupacional. Esta auditoria pode ser efetuada pelo pessoal da empresa (desde que eles sejam independentes dos sistemas que estão sendo auditados).

Auditoria de Segunda Parte do Sistema de Gestão de Saúde e Segurança Ocupacional (SGSSO)

Esta auditoria é conduzida por uma organização em outra com a qual o Organização Auditora tem, ou pretende ter, um contrato de compra de bens e serviços. O propósito é de assegurar à organização compradora (ou a outras partes interessadas) que os fatores de risco em Saúde e Segurança Ocupacional do fornecedor estão efetivamente administrados e o mesmo pode manter a distribuição de produtos e serviços. Estas auditorias podem ser efetuadas pela organização compradora ou entidade externa.

Auditoria de Terceira Parte do Sistema de Gestão de Saúde e Segurança Ocupacional (SGSSO)

Esta auditoria é conduzida por um organismo independente. O propósito desta parte é prover garantia da efetividade do SGSSO de acordo com a Norma ISO 45001. A auditoria verifica a conformidade com a Norma e pode ser usada para garantir o comprometimento da organização com os clientes atuais e futuros.

Requisitos para Auditoria do Sistema de Gestão de Saúde e Segurança Ocupacional

Terminologias de auditoria:

1°) Conformidade: Atendimento de um requisito.

2°) Não Conformidade: Não atendimento.

3°) Incidente: Ocorrência decorrente ou no decorrer de um trabalho que pode resultar em lesões ou problemas de saúde. Incidentes em que ocorrem lesões e/ou problemas de saúde algumas vezes são referidos como "acidentes".

4°) Ação Corretiva: Eliminar as causas de uma "não conformidade" ou de um "incidente". Serve para prevenir a recorrência.

5°) Melhoria Contínua: Atividade recorrente para melhorar o desempenho.

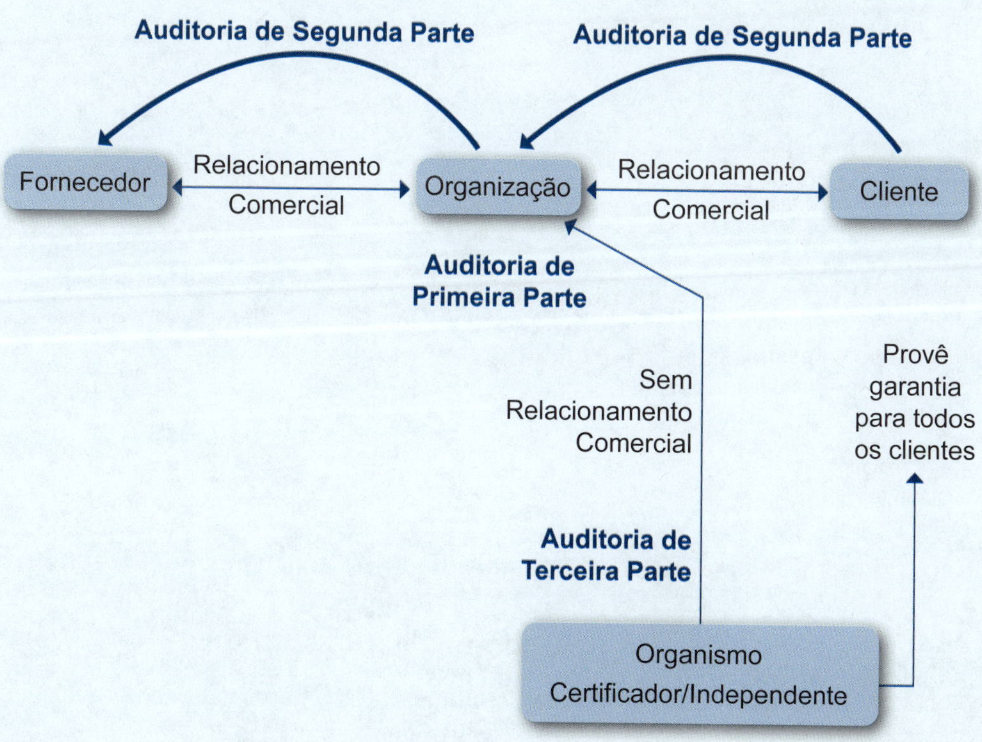

Capítulo 6

Análise dos Anexos da NR-7/PCMSO

Introdução

O Médico Responsável pelo PCMSO é o profissional fundamental para nortear a vigilância ativa da saúde ocupacional dos trabalhadores. Esta vigilância se dá por meio de exames médicos dirigidos que incluam, além da coleta de dados sobre sinais e sintomas de agravos à saúde que possam estar relacionados aos riscos ocupacionais apontados no inventário de Riscos do PGR, ou que possam agudizar através das atividades de trabalho, os exames complementares obrigatórios que estão previstos nos anexos da NR-7.

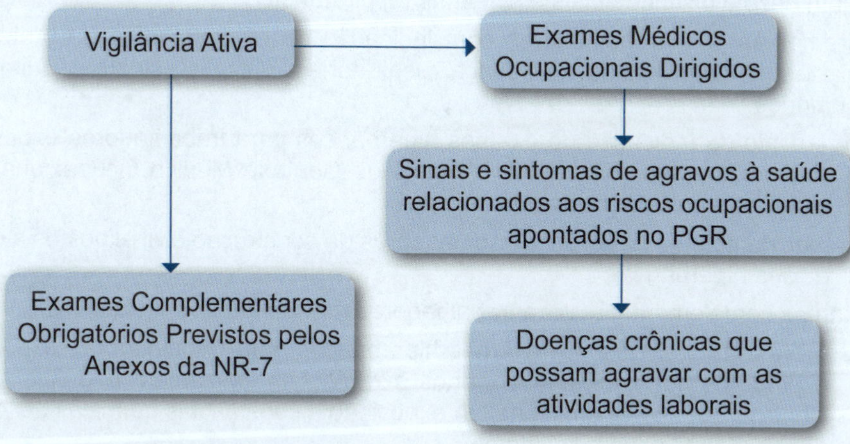

Antes de analisar os Anexos da Norma Regulamentadora nº 7, cabe alertar o Médico Responsável pelo PCMSO quanto à última Portaria do Ministério do Trabalho (Portaria 567, de 10/03/2022), que atualizou e promoveu correções no Anexo I (Monitoração da Exposição Ocupacional a Agentes Químicos), no Anexo III (Controle Radiológico e Espirométrico da Exposição a Agentes Químicos) e no Anexo IV (Controle Médico Ocupacional de Exposição a Condições Hiperbáricas).

Anexos da NR-7 Orientadores da Elaboração da Grade de Exames Complementares do PCMSO

Anexo I – Trata da Indicação de Exames Complementares referentes à exposição a produtos químicos. É formado por dois Quadros:

Quadro 1: Indicadores Biológicos de Exposição Excessiva (IBE/EE).

Quadro 2: Indicadores Biológicos de Exposição com Significado Clínico (IBE/SC).

Anexo II – Trata da Indicação de Exames Audiométricos. É o Anexo do Controle Médico Ocupacional a Níveis de Pressão Sonora Elevada.

Anexo III – Trata da Indicação de Raios X de Tórax e da Espirometria. É o Anexo do Controle Radiológico e Espirométrico da Exposição a Agentes Químicos. Este Anexo possui dois Quadros e os critérios de solicitação de espirometrias.

Quadro 1: Periodicidade dos exames radiológicos para trabalhadores expostos a poeiras contendo sílica, asbesto ou carvão mineral.

Quadro 2: Periodicidade dos exames radiológicos para trabalhadores expostos a poeiras contendo partículas insolúveis ou pouco solúveis de baixa toxicidade e não classificadas de outra forma (PNOS).

Critérios para Solicitação de Espirometrias Ocupacionais

- Espirometrias para avaliação da função respiratória em trabalhadores expostos a poeiras minerais (sílica, asbesto e carvão mineral).
- Espirometrias para trabalhadores expostos ocupacionalmente a outros agentes agressores pulmonares indicados no PGR, que não as poeiras minerais, e que estejam desenvolvendo sinais e sintomas respiratórios.
- Espirometrias para trabalhadores com indicação de equipamentos de proteção respiratória e com história de doença respiratória crônica ou sinais e sintomas respiratórios.

Anexo IV – Trata da Indicação de exames hiperbáricos para trabalhadores expostos a condições hiperbáricas. É o Anexo do Controle Médico Ocupacional de exposição a condições hiperbáricas.

1. Exames complementares para trabalhadores da construção civil expostos a condições hiperbáricas
2. Exames complementares para trabalhadores mergulhadores profissionais.

Anexo V – Trata da Indicação de exames hiperbáricos para trabalhadores expostos a produtos químicos cancerígenos e radiações ionizantes. É o Anexo do Controle Médico Ocupacional da exposição a substâncias químicas cancerígenas e a radiações ionizantes.

Análise e Manejo do Anexo I da NR-7 Envolvendo o Quadro 1 (Indicadores Biológicos de Exposição Excessiva – IBE/EE)

Conceitos Importantes

Indicador Biológico ou Biomarcador (*Biomarker*)

No conceito mais abrangente, os indicadores biológicos ou biomarcadores são ferramentas essenciais na medicina moderna, permitindo uma abordagem mais precisa e individualizada para o diagnóstico, o tratamento e a prevenção. Os indicadores biológicos ou biomarcadores não são usados apenas na medicina do trabalho. Podem indicar uma doença ou condição específica. Por exemplo, os *níveis elevados de PSA* (antígeno prostático específico) podem sugerir o câncer de próstata.

Os indicadores biológicos ou biomarcadores de interesse para a medicina do trabalho são os Indicadores Biológicos de Exposição. Eles indicam a exposição a substâncias químicas ou a fatores ambientais.

Indicador Biológico de Exposição (IBE)

É um tipo específico de biomarcador usado para detectar e medir a exposição de um trabalhador a um agente químico (pode ser físico ou biológico) presente no ambiente ou no local de trabalho. Esses indicadores são geralmente substâncias químicas ou metabólitos de substâncias químicas ou ainda alterações biológicas que podem estar presentes e/ou avaliadas na urina, no sangue, no ar exalado, na saliva ou em tecidos.

Do ponto de vista do Anexo I da NR-7, os Indicadores Biológicos de Exposição que podem estar presentes na urina, no sangue, no ar exalado refletem a quantidade de um agente químico específico ao qual o trabalhador foi exposto.

Características Principais do Indicador Biológico de Exposição (IBE)

Especificidade: O IBE deve ser específico para o agente químico ou classe do agente em questão.

Sensibilidade: Deve ser capaz de detectar níveis relevantes de exposição mesmo em baixas concentrações.

Relacionamento com a exposição: Deve haver uma relação clara entre a concentração do indicador e a dose ou duração da exposição.

Nota do Autor: O Indicador Biológico de Exposição reflete a exposição a um agente químico (no caso do Anexo I da NR-7), mas não necessariamente a quantidade absorvida.

Indicador Biológico de Dose Interna

É um tipo específico de biomarcador que mede a quantidade de uma substância química ou seu metabólito (produto de transformação no organismo) que está presente internamente no corpo após a exposição a um agente externo (um produto químico no caso do Anexo I da NR-7).

O Indicador Biológico de Dose Interna reflete a "dose interna", ou seja, a quantidade real do agente que foi absorvida, distribuída, metabolizada e retida no organismo.

Nota do Autor: Existe diferença entre Indicador Biológico de Exposição e Indicador Biológico de Dose Interna.

O Indicador Biológico de Dose Interna reflete a exposição a um agente químico (no caso do Anexo I da NR-7) que foi efetivamente absorvido e está presente no organismo, enquanto o Indicador Biológico de Exposição reflete a exposição a um agente químico (no caso do Anexo I da NR-7), mas não necessariamente a quantidade absorvida.

"Podemos afirmar que todo Indicador Biológico de Dose Interna é um Indicador Biológico de Exposição, mas nem todo IBE é de Dose Interna."

Indicador Biológico de Exposição com Significado Clínico (IBE-SC)

É um tipo específico de biomarcador que não apenas mede a exposição de um trabalhador a um agente químico (no caso do Anexo I da NR-7), mas também está diretamente relacionado a efeitos clínicos. Esses Indicadores Biológicos de Exposição com Significado Clínico (IBE-SC) fornecem informações sobre a dose interna de um produto químico presente no organismo e sua correlação com possíveis impactos na saúde, com desenvolvimento de sinais e sintomas de doenças e da toxicidade do produto químico.

O IBE-SC está associado a um efeito clínico ou biológico mensurável. Pode ser usado para diagnóstico, prognóstico ou monitoramento de doenças relacionadas à exposição.

Substâncias Químicas que Fazem Parte do Quadro 1, do Anexo I da NR-7

O Quadro 1 é formado pelos Indicadores Biológicos de Exposição Excessiva (IBE/EE).

As alterações encontradas nos exames complementares envolvendo substâncias químicas do Quadro 1 (IBE/EE), não têm caráter de diagnóstico clínico. Não há necessidade de emissão de CAT ou notificação ao SINAN e, via de regra, notifica-se ao responsável pelo PGR, mas sem a necessidade de afastamento do trabalhador.

Nota do Autor: Quem está "doente" é o ambiente de trabalho. O produto químico pode estar acima do Limite de Exposição Ocupacional (LEO) ou Limite de Tolerância (LT) no ambiente de trabalho.

Com relação às alterações nos exames complementares envolvendo substâncias químicas do Quadro 1 (IBE/EE), devem sempre ser descartadas outras causas não ocupacionais que possam justificar as alterações laboratoriais.

Os exames complementares referentes a substâncias químicas do Quadro 1 (IBE/EE) do Anexo I da NR-7 são obrigatórios apenas no Exame Ocupacional Periódico. Portanto não existe a obrigatoriedade no admissional, no retorno ao trabalho, na mudança de risco e no demissional.

A periodicidade dos exames complementares previstos no Quadro 1 do Anexo I da NR-7, isto é, para IBE/EE, é semestral.

Manejo Laboratorial e Clínico das Substâncias Químicas que Fazem parte do Quadro 1 (IBE/EE) do Anexo I da NR-7

Ao elaborar o PCMSO envolvendo produtos químicos que fazem parte do Quadro 1 do Anexo I da NR-7, é de fundamental importância a história ocupacional atual e pregressa (utilização industrial); o Indicador Biológico de Exposição Excessiva que deve ser dosado, com a respectiva forma de coleta do material (urina, sangue ou ar exalado); a classificação da carcinogenicidade e os aspectos clínicos de uma intoxicação química pelo produto analisado.

Encontra-se a seguir, na integralidade, o Quadro 1 do Anexo I da NR-7, isto é, o Quadro dos Indicadores Biológicos de Exposição Excessiva (IBE/EE).

1- ACETONA

A. Utilização Industrial: Produção de óleos; indústria de tingimento; solvente para gorduras; removedor de tintas e vernizes; solvente em análises laboratoriais.

B. IBE/EE: Dosagem de acetona na urina. FJ (Final da Jornada de Trabalho).

C. Classificação de Carcinogenicidade Ocupacional: Não estabelecida.

D. Aspectos Clínicos: É volátil. Absorvida pela via pulmonar. Em exposição aguda pode levar a distúrbios respiratórios e depressão do SNC. Em exposição crônica, baixo risco à saúde, mas pode provocar cefaleia, tontura, irritação na garganta e tosse.

2- ANILINA

A. Utilização Industrial: Fabricação de corantes, tintas, vernizes; fabricação de plásticos; indústria têxtil (*jeans*); tinturarias; corantes de doces; indústria gráfica.

B. IBE/EE: Dosagem do ácido paraminofenol na urina ou da meta-hemoglobina no sangue. FJ (Final da Jornada de Trabalho).

C. Classificação de Carcinogenicidade Ocupacional: Câncer de bexiga (grupo 2A - provavelmente carcinogênica para humanos).

D. Aspectos Clínicos: É absorvida pela pele. Provoca meta-hemoglobinopatia, cefaleia, tonteira, cianose de extremidades, fadiga, síncope, e em casos graves, convulsões, arritmias, choque e coma.

3- ARSÊNIO

A. Utilização Industrial: Extração de arsênio; fabricação de tintas à base de arsênio; fabricação de parasiticidas; inseticidas; raticidas; pintura à pistola com pigmentos de arsênio; conservação de peles e plumas; descoloração de vidros e cristais; fabricação de cartas de jogar; papéis pintados e flores artificiais e metalurgia de minérios arsenicais e galvanoplastia.

B. IBE/EE: Dosagem de arsênio inorgânico mais metabólitos metilados na urina.
FS: Após quatro ou cinco jornadas de trabalho consecutivas.

C. Classificação de Carcinogenicidade: Pele; pulmão; fígado (angiossarcoma de fígado) e fossas nasais. Classificado no Grupo 1 da IARC, com evidências suficientes como cancerígeno para humanos.

D. Aspectos Clínicos: Dermatite (DIC/DAC); melanodermia; vitiligo ocupacional; ceratose palmar ou plantar; rinite crônica; hiperemia de mucosa nasal/úlcera e/ou necrose do septo nasal; gastroenterite e colites tóxicas; estomatites; lesões hepáticas; espasmos de pequenos vasos.

4- BENZENO

A. Utilização Industrial: É usado na fabricação do estireno; fenol; ciclo-hexano; anidrido maleico; na indústria de detergentes, de explosivos, farmacêutica, de inseticidas, de fotogravuras, de borrachas, de plásticos, de petróleo; na produção de solventes e removedores de tintas; em posto de gasolina; em laboratórios de análise. Está associado ao tolueno, hexano, querosene e gasolina.

B. IBE/EE: Dosagem do ácido fenilmercaptúrico ou dosagem do ácido trans-transmucônico na urina. FJ (Final da Jornada de Trabalho).

C. Classificação de Carcinogenicidade Ocupacional: Leucemia mieloide aguda.

D. Aspectos Clínicos: Volátil; lipossolúvel; rapidamente absorvido pela via respiratória; pode ser armazenado em tecido gorduroso (SNC e medula óssea).

Efeitos Agudos: Irritação dos brônquios e laringe; rouquidão; tosse e edema pulmonar. É depressor do SNC, provocando fadiga; cefaleia; tontura; convulsão; coma e morte.

Exposição Crônica: Anemia aplástica e LMA.

5- CHUMBO TETRAETILA

A. Utilização Industrial: É usado na gasolina de aviação.

B. IBE/EE: Dosagem de chumbo na urina. FJ (Final da Jornada de Trabalho).

C. Classificação de Carcinogenicidade Ocupacional: Não estabelecida.

D. Aspectos Clínicos: Irritante da pele e secundariamente, depressor do SNC e hepatotóxico.

6- CICLO-HEXANONA

A. Utilização Industrial: Usado como aditivo de lubrificação de motores de combustão interna. É usada na fabricação de resinas de ciclo-hexanona; na produção de plásticos; produtos farmacêuticos e no *nylon*.

B. IBE/EE: Dosagem de 1,2 ciclo-hexanodiol na urina ou ciclo-hexanol na urina.

FJFS (Final do último dia de Jornada de trabalho). FJ (Final da Jornada de trabalho).

C. Classificação de Carcinogenicidade Ocupacional: Não estabelecida.

D. Aspectos Clínicos: Em exposição aguda pode provocar dermatite irritativa; irritabilidade nos olhos; tosse; dispneia. Em exposição crônica pode acarretar lesões hepáticas, renais e no SNC.

7- CLOROBENZENO

A. Utilização Industrial: Usado como solvente em agrotóxicos, como desengordurante para peças de automóveis.

B. IBE/EE: Dosagem do 4-clorocatecol na urina ou do p-clorofenol na urina.

FJFS (Final do último dia da Jornada de Trabalho).

C. Classificação de Carcinogenicidade Ocupacional: Não estabelecida.

D. Aspectos Clínicos: Cefaleia; sonolência; náuseas; vômitos.

8- COBALTO

A. Utilização Industrial: Usado na fabricação de ligas metálicas (usadas em pás de turbinas a gás); na fabricação de turbinas de avião; em ligas resistentes à corrosão; na indústria do aço; na catálise do petróleo; na indústria química; em revestimentos metálicos; em secante de tintas e vernizes; em revestimento em base de esmaltes; em eletrodos de bateria; na esterilização de alimentos; em radiografia industrial para controle de qualidade de metais; usado como fonte de radiação gama em radioterapia. É contaminante do cimento.

B. IBE/EE: Dosagem de cobalto na urina. FJFS (Final do último dia da Jornada de Trabalho).

C. Classificação de Carcinogenicidade Ocupacional: Não estabelecida.

D. Aspectos Clínicos: DIC; DAC; doenças respiratórias (pneumonite); cardiotoxicidade (cardiomiopatia); fibrose pulmonar; hipotireoidismo e policitemia.

9- CROMO HEXAVALENTE

A. Utilização Industrial: Usado em galvanoplastia (névoas de ácido crômico); na indústria do couro; na indústria metalúrgica; em corantes e tintas; na preservação da madeira. Encontrado no cimento.

B. IBE/EE: Dosagem de cromo na urina. FJFS (Final do último dia da Jornada de Trabalho). AJ-FJ (Diferença entre pré e pós-jornadas de trabalho).

C. Classificação de Carcinogenicidade Ocupacional: Neoplasia maligna dos brônquios e do pulmão e Câncer da cavidade nasal.

D. Aspectos Clínicos: Rinites alérgicas; ulceração ou necrose do septo nasal; asma; DAC; DIC; úlcera em olho de pombo.

10- DICLOROMETANO OU CLORETO DE METILENO

A. Utilização Industrial: Usado em solventes de tintas; removedor de manchas; usado para limpar componentes de computadores; usado em lavanderias; na fabricação de removedores.

B. IBE/EE: Dosagem de diclorometano na urina. FJ (Final da Jornada de Trabalho).

C. Classificação de Carcinogenicidade Ocupacional: Não estabelecida.

D. Aspectos Clínicos: Transtorno extrapiramidal; neurite óptica (perda da visão); clínica de intoxicação por monóxido de carbono.

11- ESTIRENO

A. Utilização Industrial: Indústria de plásticos; de isopor e em solventes.

B. IBE/EE: Dosagem da soma dos ácidos mandélicos e fenilglioxílico na urina ou do estireno na urina. FJ (Final da Jornada de Trabalho).

C. Classificação de Carcinogenicidade Ocupacional: Leucemia; Câncer de pulmão (óxido de estireno).

D. Aspectos Clínicos: É hepatotóxico e provoca efeitos neurocomportamentais.

12- ETILBENZENO

A. Utilização Industrial: Usado na fabricação do estireno e na produção de solventes.

B. IBE/EE: Dosagem da soma dos ácidos mandélicos e fenilglioxílico na urina. FJ (Final da Jornada de Trabalho).

C. Classificação de Carcinogenicidade Ocupacional: Não estabelecida.

D. Aspectos Clínicos: DIC; irritabilidade nos olhos, narinas e nas vias aéreas superiores. Pode provocar, em exposição aguda, fadiga; tonteira e falta de coordenação motora.

13- ETOXIETANOL E ETOXIETILACETATO

A. Utilização Industrial: Usado na fabricação de solventes para óleos, resinas, gorduras, graxas, nitrocelulose e lacas.

B. IBE/EE: Dosagem do ácido etoxiacético na urina. FJFS (Final do último dia da Jornada de Trabalho).

C. Classificação de Carcinogenicidade Ocupacional: Não estabelecida.

D. Aspectos Clínicos: Irritabilidade nos olhos e na pele.

14- FENOL

A. Utilização Industrial: Usado na fabricação de antissépticos; desinfetantes; germicidas; vermífugos; inseticidas; anestésicos e preservativos.

B. IBE/EE: Dosagem de fenol na urina. FJ (Final da Jornada).

C. Classificação de Carcinogenicidade Ocupacional: Não estabelecida.

D. Aspectos Clínicos: Efeitos nefrotóxicos. É absorvido pela pele. Pode provocar alterações neurológicas como agitação; apreensão; acuidade sensorial aumentada (principalmente a visual); movimentos abruptos; rigidez da musculatura muito evidente na nuca e face, com trismo, riso sardônico e tetania. Pode ocorrer rabdomiólise; mioglobinúria e insuficiência renal aguda.

15- FURFURAL ***Produto químico feito da matéria orgânica. É um subproduto agrícola.***

A. Utilização Industrial: Usado na síntese de fibras de vidro; resinas para aviação e freios; produção de combustíveis e no processo de refino de óleo lubrificante.

B. IBE/EE: Dosagem de ácido furoico na urina. FJ (Final da Jornada de Trabalho).

C. Classificação de Carcinogenicidade Ocupacional: Não estabelecida.

D. Aspectos Clínicos: Conjuntivite; rinite alérgica e asma. Pode provocar dormência na língua.

16- INDUTORES DE META-HEMOGLOBINA

A. Utilização Industrial: Depende do indutor da meta-hemoglobina. Indutores da Meta-hemoglobina: Anilina; nitrobenzeno; trinitrotolueno; paraquat; nitritos e nitratos orgânicos e inorgânicos; gases nitrosos; herbicidas; sulfonas; naftaleno; paradiclorobenzeno.

B. IBE/EE: Dosagem de meta-hemoglobina no sangue. FJ (Final da Jornada de Trabalho).

C. Classificação de Carcinogenicidade Ocupacional: Vai depender do tipo de indutor de meta-hemoglobina. Exemplo: Anilina causa câncer de bexiga.

D. Aspectos Clínicos: Cefaleia; tonteira; cianose de extremidades; fadiga; síncope e, em casos graves, convulsões; choque; arritmias e coma.

17- MERCÚRIO METÁLICO

A. Utilização Industrial: Usado no garimpo; na produção de lâmpadas; na fabricação de instrumentos de precisão; no preparo da soda cáustica; em amálgama dental; na fabricação de pilhas e no processo de feltralização.

B. IBE/EE: Dosagem de mercúrio na urina. AJ (Antes da Jornada de trabalho).

C. Classificação de Carcinogenicidade Ocupacional: Não estabelecida.

D. Aspectos Clínicos: Alterações neuropsiquiátricas (transtornos de personalidade e de comportamento); episódios de depressão; neurastenia; ataxia cerebelar; tremores; encefalopatia tóxica; arritmias cardíacas; gengivite crônica; estomatite ulcerativa; DAC; doença glomerular crônica; nefropatia tubulointersticial.

18- METANOL

A. Utilização Industrial: Pode ser encontrado em tintas; vernizes; solventes; soluções de formaldeído; fluidos automotivos.

B. IBE/EE: Dosagem de metano na urina. FJ (Final da Jornada de Trabalho).

C. Classificação de Carcinogenicidade Ocupacional: Não estabelecida.

D. Aspectos Clínicos: Pode ser absorvido pela via respiratória, pele e via digestiva. A toxicidade do metanol é causada, principalmente, pelo seu metabólito, ácido fórmico. Pode ocorrer depressão do SNC; náuseas; vômitos; adinamia; dor abdominal e dificuldade respiratória.

19- METIL BUTIL CETONA (MBK)

A. Utilização Industrial: É usado como solvente industrial. É semelhante à acetona.

B. IBE/EE: Dosagem de 2,5-hexanodiona na urina. FJFS (Final do último dia da Jornada de Trabalho).

C. Classificação de Carcinogenicidade Ocupacional: Não estabelecida.

D. Aspectos Clínicos: Em altas concentrações, pode ser lacrimejante, irritante dos olhos e da pele, pulmões e trato gastrointestinal. A exposição crônica pode levar à neuropatia periférica. Ocorre fraqueza e atrofia muscular; diminuição da velocidade de condução e perda de peso. Podem auxiliar no diagnóstico da intoxicação pela MBK a eletroneuromiografia e a biópsia de nervo.

20- METIL ETIL CETONA (MEK)

A. Utilização Industrial: É um solvente industrial.

B. IBE/EE: Dosagem de Metil Etil Cetona (MEK) na urina. FJ (Final da Jornada de Trabalho).

C. Classificação de Carcinogenicidade Ocupacional: Não estabelecida.

D. Aspectos Clínicos: Vias de absorção: Inalatória e dérmica. Seus efeitos clínicos se assemelham aos da acetona (irritação dos olhos; mucosas e vias aéreas), podendo ocorrer depressão do SNC.

21- METIL ISOBUTIL CETONA (MIBK)

A. Utilização Industrial: É um solvente orgânico similar ao metil butil cetona (MBK). Pode ser utilizado como aromatizante em alguns doces, queijos e no rum.

B. IBE/EE: Dosagem de Metil Isobutil Cetona (MIBK) na urina. FJ (Final da Jornada de trabalho).

C. Classificação de Carcinogenicidade Ocupacional: Não estabelecida.

D. Aspectos Clínicos: Irritação nos olhos e vias aéreas, podendo causar depressão no SNC.

22- MONÓXIDO DE CARBONO

A. Utilização Industrial: Limpeza de galeria de água pluvial; atividades subterrâneas.

B. IBE/EE: Dosagem de carboxi-hemoglobina no sangue ou do monóxido de carbono no ar exalado final. FJ (Final da Jornada de trabalho).

C. Classificação de Carcinogenicidade Ocupacional: Não estabelecida.

D. Aspectos Clínicos:

- É um asfixiante químico que impede a utilização do oxigênio pela formação da carboxi-hemoglobina.
- Pode provocar Parkinsonismo Secundário e o quadro de Síndrome Expiramidal.
- Anormalidades Neurológicas: Cefaleia; desorientação; tremor; rigidez muscular; confusão mental.
- Pode provocar alterações no metabolismo da gordura com aceleração da aterogênese.
- Pode agravar doenças cardíacas (Angina *pectoris* e arritmias).
- Nos casos graves, pode causar hipertensão, arritmias, EAP e IAM.

23- N-HEXANO

A. Utilização Industrial: Usado na produção de sapatos e móveis; nos combustíveis; na indústria de borrachas; de adesivos e de tintas; na produção de polietileno laminado durante a colagem; como solvente na extração de óleo vegetal.

B. IBE/EE: Dosagem de 2,5-hexanodiona na urina. FJ (Final da Jornada de trabalho).

C. Classificação de Carcinogenicidade Ocupacional: Não estabelecida.

D. Aspectos Clínicos: A intoxicação ocorre por inalação. O quadro clínico é marcado por parestesia das extremidades, seguida por perda da força distal, com diminuição dos reflexos profundos.

24- NITROBENZENO OU NITROBENZOL

A. Utilização Industrial: Usado na produção de cola de plásticos; anilina; pesticidas; corantes; fármacos; polidores de sapatos e pisos; roupas de couro; solventes para tintas e materiais para mascarar odores desagradáveis. Usado como aromatizante para sabões e sabonetes.

B. IBE/EE: Dosagem de meta-hemoglobina no sangue. FJ (Final da Jornada de trabalho).

C. Classificação de Carcinogenicidade Ocupacional: Possivelmente um cancerígeno humano.

D. Aspectos Clínicos: Meta-hemoglobinopatia (anemia por meta-hemoglobinemia). Pode provocar lesão hepatocelular aguda. É um indutor de meta-hemoglobina (é um asfixiante químico), podendo levar a um quadro de cianose de extremidades; cefaleia; tontura e mal-estar geral.

25- N-METIL-2-PIRROLIDONA

A. Utilização Industrial: Usado para recuperar hidrocarbonetos puros durante o processamento de produtos químicos. É usado como solvente especialmente dos polímeros. É removedor de pintura. Utilizado na indústria de tecidos; resinas e plásticos, e na indústria farmacêutica.

B. IBE/EE: Dosagem de 5-hidroxi-n-metil-2-pirrolidona na urina. FJ (Final da Jornada de trabalho).

C. Classificação de Carcinogenicidade Ocupacional: Não estabelecida.

D. Aspectos Clínicos: Irritação nos olhos; DIC; irritante das vias respiratórias e pode ser nocivo durante a gravidez.

26- N,N-DIMETIL-ACETAMIDA

A. Utilização Industrial: Usado como solvente na indústria de produtos químicos.

B. IBE/EE: Dosagem de N-Metil-acetamida na urina. FJFS (Final do último dia da Jornada de trabalho).

C. Classificação de Carcinogenicidade Ocupacional: Não estabelecida.

D. Aspectos Clínicos: DIC; irritabilidade nos olhos. Pode ser teratogênica.

27- N,N-DIMETILFORMAMIDA

A. Utilização Industrial: Solvente usado na síntese de fibras sintéticas (poliacrilonitrila) e na obtenção de produtos farmacêuticos.

B. IBE/EE: Dosagem de N-Metilformamida total na urina (soma da metilformamida e N-(Hidroximetil)-N-Metilformamida) ou dosagem da N-Acetil-S-(N-Metilcarbamoil)-cisteína na urina. FJ (Final da Jornada de trabalho). FJFS (Final do último dia da Jornada de trabalho).

C. Classificação de Carcinogenicidade Ocupacional: Não estabelecida.

D. Aspectos Clínicos: É uma substância hepatotóxica.

28- ÓXIDO DE ETILENO

A. Utilização Industrial: É um gás utilizado como esterilizante de medicamentos e de material médico que não pode ser autoclavado. É também intermediário do etilenoglicol. Resíduos podem ser encontrados após esterilização de comida; cosméticos e aparelhos médicos.

B. IBE/EE: Dosagem de adultos de N-(2-Hidroxietil) valina em hemoglobina. NC (Não Crítica, ou seja, pode ser colhida a amostra a qualquer momento, desde que o trabalhador esteja trabalhando nas últimas semanas).

C. Classificação de Carcinogenicidade Ocupacional: É carcinogênico por estar relacionado à produção de leucemias.

D. Aspectos Clínicos: Exposição pela via inalatória e pela via dérmica. Em exposição aguda: Irritação das vias aéreas; olhos e dermatite irritativa de contato. Pode induzir a asma ocupacional; náuseas; vômitos; cefaleia; desorientação; redução dos níveis de consciência e neuropatia periférica. Pode provocar efeitos neurocomportamentais.

29- SULFETO DE CARBONO (CS_2)

A. Utilização Industrial: Produção de raticidas; na vulcanização da borracha; na fabricação de colas; de tecidos (raiom, viscose); de desinfetantes e pesticidas.

B. IBE/EE: Dosagem do ácido 2-Tioxotiazolidina-4-Carboxílico (TTCA) na urina. FJ (Final da Jornada de trabalho).

C. Classificação de Carcinogenicidade Ocupacional: Não estabelecida.

D. Aspectos Clínicos: É um potente neurotóxico; neuropsiquiátrico. Provoca alterações da personalidade; de humor; delírio maníaco; alucinações; ideias paranoicas e suicídio relacionado ao trabalho. Causa neuropatia periférica; lesão do nervo óptico (amaurose = cegueira); manifestações de parkinsonismo secundário; aumento de incidência de arteriosclerose; angina *pectoris*; infarto do miocárdio; doença renal crônica (pelo quadro de arteriosclerose generalizada); alterações endócrinas (alterações no metabolismo de catecolaminas e hipotireoidismo).

30- TETRACLOROETILENO (PERCLOROETILENO)

A. Utilização Industrial: Usado na lavagem a seco de produtos, como desengraxante de peças metálicas e na fabricação de produtos de limpeza. É um desengordurante industrial.

B. IBE/EE: Dosagem do tetracloroetileno no ar exalado final ou do tetracloroetileno no sangue. AJ (Antes da Jornada de trabalho).

C. Classificação de Carcinogenicidade Ocupacional: Não estabelecida.

D. Aspectos Clínicos: Os vapores de tetracloroetileno são rapidamente absorvidos pelos pulmões. Na intoxicação aguda, pode provocar efeitos narcóticos levando à confusão mental. Pode provocar irritabilidade nos olhos e nas vias aéreas. Na pele, pode produzir eritema, queimaduras e vesículas. Na intoxicação aguda também podem ocorrer alterações transitórias das funções hepática e renal. O tetracloroetileno pode produzir perda auditiva e efeitos na reprodução.

31- TETRA-HIDROFURANO (THF)

A. Utilização Industrial: Usado como solvente. Usado na fabricação de polímeros; de adesivos; de produtos farmacêuticos; de uretanos e poliuretanos (em certos tecidos elásticos). É útil na fabricação de revestimentos.

B. IBE/EE: Dosagem do tetra-hidrofurano na urina. FJ (Final da Jornada de trabalho).

C. Classificação de Carcinogenicidade Ocupacional: Não estabelecida.

D. Aspectos Clínicos: A inalação do THF pode provocar depressão do SNC. Em baixas concentrações, pode acarretar cefaleia; tontura e irritação nas narinas e na garganta. O THF pode ser hepatotóxico e nefrotóxico. É comum a ocorrência de leucopenia no hemograma. Provoca DIC; conjuntivite e, por ingestão, vômito e diarreia.

32- TOLUENO

A. Utilização Industrial: Usado na fabricação e utilização de colas; tintas; como solvente industrial e fluidos de transmissão.

B. IBE/EE: Dosagem de tolueno no sangue ou dosagem de tolueno na urina ou do ortocresol na urina. AJFS (Início da última Jornada de trabalho da Semana). FJ e FJ (Final da Jornada de trabalho).

C. Classificação de Carcinogenicidade Ocupacional: Não estabelecida.

D. Aspectos Clínicos: Nas exposições agudas ao tolueno podem ocorrer tonturas; cefaleia; letargia; inebriação; sonolência; marcha cambaleante; náuseas; insônia; dilatação pupilar e depressão do SNC. O etanol reduz o metabolismo do tolueno (o etilismo aumenta os efeitos do tolueno). Pode causar conjuntivite e ceratite. O hábito de cheirar o tolueno pode levar a disfunção cognitiva; demência; ataxia; acuidade auditiva diminuída; problemas visuais e reflexos tendinosos hiperativos. O tolueno pode produzir alterações hepáticas, renais e dermatoses por retirada do manto lipídico da pele.

33- TRICLOROETILENO OU TRICLOROETANO (TCE)

A. Utilização Industrial: Usado como solvente industrial; como desengordurante de peças metálicas; na remoção de pinturas e manchas. Foi usado no passado como anestésico e analgésico. É atualmente usado como solvente na extração de gorduras, óleos e ceras; na transformação de tecidos; na limpeza do algodão. É útil na fabricação de adesivos; tintas; vernizes e na limpeza de metais.

B. IBE/EE: Dosagem do ácido tricloroacético na urina ou dosagem do tricloroetanol no sangue. AJFS (Início da última Jornada de trabalho da semana) e FJFS (Final do último dia de Jornada de trabalho).

C. Classificação de Carcinogenicidade Ocupacional: Grupo 1 – A exposição crônica pode estar relacionada ao aumento do risco de câncer de fígado; rim; linfoma não Hodgkin e mieloma múltiplo.

D. Aspectos Clínicos: Os efeitos agudos são marcados por cefaleia; tontura e sonolência. A inalação de altos níveis de TCE pode ocasionar danos aos nervos da face, além de afetar a audição; visão; equilíbrio; alterações no ritmo cardíaco; hepatotoxicidade e dano renal. Pode provocar DIC.

34- XILENO

A. Utilização Industrial: Encontrado na indústria na forma orto, meta e para. Usado em tintas; como desengordurante; solvente para resinas, gomas e borrachas. É amplamente utilizado na indústria e na medicina como solvente.

B. IBE/EE: Dosagem do ácido metil-hipúrico na urina. FJ (Final da Jornada de trabalho).

C. Classificação de Carcinogenicidade Ocupacional: Não estabelecida.

D. Aspectos Clínicos: O xileno é absorvido por inalação ou pela pele. Pode causar insuficiência renal aguda como polaciúria. Em exposição a altas concentrações, pode ocorrer insuficiência respiratória por edema pulmonar; hemorragia e necrose cerebral, hepática, renal e alterações cardíacas. São comuns os sintomas de agitação; cefaleia; disfasia; calafrios; irritação das vias aéreas; ataxia; fala arrastada; dispneia; hiper-reflexia; vertigem; inebriação; DIC (eritema e vesículas) e urticária. O xileno, na exposição crônica, é hepatotóxico e leva a efeitos neurocomportamentais.

Manejo Laboratorial e Clínico das Substâncias Químicas que Fazem parte do Quadro 2 (IBE/SC) do Anexo I da NR-7

Para manejo do Quadro 2 (Indicadores Biológicos de Exposição com Significado Clínico - IBE/SC) é de fundamental importância, em relação a substâncias químicas deste quadro, a história ocupacional e pregressa (utilização industrial das substâncias químicas), o respectivo IBE com significado clínico, a forma de coleta do material (urina e sangue), a classificação da carcinogenicidade e os aspectos clínicos de uma intoxicação química.

1- INIBIDORES DA COLINESTERASE

A. Utilização Industrial: São eficientes no controle de pragas, em particular por empresas do agronegócio na área rural; na fabricação de medicamentos veterinários para o controle de carrapatos, piolhos e outros ectoparasitas; são amplamente usados no combate a insetos que atacam culturas como soja, milho, algodão e frutas. Exemplos de inibidores da colinesterase: organofosforados e carbamatos.

B. IBE/SC: Dosagem da atividade de acetilcolinesterase eritrocitária ou atividade da butilcolinesterase no plasma ou no soro. FJ (Final da Jornada de trabalho).

C. Classificação de Carcinogenicidade Ocupacional: O Malation e o Clorpirifós têm maior risco de linfoma não Hodgkin. A IARC (Agência Internacional de Pesquisa em Câncer) considera que há evidência limitada para o Malation (organofosforado) provocar linfoma não Hodgkin e leucemia.

D. Aspectos Clínicos: A síndrome colinérgica pode ser nicotínica ou muscarínica. A síndrome colinérgica nicotínica por organofosforado ou carbamato (inibidores da colinesterase) é rara. A síndrome colinérgica muscarínica é mais frequente.

   Síndrome colinérgica nicotínica: taquicardia, hipertensão, fraqueza muscular e fasciculações.

   Síndrome colinérgica muscarínica: salivação, sudorese, broncoespasmo, bradicardia e diarreia.

2- CÁDMIO

A. Utilização Industrial: É usado na indústria do plástico como estabilizador; na produção de ligas especiais em solda; aplicado na esmaltação de cerâmica; na fabricação de lâmpadas e vapores de cádmio; em componentes eletrônicos de informática.

B. IBE/SC: Dosagem de cádmio na urina. NC (Não Crítica, ou seja, a amostra de urina pode ser colhida a qualquer momento, desde que o trabalhador esteja trabalhando nas últimas semanas).

C. Classificação de Carcinogenicidade Ocupacional: A IARC (Agência Internacional de Pesquisa em Câncer) classifica o cádmio no Grupo 1 (com certeza para humanos) para câncer de pulmão. Há evidências limitadas para humanos de que o cádmio produza câncer de rins e de próstata.

D. Aspectos Clínicos: O principal órgão-alvo afetado pelo cádmio é o rim. O efeito do cádmio é marcado por sua nefrotoxicidade crônica. O efeito agudo mais importante é o dano pulmonar. Pode provocar anosmia e alterações ósseas (osteomalácia, osteoporose), fraturas múltiplas, dores articulares e lombares. A dosagem de cádmio na urina (cadmiúria) é um indicador tanto de exposição corrente quanto de acúmulo de cádmio.

3- FLÚOR

A. Utilização Industrial: Usos na produção de hexafluoreto de urânio para enriquecimento de urânio em usinas nucleares; na fabricação de isolamento elétrico (campos fluorados); na síntese de plásticos fluorados (teflon); usado nas tecnologias verdes (painéis solares); na indústria farmacêutica e na fluoretação da água potável.

B. IBE/SC: Dosagem de fluoreto urinário. AJ 48 (A coleta da amostra de urina deve acontecer antes da Jornada, com o mínimo de 48 horas sem exposição).

C. Classificação de Carcinogenicidade Ocupacional: Não possui carcinogenicidade para humanos.

D. Aspectos Clínicos: Na intoxicação aguda pelo flúor: sinais e sintomas gastrointestinais (náuseas, vômitos e dor abdominal); sintomas neurológicos (tremores, fraqueza muscular); hipocalcemia (o flúor se liga ao cálcio, levando a tetania e parada cardíaca). As manifestações crônicas da intoxicação pelo flúor podem levar a fluorose dental (manchas brancas ou marrons no esmalte dos dentes) e a fluorose do esqueleto (deformidades ósseas, calcificações ligamentares e risco de fraturas).

4- CHUMBO E SEUS COMPOSTOS INORGÂNICOS

A. Utilização Industrial: É usado na fabricação de baterias para utilização em carros, motos, *nobreaks* e em sistemas de energia solar/eólica; na fabricação em chapas ou revestimentos (hospitais e usinas nucleares); o óxido de chumbo é usado na fabricação de vidros de cristal e vidros para telas de raios X; em soldas chumbo-estanho; em cerâmicas dielétricas para sonares e ultrassons; na fabricação de estabilizantes para PVC; na fabricação de munições e na blindagem militar.

B. IBE/SC: Dosagem de chumbo no sangue ou plumbemia e dosagem do ácido delta-aminolevulínico na urina (ALA-U). NC (Não Crítica, ou seja, a amostra de sangue e do ALA na urina pode ser colhida a qualquer momento, desde que o trabalhador esteja trabalhando nas últimas semanas).

C. Classificação de Carcinogenicidade Ocupacional: A IARC (Agência Internacional de Pesquisa em Câncer) classifica o chumbo inorgânico no Grupo 2B (possivelmente carcinogênico para humanos) para câncer de rins, pulmão, estômago e cérebro.

D. Aspectos Clínicos: A intoxicação aguda ou Saturnismo Agudo é rara; só ocorre quando há exposição extremamente elevada. A intoxicação crônica se caracteriza por dor abdominal em cólica acompanhada de constipação; anemia leve ou moderada; sinal da Linha Gengival de Burton; insuficiência renal crônica ou nefroesclerose saturnínica; alterações neurológicas (fraqueza muscular, afecção do nervo radial evidenciando o sinal do punho caído); encefalopatia por alterações do SNC; hemograma com anemia microcítica e aumento do pontilhado basófilo; alteração do sistema renina-angiotensina levando a hipertensão arterial e gota saturnínica.

Análise e Manejo do Anexo II da NR-7

Este Anexo trata dos requisitos para a solicitação dos exames audiométricos no Programa de Controle Médico de Saúde Ocupacional (PCMSO).

Conceitos importantes para o manejo do Anexo II da NR-7 (Solicitação de Exame Audiométrico)

1. O Exame Audiométrico deve ser solicitado para todos os trabalhadores que exerçam ou exercerão suas atividades em ambientes cujos níveis de pressão sonora estejam acima do nível de ação para ruído (NA = 0,50 de dose ou 80 dB(A)).
2. Deve ser realizado após anamnese clínico-ocupacional e do exame otológico do trabalhador.
3. O Exame Audiométrico pode ser executado por médico ou por fonoaudiólogo.
4. Deve ser constituída, no decorrer do PCMSO, uma série histórica de audiometrias. A série histórica deve sempre apresentar a audiometria de referência e as audiometrias sequenciais.
5. A audiometria de referência, inicialmente, é a realizada no Exame Médico Ocupacional Admissional, e deverá permanecer como tal até que um exame audiométrico sequencial apresente alterações significativas.
6. É exigência para realização da audiometria a permanência do trabalhador em repouso auditivo por um período mínimo de 14 horas.
7. Exigências para a realização do exame audiométrico que devem ser checadas pelo Médico Responsável pelo PCMSO:
   - Aferição acústica, com a devida comprovação anual.
   - Calibração acústica a cada 5 anos, se não houver indicação do fabricante do aparelho, devidamente documentada.
   - Em caso de a aferição acústica mostrar alteração, deve haver o procedimento da calibração acústica, independentemente da realizada a cada 5 anos.
   - Deve acontecer aferição biológica precedendo a realização dos exames audiométricos.
   - O Médico Responsável deve sempre constatar a exigência do certificado de aferição e/ou calibração do aparelho.
8. Requisitos para a periodicidade dos exames audiométricos:
   - No Exame Médico Admissional.
   - Anualmente, tendo como referência o Exame Audiométrico realizado durante a admissão.
   - No Exame Demissional. Neste exame pode ser aceito o Exame Audiométrico realizado até 120 dias antes da data da finalização do contrato de trabalho.
   - O intervalo entre os exames audiométricos pode ser reduzido a critério médico.
9. Metodologia para realização do exame audiométrico, de acordo com o Anexo II da NR-7:

- O Exame Audiométrico deve ser realizado sempre pela via aérea, nas frequências de 500, 1.000, 2.000, 3.000, 4.000, 6.000 e 8.000 Hz.
- No caso de alterações detectadas no teste pela via aérea, a Audiometria deve ser feita também por via óssea, nas frequências de 500, 1.000, 2.000, 3.000, 4.000 Hz, ou ainda, segundo a avaliação do profissional responsável pela execução do exame.
- Segundo a avaliação do profissional responsável, no momento da execução do exame podem ser determinados os Limiares de Reconhecimento de Fala – LRT.

Manejo do Anexo II da NR-7 para a Interpretação de Resultados dos Exames Audiométricos

Interpretação dos Resultados dos Exames Audiométricos de Referência

Exame Audiométrico dentro dos Limites Aceitáveis: Audiogramas mostrando Limiares Auditivos MENORES ou IGUAIS a 25dB(NA), em todas as frequências testadas. Atenção: O responsável pela execução do Exame Audiométrico inspecionará o meato acústico externo de ambas as orelhas e anotará os achados na ficha de registro. Se identificada alguma normalidade, encaminhar ao Médico Responsável.

Exames Audiométricos Sugestivos de PAINPSE: Audiogramas, nas frequências de 3.000 e/ou 4.000 e/ou 6.000 Hz, apresentam limiares auditivos ACIMA de 25 dB(NA) e mais elevados que nas outras frequências testadas, estando comprometidas ou não, tanto no teste da via aérea quanto na via óssea, em um ou em ambos os lados.

Interpretação dos Resultados dos Exames Audiométricos Sequenciais

1. Exames Audiométricos considerados sugestivos de desencadeamento de PAINPSE no Sequencial, quando comparados com o de Referência, devem mostrar uma evolução e preencher um dos critérios abaixo:

- A diferença entre as médias aritméticas dos Limiares Auditivos no Grupo de frequências de 3.000, 4.000 e 6.000 Hz IGUALA ou ULTRAPASSA 10 dB(NA).
- A PIORA em pelo menos uma das frequências de 3.000, 4.000 ou 6.000 Hz IGUALA ou ULTRAPASSA 15 dB(NA).

2. Exames Audiométricos também considerados Sugestivos de Desencadeamento de PAINPSE, em que apenas o Exame Audiométrico de Referência apresenta Limiares Auditivos em todas as frequências testadas MENORES ou IGUAIS a 25 dB(NA) e a comparação do Audiograma Sequencial com o de Referência mostra uma evolução que preenche um dos critérios abaixo:

- A diferença entre as médias aritméticas dos limiares auditivos no grupo de frequências de 3.000, 4.000 e 6.000 Hz IGUALA ou ULTRAPASSA a 10 dB(NA).
- A PIORA em pelo menos uma das frequências de 3.000, 4.000 ou 6.000 Hz IGUALA ou ULTRAPASSA 15 dB(NA).

3. Exames Audiométricos considerados Sugestivos de Agravamento de PAINPSE envolvendo casos já confirmados em Exame Audiométrico de Referência como Sugestivo de Desencadeamento de PAINPSE, e nos quais a comparação do Exame Audiométrico Sequencial com o de Referência mostra uma evolução da PAINPSE e preenche um dos critérios abaixo:

- A diferença entre as médias aritméticas dos limiares auditivos no grupo de frequências de 500, 1.000 e 2.000 Hz ou no grupo de frequências de 3.000, 4.000 e 6.000 Hz IGUALA ou ULTRAPASSA 10 dB(NA).
- A PIORA em uma frequência ISOLADA IGUALA ou ULTRAPASSA 15 dB(NA).

Aspectos Básicos para Interpretação do Traçado Audiométrico

1. Os símbolos referentes à via de condução aérea devem ser ligados através de linhas contínuas para a orelha direita e linhas interrompidas para a orelha esquerda.
2. Os símbolos de condução óssea não devem ser interligados.
3. A cor vermelha deve ser usada para os símbolos referentes à orelha direita.
4. A cor azul deve ser usada para os símbolos referentes à orelha esquerda.
5. Valorizar o topodiagnóstico, isto é, o local anatômico de uma lesão na perda auditiva.

Diagnóstico Diferencial entre Perda Auditiva Induzida por Níveis Elevados de Pressão Sonora (PAINPSE) e Outras Perdas Auditivas de Natureza Ocupacional

NR-7 Perda Auditiva e Produtos Químicos

- Há um sinergismo na exposição combinada entre ruído e produtos químicos.
- O ruído, mesmo dentro do Limite de Tolerância, quando combinado à exposição a produtos químicos, possui risco aumentado de perda auditiva.
- Existe a possibilidade de um produto químico provocar perda auditiva mesmo na ausência do ruído.
- Existe a possibilidade de uma perda auditiva progredir mesmo após o término da exposição ao agente químico.

NR-7 Diagnóstico Diferencial – Ototoxicoses

São afecções iatrogênicas provocadas por drogas medicamentosas que alteram a orelha interna.

Ocorre ototoxicose quando há perda auditiva sensorioneural de mais de 25 dB em uma ou mais frequências de 250 a 800 Hz e/ou manifestações vestibulares, como vertigem ou desequilíbrio.

Exemplos de agentes farmacológicos ototóxicos:

- Aminoglicosídeos;
- Diuréticos;
- Anti-inflamatórios (salicilatos, aspirina);
- Antineoplásicos (cisplatina);

- Contraceptivos;
- Betabloqueadores (propranolol);
- Antimalárico (quinino).

NR-7 Diagnóstico Diferencial – Audiometrias de Perdas Auditivas Induzidas por Produtos Químicos

- Semelhante *à*quela relacionada ao ruído.
- Lesão em células ciliadas cocleares.
- Sensorioneural.
- Bilateral, simétrica e irreversível.

NR-7 Diagnóstico Diferencial com Ototoxicidade Ocupacional por Solventes Orgânicos

- Tolueno;
- Xileno;
- Estireno;
- N-Hexano;
- Dissulfeto de carbono;
- Tricloroetileno.

Há uma interação sinérgica entre ruído e solventes orgânicos.

Pode ocorrer perda auditiva apenas com a exposição a solventes orgânicos.

NR-7 Diagnóstico Diferencial com Ototoxicidade Ocupacional por Gases Asfixiantes Químicos

Os Asfixiantes Químicos que impedem a utilização do oxigênio levam a hipóxia e isquemia na cóclea, podendo acarretar perda da audição. Exemplos mais importantes:

- Monóxido de carbono;
- Cianeto de hidrogênio.

NR-7 Diagnóstico Diferencial com Ototoxicidade Ocupacional por Metais Pesados

- Chumbo;
- Mercúrio;
- Arsênio;
- Manganês.

Programa de Conservação Auditiva (PCA)

O PCA pode ser implantado para a prevenção e o monitoramento da redução da audição em trabalhadores que laboram em ambiente ruidoso. O PCA deve estar incluído no Programa de Gerenciamento de Riscos (PGR) e no PCMSO. O Médico Responsável pelo PCMSO deve acompanhar o desenvolvimento do Programa de Conservação Auditiva (PCA).

O PCA baseia-se na NBR-10152 (Níveis de Ruído para Conforto Acústico), na Norma de Higiene Ocupacional nº 1 (NHO-1 da Fundacentro) e nas Instruções Normativas do ISS.

A implantação, o assessoramento, a supervisão e a coordenação do PCA podem ser feitos pelo fonoaudiólogo, pelo médico do trabalho ou pelo otorrinolaringologista.

Análise e Manejo do Anexo III da NR-7

Este Anexo trata dos requisitos para a solicitação de Raios X de tórax e de Espirometrias Ocupacionais. A indicação e a periodicidade do exame radiológico (radiografia de tórax) são contempladas em dois Quadros.

O **Quadro 1** do Anexo III da NR-7 trata de critérios para solicitação e periodicidade dos Raios X de tórax para trabalhadores expostos a poeira contendo sílica, asbesto ou amianto e carvão mineral. Segue o Quadro 1 do Anexo III da NR-7:

Quadro 1. Periodicidade dos Exames Radiológicos para Empregados Expostos a Poeira contendo Sílica, Asbesto ou Carvão Mineral

Empresas com Medições Quantitativas Periódicas	Radiografia de Tórax
LSC* ≤ 10% LEO**	Na admissão Na demissão, se o último exame foi realizado há mais de 2 anos
LSC > 10% e ≤ 50% LEO	Na admissão A cada 5 anos até os 15 anos de exposição e, após, a cada 3 anos Na demissão, se o último exame foi realizado há mais de 1 ano
LSC > 50% e ≤ 100% LEO	Na admissão A cada 3 anos até os 15 anos de exposição e, após, a cada 2 anos Na demissão, se o último exame foi realizado há mais de 1 ano
LSC > 100% LEO	Na admissão A cada ano de exposição Na demissão, se o último exame foi realizado há mais de 1 ano
Empresas sem avaliações quantitativas	Na admissão A cada 2 anos até os 15 anos de exposição e, após, a cada ano Na demissão, se o último exame foi realizado há mais de 1 ano

Nota do Autor: Por que a medição quantitativa de poeira contendo sílica, asbesto ou carvão mineral influencia na solicitação da radiografia de tórax ao trabalhador exposto?

A frequência dos exames radiológicos está diretamente relacionada ao risco de desenvolvimento de pneumoconiose (como silicose, asbestose ou pneumoconiose dos trabalhadores de carvão – PTC ou antracose). Quanto maior a exposição, maior a necessidade de monitoramento.

O Médico Responsável pelo PCMSO deverá entender o Quadro 1 do Anexo III da NR-7 usando o fluxograma de decisão para a solicitação da radiografia de tórax:

1. Avaliar o Laudo de Monitoramento Ambiental, se for o caso, especificado na etapa de Avaliação de Risco do Inventário de Riscos do PGR.
2. Definir a periodicidade da solicitação da radiografia de tórax de acordo com a Avaliação do Laudo de Monitoramento Ambiental, especificado na etapa de Avaliação de Risco do Inventário de Riscos do PGR.

Explicando o Quadro 1 do Anexo III da NR-7

O Quadro 1 trata da periodicidade dos exames radiológicos para empregados expostos a poeiras minerais (sílica, asbesto ou carvão mineral).

O que é LSC?

É o Limite Superior de Confiança. É um conceito estatístico utilizado em higiene ocupacional. Ele é especialmente relevante na <u>interpretação de medições ambientais</u>. O <u>LSC</u> representa o valor máximo provável da exposição ocupacional considerando a <u>variabilidade das amostras</u> e um <u>nível de confiança estatístico</u> (geralmente 96%). O <u>LSC</u> não é apenas a média das medições, mas um cálculo que leva em conta a <u>dispersão dos dados</u>.

Qual é o objetivo do LSC?

O objetivo é garantir que, mesmo com variações nas medições, há alta probabilidade (95%) de que a <u>exposição real</u> não ultrapasse o Limite de Exposição Ocupacional (LEO) para respectivamente sílica, asbesto e carvão mineral.

Assim, teremos: se nas medições ambientais de poeiras minerais (sílica, asbesto ou carvão mineral) o Limite Superior de Confiança (LSC) for <u>menor</u> ou <u>igual</u> a 10% do Limite de Exposição Ocupacional (LEO) de sílica, asbesto ou carvão mineral, a radiografia de tórax deverá ser solicitada na <u>admissão</u> e na <u>demissão</u>, se o último exame foi realizado há mais de 2 anos.

E se o Limite Superior de Confiança (LSC) for <u>maior</u> que 10% do LEO de sílica, asbesto ou carvão mineral ou <u>menor</u> ou <u>igual</u> a 50% do LEO de sílica, asbesto ou carvão mineral?

Neste caso, conforme o Quadro 1 do Anexo III da NR-7, a radiografia de tórax deve acontecer na <u>admissão</u>, a <u>cada 5 anos</u> até os 15 anos de exposição e, após, a <u>cada 3 anos</u>. Na demissão, se o último exame foi realizado há mais de 1 ano.

Em seguida, na terceira possibilidade de interpretação das medições quantitativas periódicas do PGR, teremos:

O Limite Superior de Confiança (LSC) é <u>maior</u> que 50% do LEO de sílica, asbesto ou carvão mineral <u>menor</u> ou <u>igual</u> a 100% do LEO dessas poeiras minerais. Neste caso a radiografia de tórax deve ser solicitada na <u>admissão</u>, a cada 3 anos até completar 15 anos de exposição e, após, a cada 2 anos.

Na quarta possibilidade de interpretação das medições quantitativas periódicas do PGR, teremos:

O Limite Superior de Confiança (LSC) é maior que 100% do LEO de uma poeira mineral (sílica, asbesto ou carvão mineral). Neste caso a periodicidade da radiografia de tórax será: na admissão, a cada ano de exposição e na demissão, se o último exame radiológico foi realizado há mais de 1 ano.

E no caso de o PGR não apresentar medições quantitativas periódicas da poeira mineral estudada?

Neste caso, o Médico Responsável pelo PCMSO deverá solicitar a radiografia de tórax na admissão, a cada 2 anos até os 15 anos de exposição e, após, a cada ano. Na demissão, se o último exame radiológico foi realizado há mais de 1 ano.

OBS.: O Limite de Exposição Ocupacional (LEO) ou Limite de Tolerância (LT) de sílica, asbesto ou carvão mineral é apontado no Anexo 12 da NR-15 (Norma das Atividades e Operações Insalubres).

Explicando o Quadro 2 do Anexo III da NR-7

O **Quadro 2** do Anexo III da NR-7 trata de critérios para solicitação e periodicidade da radiografia de tórax, mas para trabalhadores expostos a poeiras contendo partículas insolúveis ou pouco solúveis de baixa toxicidade. São conhecidas como Partículas Nnão Classificadas de Outra Forma ou PNOS.

PNOS são partículas de agentes químicos presentes em ambientes ocupacionais que, embora não sejam altamente tóxicos, podem causar efeitos adversos à saúde, em particular ao pulmão devido à sua inalação.

As poeiras insolúveis ou pouco solúveis (PNOS) são constituídas de partículas que não se dissolvem facilmente nos fluidos pulmonares, persistindo nos pulmões por longos períodos. Por serem de baixa toxicidade não são carcinogênicas, nem causam efeitos sistêmicos agudos, mas podem levar a doenças pulmonares crônicas por acúmulo (pneumoconioses).

Exemplos de poeiras contendo partículas insolúveis ou pouco solúveis de baixa toxicidade e não classificadas de outra forma (PNOS): gesso; grafite; talco; caulim; óxido de ferro; óxido de alumínio; fibra de vidro; fibra de algodão (que pode causar a bissinose).

Quadro 2 do Anexo III da NR-7

Leitura das Radiografias de Tórax para Pneumoconiose

O Médico Responsável pelo PCMSO deve conhecer os padrões para leitura das radiografias de tórax visando o diagnóstico de pneumoconiose. O padrão foi definido pela Organização Internacional do Trabalho (OIT).

Quadro 2. Periodicidade dos Exames Radiológicos para Empregados Expostos a Poeiras Contendo Partículas Insolúveis ou Pouco Solúveis de Baixa Toxicidade e Não Classificadas de Outra Forma (PNOS)

Empresas com Medições Quantitativas Periódicas de Poeira Respirável	Radiografia de Tórax
LSC ≤ 10% LEO	Na admissão
LSC > 10% e ≤ 100% LEO	Na admissão Após 5 anos de exposição Repetir a critério clínico
LSC > 100% LEO	Na admissão A cada 5 anos
Empresas sem avaliações quantitativas	Na admissão A cada 5 anos

Raios X de Tórax para Rastreamento de Pneumoconiose e Classificação Radiológica da OIT

Sumário da Classificação Radiológica da OIT:

- O objetivo desta classificação é codificar as anormalidades radiográficas das pneumoconioses de maneira simples e reprodutível.
- Não define entidades patológicas.
- Não leva em consideração a capacidade de trabalho.
- Não implica em definições legais de pneumoconioses com vistas a indenização e não estabelece ou sugere até que ponto a indenização é devida.

Anormalidades do Parênquima Pulmonar pela Classificação Radiológica da OIT

Pequenas Opacidades: São descritas por profusão, zonas pulmonares afetadas, formato (regular ou irregular) e tamanho.

Profusão: Refere-se à concentração de pequenas opacidades nas zonas pulmonares afetadas. A determinação da categoria de profusão baseia-se em comparações com as radiografias-padrão.

Quatro categorias são definidas pela radiografia padrão. Elas são divididas em três subcategorias cada e a profusão é classificada em uma dessas 12 subcategorias, representada simbolicamente por:

Categoria 0: **0/- , 0/0 , 0/1**
Categoria 1: **1/0 , 1/1 , 1/2**
Categoria 2: **2/1 , 2/2 , 2/3**
Categoria 3: **3/2 , 3/3 , 3/+**

A categoria 0 corresponde à ausência de pequenas opacidades ou à presença de pequenas opacidades menos profusas que a categoria 1.

Classificação Radiológica da OIT para Pneumoconiose

Forma e Tamanho das Pequenas Opacidades

Opacidades Regulares:

p: Opacidades com diâmetro de até 1,5 mm.

q: Opacidades com diâmetro acima de 1,5 até 3 mm.

r: Opacidades com diâmetro acima de 3 até 10 mm.

Opacidades Irregulares:

s: Opacidades com largura de até 1,5 mm.

t: Opacidades com largura acima de 1,5 até 3 mm.

u: Opacidades com largura acima de 3 até 10 mm.

Nota Importante quanto aos Raios X de Tórax e a Classificação das Pequenas Opacidades quanto à Profusão

Trabalhadores que apresentem na Leitura Radiológica para Diagnóstico de Pneumoconiose, Raios X de Tórax da categoria 0 (zero) do tipo profusão 0/1 ou mais (Categorias 1, 2 ou 3) deverão ser avaliados por profissionais médicos especializados (ex.: Pneumologista).

Nota do Autor: O asbesto ou amianto, devido a sua alta carcinogenicidade, é tratado pelo Anexo III da NR-7 de maneira mais cuidadosa.

Anexo III da NR-7 e o Término do Contrato do Trabalhador envolvido com Exposição ao Asbesto

Manter disponível a realização periódica de Exames Médicos e Exames Complementares durante 30 anos.

Periodicidade dos Exames Médicos, Raios X de Tórax e Espirometria para os trabalhadores após o término do contrato:

- A cada 3 anos para um período de exposição de 0 a 12 anos;
- A cada 2 anos para um período de exposição de 12 a 20 anos;
- Anual para trabalhadores com o período de exposição superior a 20 anos.

Espirometrias Ocupacionais previstas no Anexo III da NR-7

1. Para trabalhadores expostos a poeiras minerais (sílica, asbesto, carvão mineral e poeiras contendo partículas insolúveis ou pouco solúveis de baixa toxicidade e não classificadas de outra forma) indicadas no Inventário de Riscos do PGR:
   - A espirometria deve ser solicitada no Admissional e a cada 2 anos.
2. Para trabalhadores expostos a outros agentes agressores pulmonares (fumos metálicos, névoas ou vapores que sejam considerados sensibilizadores ou irritantes), que não as poeiras minerais:
   - Os trabalhadores deverão ser submetidos à espirometria quando desenvolverem sinais ou sintomas respiratórios.

Portanto, a espirometria não é obrigatória como forma de rastreamento.

3. Para trabalhadores que exercem funções com indicação de uso de Equipamentos Individuais de Proteção Respiratória, os empregados com histórico de doença respiratória crônica ou sinais e sintomas respiratórios devem ser submetidos a espirometria no exame médico admissional ou no exame de mudança de risco.
4. Para trabalhadores em Exames Pós-demissionais que foram expostos ao asbesto:
   - A periodicidade da espirometria deve ser a mesma do Exame Radiológico.
5. Para trabalhadores com evidência da constatação de alteração espirométrica:
   - Neste caso, o Médico do Trabalho Responsável pelo PCMSO deve investigar possíveis relações com as exposições ocupacionais e/ou avaliar a necessidade de encaminhar para avaliação médica especializada.

Execução e Interpretação das Espirometrias Ocupacionais

Devem seguir as padronizações constantes nas Diretrizes do Consenso Brasileiro sobre Espirometria na sua mais recente versão. A interpretação do Exame e Laudo da Espirometria Ocupacional deve ser realizada por médico.

Análise e Manejo do Anexo IV da NR-7

Este Anexo trata dos requisitos para cuidados preventivos e solicitação de exames complementares para trabalhadores em exposição a condições hiperbáricas.

Anexo IV da NR-7 Controle Médico Ocupacional de Exposição a Condições Hiperbáricas

Abrange duas situações:

- Condições hiperbáricas para trabalhadores submetidos a ar comprimido.
- Condições hiperbáricas para trabalhadores mergulhadores profissionais.

Os Exames Médicos Ocupacionais devem ser avaliados por Médico Qualificado. O Atestado de Aptidão possui validade de 6 meses.

Anexo IV da NR-7 e o PCMSO envolvendo Trabalhadores submetidos a Ar Comprimido

- O trabalhador não pode sofrer mais de uma compressão em um período de 24 horas.
- Após a descompressão: Mínimo de 2 horas de observação médica.
- Durante o processo de compressão, o trabalhador que apresentar queixas, como por exemplo, dores no ouvido ou cefaleia, a compressão deve ser imediatamente interrompida com redução gradual.
- Profissionais que realizem liberação de base dentro das tubulações de ar comprimido em jornadas de curta duração de até 30 minutos podem ser submetidos a mais de uma compressão em menos de 24 horas e até no máximo de três compressões.

Notas importantes do ponto de vista médico para Trabalho em Ar Comprimido

- O local adequado para a observação médica (no mínimo por 2 horas), no canteiro de obras, após a descompressão do trabalhador, deve ser designado pelo Médico do Trabalho Responsável pelo PCMSO ou pelo Médico Qualificado.
- O Médico Qualificado deve manter disponibilidade para contato enquanto houver trabalho sob ar comprimido.
- Em caso de ausência ao trabalho por mais de 15 dias ou afastamento por doença, o trabalhador deve ser submetido a novo exame médico, com emissão de ASO.
- Em caso de ausência ao trabalho por doença, por até 15 dias, o trabalhador deve ser submetido a novo exame médico supervisionado pelo Médico Qualificado, sem a emissão de um novo ASO.
- É proibida, na construção civil, a exposição a condições hiperbáricas (em qualquer ambiente hiperbárico) do trabalhador com menos de 18 anos.

Ar Comprimido – Condições Hiperbáricas

No Admissional e no Periódico:

- Raios X de Tórax: Admissional e anualmente;
- ECG: Admissional e anualmente;
- Raios X bilaterais das articulações escapuloumerais, coxofemorais e de joelhos: Admissional e de 2 em 2 anos;
- Hemograma: Admissional e anualmente;
- Glicemia: Admissional e anualmente;
- Grupo Sanguíneo e Fator RH: Admissional apenas;
- Audiometria: Admissional, 6 meses após o início da atividade e, a seguir, anualmente;
- EEG: Admissional apenas;
- Espirometria: Admissional e de 2 em 2 anos.

Anexo IV da NR-7 e o PCMSO envolvendo trabalhadores submetidos ao Mergulho Profissional

1. Exame Médico na admissão e a cada 6 meses.
2. Exame Médico após acidente ocorrido no desempenho de atividade de mergulho ou doença grave.
3. Exames Complementares:
   - Raios X de Tórax: admissional e anual.
   - ECG ou Teste Ergométrico de Esforço: a critério médico.
   - Ecocardiograma: admissional.
   - Teste Ergométrico de Esforço: admissional.
   - Hemograma completo: admissional e anual.
   - Grupo Sanguíneo e Fator RH: admissional.
   - Dosagem de Glicose: admissional e anual.
   - Raios X bilaterais das articulações escapuloumerais, coxofemorais e de joelhos: admissional e bienal, que poderão ser substituídos a critério médico, por ressonância nuclear magnética ou tomografia computadorizada.

- Audiometria: admissional, 6 meses após o início da atividade e, a seguir, anualmente.
- EEG: admissional.
- Espirometria: admissional e bienal.
- Acuidade Visual: admissional e anual.

Análise e Manejo do Anexo V da NR-7

Este Anexo trata dos requisitos para cuidados preventivos e solicitação de exames complementares para trabalhadores em exposição a substâncias químicas cancerígenas e radiações ionizantes.

Anexo V da NR-7 - Controle Médico Ocupacional de Exposição a Substâncias Químicas Cancerígenas e a Radiações Ionizantes

Exames Complementares para trabalhadores expostos a Agentes Químicos Cancerígenos

1. São obrigatórios quando a exposição ocupacional estiver acima de 10% do LEO.
2. São obrigatórios quando os agentes químicos cancerígenos forem produzidos, transportados, armazenados, utilizados ou manipulados, e forem apontados no Inventário de Riscos no PGR, mas não houver avaliação ambiental quantitativa.

O Médico Responsável pelo PCMSO deve consultar a Lista Nacional de Agentes Cancerígenos para Humanos e guardar os prontuários dos expostos por, no mínimo, 40 anos após o desligamento do trabalhador.

Anexo V da NR-7 e Acidentes com Radiações Ionizantes

Deve haver nova avaliação médica com hemograma completo imediatamente, e 24 horas após a exposição.

Anexo V da NR-7 e o Prontuário Médico de Trabalhadores expostos a Radiações Ionizantes

Deve ser mantido até a data em que o trabalhador completar 75 anos e, pelo menos, por um período mínimo de 30 anos após o desligamento.

Anexo V da NR-7 e a Instrução Normativa nº 2 de 20/12/95 do SST-MT, envolvendo o Benzeno

Trata da Vigilância de Saúde dos Trabalhadores na Prevenção da Exposição Ocupacional ao Benzeno. Instrumentos utilizados:

- Anamnese clínico-ocupacional.
- Exame físico.
- Exames complementares compreendendo, no mínimo, hemograma completo com contagem de plaquetas e reticulócitos.
- Dados epidemiológicos do grupo de risco.

- Dados toxicológicos dos grupos de risco obtidos pela avaliação de Indicadores Biológicos de Exposição.

Anexo V da NR-7 – Benzeno e seus Efeitos Agudos

Efeitos Agudos do Benzeno:

Irritante moderado das mucosas e sua aspiração em altas concentrações pode provocar EAP.

Os vapores são, também, irritantes para as mucosas oculares e respiratórias.

A absorção do benzeno provoca efeitos tóxicos para o SNC produzindo narcose e excitação seguida de sonolência, tonturas, cefaleia, náuseas, taquicardia, dificuldade respiratória, tremores, perda da consciência e morte.

Anexo V da NR-7 – Benzeno e seus Efeitos Crônicos

Efeitos Crônicos do Benzeno:

- Alterações Hematológicas: Lesão do tecido medular ósseo produzindo hipoplasia, displasia e aplasia.
- Hemograma: Macrocitose; pontilhado basófilo; hipossegmentação dos neutrófilos (pseudo-Pelger); eosinofilia; linfocitopenia; macroplaquetas como alterações precoces.
- Hipoplasia Medular: Citopenias (leucopenia com neutropenia é a principal repercussão da hipoplasia secundária ao benzeno).
- Aplasia Medular: Pancitopenia (leucopenia, plaquetopenia e anemia).

Anexo V da NR-7 – Investigação de Expostos ao Benzeno

Devem ser alvo de investigação os trabalhadores expostos ao benzeno:

- Quando apresentarem queda relevante e persistente da leucopenia constatada através de três hemogramas com intervalos de 15 dias, com ou sem outras alterações.
- Presença de alterações hematológicas em hemogramas seriados, como: macrocitose; leucocitose persistente; pontilhado basófilo; hipossegmentação dos neutrófilos (anomalia de Pelger); macroplaquetas; leucopenia associada à plaquetopenia.

Anexo V da NR-7 – Benzeno e a Portaria de Consolidação nº 5 no Anexo LXIX

Trata de Critérios de Retorno ao Trabalho de afastados por agravos à saúde decorrentes da exposição ao benzeno.

O trabalhador em situação de retorno, independente da área ou setor, não deve participar de atividades com risco de exposição ao benzeno acima de 0,1 ppm.

Anexo V da NR-7 e Radiações Ionizantes

Os trabalhadores devem ser avaliados no Exame Médico Admissional, de Retorno ao Trabalho ou de Mudança de Risco quanto à sua aptidão para exercer atividades em áreas controladas ou supervisionadas, de acordo com as informações do PGR e da Comissão Nacional de Energia Nuclear (Norma CNEN NN 3.01) para áreas de trabalho com radiação ou material radioativo.

O Médico Responsável pelo PCMSO deve fazer constar no Programa e divulgar, entre os Indivíduos Ocupacionalmente Expostos (IOE), as seguintes determinações da Norma CNEN 3.01:

- Regras e procedimentos aplicáveis à Segurança e à Proteção Radiológica, incluindo a participação em treinamentos dos trabalhadores;
- Informações sobre o trabalho, passado e atual, incluindo o histórico de dose, que sejam pertinentes para a proteção radiológica do trabalhador;
- O Médico Responsável e/ou Examinador deve ficar atento quanto ao tratamento médico ou diagnóstico que utilize radiação ionizante pelos IOE.
- No ASO de trabalhadores ou diagnóstico em exposição à radiação ionizante deve constar apto ou inapto para exercer atividade com exposição à radiação ou a material radioativo, devidamente consignado no atestado.
- No Exame Médico Ocupacional de trabalhadores em exposição à radiação ionizante, o Médico Responsável e/ou Examinador deve ficar atento à:
  - Exposição ocupacional acima do Limite de Dose Anual de Radiação Ionizante, efetiva ou equivalente, que poderá determinar a realização de nova avaliação médica do trabalhador para definição sobre a sua continuidade na atividade. Esse exame deve ser acompanhado de emissão de ASO.
  - No caso de exposição acidental a níveis elevados de radiação ionizante, deve ser realizada nova avaliação médica com a coleta de <u>hemograma completo</u>, imediatamente e 24 horas após a exposição.

PARTE 5

Metodologia para Reconhecimento e Avaliação dos Riscos Ocupacionais – A Presença do Médico Responsável pelo PCMSO no Chão de Fábrica

Capítulo 7

A Investigação das Relações Saúde-Trabalho e o Estabelecimento do Nexo Causal da Doença com o Trabalho e as Ações Decorrentes

Introdução

O reconhecimento do papel do trabalho na determinação e evolução do processo saúde-doença dos trabalhadores tem implicações éticas, técnicas e legais, que se refletem sobre a organização e o provimento de ações de saúde para esse segmento da população, na rede de serviços de saúde.

Nessa perspectiva, o estabelecimento da relação causal ou do nexo entre um determinado evento de saúde – dano ou doença – individual ou coletivo, potencial ou instalado, e uma dada condição de trabalho constitui a condição básica para a implementação das ações de Saúde do Trabalhador nos serviços de saúde. De modo esquemático, esse processo pode se iniciar pela identificação e pelo controle dos fatores de risco para a saúde presentes nos ambientes e condições de trabalho e/ou a partir do diagnóstico, tratamento e prevenção dos danos, lesões ou doenças provocados pelo trabalho, no indivíduo e no coletivo de trabalhadores.

Apesar de fugir aos objetivos deste texto, que trata dos aspectos patogênicos do trabalho, potencialmente produtor de sofrimento, adoecimento e morte, é importante assinalar que, na atualidade, cresce em importância a valorização dos aspectos positivos e promotores de saúde, também presentes no trabalho, que devem estar contemplados nas práticas de saúde.

Serão apresentados, resumidamente, os aspectos conceituais sobre as formas de adoecimento dos trabalhadores e de sua relação com o trabalho, alguns dos recursos e instrumentos disponíveis para a investigação das relações saúde-trabalho-doença e para o estabelecimento do nexo do dano/doença com o trabalho e as ações decorrentes que devem ser implementadas. Ao final, encontra-se relacionada uma bibliografia sugerida para o aprofundamento do tema.

O Adoecimento dos Trabalhadores e sua Relação com o Trabalho

Os trabalhadores compartilham os perfis de adoecimento e morte da população em geral, em função de sua idade, gênero, grupo social ou inserção em um grupo específico de risco. Além disso, os trabalhadores podem adoecer ou morrer por causas relacionadas ao trabalho, como consequência da profissão que exercem ou exerceram, ou pelas condições adversas em que seu trabalho é ou foi realizado. Assim, o perfil de adoecimento e morte dos trabalhadores resultará da amalgamação desses fatores, que podem ser sintetizados em quatro grupos de causas (Mendes & Dias, 1999):

- Doenças comuns, aparentemente sem qualquer relação com o trabalho;
- Doenças comuns (crônico-degenerativas, infecciosas, neoplásicas, traumáticas etc.) eventualmente modificadas no aumento da frequência de sua ocorrência ou na precocidade de seu surgimento em trabalhadores, sob determinadas condições de trabalho. A hipertensão arterial em motoristas de ônibus urbanos, nas grandes cidades, exemplifica esta possibilidade;
- Doenças comuns que têm o espectro de sua etiologia ampliado ou tornado mais complexo pelo trabalho. A asma brônquica, a dermatite de contato alérgica, a perda auditiva induzida pelo ruído (ocupacional), doenças musculoesqueléticas e alguns transtornos mentais exemplificam essa possibilidade que, em decorrência do trabalho, somam-se (efeito aditivo) ou multiplicam-se (efeito sinérgico) as condições provocadoras ou desencadeadoras destes quadros nosológicos;
- Agravos à saúde específicos, tipificados pelos acidentes do trabalho e pelas doenças profissionais. A silicose e a asbestose exemplificam este grupo de agravos específicos.

Os três últimos grupos constituem a família das doenças relacionadas ao trabalho. A natureza dessa relação é sutilmente distinta em cada grupo. A **Tabela 7.1** resume e exemplifica os grupos das doenças relacionadas de acordo com a classificação proposta por Schilling (1984).

Grupo I: doenças em que o trabalho é causa necessária, tipificadas pelas doenças profissionais, *stricto sensu*, e pelas intoxicações agudas de origem ocupacional.

Grupo II: doenças em que o trabalho pode ser um fator de risco contributivo, mas não necessário, exemplificadas pelas doenças comuns, mais frequentes ou mais precoces em determinados grupos ocupacionais e para as quais o nexo causal é de natureza eminentemente epidemiológica. A hipertensão arterial e as neoplasias malignas (cânceres), em determinados grupos ocupacionais ou profissões, constituem exemplo típico.

Grupo III: doenças em que o trabalho é provocador de um distúrbio latente ou agravador de doença já estabelecida ou preexistente, ou seja, concausa, tipificadas pelas doenças alérgicas de pele e respiratórias e pelos distúrbios mentais, em determinados grupos ocupacionais ou profissões.

Entre os agravos específicos estão incluídas as doenças profissionais, para as quais se considera que o trabalho ou as condições em que ele é realizado constituem causa direta. A relação causal ou nexo causal é direta e imediata. A eliminação do agente causal, por medidas de controle ou substituição, pode assegurar a prevenção, ou seja, sua eliminação ou erradicação. Esse grupo de agravos, Schilling I, tem também uma conceituação legal no âmbito do SAT da Previdência Social e sua ocorrência deve ser notificada segundo regulamentação na esfera da Saúde, da Previdência Social e do Trabalho.

---

* Extraído de: Doenças Relacionadas ao Trabalho – Manual de Procedimentos para os Serviços de Saúde. Ministério da Saúde do Brasil. Representação no Brasil da OPAS/OMS. Brasília DF, 2001.

Tabela 7.1. Classificação das Doenças Segundo sua Relação com o Trabalho

Categoria	Exemplos
I – Trabalho como causa necessária	Intoxicação por chumbo Silicose Doenças profissionais legalmente reconhecidas
II – Trabalho como fator contributivo, mas não necessário	Doença coronariana Doenças do aparelho locomotor Câncer Varizes dos membros inferiores
III – Trabalho como provocador de um distúrbio latente ou agravador de doença já estabelecida	Bronquite crônica Dermatite de contato alérgica Asma Doenças mentais

(Adaptada de Schilling, 1984.)

Os outros dois grupos, Schilling II e III, são formados por doenças consideradas de etiologia múltipla, ou causadas por múltiplos fatores de risco. Nessas doenças comuns, o trabalho poderia ser entendido como um fator de risco, ou seja, um atributo ou uma exposição que estão associados a uma probabilidade aumentada de ocorrência de uma doença, não necessariamente um fator causal (Last, 1995). Portanto, a caracterização etiológica ou nexo causal será essencialmente de natureza epidemiológica, seja pela observação de um excesso de frequência em determinados grupos ocupacionais ou profissões, seja pela ampliação quantitativa ou qualitativa do espectro de determinantes causais, que podem ser mais bem conhecidos a partir do estudo dos ambientes e das condições de trabalho. A eliminação desses fatores de risco reduz a incidência ou modifica o curso evolutivo da doença ou agravo à saúde. Classicamente, os fatores de risco para a saúde e segurança dos trabalhadores, presentes ou relacionados ao trabalho, podem ser classificados em cinco grandes grupos:

Físicos: ruído, vibração, radiação ionizante e não ionizante, temperaturas extremas (frio e calor), pressão atmosférica anormal, entre outros;

Químicos: agentes e substâncias químicas, sob a forma líquida, gasosa ou de partículas e poeiras minerais e vegetais, comuns nos processos de trabalho;

Biológicos: vírus, bactérias, parasitas, geralmente associados ao trabalho em hospitais, laboratórios e na agricultura e pecuária;

Ergonômicos e Psicossociais: decorrem da organização e gestão do trabalho, como, por exemplo: da utilização de equipamentos, máquinas e mobiliário inadequados, levando a posturas e posições incorretas; locais adaptados com más condições de iluminação, ventilação e de conforto para os trabalhadores; trabalho em turnos e noturno; monotonia ou ritmo de trabalho excessivo, exigências de produtividade, relações de trabalho autoritárias, falhas no treinamento e na supervisão dos trabalhadores, entre outros;

Mecânicos e de Acidentes: ligados à proteção das máquinas, arranjo físico, ordem e limpeza do ambiente de trabalho, sinalização, rotulagem de produtos e outros que podem levar a acidentes do trabalho.

Recursos e Instrumentos para a Investigação das Relações Saúde-Trabalho-Doença

Os recursos e instrumentos tecnicamente disponíveis para a investigação das relações saúde-trabalho-doença estão sumarizados na **Tabela 7.2.** Estão organizados e apresentados segundo o foco da investigação, do dano e/ou dos fatores de risco, no indivíduo e no coletivo de trabalhadores. Mais informações quanto aos aspectos conceituais e operacionais, seus usos e limitações poderão ser encontradas na bibliografia sugerida ao final do capítulo.

É importante ressaltar que, para a investigação das relações saúde-trabalho-doença, é imprescindível considerar o relato dos trabalhadores, tanto individual quanto coletivo. Apesar dos avanços e da sofisticação das técnicas para o estudo dos ambientes e condições de trabalho, muitas vezes, apenas os trabalhadores sabem descrever as reais condições, circunstâncias e imprevistos que ocorrem no cotidiano e são capazes de explicar o adoecimento.

Tabela 7.2. Instrumentos de Investigação das Relações Saúde-Trabalho-Doença

Natureza	Nível de Aplicação	Abordagem/Instrumentos	
Dano ou Doença	Individual	Clínica	História clínica/Anamnese ocupacional
		Complementar: laboratoriais, toxicológicos, provas funcionais	Exames laboratoriais, provas funcionais
	Coletivo	Estudos epidemiológicos	Estudos descritivos de morbidade e mortalidade Estudos analíticos, tipo caso-controle, de "coorte" prospectivos e retrospectivos
Fatores ou Condições de Risco	Individual	Estudo do posto ou estação de trabalho, por meio da análise ergonômica da atividade Avaliação ambiental qualitativa ou quantitativa, de acordo com as ferramentas da Higiene do Trabalho	
	Coletivo	Estudo do posto ou estação de trabalho, por meio da análise ergonômica da atividade Avaliação ambiental quantitativa e qualitativa Elaboração do mapa de riscos da atividade Inquéritos coletivos	

No âmbito dos serviços de saúde, o principal instrumento para a investigação das relações saúde-trabalho-doença e, portanto, para o diagnóstico correto do dano para a saúde e da relação etiológica com o trabalho, é representado pela anamnese ocupacional. Lamentavelmente, na formação médica, pouca ou nenhuma atenção é dada ao desenvolvimento dessa habilidade, fazendo com que os profissionais tenham dificuldade para utilizá-la no dia a dia de trabalho.

A anamnese ocupacional faz parte da entrevista médica, que compreende a história clínica atual, a investigação sobre os diversos sistemas ou aparelhos, os antecedentes pessoais e familiares, a história ocupacional, hábitos e estilo de vida, o exame físico e a propedêutica complementar.

De acordo com a situação específica, a exploração das condições de exposição a fatores de risco para a saúde presentes nos ambientes e condições de trabalho, levantadas a partir da entrevista com o paciente/trabalhador, poderá ser complementada por meio da literatura técnica especializada, da observação direta do posto de trabalho, da análise ergonômica da atividade, da descrição dos produtos químicos utilizados no processo de trabalho e da respectiva ficha toxicológica obtida diretamente dos responsáveis pelo processo, como encarregados, gerentes, fabricantes de produtos e junto aos próprios trabalhadores.

Ouvir o trabalhador falando de seu trabalho, de suas impressões e sentimentos em relação ao trabalho, de como seu corpo reage no trabalho e fora dele, é de fundamental importância para a identificação das relações saúde-trabalho-doença. É a tradução prática da recomendação feita em 1700 pelo médico italiano Bernardino Ramazzini, de que todos os médicos deveriam perguntar a seus pacientes: Qual é a sua profissão?

A realização da anamnese ocupacional deve estar incorporada à entrevista clínica e seguir uma sistematização para que nenhum aspecto relevante seja esquecido, por meio de algumas perguntas básicas: O que faz? Como faz? Com que produtos e instrumentos? Quanto faz? Onde? Em que condições? Há quanto tempo? Como se sente e o que pensa sobre seu trabalho? Conhece outros trabalhadores com problemas semelhantes aos seus? Assim é possível se ter uma ideia das condições de trabalho e de suas repercussões sobre a saúde do trabalhador.

Igual importância deve ser dada às ocupações anteriores desempenhadas pelo trabalhador, particularmente aquelas às quais o trabalhador dedicou mais tempo ou que envolveram situações de maior risco para a saúde.

Vários roteiros para a realização da anamnese ocupacional estão disponíveis, podendo ser adaptados às necessidades e/ou particularidades dos serviços de saúde e da população trabalhadora atendida. Podem ser abreviados e expandidos, ou focalizar algum aspecto particular, de acordo com as queixas e o quadro do paciente. Um roteiro básico para a realização de uma anamnese ocupacional é apresentado na **Figura 7.1**.

Ainda que não seja possível fazer um diagnóstico de certeza, a história ocupacional colhida do trabalhador servirá para orientar o raciocínio clínico quanto à contribuição do trabalho, atual ou anterior, na determinação, na evolução ou no agravamento da doença. Em alguns casos, a história ocupacional pode desvelar a exposição a uma situação ou fator de risco para a saúde presente no trabalho que, mesmo na ausência de qualquer manifestação clínica e laboratorial, indica a necessidade de monitoramento ou vigilância, como no caso de um paciente que relata, na sua história ocupacional, exposição significativa ao asbesto, à sílica ou a solventes orgânicos, por exemplo.

Além da ocupação atual, é importante investigar as ocupações anteriores, dada a variabilidade dos períodos de latência requeridos para o surgimento de uma patologia relacionada ao trabalho: de algumas horas, como no caso de uma conjuntivite por exposição a irritantes químicos ou para o desencadeamento de um quadro de asma ocupacional, a períodos superiores a 20 anos, como no caso da silicose e de alguns cânceres.

Em algumas situações particulares, pode ser útil a realização da anamnese ocupacional de um grupo de trabalhadores que desenvolvem uma mesma atividade (grupo operário homogêneo), em uma adaptação da metodologia desenvolvida por profissionais de saúde e sindicalistas italianos, nos anos 1980. Essa prática tem se revelado um importante instrumento de resgate e valorização do saber dos trabalhadores sobre os processos de trabalho, suas consequências para a saúde e a identificação de estratégias visando a melhoria das condições de trabalho e saúde.

O Estabelecimento da Relação Causal entre o Dano ou Doença e o Trabalho

A decisão quanto à existência de relação causal entre uma doença diagnosticada ou suspeita e uma situação de trabalho ou ambiental é considerada por Dembe (1996) como processo social. Segundo Desoille, Scherrer & Truhaut (1975), a comprovação deve basear-se em "argumentos que permitam a sua presunção, sem a existência de prova absoluta". A noção de presunção na legislação de diferentes países visou beneficiar o trabalhador e a evitar discussões intermináveis sobre essas relações.

Como diretriz básica, a resposta positiva à maioria das questões apresentadas a seguir auxilia no estabelecimento de relação etiológica ou nexo causal entre doença e trabalho:

- **Natureza da exposição:** O agente patogênico pode ser identificado pela história ocupacional e/ou pelas informações colhidas no local de trabalho e/ou de pessoas familiarizadas com o ambiente ou local de trabalho do trabalhador?
- **Especificidade da relação causal e a força da associação causal:** O agente patogênico ou o fator de risco pode estar contribuindo significativamente entre os fatores causais da doença?
- **Tipo de relação causal com o trabalho:** De acordo com a Classificação de Schilling, o trabalho é considerado causa necessária (Tipo I)? Fator de risco contributivo de doença de etiologia multicausal (Tipo II)? Fator desencadeante ou agravante de doença preexistente (Tipo III)? No caso de doenças relacionadas ao trabalho, do Tipo II, as outras causas, não ocupacionais, foram devidamente analisadas e hierarquicamente consideradas em relação às causas de natureza ocupacional?
- **Grau ou intensidade da exposição:** É compatível com a produção da doença?
- **Tempo de exposição:** É suficiente para produzir a doença?
- **Tempo de latência:** É suficiente para que a doença se instale e manifeste?
- **Registros anteriores:** Existem registros quanto ao estado anterior de saúde do trabalhador? Em caso positivo, esses contribuem para o estabelecimento da relação causal entre o estado atual e o trabalho?
- **Evidências epidemiológicas:** Existem evidências epidemiológicas que reforçam a hipótese de relação causal entre a doença e o trabalho presente ou pregresso do segurado?

A **Figura 7.1** mostra as etapas da investigação da relação causal entre doença e trabalho apresentadas a seguir, sintetiza as etapas que podem auxiliar o médico a identificar os elementos de sustentação para sua hipótese diagnóstica e a decisão quanto à relação causal com o trabalho. Ao mesmo tempo exemplifica os procedimentos a serem adotados na abordagem do paciente, de modo a facilitar sua conclusão e assegurar seu acerto. O reconhecimento da relação etiológica entre o dano/doença e o trabalho tem, frequentemente, implicações previdenciárias, trabalhistas, de responsabilidade civil e às vezes criminal, além de desencadear ações preventivas. Uma investigação incompleta ou displicente pode acarretar sérios prejuízos para o paciente.

A identificação ou comprovação de efeitos da exposição ocupacional a fatores ou situações de risco, particularmente em suas fases mais precoces, pode exigir a realização de exames complementares específicos: toxicológicos, eletromiográficos, de imagem, clínicos especializados, provas funcionais respiratórias, audiometria, entre outros. Deve-se estar atento para os cuidados necessários à correta coleta, armazenamento e transporte do material biológico a ser enviado para exame ou para sua realização. Por exemplo, para a realização de uma audiometria é necessário o repouso acústico pré-exame. Para a visualização de alterações radiológicas pulmonares, em caso de uma suspeita de pneumoconiose, é necessário que o exame seja feito segundo a técnica padronizada pela OIT, para que os resultados possam ser considerados.

Os exames toxicológicos são uma importante ferramenta auxiliar da clínica para avaliação da intoxicação pelas substâncias químicas presentes no trabalho. São utilizados para confirmar casos clinicamente suspeitos, detectar novos casos de exposição, controlar a qualidade dos produtos ou alimentos potencialmente associados à exposição e controlar os níveis de poluentes nos ambientes e os níveis biológicos de exposição aos agentes patogênicos. Porém, geralmente têm custo elevado e exigem laboratórios bem equipados e de boa qualidade analítica.

Os resultados dos exames toxicológicos têm valor relativo e devem sempre ser interpretados em estreita correlação com a clínica (Câmara & Galvão, 1995). A principal limitação ao seu emprego, entretanto, decorre do despreparo e desaparelhamento dos laboratórios da rede de serviços de saúde para sua realização. Outras dificuldades referem-se às situações de exposições múltiplas, com superposição de quadros clínicos e resultados incaracterísticos e inconclusivos.

A monitoração biológica de trabalhadores expostos a substâncias químicas potencialmente lesivas para a saúde, por meio da realização de exames toxicológicos, é importante para os procedimentos de vigilância. A legislação trabalhista, por meio da Norma Regulamentadora (NR) nº 7, da Portaria/MTb nº 3.214/1978, e seus complementos, estabelece as situações, as condições e os parâmetros, ou Indicadores Biológicos, para sua realização e interpretação. Dentre esses parâmetros estão o Índice Biológico Máximo Permitido (IBMP) e o Valor de Referência da Normalidade (VRN). (O IBMP e VRN não são utilizados atualmente pelo Anexo I, Quadros 1 e 2 da NR-7 – IBE/EE e IBE/SC.)

Para a comprovação diagnóstica e o estabelecimento da relação da doença com o trabalho podem ser necessárias informações complementares sobre os fatores de risco, identificados a partir da entrevista com o paciente.

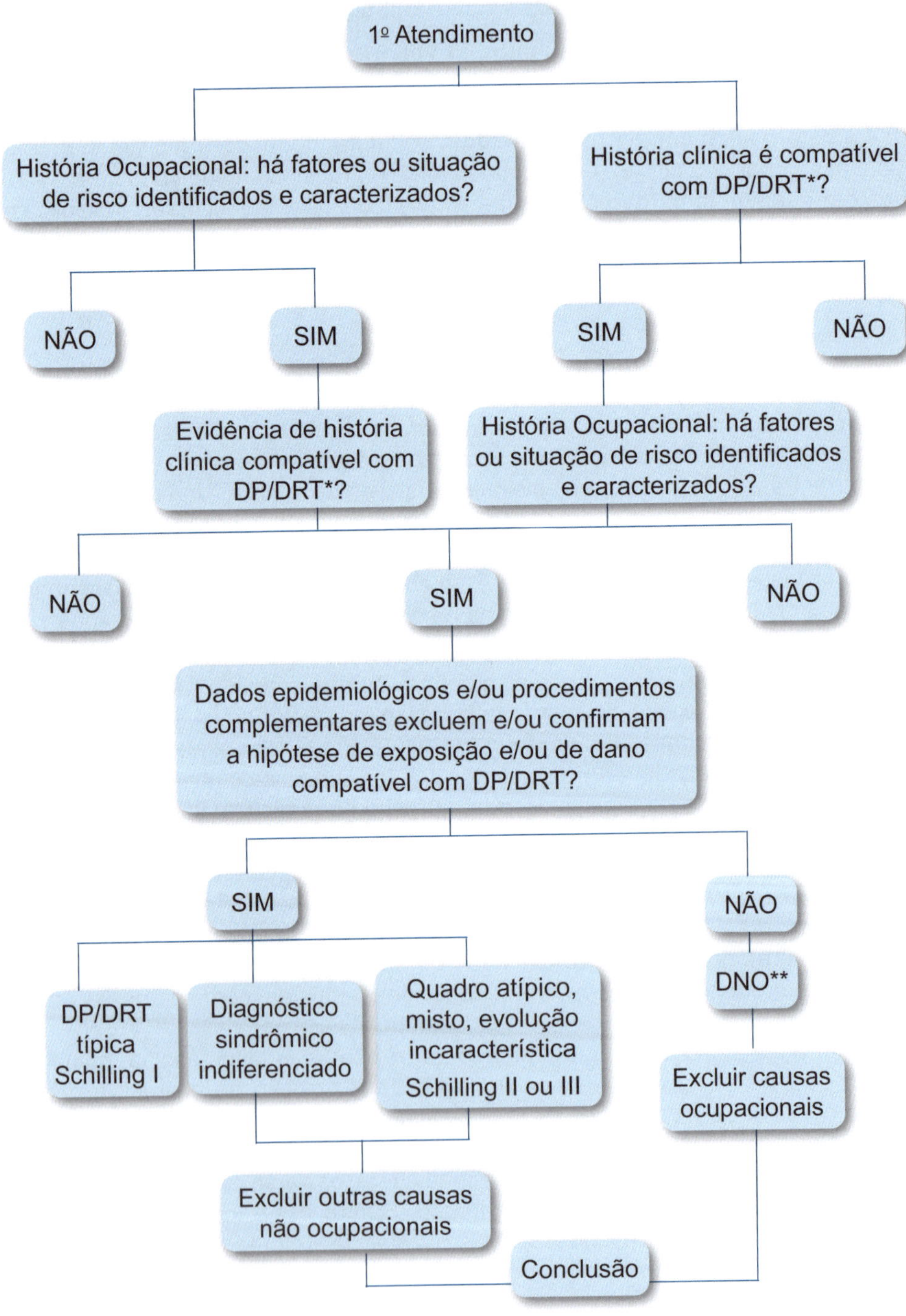

Figura 7.1. Etapas da investigação de nexo causal entre Doença e Trabalho.
* DP/DRT: doença profissional ou doença relacionada ao trabalho; **DNO: dano não ocupacional..

No caso de trabalhadores empregados, essas informações poderão ser solicitadas ao empregador, como os registros de estudos e levantamentos ambientais, qualitativos ou quantitativos, contidos no Programa de Gerenciamento de Riscos (PGR), feito por exigência da NR-1. Também podem ser úteis os resultados de avaliações clínicas e laboratoriais realizadas para o Programa de Controle Médico de Saúde Ocupacional (PCMSO), em cumprimento da NR-7, da mesma portaria referida anteriormente, e registros de fiscalizações realizadas pelo poder público.

Entretanto, na grande maioria dos casos, o médico ou o profissional de saúde que atende o trabalhador tem muita dificuldade para conseguir as informações necessárias para completar o diagnóstico, porque o empregador não cumpre a legislação ou as informações não existem, perderam-se ou não são confiáveis. Nesses casos, a estimativa da exposição aos fatores de risco pode ser feita por meio da identificação das tarefas mais frequentes, das exigências em termos de esforço físico, posturas, gestos e movimentos, descrição de produtos usados, com respectivas quantidades e tempo de uso, presença ou não de cheiros e/ou interferências em atividades (p. ex., ruído e comunicação), número de peças produzidas, intensidade e formas de controle de ritmos de trabalho, interações existentes com outras tarefas, imprevistos e incidentes que podem aumentar as exposições, dados do ambiente físico, como tipo de instalação, *layout*, contaminação por contiguidade, ruído, emanações, produtos intermediários, ventilação, medidas de proteção coletivas e individuais.

Dentre as principais dificuldades para o estabelecimento do nexo ou da relação trabalho-doença, estão:

- Ausência ou imprecisão na identificação de fatores de risco e/ou situações a que o trabalhador está ou esteve exposto, potencialmente lesivas para sua saúde;
- Ausência ou imprecisão na caracterização do potencial de risco da exposição;
- Conhecimento insuficiente quanto aos efeitos para a saúde associados com a exposição em questão;
- Desconhecimento ou não valorização de aspectos da história de exposição e da clínica, já descritos como associados ou sugestivos de doença ocupacional ou relacionada ao trabalho;
- Necessidade de métodos propedêuticos e abordagens por equipes multiprofissionais, nem sempre disponíveis nos serviços de saúde.

É importante lembrar que, apesar da importância da abordagem multiprofissional para a atenção à saúde do trabalhador, o estabelecimento da relação causal ou nexo técnico entre a doença e o trabalho é de responsabilidade do médico, que deverá estar capacitado para fazê-lo (**Quadro 7.1**). Essa atribuição está disciplinada na Resolução CFM nº 2.323 de 2022, que trata de questões éticas no atendimento a trabalhadores. De acordo com essa Resolução, para o estabelecimento da relação (nexo) causal entre os transtornos de saúde e as atividades do trabalhador, além do exame clínico (físico e mental) e dos exames complementares, quando necessários, deve o médico considerar:

- a história clínica e ocupacional, decisiva em qualquer diagnóstico e/ou investigação de nexo causal;

- estudo do local de trabalho;
- estudo da organização do trabalho;
- os dados epidemiológicos;
- a literatura atualizada;
- a ocorrência de quadro clínico ou subclínico em trabalhador exposto a condições agressivas;
- a identificação de riscos físicos, químicos, biológicos, ergonômicos, de acidentes e outros;
- o depoimento e a experiência dos trabalhadores;
- os conhecimentos e as práticas de outras disciplinas e de seus profissionais, sejam ou não da área de saúde.

Finalizando, é importante destacar que o médico e a equipe de saúde responsáveis pelo atendimento de trabalhadores devem buscar um relacionamento de cooperação com os colegas envolvidos com o paciente, na empresa, em outros serviços de saúde e com os peritos da Previdência Social. Entretanto, considerando a natureza frequentemente conflituosa dessas relações, é aconselhável que todos os procedimentos sejam registrados e bem documentados.

Ações Decorrentes do Diagnóstico de uma Doença ou Dano Relacionado ao Trabalho

Uma vez estabelecida a relação causal ou nexo entre a doença e o trabalho desempenhado pelo trabalhador, o profissional ou a equipe responsável pelo atendimento deverá assegurar:

- a orientação ao trabalhador e a seus familiares quanto ao seu problema de saúde e os encaminhamentos necessários para a recuperação da saúde e melhoria da qualidade de vida;
- afastamento do trabalho ou da exposição ocupacional, caso a permanência do trabalhador represente um fator de agravamento do quadro ou retarde sua melhora, ou naqueles nos quais as limitações funcionais impeçam o trabalho;
- o estabelecimento da terapêutica adequada, incluindo os procedimentos de reabilitação;
- solicitação à empresa da emissão da CAT para o INSS. Essa providência se aplica apenas aos trabalhadores empregados e segurados pelo SAT/INSS. No caso de funcionários públicos, por exemplo, devem ser obedecidas as normas específicas;
- notificação à autoridade sanitária, por meio dos instrumentos específicos, de acordo com a legislação da saúde estadual e municipal, viabilizando os procedimentos da vigilância em saúde. Também deve ser comunicado à SRT/MTE e ao sindicato da categoria à qual o trabalhador pertence.

A decisão quanto ao afastamento do trabalho é difícil, exigindo que inúmeras variáveis de caráter médico e social sejam consideradas:

- os casos com incapacidade total e/ou temporária devem ser afastados do trabalho até melhora clínica ou mudança da função e afastamento da situação de risco;

Quadro 7.1. Exemplo de roteiro para anamnese ocupacional.

Identificação:

Nome:

Endereço:

Naturalidade: *Data de Nascimento:*

Idade:

Profissão:

Atividade atual

- Identificação da empresa e do sindicato de trabalhadores (nome e endereço).
- Processo de produção: matérias-primas, instrumentos e máquinas, processos auxiliares, produto final, subproduto e resíduos, fluxograma de produção.
- Organização do trabalho, contrato de trabalho, salário, jornada diária, pausas, horas extras, férias, relacionamento com colegas e chefias. Percepção do trabalhador sobre seu trabalho, grau de satisfação, mecanismos de controle do ritmo e da produção.
- Instalações da empresa, área física, tipo de construção, ventilação e iluminação. Condições de conforto e higiene (banheiros, lavatórios, bebedouros, vestiário, refeitório, lazer etc.).
- Descrição da função ou do posto de trabalho em um dia típico de trabalho: o que faz, como faz, com que faz, quanto faz?
- Presença de fatores de risco para a saúde: físicos, químicos, biológicos, ergonômicos, de acidentes e outros. Medidas de proteção coletiva e individual: existência, adequação, utilização e eficácia em relação aos riscos.
- Percepção do trabalhador sobre seu trabalho e relacionamento com chefias e colegas.
- Recursos de saúde: realização de exames pré-admissional, periódico e demissional, atuação do SESMT e da Comissão Interna de Prevenção de Acidentes (CIPA), recursos de saúde, plano de saúde etc.

Atividades anteriores

As mesmas questões deverão ser perguntadas sobre as atividades anteriores mais significativas, tanto pela presença de fatores de risco quanto pela duração da exposição.

Aspectos ambientais referentes à habitação anterior e atual, ocupação dos outros membros da família; *hobbies* (pintura, escultura, armas de fogo, cerâmica, jardinagem, etc.); facilidades de saneamento básico (abastecimento de água, esgotamento sanitário, coleta de resíduos sólidos etc.).

- no caso de o trabalhador ser mantido em atividade, devem ser identificadas as alternativas compatíveis com as limitações do paciente e consideradas sem risco de interferência na evolução de seu quadro de saúde;
- quando o dano apresentado é pequeno ou existem atividades compatíveis com as limitações do paciente e consideradas sem risco de agravamento de seu quadro de saúde, ele pode ser remanejado para outra atividade, em tempo parcial ou total, de acordo com seu estado de saúde;
- quando houver necessidade de afastar o paciente do trabalho e/ou de sua atividade habitual, o médico deve emitir relatório justificando as razões do afastamento, encaminhando-o ao médico da empresa ou ao responsável pelo PCMSO. Se houver indícios de exposição de outros trabalhadores, o fato deverá ser comunicado à empresa e solicitadas providências corretivas.

Atenção especial deve ser dada à decisão quanto ao retorno ao trabalho. É importante avaliar se a empresa ou a instituição oferece programa de retorno ao trabalho, com oferta de atividades compatíveis com a formação e a função do trabalhador, que respeite suas eventuais limitações em relação ao estágio pré-lesão e prepare colegas e chefias para apoiar o trabalhador na nova situação, alargando a concepção de capacidade para o trabalho adotada na empresa, de modo a evitar a exclusão do trabalhador no seu local de trabalho.

Considerando o caráter de construção da Área de Saúde do Trabalhador, é importante que os profissionais dos serviços de saúde estejam imbuídos da responsabilidade de produção e divulgação do conhecimento acumulado.

Bibliografia e Leituras Complementares Sugeridas

Almeida IM. Dificuldades no diagnóstico de doenças ocupacionais e do trabalho. Jornal Brasileiro de Medicina. 1998;74(1/2): 35-48.

Brasil. Normas [1]Regulamentadoras. Disponível em: http://trabalho.gov.br/segurancae--saude-no-trabalho/normatizacao/nornasregulamentadoras. Acessado em: 06 jun. 2025

Burgess WA. Identificação de possíveis riscos à saúde do trabalhador nos diversos processos industriais. Belo Horizonte: ERGO; 1995.

Buschinelli JTP, Rocha LE, Rigotto RM (Eds.). Isto é trabalho de gente? Petrópolis: Vozes; 1994. Câmara V, Galvão LA. A patologia do trabalho numa perspectiva ambiental. In: Mendes R (Ed.).

Conselho Federal de Medicina. Código de ética médica: Resolução CFM nº 2.217/2018. Brasília: CFM; 2019.

Dembe E. Occupation and disease: how social factors affect the conception of work-related disorders. New Haven: Yale University; 1996.

Desoille H Scherrer J, Truhaut R. Précis de médecine du travail. Paris: Masson; 1975. p. 290-303.

International Labour Office (ILO). Encyclopaedia of occupational health and safety. 4th ed. Geneva: ILO; 1998.

Last JM. Dictionary of epidemiology. 3th ed. Oxford: Oxford University; 1995.

Mendes R. Aspectos conceituais da patologia do trabalho. In: Mendes R (Ed.). Patologia do trabalho. Rio de Janeiro: Atheneu; 1995. p. 33-47.

Mendes R, Dias EC. Saúde dos trabalhadores. In: Rouquayrol MZ, Almeida Filho N (Eds.). Epidemiologia & Saúde. 5ª ed. Rio de Janeiro: Medsi; 1999. p. 431-456.

Mendes R, Merlo ARC, Almeida IM et al. Patologia do trabalho. Rio de Janeiro: Atheneu; 1995, p. 609-630.

Schilling RSF. More effective prevention in occupational health practice. Journal of the Society of Occupational Medicine. 1984;39:71-79.

Teixeira JLR. Planejamento e gestão do programa de controle médico de saúde ocupacional (PCMSO) medicina do trabalho/ Jorge Luiz Ramos Teixeira. 3ª ed. Rio de Janeiro: Atheneu; 2020.

Instituições de Referência

Fundacentro – Centro Técnico Nacional. Rua Capote Valente, 710. São Paulo, CEP: 05 409-002. Fone: (11) 3066-6258.

IARC – International Agency for Research on Cancer. 150 Cours Albert Thomas, F-69372, Lyon Cédex 08, France.

INRS – Institut National de Recherche et de Securité. 30, Rue Olkivier-Noyer, 75680, Paris, Cedex 14, France.

IPCS – International Programme on Chemical Safety, World Health Organization (WHO), 1211 Geneva, 27. Switzerland.

ILO – CIS (International Occupational Safety & Health Information Center) International Labour Organization. 1211 Geneva, 22 . Switzerland.

NIOSH – National Institute for Occupational Safety and Health – Public Health Service, 4676 Columbia Parkway – Cincinnati, Ohio 45226 USA.

OPAS – Organização Pan-Americana da Saúde/OMS – Organização Mundial da Saúde/Representação no Brasil, Setor de Embaixadas Norte, 400 – Lote 19, Brasília – DF, CEP: 70.800-400.

UNEP/IRPTC – Registro Internacional de Produtos Químicos Potencialmente Tóxicos. E-mail: irptc@unep.ch.

Bases Técnicas para o Controle dos Fatores de Risco e para a Melhoria dos Ambientes e das Condições de Trabalho*

A eliminação ou a redução da exposição às condições de risco e a melhoria dos ambientes de trabalho para promoção e proteção da saúde do trabalhador constituem um desafio que ultrapassa o âmbito de atuação dos serviços de saúde, exigindo soluções técnicas às vezes complexas e de elevado custo. Em certos casos, medidas simples e pouco onerosas podem ser implementadas, com impactos positivos e protetores para a saúde do trabalhador e o meio ambiente.

O controle das condições de risco para a saúde e a melhoria dos ambientes de trabalho envolvem as seguintes etapas:

- identificação das condições de risco para a saúde presentes no trabalho;
- caracterização da exposição e quantificação das condições de risco;
- discussão e definição das alternativas de eliminação ou controle das condições de risco;
- implementação e avaliação das medidas adotadas.

---

* Extraído de: Doenças Relacionadas ao Trabalho – Manual de Procedimentos para os Serviços de Saúde. Ministério da Saúde do Brasil. Representação no Brasil da OPAS/OMS. Brasília DF, 2001.

É muito importante que os trabalhadores participem de todas as fases desse processo, pois em muitos casos, a despeito de toda sofisticação técnica, apenas os trabalhadores são capazes de informar sutis diferenças existentes entre o trabalho prescrito e o trabalho real, que explicam o adoecimento e o que deve ser modificado para que se obtenham os resultados desejados.

Na atualidade, a preocupação com o meio ambiente e a saúde das populações residentes na área de influência das unidades produtivas vem fortalecendo o movimento que busca a mudança de processos de trabalho potencialmente lesivos para a saúde das populações e o ambiente, o que pode ser um aliado importante para a saúde do trabalhador.

São apresentadas, a seguir, algumas considerações sobre o conceito de risco e fator ou condições de risco para a saúde; as metodologias disponíveis para o reconhecimento dos riscos; algumas das alternativas para a eliminação ou a redução da exposição às condições de risco para a saúde e a melhoria dos ambientes de trabalho visando à proteção da saúde do trabalhador. Mais informações e o aprofundamento dessas questões podem ser obtidos na bibliografia relacionada ao final do capítulo.

Identificação e Avaliação das Condições de Risco

O conceito de risco aqui utilizado deriva da palavra inglesa *hazard*, que vem sendo traduzida para o português como perigo ou fator de risco ou situação de risco. Segundo Trivelato (1998), o conceito de risco é bidimensional, representando a possibilidade de um efeito adverso ou dano e a incerteza da ocorrência, distribuição no tempo ou magnitude do resultado adverso. Assim, de acordo com essa definição, situação ou fator de risco é "uma condição ou conjunto de circunstâncias que tem o potencial de causar um efeito adverso, que pode ser: morte, lesões, doenças ou danos à saúde, à propriedade ou ao meio ambiente". Ainda segundo Trivelato (1998), os fatores de risco podem ser classificados, segundo sua natureza, em:

1. **Ambientais:**
   - físico: alguma forma de energia: radiação, ruído, vibração etc.;
   - químico: substâncias químicas, poeiras etc.;
   - biológico: bactérias, vírus, fungos etc.
2. **Situacionais:** instalações, ferramentas, equipamentos, materiais, operações etc.
3. **Humanos ou Comportamentais:** decorrentes da ação ou omissão humana.

O reconhecimento das condições de risco no trabalho envolve um conjunto de procedimentos que visam a definir se existe ou não um problema para a saúde do trabalhador e, no caso afirmativo, a estabelecer sua provável magnitude, a identificar os agentes potenciais de risco e as possibilidades de exposição. É uma etapa fundamental do processo que, apesar de sujeita às limitações dos recursos disponíveis e a erros, servirá de base para a decisão quanto às ações a serem adotadas e para o estabelecimento de prioridades. Reconhecer o risco significa identificar, no ambiente de trabalho, fatores ou situações com potencial de dano, isto é, se existe a possibilidade de dano. Avaliar o risco significa estimar a probabilidade e a gravidade de que o dano ocorra.

Para reconhecer as condições de risco é necessário investigar as possibilidades de geração e dispersão de agentes ou fatores nocivos associados aos diferentes processos de trabalho, às operações, às máquinas e a outros equipamentos, bem como às diferentes matérias-primas, aos produtos químicos utilizados, aos eventuais subprodutos e aos resíduos. Os possíveis efeitos dos agentes potencialmente presentes sobre a saúde devem ser estudados.

Assim, o conhecimento disponível sobre os riscos potenciais que ocorrem em determinada situação de trabalho deve ser acompanhado de uma observação cuidadosa *in loco* das condições reais de exposição dos trabalhadores.

Deve ser lembrado que existe uma diferença entre a capacidade que tem um agente para causar dano e a possibilidade de que este agente cause dano. O potencial intrínseco de um agente tóxico para lesar a saúde só se concretiza se houver condições para que este agente alcance o(s) órgão(s) crítico(s) que ele pode danificar. Por exemplo: a sílica livre cristalina é o agente etiológico da silicose, portanto um bloco de granito "encerra" o risco de silicose. Entretanto, esse bloco só oferecerá risco real de doença se for submetido a algum processo de subdivisão que produza partículas suficientemente pequenas para serem inaladas e depositadas nos alvéolos pulmonares. Se o bloco de granito fizer parte de um monumento, não haverá risco de silicose, porém se este mesmo bloco de granito estiver em um canto no local de trabalho é importante investigar para que será utilizado. O fato de, no momento, não estar oferecendo risco não significa que assim será no futuro.

Alguns exemplos, não exaustivos, de agentes químicos, físicos e biológicos que podem oferecer risco para a saúde, bem como de locais onde podem ocorrer, são apresentados na **Tabela 7.3**.

A presença de contaminantes atmosféricos pode passar despercebida, configurando os riscos escondidos. A falta de propriedades características ou a presença simultânea de uma multiplicidade de fatores no ambiente de trabalho pode mascarar riscos, como, por exemplo, o odor. Quando o risco provém de substâncias ou produtos utilizados é simples associar sua presença com determinadas operações, como no caso de vapores de solventes em fornos de secagem ou limpeza a seco de vestuário; neblinas de ácido crômico na cromagem de peças; ou poeira de sílica em operações de jateamento de areia. O mesmo não acontece quando os agentes químicos ocorrem como subprodutos, ou resíduos, ou são produzidos acidentalmente como resultado de reações químicas de combustão ou pirólise, decomposição de certos materiais, ou aparecem como impurezas. Alguns exemplos desses riscos escondidos são apresentados na **Tabela 7.4**.

O problema das impurezas deve ser cuidadosamente examinado, visto que certos produtos químicos podem conter contaminantes muito mais tóxicos do que eles próprios, oferecendo riscos para a saúde. Por exemplo, o benzeno, altamente tóxico e cancerígeno, pode ser encontrado como impureza na gasolina e em outros solventes menos tóxicos, como o tolueno e o xileno. Certos talcos podem conter asbesto como impureza. A arsina e a fosfina, gases muito tóxicos, podem ser encontrados como impurezas no acetileno, que é muito menos tóxico.

Produtos vendidos sob nomes comerciais, sem informação detalhada quanto à composição química, geralmente criam problemas para o reconhecimento de riscos. Tais informações devem ser exigidas dos fabricantes e fornecedores, uma vez que análises de amostras de tais produtos são trabalhosas e caras. Na atualidade, estão disponíveis bases de dados com informações sobre produtos a partir dos nomes comerciais, incluindo informações toxicológicas. Algumas dessas fontes de informação estão referenciadas na bibliografia, ao final deste capítulo.

Tabela 7.3. Exemplos de Agentes Químicos e Outros Contaminantes Atmosféricos que Podem Oferecer Risco para a Saúde dos Trabalhadores Expostos

Forma	Agente	Situação de Produção e/ou Utilização
Líquida, gasosa ou de partículas	Ácido cianídrico	Galvanoplastia, fumigação
	Ácido sulfídrico	Decomposição de matéria orgânica, indústria de *rayon* pelo processo viscose
	Arsênio	Refinação do cobre, fabricação e uso de pesticidas, fabricação de vidro, produtos farmacêuticos, preservação da madeira, indústria do couro etc.
	Benzeno	Coquerias, indústria química e petroquímica ou como impureza em certos solventes etc.
	Chumbo	Mineração, refinação, fundição, fabricação de baterias e pilhas, tintas e pigmentos, cerâmica, recuperação de sucata, indústria química etc.
	Carvão mineral	Processo cloro-álcali, equipamentos eletrônicos, fabricação de pilhas, indústria farmacêutica, de pesticidas, termômetros, manômetros, barômetros etc.
	Monóxido de carbono	Formado em processos de combustão incompleta, motores de combustão interna etc.
	Solventes (hidrocarbonetos alifáticos, clorados aromáticos)	Indústria química, lavanderia com limpeza a seco, desengraxamento de peças, limpeza de metais etc.
Poeiras minerais e vegetais*	Asbesto (utilizado ou removido)	Mineração, beneficiamento, manufatura de produtos têxteis de amianto e de lonas de freios, cimento-amianto e sua utilização na construção civil etc.
	Sílica livre cristalina	Mineração (de ouro, cobre), pedreiras de granito ou de arenito, fabricação de abrasivos, fundições, construção civil, utilização de jato de areia etc.
	Carvão mineral	Mineração de carvão
	Algodão	Preparação, carda e fiação
	Sisal	Fabricação de cordas
	Poeira de madeira	Serraria, fábricas de móveis e outros artefatos de madeira, construção civil etc.

* As poeiras também são agentes químicos, mas são classificadas como um grupo à parte para facilitar a compreensão.

Outro aspecto importante da toxicidade das substâncias químicas refere-se às suas propriedades físicas. A proporção dos componentes de um vapor pode diferir muito de sua proporção na mistura líquida que lhe deu origem. Por exemplo, uma mistura contendo 10% de benzeno e 90% de xileno na fase líquida conterá 65% de benzeno e 35% de xileno na fase de vapor, portanto, uma proporção muito maior do componente mais tóxico. Líquidos contendo pequenas proporções de impurezas muito tóxicas, porém com alta pressão de vapor, podem dar origem a vapores perigosos, se inalados.

Tabela 7.4. Exemplos de Formação Acidental de Agentes Químicos

Agente Químico	Situação de Produção Acidental
Óxidos de nitrogênio e ozônio	Solda elétrica (particularmente se executada em local confinado)
Óxidos de nitrogênio	Quando há contato de ácido nítrico com matéria orgânica, como madeira; decapagem de metais com ácido nítrico
Ácido sulfídrico, amônia, metano	Decomposição de matéria orgânica (em cisternas abandonadas, velhos poços, condutos de esgotos, silos)
Ácido sulfídrico	Produção de *rayon* pelo processo viscose; reação de ácido sulfúrico concentrado com reboco de gesso (semidecomposto)
Arsina (ou hidrogênio arseniacal)	Contato de hidrogênio nascente com minérios ou metais contendo arsênio, ou da água com AlAs e CaAs; ou impureza no acetileno
Fosfina	Usinagem do ferro nodular; impureza no acetileno
Fosgênio e ácido clorídrico	Decomposição de hidrocarbonetos clorados (tetracloreto de carbono, tricloroetileno) pela ação de chama, calor ou radiação ultravioleta
Monóxido de carbono	Na combustão incompleta, em fornos e fornalhas, fundições e siderúrgicas, motores de combustão interna (oficinas de reparação de automóveis, galpões fechados com máquinas em funcionamento; cozinhas fechadas com fogões a lenha, ou onde haja queima de gás)
Ácido cianídrico, ácido clorídrico, isocianetos, óxido de estireno	Resultam da pirólise de certos plásticos

Quanto às poeiras, sua composição pode diferir muito da composição da rocha que lhe deu origem, devido às diferenças na friabilidade dos componentes. Também seu aspecto visual pode enganar. Nuvens de poeira visíveis podem ser menos prejudiciais que nuvens praticamente invisíveis, pois a fração respirável de algumas poeiras, a mais nociva, pode não ser vista a olho nu. Devido ao seu pequeno tamanho e pouco peso, podem ficar em suspensão no ar durante muito tempo e atingir grandes distâncias, afetando trabalhadores que parecem não estar expostos.

Outro risco, às vezes esquecido, decorre da falta de oxigênio, que pode levar rapidamente à morte. Pode ocorrer quando certos contaminantes atmosféricos, não necessariamente tóxicos em si, deslocam o oxigênio, como no caso de recintos fechados onde há fermentação e o CO_2 desloca o oxigênio.

Com exceção das radiações ionizantes, os riscos de natureza física são geralmente fáceis de reconhecer, pois atuam diretamente sobre os sentidos. Na **Tabela 7.5** estão relacionados alguns exemplos de agentes físicos e respectivas situações de exposição.

A exposição aos agentes biológicos está geralmente associada ao trabalho em hospitais, laboratórios de análises clínicas e atividades agropecuárias, porém pode ocorrer, também, em outros locais. O fato de que frequentemente ocorrem em situações não ocupacionais complica o estabelecimento do nexo causal. Os agentes biológicos incluem vírus, bactérias, riquétsias*, protozoários e fungos e seus esporos. Na **Tabela 7.6,** apresentada a seguir, estão relacionados alguns exemplos desses agentes e as respectivas situações ocupacionais de exposição.

Tabela 7.5. Exemplos de Agentes Físicos que Podem Oferecer Risco para a Saúde dos Trabalhadores Expostos

Agente Físico	Situações de Exposição
Ruído	Caldeiras, prensas, serras, rebitagem, utilização de martelos pneumáticos, fiação e tecelagem, aeroportos, construção civil etc.
Vibrações	Utilização de marteletes pneumáticos, tratores, construção civil etc.
Calor	Fundição, forjas, fábricas de vidro, fornalhas, construção civil etc.
Pressão atmosférica anormal	Trabalhos em tubulões de ar comprimido, altitude, mergulhos etc.
Radiações ionizantes	Serviços de saúde, utilização industrial de raios X
Radiações não ionizantes	Solda elétrica, trabalhos ao sol, radares, construção civil etc.

Tabela 7.6. Exemplos de Agentes Biológicos que Podem Oferecer Risco para a Saúde dos Trabalhadores e as Respectivas Situações de Exposição

Agente Biológico	Situações de Exposição
Bacilo (carbúnculo ou antraz)	Trabalho com carcaça, couro ou peles de animais infectados
Fungo (alveolite alérgica extrínseca)	Trabalho em silos (bagaço de cana, cereais), trabalhos em locais fechados com ar condicionado
Platelminto (*S. mansoni*)	Trabalho na água, em plantações de arroz, na abertura e limpeza de canais, barragens etc.
Vírus (hepatite B e HIV)	Trabalho em hospitais e laboratórios, bancos de sangue etc.

* Riquétsias, do latim *rickettsia* (sing.)/*rickettsiae* (pl.): qualquer escotobactéria da ordem Rickettsiales.

Os fatores de adoecimento relacionados à organização do trabalho, em geral considerados nas situações ou circunstâncias ergonômicas, podem ser identificados em diversas atividades, desde a agricultura tradicional até processos de trabalho modernos que incorporam alta tecnologia e sofisticadas estratégias de gestão. Os processos de reestruturação produtiva e globalização da economia de mercado, em curso, têm acarretado mudanças significativas na organização e gestão do trabalho, com repercussões importantes sobre a saúde do trabalhador. Entre suas consequências destacam-se os problemas osteomusculares e o adoecimento mental relacionados ao trabalho, que crescem em importância em todo o mundo. A exigência de maior produtividade, associada à redução contínua do contingente de trabalhadores, à pressão do tempo e ao aumento da complexidade das tarefas, além de expectativas irrealizáveis e as relações de trabalho tensas e precárias, constituem fatores psicossociais responsáveis por situações de estresse relacionado ao trabalho.

O reconhecimento das condições de risco presentes no trabalho pode ser realizado com o auxílio de metodologias variadas, porém todas elas incluem três etapas fundamentais:

a) o estudo inicial da situação;

b) inspeção do local de trabalho para observações detalhadas;

c) análise dos dados obtidos.

O estudo inicial da situação é indispensável para que fatores ou condições de risco não sejam negligenciados durante a inspeção do local de trabalho, requerendo conhecimento técnico, experiência e acesso a fontes especializadas e atualizadas de informação. O estudo preliminar do(s) processo(s) de trabalho, que precede a inspeção, pode ser feito utilizando as fontes de informação disponíveis (literatura especializada, bancos de dados eletrônicos, relatórios técnicos de levantamentos prévios realizados no mesmo local ou em locais semelhantes) e por meio de perguntas antecipadas à própria empresa que vai ser estudada, como, por exemplo, a lista de produtos comprados com a respectiva taxa de consumo (semanal ou mensal), como e onde são utilizados. Assim, é possível determinar *a priori* quais as principais possibilidades de risco, o que será de grande utilidade e otimizará o tempo durante a inspeção propriamente dita. Concluída a investigação dos agentes de risco potenciais, que podem ocorrer no local de trabalho, é necessário verificar quais são seus possíveis efeitos para a saúde. Além disso, também devem ser consultadas as tabelas contendo os Limites de Exposição Ocupacional (LEO) ou Limites de Tolerância (LT), pois os valores de exposição permitidos para os diferentes agentes dão uma ideia do grau de dano que podem causar e são úteis para se fazer comparações e estabelecer prioridades. Por exemplo, um agente químico cujo LT é 0,5 mg/m^3 será muito mais perigoso que um agente cujo LT é 200 mg/m^3.

As informações relativas ao estado de saúde do trabalhador, incluindo as queixas, sintomas observados ou outros efeitos sobre a saúde e alterações precoces nos parâmetros de saúde ou nos resultados de monitoração biológica, também podem auxiliar na identificação de condições de risco existentes no ambiente de trabalho. Uma colaboração estreita entre os responsáveis pelo estudo do ambiente e das condições de trabalho (higienistas, engenheiros de segurança, ergonomistas) e os responsáveis pela saúde do trabalhador (médicos, psicólogos, enfermeiros do trabalho, toxicologistas) é indispensável para uma avaliação correta das exposições ocupacionais. O enfoque multidisciplinar e o trabalho em equipe permitem desvendar relações causais que de outra forma podem passar despercebidas.

O potencial de causar dano de um determinado agente encontrado no ambiente de trabalho é importante para o estabelecimento de prioridades, mesmo para as observações iniciais, alertando para a presença de condições graves que requerem ação imediata, como no caso da exposição a substâncias muito tóxicas, cancerígenas ou teratogênicas. O modo de ação de um agente sobre o organismo (rápido, lento) e a possibilidade de penetrar através da pele intacta são dados importantes para orientar as observações *in loco* e o estabelecimento da estratégia de amostragem, se necessária.

Relatórios e resultados de investigações prévias devem ser analisados, considerando a possibilidade de que tenham ocorrido mudanças nas condições de trabalho.

Na inspeção do local de trabalho é importante definir um ponto focal que, necessariamente, deve ser uma pessoa que conheça bem todo o processo de trabalho, assegurando o acesso às pessoas que possam dar informações pertinentes, principalmente os trabalhadores. Todas as informações colhidas devem ser anotadas com clareza, dentro de um formato preparado com antecedência, incluindo *checklists* relativos aos possíveis fatores de risco em cada operação. É indispensável obter ou preparar um fluxograma do processo.

Se não for possível antes, quando no momento da inspeção do local de trabalho deve ser obtida uma lista dos materiais e diferentes produtos comprados e utilizados. Informações quanto a taxas de consumo (semanal, mensal) e de como e onde são utilizados podem auxiliar no estabelecimento da ordem de grandeza do provável risco e na localização das fontes que poderiam escapar à observação, particularmente se estiverem escondidas. Nem sempre a utilização de produtos químicos é aparente. Áreas de recebimento de materiais e de armazenamento não podem ser esquecidas. Entre as perguntas a serem respondidas estão: que substâncias são usadas? Em que quantidades? Como e onde? No caso de agentes químicos e poeiras, qual a capacidade de evaporação ou de dispersão?

Outros aspectos que devem ser observados são: tecnologia de produção e processos, equipamentos e máquinas, fontes potenciais de contaminantes, inclusive condições que possam levar à formação acidental, como, por exemplo, o armazenamento inadequado de substâncias reativas e circunstâncias que podem influenciar na sua dispersão no ambiente de trabalho, bem como a direção provável de propagação desses contaminantes a partir da fonte. Possibilidades de vazamentos e emissões fugitivas em processos fechados ou isolados devem ser cuidadosamente investigadas. Entre as perguntas a serem respondidas estão: quais as fontes de emissão? Trata-se de processo necessário? Pode a tarefa ser executada com menor risco? O que pensa o trabalhador? No caso de processo fechado, há possibilidade de emissões fugitivas?

É importante perguntar sobre processos esporádicos que podem não estar sendo executados na ocasião da inspeção. Todos os ciclos do processo devem ser investigados e, de preferência, observados. Os trabalhadores podem dar informações valiosas a esse respeito. As características gerais do local de trabalho e a possível influência de ambientes contíguos também devem ser observadas. Exemplo: podem ocorrer intoxicações por gases de exaustão de veículos deixados com o motor ligado numa plataforma de carga/descarga adjacente a janelas abertas de um local de trabalho onde não há contaminantes atmosféricos prejudiciais. Situações ainda mais graves podem ocorrer, e têm ocorrido, quando contaminantes tóxicos são conduzidos, pelo vento ou por um escape, para pontos de entrada de ar de sistemas de ventilação.

O *layout* do ambiente deve ser anotado, os postos de trabalho e as tarefas devem ser observados e analisados. Além de estudar a possível ocorrência de condições de risco no local de trabalho e os efeitos nocivos que podem causar, é necessário observar as condições de exposição, que incluem aspectos como as vias de entrada no organismo, nível de atividade física e o tempo de exposição. A investigação das condições de exposição também é necessária para a definição da estratégia de amostragem, para uma avaliação quantitativa correta e o planejamento da prevenção e do controle.

Sobre as vias de entrada no organismo de agentes químicos e poeiras, é importante considerar que, nos ambientes de trabalho, a via respiratória é a mais importante. É influenciada pelo modo de respirar do trabalhador, se pelo nariz ou pela boca e pelo tipo de atividade, uma vez que o trabalho mais pesado requer maior ventilação pulmonar. Em repouso, uma pessoa respira, em média de 5 a 6 litros por minuto e ao realizar trabalho muito pesado passará a respirar de 30 a 50 litros por minuto. No caso das poeiras, o mecanismo de filtros existente no nariz é importante, podendo ocorrer uma diferença apreciável entre a quantidade de poeira inalada e a depositada em diferentes regiões do aparelho respiratório, dependendo do tipo de respiração, se nasal ou oral. A respiração pela boca aumenta o depósito de poeira respirável na região alveolar em relação à respiração pelo nariz. O grau de atividade física também tem grande influência, aumentando sensivelmente o depósito de poeira em todas as regiões do aparelho respiratório.

Algumas substâncias podem ser absorvidas através da pele intacta e passar à corrente sanguínea, contribuindo significativamente para a absorção total de um agente tóxico. Características das substâncias químicas que influenciam a absorção através da pele incluem a solubilidade (maior solubilidade em lipídios, maior absorção) e o peso molecular (quanto maior, menor a absorção). Outros fatores que influenciam a absorção incluem o tipo de pele, que varia de pessoa para pessoa e também de uma parte do corpo para outra; a condição da pele, como a existência de doenças de pele, tipo eczemas e fissuras; a exposição prévia aos solventes e o trabalho físico pesado, que estimula a circulação periférica de sangue. É importante investigar, entre os agentes potenciais de exposição, quais têm a propriedade de ser absorvidos através da pele. Mesmo produtos químicos em forma de grânulos ou escamas podem oferecer tal risco, se houver contato direto com a pele e se forem solúveis no suor, como por exemplo o pentaclorofenol. Essa situação é agravada em locais de trabalho quentes. A possibilidade de absorção através da pele modifica os procedimentos referentes à avaliação quantitativa da exposição por simples amostragem/análise do ar, que não será suficiente para avaliar a exposição total. Também o controle, por meio da proteção respiratória não será suficiente para proteger o trabalhador, que deverá incorporar práticas de trabalho adequadas, evitando contato com a pele e respingos nas roupas e instituir rigorosa higiene pessoal.

Apesar de a via digestiva ser a menos importante porta de entrada, em situações ocupacionais essa possibilidade deve ser investigada e eliminada por meio do estabelecimento de práticas de trabalho e de higiene adequadas.

O nível de atividade física exigido tem importância fundamental, também, nos casos de sobrecarga térmica pois, quanto mais intensa, maior será a produção de calor metabólico que deve ser dissipado.

A avaliação da dose realmente recebida pelo trabalhador, seja de um agente químico ou de um agente físico presente na situação de trabalho, depende da concentração, quando se trata de um contaminante atmosférico, ou da intensidade, quando se refere a um agente físico, e do tempo de exposição. Exemplos: segundo as normas vigentes, a exposição ao ruído não deve ultrapassar 85 dBA para uma exposição ocupacional de 8 horas diárias, porém pode ir a 88 dBA para 4 horas diárias ou a 91 dBA para 2 horas diárias. A exposição ao calor em um ambiente com Índice de Bulbo Úmido Termômetro de Globo (IBUTG) igual a 29,5°C, para trabalho moderado, não é aceitável para trabalho contínuo, porém o seria para um esquema de 50% de trabalho e 50% de descanso em local fresco, por hora, ou seja, 30 minutos de trabalho, 30 minutos de descanso.

Para os agentes químicos, a influência do tempo de exposição varia para agentes de ação rápida no organismo ou aqueles de ação crônica. Quando a ação for rápida, mesmo exposições curtas devem ser evitadas. A exposição a agentes cancerígenos e teratogênicos deve ser eliminada e estar sob controle rigoroso.

Sobre as flutuações nas condições de exposição às substâncias químicas, na maioria dos casos, a liberação de contaminantes atmosféricos varia com o lugar e o tempo. Possibilidades de flutuações apreciáveis e de ocorrência de picos de concentração dos contaminantes atmosféricos devem ser observadas nos processos variáveis e nas operações esporádicas, como na abertura de fornos de secagem ou de reatores de polimerização. Essas informações são de importância fundamental para a elaboração de estratégias de amostragem, na avaliação quantitativa e para o planejamento de medidas de prevenção e controle que, em certos casos, devem visar a uma fase específica do processo de trabalho, como, por exemplo, a proteção respiratória na abertura de um forno de secagem.

O número de trabalhadores expostos que devem ser protegidos influi na escolha dos métodos e nas considerações econômicas. Quando poucos trabalhadores estão expostos, poderá ser aceitável controlar a exposição por meio do uso de Equipamentos de Proteção Individual (EPI), com limitação de exposição e sob estrita vigilância médica. Porém, não se pode esquecer que o ambiente é um todo e mesmo se poucos trabalhadores estão expostos, agentes nocivos podem sair do ambiente de trabalho para o exterior e causar danos às comunidades vizinhas e ao meio ambiente em geral, exigindo que sejam controlados na fonte. Os sistemas de controle existentes, como, por exemplo, equipamentos de ventilação local exaustora e outros sistemas eventualmente existentes, devem ser cuidadosamente examinados para evitar falsa segurança. Processos fechados devem ser testados para vazamentos e emissões fugitivas. A existência de um sistema de ventilação exaustora não significa que haja controle efetivo, pois o sistema pode não estar funcionando adequadamente. Devem ser solicitados aos responsáveis os planos e os esquemas de verificação e manutenção periódica do sistema, pois se isto não for feito rotineira e corretamente, mesmo sistemas inicialmente excelentes, com o tempo, perderão sua eficiência. Deve também ser observado se os contaminantes não estão sendo jogados do ambiente de trabalho para o ambiente exterior. A disponibilidade de EPI para os trabalhadores não significa que eles estejam protegidos, pois os equipamentos podem não ser eficientes. No caso de máscaras para proteção respiratória, por exemplo, estas podem não estar ajustadas, podem ter vazamentos, os filtros podem estar vencidos ou ser inadequados. Filtros para partículas não servem na presença de vapores. Nenhum filtro serve, se houver falta de oxigênio.

Em determinadas situações, podem ser utilizados instrumentos para o reconhecimento de condições de risco, de leitura direta, úteis para uma triagem inicial e verificação da presença de um determinado agente na atmosfera. Ainda que os resultados não sejam muito exatos e precisos, poderão servir para elucidar suspeita de riscos escondidos. Avaliações qualitativas ou semiquantitativas podem ser suficientes nessa etapa preliminar.

Um cuidado particular deve ser tomado quanto à possibilidade de falsos negativos, particularmente quando se tratar de exposição potencial a agentes muito perigosos, altamente tóxicos, cancerígenos ou teratogênicos, para os quais mesmo concentrações muito baixas são significativas. Nesses casos, o limite mínimo de detecção é crítico. Instrumentos pouco sensíveis poderão não registrar concentrações muito baixas, levando a uma suposição errônea de exposição zero em vez de detecção zero, o que pode ter graves consequências para os trabalhadores. Além disso, deve-se ter cuidado com outras interferências que podem mascarar os resultados.

Não se deve negligenciar a proteção das pessoas que fazem os levantamentos, pois poderão estar expostas a riscos sérios, como, por exemplo, a falta de oxigênio, altas concentrações de H_2S ao entrar em local confinado ou cancerígenos. Devem ter à sua disposição EPI adequados e instrumentos de leitura direta para testar, antes de entrar em atmosferas potencialmente perigosas. Esses procedimentos podem ser pedagógicos para as empresas e para os trabalhadores.

Concluída a inspeção do local de trabalho, é essencial redigir o relatório. Esse deve ser objetivo e exato, indicando claramente as características do local de trabalho, o nome e as coordenadas do ponto focal na empresa, todas as condições de risco observadas e demais fatores relevantes. Deve ser elaborado de tal forma que outras pessoas possam ter uma ideia clara da situação.

A análise das informações obtidas deverá orientar o estabelecimento das prioridades e a definição das ações posteriores, que são, em princípio, as seguintes:

- se a condição de risco é evidente e seu potencial de causar dano para a saúde é grave, esse reconhecimento deve bastar para que se recomendem medidas preventivas imediatas, sem esperar pelo processo de avaliação quantitativa da exposição, geralmente demorado e dispendioso. Esse é o caso de operações reconhecidamente perigosas, como, por exemplo, o uso de jato de areia, transferência de pós muito tóxicos, solda elétrica em locais confinados, *spray* de pesticidas, transferência de metais em fusão, que são realizadas sem o controle necessário;
- se ficar evidenciado que não há risco, não há necessidade de avaliação quantitativa da exposição, porém, devem ser anotadas quaisquer mudanças futuras que possam alterar a situação de risco; se a situação de risco não é clara, é necessária uma avaliação quantitativa para confirmar a presença e determinar a magnitude das condições de risco.

As avaliações qualitativas para tomada de decisão quanto à prevenção e ao controle têm recebido atenção cada vez maior, devido ao fato de que é impossível fazer avaliações quantitativas corretas em todas as situações, além de serem muito mais caras e demoradas. Entretanto, as avaliações qualitativas devem seguir uma metodologia adequada, como, por exemplo, o *Banding Approach*, desenvolvido na Inglaterra, que é um guia para decisões quanto a medidas de controle para contaminantes atmosféricos, sem utilizar avaliações quantitativas e comparação com Limites de Exposição Ocupacional (HSE, 1999). A ideia é estimar o grau de risco a partir de informações toxicológicas, quantidades utilizadas das substâncias, possibilidade de dispersão ou evaporação e condições de uso e exposição. As informações obtidas são comparadas com tabelas previamente elaboradas que indicam os controles necessários. Em situações mais graves e complexas, recomenda-se a consulta a especialistas em prevenção e controle de riscos.

A abordagem proposta pela Ergonomia para a análise do trabalho difere da metodologia utilizada pela Higiene Ocupacional. Os fundamentos de sua prática baseiam-se no estudo do trabalho, particularmente na identificação das diferenças entre o trabalho prescrito e o trabalho real, que muitas vezes explicam o adoecimento dos trabalhadores. A complexidade crescente dos novos processos de trabalho, organizados a partir da incorporação das inovações tecnológicas e de novos métodos gerenciais, tem gerado formas diferenciadas de sofrimento e adoecimento dos trabalhadores, particularmente na esfera mental. Em muitas dessas situações, as prescrições clássicas da Higiene do Trabalho foram atendidas, porém permanecem presentes ou são acrescentadas outras condições de risco ergonômico e psicossociais decorrentes da organização do trabalho, responsáveis pela produção do adoecimento.

Identificação e Controle dos Fatores de Risco na Perspectiva da Higiene do Trabalho e da Ergonomia

Os princípios básicos da tecnologia de controle, propostos pela Higiene do Trabalho, podem ser enunciados como:

a) evitar que um agente potencialmente perigoso ou tóxico para a saúde seja utilizado, formado ou liberado;
b) se isso não for possível, contê-lo de tal forma que não se propague para o ambiente;
c) se isso não for possível ou suficiente, isolá-lo ou diluí-lo no ambiente de trabalho; e, em último caso,
d) bloquear as vias de entrada no organismo: respiratória, pele, boca e ouvidos, para impedir que um agente nocivo atinja um órgão crítico, causando lesão.

A cadeia de transmissão do risco deve ser quebrada o mais precocemente possível. Assim, a hierarquia dos controles deve buscar, sequencialmente, o controle do risco na fonte; o controle na trajetória (entre a fonte e o receptor) e, no caso de falharem os anteriores, o controle da exposição ao risco no trabalhador. Quando isso não é possível, o que frequentemente ocorre na prática, o objetivo passa a ser a redução máxima do agente agressor, de modo a minimizar o risco e seus efeitos sobre a saúde.

A informação e o treinamento dos trabalhadores são componentes importantes das medidas preventivas relativas aos ambientes de trabalho, particularmente se o modo de executar as tarefas propicia a formação ou dispersão de agentes nocivos para a saúde ou influencia as condições de exposição, como, por exemplo, a posição em relação à tarefa/máquina, a possibilidade de absorção através da pele ou ingestão, o maior dispêndio de energia, entre outras. Em situações especiais, podem ser adotadas medidas que limitem a exposição do trabalhador por meio da redução do tempo de exposição, treinamento específico e utilização de EPI.

As estratégias para o controle dos riscos devem visar, principalmente, à prevenção, por meio de medidas de engenharia de processo que introduzam alterações permanentes nos ambientes e nas condições de trabalho, incluindo máquinas e equipamentos automatizados que dispensem a presença do trabalhador ou de qualquer outra pessoa potencialmente exposta. Assim, a eficácia das medidas não dependerá do grau de cooperação das pessoas, como no caso da utilização de EPI.

O objetivo principal da tecnologia de controle deve ser a modificação das situações de risco, por meio de projetos adequados e de técnicas de engenharia que:

- eliminem ou reduzam a utilização ou a formação de agentes prejudiciais para a saúde, como, por exemplo, a substituição de materiais ou equipamentos e a modificação de processos e de formas de gestão do trabalho;
- previnam a liberação de tais agentes nos ambientes de trabalho, como, por exemplo, os sistemas fechados, enclausuramento, ventilação local exaustora, ventilação geral diluidora, armazenamento adequado de produtos químicos, entre outras;
- reduzam a concentração desses agentes no ar ambiente, como, por exemplo, a ventilação local diluidora e limpeza dos locais de trabalho.

Todas as possibilidades de controle das condições de risco presentes nos ambientes de trabalho por meio de Equipamentos de Proteção Coletiva (EPC) devem ser esgotadas antes de se recomendar o uso de EPI, particularmente no que se refere à proteção respiratória e auditiva. As estratégias de controle devem incluir os procedimentos de vigilância ambiental e da saúde do trabalhador. A vigilância em saúde deve contribuir para a identificação de trabalhadores hipersensíveis e para a detecção de falhas nos sistemas de prevenção. A informação e o treinamento dos trabalhadores são componentes essenciais das medidas preventivas relativas aos ambientes de trabalho, particularmente se o modo de executar as tarefas propicia a formação ou dispersão de agentes nocivos para a saúde ou influencia as condições de exposição.

Sumariando, as etapas para definição de uma estratégia de controle incluem:

- **Reconhecimento e Avaliação dos Agentes e Fatores que Podem Oferecer Risco para a Saúde e para o Meio Ambiente, Incluindo a Definição de seu Impacto**: devem ser determinadas e localizadas as fontes de risco; as trajetórias possíveis de propagação dos agentes nos ambientes de trabalho; os pontos de ação ou de entrada no organismo; o número de trabalhadores expostos e a existência de problemas de saúde entre os trabalhadores expostos ao agente. A interpretação dos resultados vai possibilitar conhecer o risco real para saúde e a definição de prioridades para a ação;
- **Tomada de Decisão:** resulta do reconhecimento de que há necessidade de prevenção, com base nas informações obtidas na etapa anterior. A seleção das opções de controle deve ser adequada e realista, levando em consideração a viabilidade técnica e econômica de sua implementação, operação e manutenção, bem como a disponibilidade de recursos humanos e financeiros e a infraestrutura existente;

- **Planejamento:** uma vez identificado o problema, tomada a decisão de controlá-lo, estabelecidas as prioridades de ação e disponibilizados os recursos, deve ser elaborado um projeto detalhado quanto às medidas e aos procedimentos preventivos a serem adotados;
- **Avaliação:** no que se refere às condições de trabalho nocivas para a saúde, que decorrem da organização e gestão do trabalho, as medidas recomendadas podem ser resumidas em:

- aumento do controle real das tarefas e do trabalho por parte daqueles que as realizam;
- aumento da participação real dos trabalhadores nos processos decisórios na empresa e facilidades para sua organização;
- enriquecimento das tarefas, eliminando as atividades monótonas e repetitivas e as horas extras;
- estímulo a situações que permitam ao trabalhador o sentimento de que pertencem e/ou de que fazem parte de um grupo;
- desenvolvimento de uma relação de confiança entre trabalhadores e demais integrantes do grupo, inclusive superiores hierárquicos;
- estímulo às condições que ensejem a substituição da competição pela cooperação.

A **Tabela 7.7** resume as medidas de proteção da saúde e prevenção de doenças e agravos relacionados ao trabalho aplicáveis aos processos e ambientes de trabalho e ao trabalhador.

Tabela 7.7. Medidas de Proteção da Saúde e Prevenção de Doenças e Agravos Relacionados ao Trabalho Aplicáveis aos Processos e Ambientes de Trabalho e ao Trabalhador

Tipo e Nível de Aplicação	Medida	Exemplos
Eliminação e controle das condições de risco para a saúde	Substituição do agente ou substância tóxica por outro menos lesivo ou tóxico. Sempre que houver a substituição ou introdução de um material ou substância nova, é importante considerar a possibilidade de impactos sobre a saúde do trabalhador e o ambiente, para que não haja uma simples troca da situação de risco	Substituição de matérias-primas, produtos intermediários ou reformulação dos produtos finais. Ex.: substituição do benzeno, substância cancerígena, nas misturas de solventes, pelo xileno ou tolueno, de menor toxicidade. Substituição de partes ou processos inteiros, maquinaria e equipamentos por outros que ofereçam menos risco para a saúde e segurança dos trabalhadores. Ex.: a substituição do emprego de jateamento de areia para limpeza de peças por limalha de ferro

Tabela 7.7. Medidas de Proteção da Saúde e Prevenção de Doenças e Agravos Relacionados ao Trabalho Aplicáveis aos Processos e Ambientes de Trabalho e ao Trabalhador (cont.)

Tipo e Nível de Aplicação	Medida	Exemplos
Eliminação e controle das condições de risco para a saúde	Instalação de dispositivos e controles de engenharia. São mais factíveis do que a substituição de materiais	Instalação de dispositivos destinados a melhorar as condições gerais físicas dos ambientes. Ex.: sistemas de exaustão e ventilação do ar, redesenho de máquinas e equipamentos, enclausuramento ou segregação de máquinas ou equipamentos que produzem ruído excessivo, ou radiação, ou de processos e atividades que apresentem risco potencial para a saúde e a segurança dos trabalhadores, como a eliminação de poeiras ou substâncias tóxicas. Equipamentos e sistemas de proteção coletiva. Ex.: barreira acústica. Manutenção preventiva e corretiva de equipamentos e processos também são recursos de controle de engenharia
	Redesenho da tarefa ou do trabalho, mudanças na organização do trabalho e práticas alternativas de trabalho. Em geral, combinam medidas de engenharia e medidas administrativas, buscando a proteção da saúde do trabalhador	Enriquecimento do conteúdo das tarefas, nos trabalhos monótonos e repetitivos. Mecanização de tarefas de modo a tornar o trabalho físico mais leve e confortável. Incremento da participação dos trabalhadores nos processos de decisão, garantindo-lhes a autonomia para organizar o trabalho, diminuindo as pressões de tempo e de produtividade, entre outras

Tabela 7.7. Medidas de Proteção da Saúde e Prevenção de Doenças e Agravos Relacionados ao Trabalho Aplicáveis aos Processos e Ambientes de Trabalho e ao Trabalhador (cont.)

Tipo e Nível de Aplicação	Medida	Exemplos
Medidas de proteção individual e de vigilância em saúde ou de controle médico aplicáveis aos trabalhadores Apesar de necessárias, são menos efetivas, pois potencialmente reduzem o dano que pode resultar da exposição a um fator de risco, mas não removem a causa ou fonte do problema	Educação e informação do trabalhador. É direito inalienável do trabalhador a informação correta acerca dos riscos à saúde decorrentes ou presentes no trabalho, bem como das medidas que visam à redução desses riscos	Educação e informação sobre as condições de risco presentes nos processos e ambientes de trabalho, implicando em mudanças de comportamentos dos trabalhadores e dos empregadores, chefes e encarregados, às vezes, culturalmente arraigados. A experiência mostra que o investimento em treinamentos e outras atividades educativas é insuficiente se não for acompanhado de investimentos na melhoria geral das condições coletivas de trabalho e de uma gestão participativa do trabalho
	EPI Os equipamentos de proteção individual podem ser úteis e necessários em algumas circunstâncias, porém, não devem ser nem a única nem a mais importante medida de proteção	Luvas, máscaras, protetores auriculares, roupas especiais, entre outros, devem ser adequados às situações reais de trabalho e às especificações e diferenças individuais dos trabalhadores. Além da garantia de qualidade, é importante que o EPI utilizado tenha sua efetividade avaliada em seu uso cotidiano, uma vez que as especificações do fabricante e testes de qualidade são feitos em condições diferentes do uso real. Os programas de utilização de EPI devem contemplar o treinamento adequado para uso, o acompanhamento e manutenção e/ou reposição periódica e higienização adequada

Tabela 7.7. Medidas de Proteção da Saúde e Prevenção de Doenças e Agravos Relacionados ao Trabalho Aplicáveis aos Processos e Ambientes de Trabalho e ao Trabalhador (cont.)

Tipo e Nível de Aplicação	Medida	Exemplos
Medidas de proteção individual e de vigilância em saúde ou de controle médico aplicáveis aos trabalhadores. Apesar de necessárias, são menos efetivas, pois potencialmente reduzem o dano que pode resultar da exposição a um fator de risco, mas não removem a causa ou fonte do problema	Medidas organizacionais As medidas organizacionais implicam diminuição do tempo de exposição, podendo ser aplicadas a um ou poucos trabalhadores, ou envolver todos os trabalhadores de um setor ou da empresa	Escalas de trabalho que contemplem tempos menores em locais com maior exposição a condições de risco para a saúde e rotatividade de tarefas ou setores devem ser cuidadosamente planejadas, para evitar a diversidade de exposições atingindo maior número de trabalhadores
	Controle médico	Exames pré-admissionais para identificação de características ou fatores de risco individuais que possam potencializar as exposições ocupacionais não devem ser realizados com o objetivo de exclusão e de seleção de super-homens e supermulheres. O mesmo raciocínio se aplica à realização dos exames periódicos de saúde. A legislação trabalhista vigente (NR-7) disciplina o PCMSO, estabelecendo os parâmetros para um Programa de Saúde e não simplesmente a emissão de atestado médico de saúde

Tabela 7.7. Medidas de Proteção da Saúde e Prevenção de Doenças e Agravos Relacionados ao Trabalho Aplicáveis aos Processos e Ambientes de Trabalho e ao Trabalhador (cont.)

Tipo e Nível de Aplicação	Medida	Exemplos
Medidas de proteção individual e de vigilância em saúde ou de controle médico aplicáveis aos trabalhadores. Apesar de necessárias, são menos efetivas, pois potencialmente reduzem o dano que pode resultar da exposição a um fator de risco, mas não removem a causa ou fonte do problema	Rastreamento, monitoramento e vigilância	A vigilância em saúde do trabalhador, visando à detecção precoce de alterações ou agravos decorrentes da exposição a condições de risco presentes no trabalho, é importante para a identificação de medidas de controle ainda não detectadas ou de falhas nas medidas adotadas. Em geral, no âmbito das empresas, esse monitoramento é feito por exames periódicos de saúde, que devem ser programados considerando as condições de risco a que estão expostos os trabalhadores. A investigação de efeitos precoces em grupos de trabalhadores sob condições específicas de risco deve ser realizada por meio de estudos epidemiológicos

Bibliografia e Leituras Complementares Sugeridas

Brasil. Normas Regulamentadoras. Disponível em: http://trabalho.gov.br/segurancae-saude-no-trabalho/normatizacao/nornasregulamentadoras. Acessado em: 06 jun. 2025.

Burgess WA. Identificação de Possíveis Riscos à Saúde do Trabalhador nos Diversos Processos Industriais. Belo Horizonte: ERGO; 1995.

Conselho Federal de Medicina. Código de ética médica: Resolução CFM nº 2.217/2018. Brasília: CFM; 2019.

Data Base of Web Sites INH&S. Site indexador de outros sites de Segurança e Saúde no Trabalho; organizado pelo European Trade Union Technical Bureau for Health and Safety. Disponível em: http://www.ipielle.emr.it/bts/

International Labour Office (ILO). Encyclopaedia of Occupational Health and Safety. 4th ed. Geneva: ILO; 1998.

Teixeira JLR. Planejamento e gestão do programa de controle médico de saúde ocupacional (PCMSO) medicina do trabalho/ Jorge Luiz Ramos Teixeira. 3ª ed. Rio de Janeiro: Atheneu; 2020.

Trivellato GC. Metodologias de reconhecimento e avaliação qualitativa de riscos ocupacionais. São Paulo: Fundacentro; 1998.

Instituições de Referência

Fundacentro – Centro Técnico Nacional. Rua Capote Valente, 710. São Paulo, CEP: 05 409-002. Fone: (11) 3066 6258.

IARC – International Agency for Research on Cancer. 150 Cours Albert Thomas, F-69372, Lyon Cédex 08, France.

INRS – Institut National de Recherche et de Securité. 30, Rue Olkivier-Noyer, 75680, Paris, Cedex 14, France.

IPCS – International Programme on Chemical Safety, World Health Organization (WHO), 1211 Geneva, 27. Switzerland.

ILO – CIS (International Occupational Safety & Health Information Center) International Labour Organization. 1211 Geneva, 22 . Switzerland.

NIOSH – National Institute for Occupational Safety and Health – Public Health Service, 4676 Columbia Parkway – Cincinnati, Ohio 45226 USA.

OPAS – Organização Pan-Americana da Saúde/OMS – Organização Mundial da Saúde/Representação no Brasil, Setor de Embaixadas Norte, 400 – Lote 19, Brasília – DF, CEP: 70.800-400.

UNEP/IRPTC – Registro Internacional de Produtos Químicos Potencialmente Tóxicos. E-mail: irptc@unep.ch

Capítulo 8

Metodologia para Reconhecimento e Avaliação de Riscos

Introdução

São importantes as diversas estratégias para reconhecimento e avaliação de riscos.

Estratégia Proposta pela AIHA

A *American Industrial Hygiene Association* (AIHA, 1991) propõe uma estratégia para avaliação das exposições a agentes nocivos ou estressores ambientais. Ela é baseada num esquema simples que pressupõe uma caracterização básica: do ambiente e da força de trabalho. A partir dessa caracterização busca-se apontar os Grupos Homogêneos de Risco (dependendo dos objetivos da avaliação a ser feita), seguida da avaliação qualitativa para fins de se priorizar quais exposições serão monitoradas.

Certamente o leitor pode estar questionando: Essa estratégia é para a elaboração do PCMSO? Ou para o PGR?

Cabe ressaltar a importância do médico do trabalho (responsável pelo PCMSO) em aprender esta estratégia, visando evitar erros frequentes no reconhecimento de riscos ambientais.

A estratégia para reconhecimento e avaliação de riscos proposta pela AIHA é uma avaliação qualitativa. Ela é feita através da atribuição de índices de uma escala de zero a 4 para estimar a exposição (veja **Tabela 8.1** e **Figuras 8.1 e 8.2**) e índices também de uma escala de zero a 4 para estimar os efeitos dos agentes estressores (veja **Tabela 8.2**).

Tabela 8.1. Gradação Qualitativa da Exposição

Categoria	Descrição
0 – Não há exposição	Nenhum contato com o agente ou contato improvável
1 – Exposição em níveis baixos	Contatos infrequentes com o agente
2 – Exposição moderada	Contato frequente com o agente em baixas concentrações ou infrequente em altas concentrações
3 – Exposição elevada	Contato frequente com o agente em altas concentrações
4 – Exposição elevadíssima	Contato frequente com o agente em concentrações altíssimas

Tabela 8.2. Gradação Qualitativa dos Efeitos

Categoria	Descrição
0	Efeitos reversíveis de pouca importância ou não são conhecidos ou apenas suspeitos
1	Efeitos reversíveis preocupantes
2	Efeitos reversíveis severos e preocupantes
3	Efeitos irreversíveis preocupantes
4	Ameaça à vida ou doença/lesão incapacitante

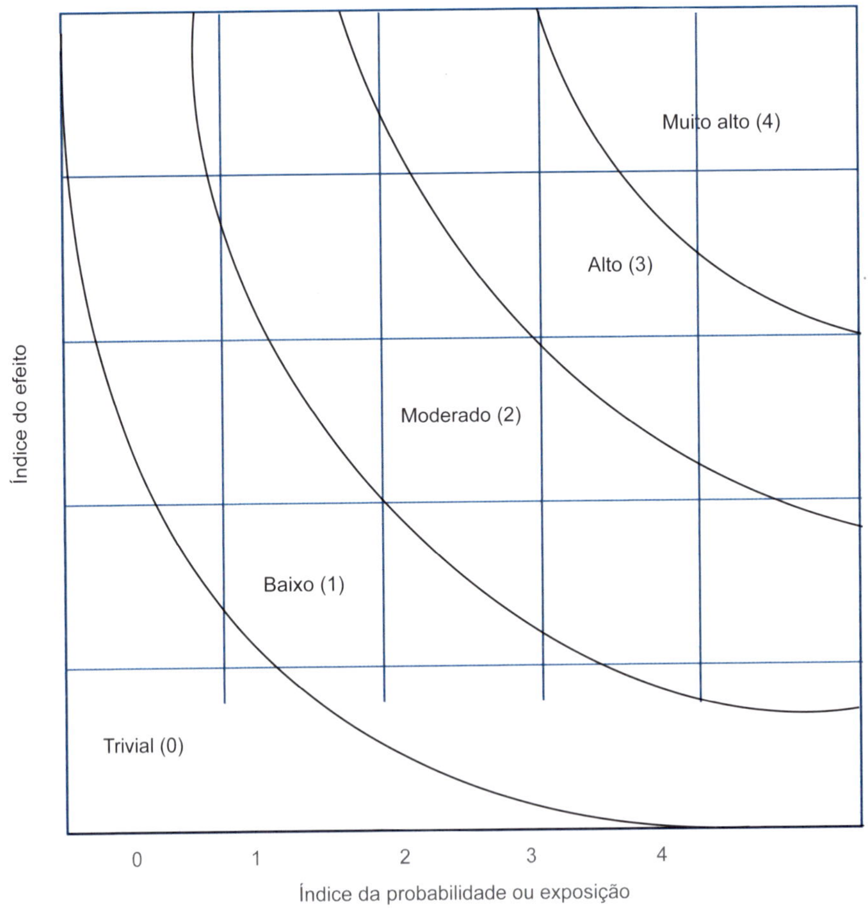

Figura 8.1 – Esquema qualitativo de gradação de risco.

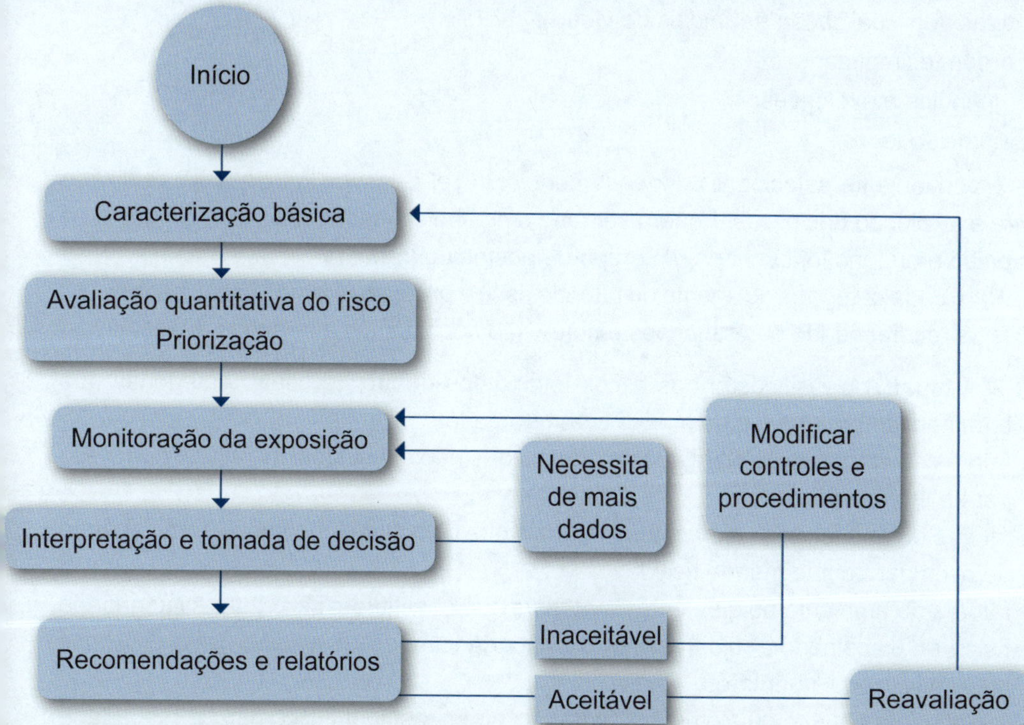

Figura 8.2 – Esquema básico para estratégia de avaliação de exposição proposta pela AIHA.

Estratégia Proposta pelo Ministério do Trabalho da França

No entendimento desta proposta metodológica do Ministério do Trabalho da França para reconhecimento e avaliação de riscos, o estabelecimento é um sistema complexo e não se pode tomar cada risco isoladamente. E é conveniente que a análise de risco se desenvolva pelo menos em duas etapas:

1ª Etapa: O levantamento e a análise de riscos por processo, operações ou atividades, ou ainda por função ou área de trabalho.

Os riscos a serem analisados estão relacionados com as seguintes categorias:

- iluminamento;
- ruído;
- vibrações;
- radiações;
- ambiente térmico;
- substâncias e preparações perigosas;
- ventilação, condicionamento do ar;
- máquinas e equipamentos;
- levantamento manual de pesos;

- telas de visualização (terminais de vídeo);
- ordem e limpeza;
- incêndios e explosões;
- eletricidade.

É conveniente selecionar adequadamente o nível de investigação a ser realizado para a avaliação dos riscos. Poderá ser todo o estabelecimento, um setor, um posto de trabalho e/ou função, ou ainda um grupo de postos de trabalho.

Para cada categoria de agente ou fator de risco a proposta é da utilização de um *checklist,* e recomendada nas situações em que são necessárias avaliações quantitativas.

2ª Etapa: A classificação dos riscos levantados dentro de quatro categorias que determinam as prioridades de ação a serem tomadas:

1. fatores do ambiente ou elementos materiais que não constituem incômodo nem risco para a integridade física;
2. fatores do ambiente ou elementos materiais que constituem incômodo sem ser fonte de risco para a integridade física;
3. fatores do ambiente ou elementos materiais que constituem risco para a integridade física do trabalhador, cujos valores ou importâncias estão notavelmente próximos dos limites regulamentares;
4. fatores do ambiente ou elementos materiais que constituem risco para a integridade física do trabalhador, com uma probabilidade de acidente ou doença elevada.

Depois desta classificação, para cada setor avaliado é construída uma planilha com os riscos identificados e classificados de acordo com as categorias acima. Com base nessa planilha são estabelecidas propostas de ação imediatas, em curto e médio prazos, bem como a necessidade de avaliações quantitativas ou de se recorrer a técnicos especializados.

Existem outras propostas metodológicas semelhantes, como a do Instituto de Pesquisa em Segurança e Saúde no Trabalho de Quebec (Menard et al., 1987), denominada de "Estratégia de Avaliação Exploratória do Ambiente de Trabalho", voltada principalmente para agentes e fatores de risco ambientais (físicos, químicos, biológicos).

O importante é destacar o que existe em comum nessas abordagens. Todas incluem:

- uma avaliação *a priori* separando situações de risco triviais daquelas com maior potencial de dano;
- uma forma sistemática de identificar os fatores de risco e caracterizar as exposições;
- uma avaliação qualitativa dos riscos identificados baseada em julgamento profissional e analogia, classificando-os em categorias que permitem que sejam priorizadas ações, quer sejam avaliações quantitativas a serem feitas para melhor estimar o risco ou priorizar a adoção de medidas de controle.

Estratégia do Instituto de Pesquisa em Segurança e Saúde no Trabalho de Quebec (Estratégia de Avaliação Exploratória do Ambiente de Trabalho)

Esta estratégia é voltada principalmente para agentes e fatores de risco ambientais (físicos, químicos e biológicos).

Estratégia do Processo de Avaliação de Riscos Proposta pela Norma Britânica – BS 8800 (Atual Diretriz 18001) – Sistema de Gestão em Segurança e Saúde Ocupacional

Esta estratégia propõe as seguintes etapas para o processo de avaliação de riscos:

- classificar as atividades de trabalho;
- identificar os *hazards*;
- determinar os riscos;
- decidir se os riscos são toleráveis;
- preparar plano de ação para controle dos riscos (se necessário);
- analisar criticamente a adequação do plano de ação.

Para realizar o levantamento, sugere a elaboração de um formulário contendo os seguintes itens:

- atividade de trabalho;
- *hazard(s);*
- controles ativos;
- pessoal sujeito a riscos;
- probabilidade de dano;
- gravidade do dano;
- níveis de risco;
- ação a ser tomada após avaliação;
- detalhes administrativos (p. ex., nome do avaliador, data etc.).

A estimativa do risco é determinada estimando-se a gravidade potencial do dano e a probabilidade de que o dano ocorra, de acordo com a **Tabela 8.3**. A partir dessas categorias de risco, as ações são priorizadas.

Todo o processo de avaliação é qualitativo, sem a utilização de instrumental, a não ser um "bom par de olhos" e habilidade de conversar com pessoas. Somente nos casos de situações de risco moderado ou substancial poderão ser necessárias avaliações quantitativas das exposições a agentes ambientais para melhor estimativa do risco.

Tabela 8.3. Estimativa do Risco Segundo a BS8800 (Hoje Diretriz 18001)

	Levemente Prejudicial	**Prejudicial**	**Extremamente Prejudicial**
Altamente improvável	Risco trivial	Risco tolerável	Risco moderado
Improvável	Risco tolerável	Risco moderado	Risco substancial
Provável	Risco moderado	Risco substancial	Risco intolerável

O Reconhecimento e a Avaliação de Riscos - Proposta Metodológica para Adequação à NR-7 (PCMSO) e à NR-1 (PGR)

PCMSO (NR-7) - Estratégias para Reconhecimento de Riscos

Visita Preliminar

Consiste de uma **entrevista** produzida pelo Médico do Trabalho (Futuro Responsável pelo PCMSO).

A entrevista deve ser feita com o objetivo de colher dados e informações associados às:

- demandas de gestão de RH ou de pessoas ou;
- demandas gerenciais ou;
- demandas trabalhistas ou;
- demandas técnicas: de engenharia de segurança, de engenharia de produção e outras ou;
- demandas dos empregados e/ou cipeiros.

Modelo de Questionário para a Visita Preliminar

1. Identificação da Empresa

1.1) Nome da Empresa: ____________________

1.2) Endereço: ____________________

1.3) Site: ____________________ e-mail: ____________________

1.4) Telefone(s): ____________________ Whatsapp: ____________________

1.5) CNPJ: ____________________ Insc. Estadual: __________ Insc. Municipal: __________

1.6) CNAE: ____________________ Código da Atividade: ____________________

1.7) Grau de Risco: ____________________

1.8) Números de empregados: ____________________

Quantos do sexo Masculino: ____________________ do sexo Feminino: ____________________

1.9) Tipos de Jornada de Trabalho: ____________________

Diurno: ____________________ Diurno e Noturno: ____________________

1.10) Carga horária semanal: ____________________

2. *Checklist* da Visita Preliminar

2.1) Possui SESMT? ( ) Sim ( ) Não

2.1.1) Possui Técnico de Segurança? ( ) Sim ( ) Não

2.1.2) Possui Engenheiro de Segurança? ( ) Sim ( ) Não

2.1.3) Possui Enfermeiro do Trabalho? ( ) Sim ( ) Não

2.1.4) Possui Técnico de Enf. do Trabalho? ( ) Sim ( ) Não

2.2) Possui CIPA? ( ) Sim ( ) Não

2.2.1) Quantos membros possui a CIPA?

2.2.2) Quem é o Presidente? Quem é o Vice-Presidente?

2.2.3) Foi realizado o Curso de Treinamento de Cipeiros? ( ) Sim ( ) Não

2.2.4) Existe Livro de Atas da CIPA? ( ) Sim ( ) Não

2.2.5) Existe um cronograma para as Reuniões Ordinárias da CIPA? ( ) Sim ( ) Não

2.2.6) Existe Mapa de Risco? ( ) Sim ( ) Não

2.2.7) Caso não exista dimensionamento para CIPA, a empresa possui o "Empregado Representante"? ( ) Sim ( ) Não

2.3) A empresa possui política de distribuição de EPI? ( ) Sim ( ) Não

2.3.1) A empresa possui Ordem de Serviço ou outro documento que comprove a distribuição de EPI? ( ) Sim ( ) Não

2.3.2) A empresa possui evidência de Treinamento de empregados quanto ao uso de EPI? ( ) Sim ( ) Não

2.4) Onde a empresa realiza ou realizava os Exames Médicos Ocupacionais?

2.4.1) Existem ASO's para avaliação? ( ) Sim ( ) Não

2.4.2) Os Exames Médicos Ocupacionais são atrelados a Exames Complementares? ( ) Sim ( ) Não

Quais exames?

2.5) A empresa possui PGR? ( ) Sim ( ) Não

2.5.1) Quem elaborou o PGR?

2.6) A empresa possui Laudos Técnicos de Insalubridade? ( ) Sim ( ) Não

2.7) A empresa possui AET (Análise Ergonômica do Trabalho)? ( ) Sim ( ) Não

2.8) Quem realizou a AET?

2.9) A empresa possui AEP (Análise Ergonômica Preliminar)? ( ) Sim ( ) Não

3. A empresa possui documentado o seu fluxograma de processo industrial?	( ) Sim ( ) Não
4. A empresa possui um *layout* para análise?	( ) Sim ( ) Não
5. Possui ambulatório médico?	( ) Sim ( ) Não
6. Possui material de primeiros socorros?	( ) Sim ( ) Não
6.1) Possui material humano devidamente treinado para primeiros socorros?	( ) Sim ( ) Não
7. Possui convênio médico?	( ) Sim ( ) Não
7.1) Qual o Plano de Saúde? ____________________	
7.2) Qual o tipo de cobertura? ____________________	
8. A empresa possui, em forma de documentação, um resumo do processo de produção: matérias-primas, meios de produção, fluxograma, processos auxiliares e/ou paralelos, subprodutos, produtos finais e resíduos?	( ) Sim ( ) Não
9. A empresa possui política de tratamento de resíduos industriais?	( ) Sim ( ) Não
10. É possível colher um resumo das condições sanitárias e de conforto da empresa?	( ) Sim ( ) Não
10.1) Situação das instalações sanitárias (banheiros etc.) ____________________	
10.2) Existe(m) vestiário(s)?	( ) Sim ( ) Não
Qual a situação dos vestiários?	
10.3) Existe refeitório?	( ) Sim ( ) Não
Qual a situação dos refeitórios? ____________________	
10.4) Existe(m) cozinha(s)?	( ) Sim ( ) Não
Qual a situação da(s) cozinha(s)? ____________________	
Existe programa de alimentação?	( ) Sim ( ) Não
Existe Nutricionista?	( ) Sim ( ) Não
10.5) Existe alojamento?	( ) Sim ( ) Não
Qual a situação do(s) alojamento(s)? ____________________	
11. Existe Brigada de Incêndio?	( ) Sim ( ) Não
12. A empresa possui política de sinalização de segurança?	( ) Sim ( ) Não

Inquérito Preliminar de Saúde e Segurança do Trabalho ou *Walkthrough*

"O PCMSO deve possuir diretrizes mínimas que possam balizar as ações desenvolvidas, de acordo com procedimentos em relação a condutas, dentro dos conhecimentos científicos atualizados e da boa prática médica."

"O mínimo que se requer do Programa é um **estudo *in loco*** para reconhecimento prévio dos riscos ocupacionais existentes. O reconhecimento de riscos deve ser feito através do **Inquérito Preliminar de Saúde e Segurança do Trabalho.**"

Inquérito Preliminar de Saúde e Segurança do Trabalho

Reconhecimento de Riscos

Utilizar o *checklist* seguinte

(Avaliação deve ser feita por cada atividade, por cada posto de trabalho)

Ruído contínuo?	( ) Sim	( ) Não
Ruído de impacto?	( ) Sim	( ) Não
Calor?	( ) Sim	( ) Não
Radiação ionizante?	( ) Sim	( ) Não
Trabalho sob condições hiperbáricas?	( ) Sim	( ) Não
Radiação não ionizante?	( ) Sim	( ) Não
Vibrações?	( ) Sim	( ) Não
Frio?	( ) Sim	( ) Não
Umidade?	( ) Sim	( ) Não
Existe manipulação e/ou exposição a produtos químicos?	( ) Sim	( ) Não
Nota: analisar e listar os produtos químicos por procedimento(s) produtivo(s).		
Poeiras minerais?	( ) Sim	( ) Não
Fumos metálicos?	( ) Sim	( ) Não
Neblina?	( ) Sim	( ) Não
Névoa?	( ) Sim	( ) Não
Agentes biológicos?	( ) Sim	( ) Não

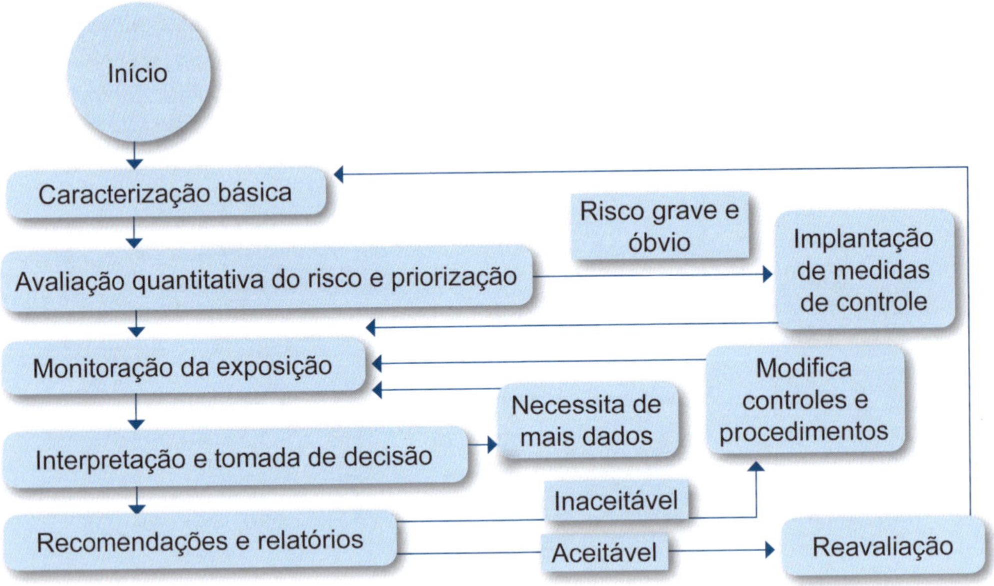

Figura 8.3 – Esquema semelhante ao proposto pela AIHA.

Principais Etapas da Proposta de Reconhecimento e Avaliação Qualitativa de Riscos*

As etapas básicas de nossa proposta são:

1. Caracterização geral da empresa: identificação, instalações físicas, atividades, ciclo produtivo, organização, ações da empresa na área.

2. Levantamento de dados preliminares sobre saúde e segurança que auxiliem na identificação e avaliação dos riscos:

- dados disponíveis na literatura sobre os riscos relativos aos processos existentes;
- acidentes e doenças ocupacionais registrados na empresa;
- levantamentos anteriores realizados;
- dados sobre a percepção de riscos dos trabalhadores;
- ações da fiscalização.

Esses dados permitem estabelecer quais setores deverão ser investigados com maior profundidade e detalhamento.

Com base nos dados obtidos nas etapas 1 e 2, define-se a estratégia mais adequada para o reconhecimento de riscos. Dependendo da dimensão da empresa e da complexidade dos processos e operações, ela pode ser subdividida por processos, operações, setores ou postos de trabalho onde os funcionários estão aproximadamente expostos às mesmas situações de risco. Tais setores não equivalem necessariamente ao conceito de grupo homogêneo de risco adotado pela AIHA.

Dependendo dos dados preliminares, setores nos quais os riscos ocupacionais são triviais ou inexistentes poderão não receber o tratamento aprofundado aplicado a outros setores.

3. Caracterização dos riscos por setor ou posto de trabalho:

Para cada setor é feita:

- caracterização do ambiente e processo de trabalho, isto é, a descrição física do posto ou setor e das atividades, tarefas, materiais usados, equipamentos existentes no local, bem como as condições ambientais gerais e instalações;
- caracterização da força de trabalho – enumeração e descrição de funções, organização do trabalho, horário e jornada, e outras observações relevantes para a avaliação dos riscos ou ações preventivas;
- identificação e avaliação qualitativa dos riscos para cada atividade/tarefa ou aspecto considerado do posto de trabalho.

A identificação e a avaliação qualitativa deverão apontar para cada item (tarefa, atividade ou aspecto do presente no posto de trabalho/setor):

- as situações de risco (agentes ou fatores de risco, com identificação das fontes, trajetórias de propagação de agentes, condições de exposição);
- medidas de controle existentes e o grau de adequação ou eficácia das mesmas;
- as consequências ou efeitos adversos potenciais para cada fator de risco;
- população exposta (função e número de expostos).

A avaliação qualitativa deverá indicar:

- índice de gravidade do efeito;
- índice de probabilidade do acidente ocorrer ou a gradação da exposição ao fator de risco (intensidade, duração e frequência);
- a gradação do risco.

Os critérios são semelhantes aos usados pela AIHA, atribuindo-se índices de 0 a 4 para a exposição (**Tabela 8.1**) ou probabilidade de ocorrência do dano (**Tabelas 8.4 e 8.5**), índices de 0 a 4 para a gravidade do dano no caso de acidentes (**Tabela 8.6**) ou efeito à saúde (**Tabela 8.2**, da proposta da AIHA). A diferença da proposta da AIHA é que incluímos critérios para estimar os efeitos de ação local de produtos químicos por contato e efeitos de carcinogenicidade, mutagenicidade e toxicidade para a reprodução (**Tabelas 8.7 e 8.8**).

4. Caracterização de agentes e fatores de risco:

Simultaneamente à etapa anterior, para cada agente ou fator de risco é feita a caracterização que inclui a relação dos perigos potenciais e padrões recomendados cientificamente ou estabelecidos na legislação.

5. Priorização das ações:

Os riscos estão classificados em cinco categorias, descritas na **Tabela 8.9.**

Tabela 8.4. Categorias de Probabilidade de Ocorrência de Acidentes

Índice	Categoria	Descrição
0	Insignificante	Provavelmente não ocorrerá
1	Baixa	É possível que ocorra a longo prazo
2	Média	É possível que ocorra a médio prazo
3	Alta	Provavelmente irá ocorrer a médio prazo
4	Muito alta	Provavelmente irá ocorrer em um curto espaço de tempo

Tabela 8.5. Categorias de Probabilidade de Ocorrência de Acidentes em Função da Eficiência das Medidas Preventivas

Índice	Categoria / Probabilidade	Descrição
0	Insignificante	Muito boa
1	Baixa	Boa
2	Média	Apresenta pequenos desvios
3	Alta	Apresenta desvios ou problemas
4	Muito alta	Medidas preventivas inadequadas ou inexistentes

Tabela 8.6. Categorias Relacionadas às Consequências do Acidente

Índice ou Grau	Categoria / Consequência	Descrição
0	Inexistente	O fato ocorrido não implicará em nenhum dano ou efeito adverso
1	Desprezível ou insignificante	Provavelmente não afetará a segurança e a saúde das pessoas, resultando em menos de um dia de trabalho perdido, entretanto é uma não conformidade com um critério específico
2	Marginal ou moderado	Pode causar uma lesão ou doença ocupacional de efeitos reversíveis de pouca importância, resultando na perda de dias de trabalho ou danos à propriedade irrelevantes
3	Crítico	Pode causar lesões severas, doenças ocupacionais severas ou danos significativos à propriedade
4	Catastrófico	Pode causar mortes ou perda das instalações

O grau de risco pode ser estimado a partir dos índices de probabilidade de ocorrência do acidente ou exposição e o índice relacionado com a magnitude e intensidade da consequência ou danos potenciais à saúde humana, consultando-se o gráfico da **Figura 8.2** e a **Tabela 8.10**.

A priorização de ações é estabelecida de acordo com os seguintes critérios, descritos na **Tabela 8.11**.

Tabela 8.7. Categorias de Danos Potenciais à Saúde para Agentes que Atuam Preponderantemente por Contato

Índice	Categoria	Descrição
0	Mínimo	Não irritante de peles, olhos e mucosas
1	Leve	Levemente irritante para peles, olhos e mucosas. Vapores e fumos irritantes em contato com a pele, os olhos e membranas mucosas
2	Moderado	Irritante para membranas mucosas, olhos, pele, sistemas respiratório e digestivo
3	Sério	Altamente irritante para membranas mucosas, olhos, pele, sistemas respiratório e digestivo
4	Severo	Efeito cáustico e corrosivo sobre a pele, mucosa e olhos

Tabela 8.8. Categorias de Danos Potenciais à Saúde para Agentes Carcinogênicos, Teratogênicos e Mutagênicos

Índice	Categoria	Descrição
0	Mínimo	O agente não é considerado um xenobiótico
1	Leve	Sem evidência de carcinogenicidade, teratogenicidade ou mutagenicidade
2	Moderado	Carcinogênico, teratogênico ou mutagênico confirmado somente para animais
3	Sério	Suspeito de ser carcinogênico, teratogênico ou mutagênico para seres humanos
4	Severo	Carcinogênico, teratogênico ou mutagênico confirmado para seres humanos

Tabela 8.9. Categorias de Risco

Grau	Risco
0	Insignificante ou trivial
1	Baixo
2	Moderado
3	Alto ou sério
4	Muito alto ou crítico

Tabela 8.10. Estimativa do Grau de Risco

Grau de Risco	Significado
0	Fatores do ambiente ou elementos materiais que não constituem nem um incômodo nem um risco para a saúde ou integridade física
1	Fatores do ambiente ou elementos materiais que constituem um incômodo sem ser uma fonte de risco para a saúde ou integridade física
2	Fatores do ambiente ou elementos materiais que constituem um incômodo, podendo ser de baixo risco para a saúde ou integridade física
3	Fatores do ambiente ou elementos materiais que constituem um risco para a saúde ou integridade física do trabalhador, cujos valores ou importâncias estão notavelmente próximos dos limites regulamentares
4	Fatores do ambiente ou elementos materiais que constituem um risco para a saúde ou integridade física do trabalhador, com uma probabilidade elevada de acidente ou doença

6. Identificação e avaliação de outras não conformidades com as Normas Regulamentadoras:

Identificar outros aspectos legais que possam constituir passivo para a empresa, que devem ser considerados na elaboração do plano de ação.

No trabalho do Dr. Gilmar Trivellato, encontramos a operacionalização da proposta e, segundo ele, os seguintes aspectos devem ser considerados antes da coleta de dados e que podem interferir no processo de reconhecimento de riscos.

Nota do Autor: Conforme já mencionamos anteriormente, no texto referente às etapas de planejamento do PCMSO (Visita Preliminar e Inquérito Preliminar de Segurança e Saúde no Trabalho), essa operacionalização deve ser utilizada pelo responsável pelo PCMSO.

Qual a Natureza e Origem da Demanda?

Os procedimentos básicos são:

Coleta inicial de informações.

Solicitar à empresa a disponibilização de informações sobre:

- atividades desenvolvidas na empresa – principais e auxiliares;
- plantas da empresa;
- fluxogramas do processo;
- fichas de segurança de produtos químicos (quando disponíveis);
- máquinas e equipamentos existentes;
- lista de matérias-primas e auxiliares, produtos intermediários e finais. Se possível, onde são usados e a taxa de consumo;

- estatísticas de acidentes e doenças ocupacionais registrados;
- mapas de riscos elaborados pela CIPA;
- registros dos agentes de fiscalização;
- relatórios técnicos de levantamentos de riscos realizados;
- listagem dos funcionários por função e setor de atividade.

Se o profissional for externo, por ocasião da coleta das informações acima, recomenda-se fazer uma visita geral para conhecimento das instalações da empresa (visão panorâmica).

Pesquisa bibliográfica:

- Se o processo não for familiar ao técnico, este deve estudar teoricamente o processo, recorrendo a enciclopédias técnicas.
- Levantamento em literatura técnica de SST de informações sobre os fatores de risco potenciais relacionados ao processo ou local de trabalho (existem livros que relatam os riscos para cada tipo de processo, p. ex., Burgess, 1995; Cralley, Enciclopédia da OIT, ou periódicos técnicos).
- Conhecimentos disponíveis na literatura sobre os efeitos nocivos dos agentes e fatores identificados.
- Conhecimentos disponíveis na literatura sobre as propriedades físico-químicas e toxicológicas de agentes químicos (MSDS).

Entrevistas com Diretores, Gerentes ou Encarregados Técnicos e do Setor de Pessoal

Num primeiro momento deve-se buscar sensibilizar e esclarecer a direção da empresa e todos os envolvidos para o trabalho a ser realizado, explicando as etapas.

Durante as entrevistas, levantar dados para caracterizar o processo de trabalho, definir o fluxograma das operações do ciclo produtivo, identificar as atividades auxiliares, localizar fisicamente todas as atividades e identificar os responsáveis.

Com o responsável pelo setor de pessoal ou recursos humanos, obter informações sobre a organização geral do trabalho.

Definição da Abordagem a Ser Adotada nas Visitas às Áreas

Com base nos dados obtidos nas etapas 1, 2 e 3, definir os setores a serem avaliados e uma abordagem para realizar as visitas.

Há três possibilidades de abordagem para as inspeções nos locais de trabalho:

1. abordagem geográfica, isto é, através das instalações área por área, setor por setor, examinando todos os aspectos ali presentes;
2. abordagem por assunto, que pode ser um setor, um posto de trabalho, uma operação, uma função ou mesmo uma tarefa específica;
3. seguir o processo, isto é, seguir o fluxo da linha de produção (mais adequada quando se quer conhecer o processo).

Pode-se ainda recorrer a uma combinação das três abordagens, o que em termos práticos é o que ocorre frequentemente.

Tabela 8.11. Critérios para Priorização de Ações

Grau de Risco	Avaliação Quantitativa		Medida de Prevenção e Controle	
	Necessidade	**Prioridade**	**Necessidade**	**Prioridade**
0 – Insignificante	Não necessária	–	Não necessária	–
1 – Baixo	Necessária para comprovar a eficácia das medidas de controle	Baixa	Manter medidas existentes	Baixa
2 – Moderado	Necessária para avaliar a eficácia das medidas de controle	Média	Necessária	Moderada
3 – Alto ou sério	Necessária para estimar exposição e verificar a necessidade de novas medidas de controle	Alta	Necessária	Alta
4 – Muito alto ou crítico	Necessária para registrar a exposição excessiva. Não necessária para decidir a demanda de adoção de medidas de controle	Alta	Necessária, com adoção de alguma medida em caráter imediato	Alta, com ação imediata

Qual a natureza e origem da demanda?

Quem irá responder à demanda (profissional da empresa ou externo contratado)?

Qual é o grau de liberdade para se efetuar o levantamento e as disponibilidades de tempo?

Qual é o nível de negociação e relacionamento entre empregadores, trabalhadores, autoridades e profissionais da área de SST?

Qual é a dimensão da empresa e a complexidade do processo?

Que ações já existem na empresa ou levantamentos anteriores já realizados?

Qual a cultura dominante na empresa em matéria de gestão de segurança e saúde ocupacional?

Inspeções nos Locais de Trabalho

Coletar todos os dados, observando ou entrevistando pessoas, em particular trabalhadores, para fazer a caracterização do ambiente e processo de trabalho, da força de trabalho, identificação e avaliação de todos os fatores de risco presentes.

Para o levantamento em campo recomenda-se utilizar, como apoio, listas de verificações.

Durante as inspeções recomenda-se verificar os seguintes aspectos:

- ritmo de produção;
- frequência e duração de processos de trabalho cíclicos;
- condições anormais de operações.

Em relação aos funcionários, recomenda-se obter e registrar dados sobre:

- tarefas efetivamente executadas;
- queixas e sintomas que possam ser atribuídos às exposições;
- percepção de riscos dos trabalhadores;
- hábitos de higiene pessoal, práticas de limpeza;
- revezamento ou rodízio entre os trabalhadores;
- mobilidade dos trabalhadores em relação aos setores e postos de trabalho;
- uso de equipamentos de proteção individual;
- hábitos pessoais: tabagismo, alcoolismo, uso de drogas etc.

Este levantamento poderá incluir outros fatores de risco que não sejam os ambientais.

Organizar e Sistematizar os Dados

Para cada posto de trabalho deve-se fazer a sistematização dos dados para caracterizar os riscos e fazer a avaliação qualitativa dos riscos de acordo com os critérios aqui propostos. Após a avaliação, fazer a identificação das necessidades de avaliações quantitativas e medidas de controle, indicando as prioridades.

Elaborar relatório e apresentar à empresa e ao médico responsável pelo PCMSO.

Conclusões

As metodologias apresentadas mostram claramente que o processo de reconhecimento de riscos não pode se limitar apenas à identificação dos agentes ou fatores de risco. Deve ser um processo completo seguido de uma avaliação preliminar (qualitativa) dos riscos identificados para fins de priorização de ações.

Os riscos não identificados e não avaliados não podem ser controlados – quer do ponto de vista de medidas introduzidas no ambiente de trabalho ou de vigilância da saúde.

Se não for feita uma avaliação preliminar, priorizando-se em função do risco, isto pode implicar em gastos excessivos ou desnecessários com avaliações quantitativas ou exames clínicos.

A metodologia proposta, adaptada de outras existentes, pode-se constituir uma ferramenta útil no processo da gestão da segurança e da saúde na empresa. No entanto, ele vem romper com a tradição dominante no Brasil de se simplificar o processo de reconhecimento de riscos e partir direto para a quantificação, visando sobretudo a caracterização do processo de insalubridade. A proposta apresentada é útil para a prevenção e não é adequada para a caracterização de insalubridade.

PARTE 6

Desafios e Oportunidades no Brasil de Hoje e o Papel do PCMSO

Capítulo 9

Desafios e Oportunidades para o Brasil de Hoje, para o Planejamento e a Gestão do PCMSO

Introdução

As turbulências na economia mundial, ao mesmo tempo que estremecem as organizações, levam o mundo corporativo a buscar novos desafios e oportunidades de melhorias. A meta é dotar as empresas de capacidade de agir em favor de seu desenvolvimento institucional, inclusive por ganhos em visibilidade social, para dar resposta aos desafios socioeconômicos do Brasil.

Além da implantação de novas tecnologias, da IA (inteligência artificial) e da efetivação da Indústria 5.0, teremos que implementar a gestão de um novo risco ocupacional: "o risco tecnológico, que pode acarretar agravos à saúde do trabalhador". Sendo assim, na Saúde Ocupacional teremos que priorizar o fortalecimento integral da capacidade institucional (**Figura 9.1**), alertando o Médico Responsável pelo PCMSO sobre os ciclos envolvendo saúde-doença-trabalho-desenvolvimento, voltando o olhar para o exame médico ocupacional e as Normas Regulamentadoras.

Fortalecimento Integral da Capacidade Institucional

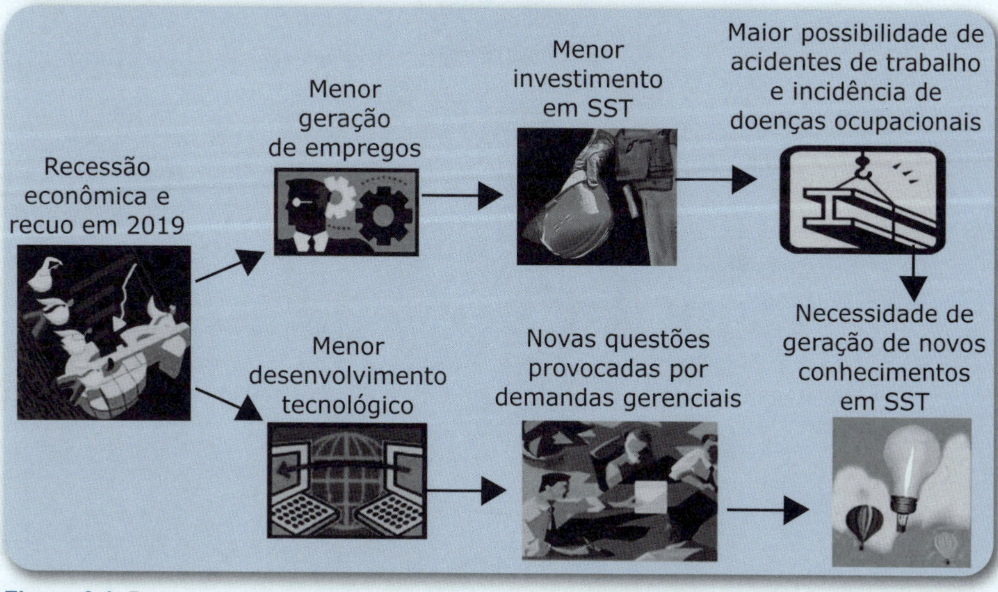

Figura 9.1. Dotar as empresas de capacidade de agir em favor de seu desenvolvimento institucional, inclusive por ganhos em visibilidade social, para dar resposta aos desafios socioeconômicos do Brasil.

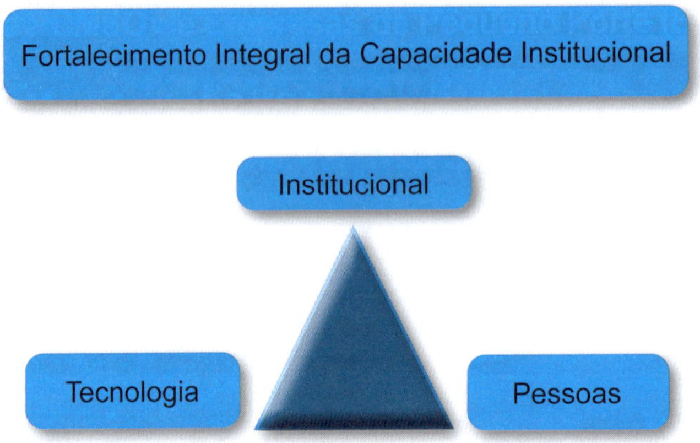

Desafios

Considerações sobre o “objeto” ou “campo”:

Interdependência entre trabalho, saúde e desenvolvimento?

Alertar o Médico Responsável pelo PCMSO

Os dois ciclos envolvendo saúde e doença no trabalho:

O Ciclo Virtuoso:

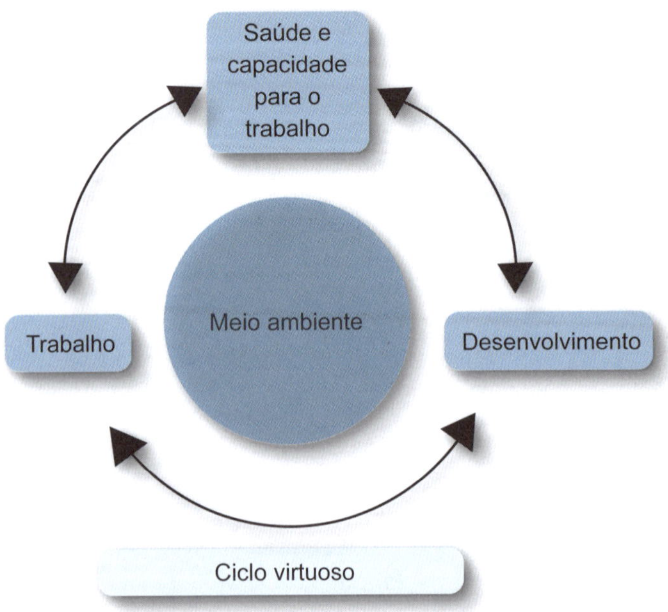

O Ciclo Vicioso:

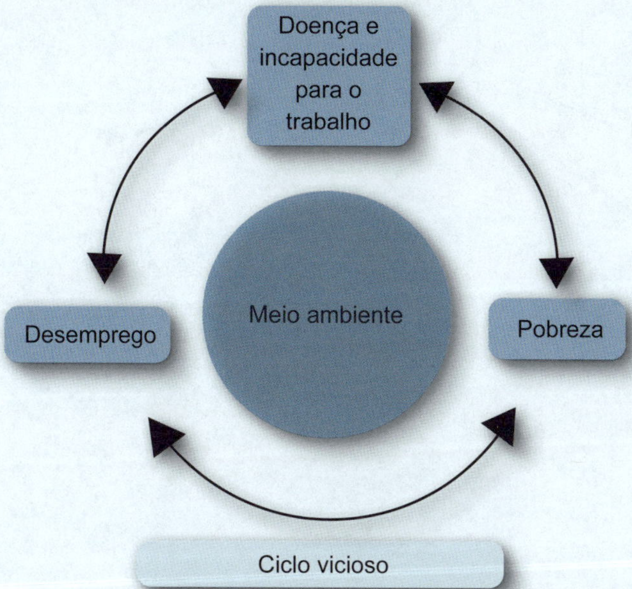

Nota: Adaptada da palestra do professor René Mendes, proferida em julho de 2010, na Fundacentro de Brasília.

Alertar o Médico Responsável pelo PCMSO quanto ao "olhar" voltado para o exame médico ocupacional (**Figura 9.2**) e para as Normas Regulamentadoras mais importantes (**Figura 9.3**).

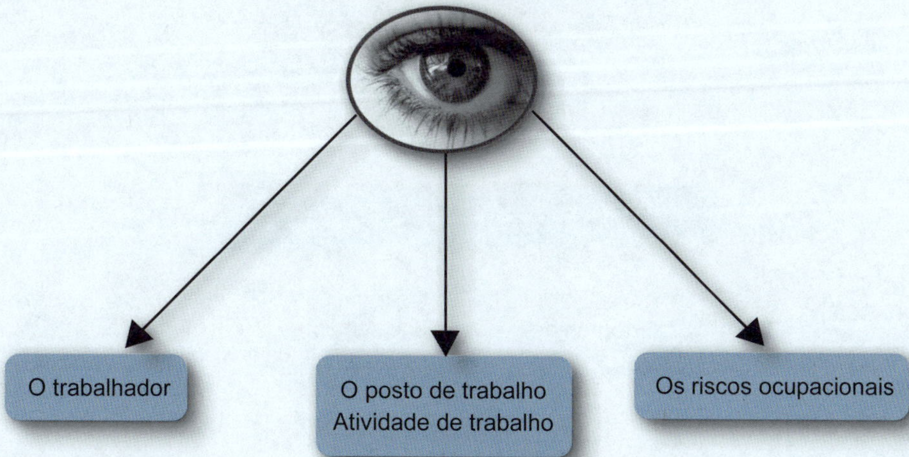

Figura 9.2. "Olhar" voltado para o exame médico ocupacional.

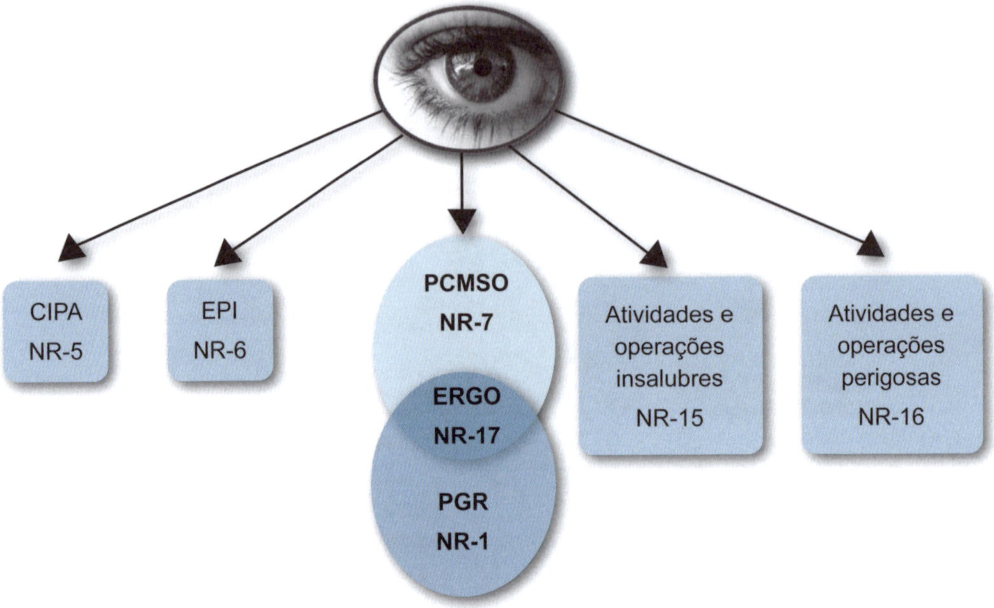

Figura 9.3. Normas Regulamentadoras mais importantes.

Proposta para os Três Momentos do PCMSO

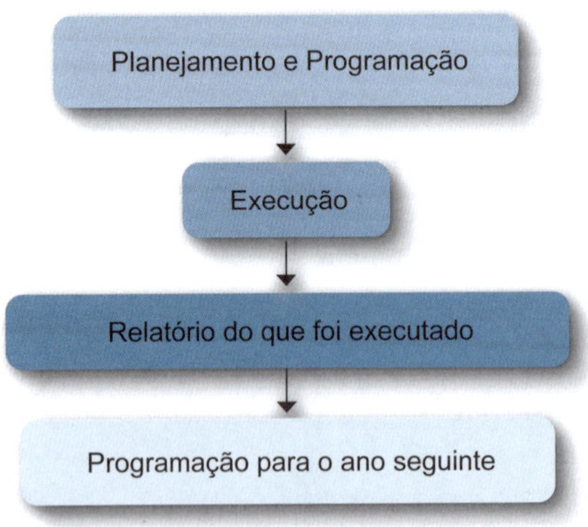

Planejamento

Visita Preliminar

Coleta de dados e informações das diversas demandas. Áreas sugeridas para coleta de dados e informações:

Para Microempresas e Empresas de Pequeno Porte

Pode ser consultado o contador ou a empresa de contabilidade.

Para Médias Empresas

Consultar:

- recursos humanos;
- o SESMT, se for o caso;
- a CIPA, caso exista;
- a equipe responsável pelo PGR.

Inquérito Preliminar de Segurança e Saúde no Trabalho (*Walkthrough*)

O inquérito deve ser acompanhado por um funcionário da empresa – sugerimos que, caso exista CIPA, seja o vice-presidente da CIPA ou ainda o técnico de segurança do SESMT ou outra pessoa indicada pela empresa.

Proposta para o Inquérito Preliminar de Segurança e Saúde no Trabalho

A nossa proposta é que exista uma interface entre o PCMSO e o PGR e outros documentos legais. Por exemplo: Os riscos elencados nas etapas do PGR devem ser os apontados no reconhecimento de risco durante o inquérito preliminar. Esses serão os riscos especificados no Atestado de Saúde Ocupacional (ASO) e em diversos documentos, como, por exemplo, no LTCAT, PPP, entre outros.

Voltamos a afirmar:

"Fator de risco" ou "situação de risco", segundo a nossa proposta para o Inquérito Preliminar de Segurança e Saúde no Trabalho (*Walkthrough*), é uma condição ou conjunto de circunstâncias que tem potencial de causar um certo efeito adverso, isto é, lesões, danos em geral, acidentes de trabalho, doenças relacionadas ao trabalho e morte. É importante ficar atento durante o inquérito a todos os fatores de risco ou situações de risco que possam desencadear, por exemplo, as doenças relacionadas ao trabalho da classificação proposta por Schilling (1984).

Proposta de *checklist* para ser utilizado no Inquérito Preliminar de Segurança e Saúde no Trabalho (*Walkthrough*) (**Tabelas 9.1** e **9.2**).

Tabela 9.1. Fatores de Risco quanto à Natureza

Setor	Funções	Fator de Risco Físico	Fator de Risco Químico	Fator de Risco Biológico
		Ruído contínuo ( ) Sim ( ) Não	Poeiras ( ) Sim ( ) Não	Microrganismos ( ) Sim ( ) Não
		Ruído de impacto ( ) Sim ( ) Não	Fumos metálicos ( ) Sim ( ) Não	Fungos ( ) Sim ( ) Não
		Calor ( ) Sim ( ) Não	Névoas ( ) Sim ( ) Não	
		Radiação ionizante ( ) Sim ( ) Não	Neblinas ( ) Sim ( ) Não	
		Condições hiperbáricas ( ) Sim ( ) Não	Gases ( ) Sim ( ) Não	
		Radiações não ionizantes ( ) Sim ( ) Não	Substâncias químicas ou produtos químicos em geral encontrados no setor ( ) Sim ( ) Não	
		Vibrações ( ) Sim ( ) Não		
		Frio ( ) Sim ( ) Não		
		Umidade ( ) Sim ( ) Não		

Perguntas a serem respondidas pelo responsável do PCMSO:

- Que fatores de risco (agentes ou condições) presentes neste setor têm potencial de causar danos à saúde ou ameaçar a integridade física dos trabalhadores? Como?
- Existem medidas de controle? Essas medidas são adequadas ao tipo de risco?
- Quais são os possíveis efeitos adversos ou danos?
- Qual a possível magnitude ou gravidade do dano (estimativa)?
- Qual é a probabilidade de que os efeitos adversos se concretizem?
- Qual é o grupo exposto a esses fatores de risco? Quais as condições de exposição?

Tabela 9.2. Fatores de Risco quanto à Natureza Situacional

Setor	Funções	Fatores Ergonômicos	Fator de Risco de Acidentes
		Esforço físico intenso ( ) Sim ( ) Não	Explosivo (NR-16) ( ) Sim ( ) Não
		Levantamento manual de carga ( ) Sim ( ) Não	Inflamável (NR-16) ( ) Sim ( ) Não
		Transporte manual de carga ( ) Sim ( ) Não	Eletricidade (NR-16) ( ) Sim ( ) Não
		Controle rígido de produtividade ( ) Sim ( ) Não	Radiação ionizante (NR-16) ( ) Sim ( ) Não
		Exigência de postura inadequada ( ) Sim ( ) Não	Trabalho em atividades com exposição a roubos e outras espécies de violência física (NR-16) ( ) Sim ( ) Não
		Imposição de ritmos excessivos ( ) Sim ( ) Não	Atividades perigosas em motocicletas ( ) Sim ( ) Não
		Trabalho em turno e noturno ( ) Sim ( ) Não	Arranjo físico inadequado ( ) Sim ( ) Não
		Jornada prolongada de trabalho ( ) Sim ( ) Não	Máquinas e equipamentos sem proteção ( ) Sim ( ) Não
		Monotonia ( ) Sim ( ) Não	Ferramentas inadequadas e sem proteção ( ) Sim ( ) Não
		Movimentos repetitivos ( ) Sim ( ) Não	Armazenamento inadequado de produtos ( ) Sim ( ) Não
		Ruído desconfortável (NR-17) ( ) Sim ( ) Não	Animais peçonhentos ( ) Sim ( ) Não
		Temperatura desconfortável (NR-17) ( ) Sim ( ) Não	Situações de risco que poderão contribuir para a ocorrência de acidentes não listadas ( ) Sim ( ) Não Quais?
		Mesas e cadeiras desconfortáveis ( ) Sim ( ) Não	

Tabela 9.2. Fatores de Risco quanto à Natureza Situacional (cont.)

Setor	Funções	Fatores Ergonômicos	Fator de Risco de Acidentes
		Iluminação irregular ( ) Sim ( ) Não	
		Situações causadoras de estresse físico e/ou psíquico não listadas ( ) Sim ( ) Não Quais?	

Observações:

Indicamos para o reconhecimento e avaliação dos fatores ou situações de risco, a estratégia proposta pela AIHA. Utilize as **Tabelas 8.1** e **8.2** (págs. 277 e 278).

Quando um setor de uma determinada empresa apresentar grande quantidade de produtos químicos considerados como fatores de risco, sugerimos solicitar à empresa uma lista dos produtos químicos existentes naquele setor.

Para o fator de risco biológico propomos caracterizar como condição de risco as atividades citadas no Anexo 14 da NR-15, além das eventuais exposições do trabalhador a microrganismos ou fungos.

Deixar bem claro no corpo do PCMSO que os fatores ou situações de risco apontados durante o Inquérito Preliminar de Segurança e Saúde no Trabalho só poderão conferir adicional de insalubridade ou periculosidade por intermédio da elaboração de laudo, conforme o Artigo 195 da CLT e Anexos das NR-15 e 16.

Na nossa proposta, indicamos que antes da realização da visita preliminar e do inquérito, que a empresa receba um cronograma das ações. Exemplo:

Ações para Elaboração do PCMSO	Novembro 2024	Dezembro 2025
Visita preliminar	X	
Inquérito Preliminar de Segurança e Saúde no Trabalho	X	
Entrega do PCMSO à empresa		X

Deve ser negociada e previamente marcada com a empresa a realização da visita preliminar e do Inquérito Preliminar de Segurança e Saúde no Trabalho: dia, hora, quem vai receber e quem vai acompanhar.

> "A gestão da segurança e saúde no trabalho deve ser desenvolvida por parte de todas as empresas."

O PCMSO e a Gestão de Segurança e Saúde no Trabalho

O que é Gestão?

É o ato ou efeito de administrar; ação de governar ou gerir; exercer mando, ter poder de decisão (sobre), "dirigir", "gerir".

Em vários dicionários, gestão e administração são sinônimos. Portanto, os termos gestão e administração apontam para o ato de "governar" pessoas, organizações e instituições.

Gestão = Administração

↓

Política

Gestão diz respeito à capacidade de dirigir, isto é, confunde-se com o exercício do poder. É a política no sentido mais amplo.

Na Grécia clássica, o termo "política" era a capacidade de fazer a gestão democrática das cidades. É importante destacar, portanto, a relação entre a gestão e política porque a construção da administração e da gestão como um espaço estruturado e sistemático de conhecimento implicou, exatamente, em fabricar uma descontinuidade entre a política e a gestão. No contexto histórico, vale a pena ressaltar o papel do engenheiro norte-americano Frederick Taylor que, no alvorecer do século XX, publicou o livro *Princípios da Administração Científica*. Taylor, no seu livro, pretendeu apresentar um método que permitisse a existência de uma gestão técnica, baseada em evidências. Tempos depois da obra de Taylor, ainda percebemos que a disciplina, o acompanhamento, a reavaliação e o controle continuam sendo pilares da metodologia de gestão. Mas, hoje, entendemos que a "gestão taylorista" com centralização do poder de planejar e decidir na direção da empresa, buscando limitar a autonomia e a iniciativa do trabalhador, não condiz com a gestão de segurança e saúde no trabalho.

Há, na gestão de pessoas de diversas empresas, uma verdadeira tentação ou até obsessão em suprimir o poder do trabalhador. É uma sistemática ultrapassada que, certamente, vai dificultar a integração das ações preventivas a todas as atividades da empresa e inibir o aperfeiçoamento contínuo dos níveis de proteção e desempenho no campo da segurança e saúde no trabalho.

"As empresas obrigadas a constituir SESMT, de acordo com a NR-4, devem desenvolver um Sistema de Gestão de Segurança e Saúde no Trabalho, incluindo a implementação das ações de avaliação e controle de riscos." Esta iniciativa, além de agregar valor, permite à empresa vislumbrar a certificação ISO 45001.

SGSST e o PDCA

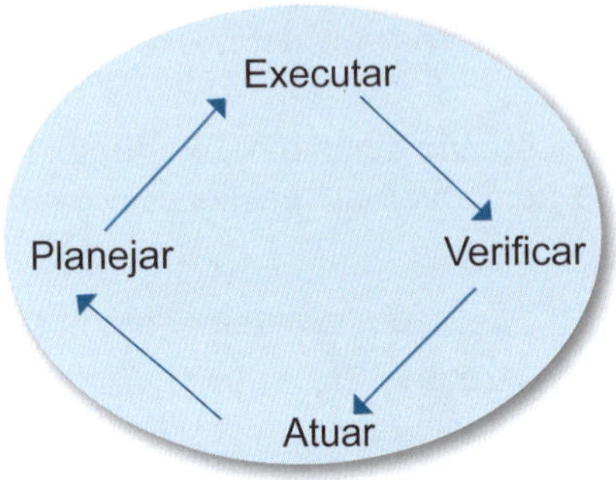

O que é PDCA?

É o método interativo de gestão de quatro passos, utilizado para controle e melhoria contínua de processos e produtos.

Trata-se de um ciclo, pois a melhoria se torna contínua a cada vez que o ciclo é ativado e retorna ao seu início.

A base dessa ferramenta está na repetição. Ela é aplicada sucessivamente nos processos para que se busque a melhoria de forma continuada. Neste contexto, o planejamento, a padronização e a documentação são práticas importantes, assim como medições precisas. Outros fatores abordados pelo ciclo PDCA são os talentos e habilidades dos profissionais envolvidos. No Programa de Controle Médico de Saúde Ocupacional (PCMSO), é de fundamental importância a noção e aplicação do PDCA, principalmente para as empresas obrigadas a desenvolver SGSST (Sistema de Gestão de Segurança e Saúde no Trabalho). O modelo proposto visa estabelecer caminhos para a implantação do sistema de gestão de saúde e segurança ocupacional baseado na norma ISO 45001.

PDCA

P = *PLAN* = Planejar

Significa planejar, em português. É a etapa em que se analisam os problemas que precisam ser resolvidos.

A Proposta para os Três Momentos do PCMSO envolve exatamente o

P = *PLAN*

O Planejamento do PCMSO é norteado pela visita preliminar (coleta de dados e informações sobre a empresa) e o Inquérito Preliminar de Segurança e Saúde no Trabalho (*Walktrough*) com a utilização do *checklist* para o reconhecimento dos fatores de risco quanto à natureza.

Portanto, o P do PDCA segue esta ordem:

- definição dos problemas;
- definição de objetivos;
- escolha dos métodos.

Questionar-se cinco vezes sobre o que ocorreu, sempre tornando sua resposta mais completa.

Cada pergunta formulada durante a visita preliminar a um ou mais dirigentes de empresa deve focar objetivos a serem alcançados pelo PCMSO: a promoção e a proteção da saúde dos trabalhadores.

D = *DO* = Fazer — É a hora do trabalho efetivo, de colocar a mão na massa.

Fazer o quê?

Executar o quê?

O que foi planejado durante o P do PDCA, que no caso do PCMSO envolve as ações de promoção de saúde e preservação de saúde do conjunto de trabalhadores de uma empresa.

Envolvimento da etapa do: D

- treinar o método;
- executar;
- realizar eventuais mudanças; não procurar a perfeição, mas o que pode ser feito de forma prática;
- medir e registrar os resultados.

No caso do PCMSO, na etapa D do PDCA, treinar os "atores" que vão ficar envolvidos na execução do que for planejado é algo da maior importância.

O médico responsável pelo PCMSO deverá "treinar" e "familiarizar o médico encarregado dos exames" (p. ex., médico examinador). Saliento que o Sistema de Gestão de Segurança e Saúde no Trabalho mostra evidências de todas as ações visando a Norma ISO 45001.

C = *CHECK* = Checar — Esta é uma das etapas mais importantes que definem o conceito do PDCA num ciclo. Significa "checar" e procurar agir de forma melhorada.

"Checar" o quê?

O que está sendo EXECUTADO. Não adianta FAZER sem o "olhar crítico" sem acompanhamento, sem gestão.

O C do PDCA deve seguir esta ordem:

- verificar se o padrão está sendo obedecido;
- verificar o que está funcionando e o que está dando errado;
- perguntar por quê? a cada passo;
- com as respostas, treinar o método definido.

No caso do PCMSO, na etapa do C em atendimento à NR-7, isto é, ao SGSST, é de suma importância verificar se o padrão (por exemplo, a qualidade) dos exames médicos ocupacionais está sendo obedecido. O padrão estabelecido para os exames médicos é o que chamamos de controle médico em saúde ocupacional: anamnese, exame físico, história ocupacional, tudo deve ser permanentemente "checado". Verificar o que está funcionando nas ações desenvolvidas no PCMSO, as respostas fornecidas pelos indicadores de saúde, é usar a "régua de medição" de qualidade do PCMSO e do Sistema de Gestão de Segurança e Saúde no Trabalho.

Cabe ao Responsável pelo PCMSO, na etapa C do PDCA, verificar (checar) a qualidade dos exames laboratoriais, audiométricos, radiográficos, espirométricos e outros exames da grade do Controle Médico em Saúde Ocupacional.

A = *ACT* = Agir

É o momento de agir com mais assertividade. Esta etapa envolve perguntas e tomadas de atitudes visando o reinício do ciclo na busca da melhoria constante.

O que envolve a etapa A do PDCA?

- As coisas estão conforme o programado? Continue assim!!!
- Na verdade existem inconformidades! Então: aja e previna os erros!!!
- Melhorar o sistema de trabalho.
- Respeitar as soluções que se mostrem adequadas.

No caso do PCMSO, a etapa do A é uma "autoauditoria" praticada pelo responsável pelo PCMSO. É o relatório anual com a programação para o ano seguinte com perguntas e respostas, por exemplo:

- Devemos realinhar os exames?
- Devemos abolir exames complementares ou incluir outros?
- O que devemos melhorar para promover a saúde dos trabalhadores? O que os indicadores de saúde estão sinalizando?
- Devemos propor algum tipo de ação de saúde não constante do planejamento anterior? Cabe a implantação, por exemplo, de um Programa de Alimentação Saudável?
- Cabe encomendar à empresa uma Análise Ergonômica do Trabalho?
- A aplicação do PDCA deve envolver não apenas o PCMSO, e sim todo o sistema de Gestão de Segurança e Saúde no Trabalho (SGSST).

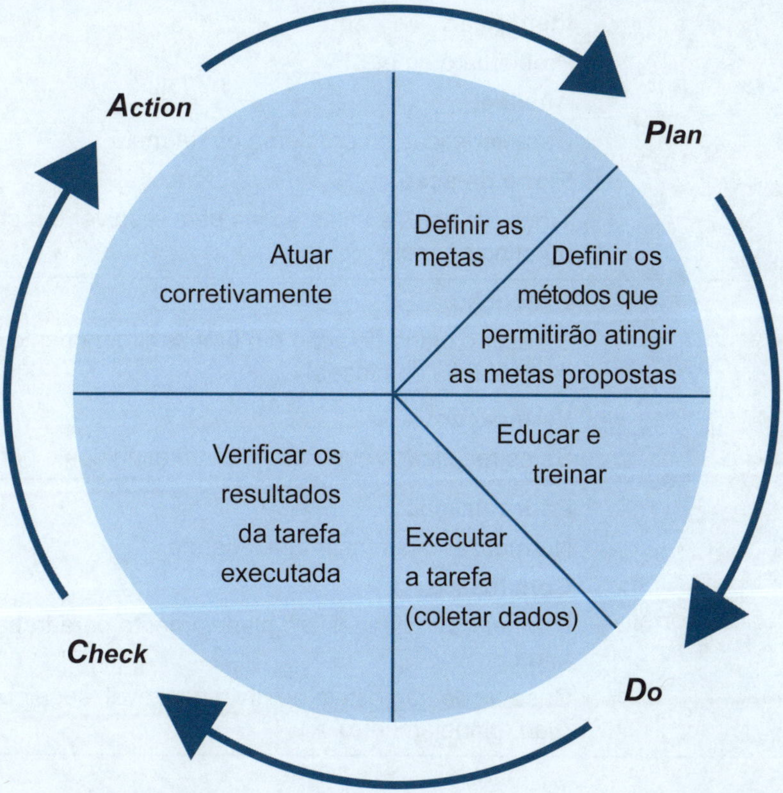

O PDCA é algo muito simples, mas vai exigir muita dedicação e atenção. Alguns cuidados devem ser tomados ao aplicar o método, por exemplo:

- nunca Fazer D sem Planejar P;
- a humildade é uma grande arma. Na hora de Agir A, caso perceba um número acentuado de tentativas e repetições, saiba que é "hora" de voltar ao P de Planejamento;
- procure evitar atropelos, pulando etapas, fases, ou não se dedicando de corpo e alma ao PDCA, com tempo suficiente para "questionamentos" e "porquês".

O PDCA é uma ferramenta aplicável em diversas situações, porém às vezes requer especializações para auxiliar as resoluções de problemas específicos.

Para finalizar, estamos elencando os erros mais comuns a um PDCA:

- falta de fundamentação ao responder os porquês;
- análise de cenários incompleta;
- treinamento ineficiente;
- registros incompletos;
- medicações imprecisas;
- padronização pouco detalhada.

P (*Plan*) planejamento	**Identificar:** Problema ou meta **Análise:** Características do problema ou da meta **Plano de ação:** Traçar as estratégias e ações para resolver o problema ou atingir a meta
D (*Do*) fazer	**Execução**: Colocar o plano de ação em prática (treinamento e implantação das fases)
C (*Check*) avaliar	**Verificação:** Se os resultados esperados foram atingidos e por que
A (*Action*) ação corretiva	**Padronização:** Normatizar o que está funcionando **Conclusão:** Revisar as atividades e o planejamento para trabalho futuro Caso ainda não esteja no nível aceitável, seguir para o *Plan* (planejamento)

Nota do Autor: Destacamos a importância do conhecimento, por parte dos médicos do trabalho, da Norma ISO 45001: 2018.

PARTE 7

Cenários da Elaboração do PCMSO da Microempresa à Indústria 5.0 - Aspectos Legais e a Clínica Médica Aplicada à Medicina do Trabalho

Capítulo 10

Diretrizes e Ações para Planejamento e Gestão do PCMSO

Introdução

De acordo com dados da Organização Internacional do Trabalho (OIT), ocorrem anualmente 300 milhões de acidentes de trabalho em todo o mundo. Cerca de 2,6 milhões deles resultam em mortes. Acidentes e doenças relacionadas ao trabalho consomem anualmente 4% do PIB mundial. Até recentemente, o Brasil ainda ocupava o quarto lugar em relação ao número de mortes, com mais de 2.600 óbitos. O país perde apenas para a China, os Estados Unidos e a Rússia.

Na década de 1970, o Brasil registrava uma média de 3.604 óbitos para 12.428.826 trabalhadores. Nos anos 1980, o número de trabalhadores aumentou para 21.077.804 e as mortes chegaram a 4.672. Já na década de 1990 houve diminuição: 3.925 óbitos para 23.648.341 trabalhadores. Os anos 2000 mostram ainda um quadro preocupante. Cerca de 700 mil casos de acidente de trabalho são registrados em média no Brasil todos os anos, sem contar os casos não notificados oficialmente. O país gasta cerca de R$ 70 bilhões com acidentes de trabalho anualmente.

Dentre as causas frequentes dos acidentes e doenças relacionadas com o trabalho estão a precarização do trabalho, a terceirização, a intensificação e a fragmentação das tarefas, a subcontratação, a redução de pessoal acompanhada da polivalência (o auxiliar de serviços gerais que "faz tudo"), o estabelecimento de metas impossíveis de serem alcançadas (p. ex., bancários), a síndrome da jornada de trabalho de 24 horas por 7 dias, a imposição mais frequente de turnos e horários irregulares, a aceleração dos ritmos, o assédio moral, a cobrança exagerada e o desrespeito a diversos direitos. E ainda nos deparamos com empresas apresentando o meio ambiente de trabalho parecido com o do século XVIII, com névoas, neblinas, fumos metálicos, fumaça, maquinário velho e desprotegido, tecnologia ultrapassada, mobiliário inadequado... Tudo isso vem gerando impactos sobre a saúde física e psicológica dos trabalhadores.

A lombalgia é atualmente a principal causa de afastamento do trabalho e, muitas vezes, proporcionada pelos fatores ergonômicos. Há, sem dúvida, uma propagação epidêmica do estresse ocupacional e de diversas afecções do sistema osteomuscular. É cada vez mais nítida a presença do nexo técnico dos distúrbios mentais relacionados com o trabalho e com a manutenção de diagnósticos das doenças relacionadas com o trabalho tradicionais. Completamos 30 anos de PCMSO e precisamos de um bom planejamento e boa gestão do Controle Médico em Saúde Ocupacional. Precisamos de exames médicos ocupacionais de qualidade, dentro de um padrão de excelência em clínica médica.

Principais Objetivos dos Exames Médicos Ocupacionais

A. Avaliar a adequação das condições de saúde do trabalhador para determinadas atividades de trabalho.

B. Identificar os casos de doenças profissionais ou do trabalho com base na legislação vigente e a classificação de Schilling.

C. Avaliar qualquer deficiência de saúde potencialmente relacionada com a exposição a fatores de risco inerentes ao processo de trabalho.

D. Estabelecer o perfil de saúde dos(as) trabalhadores(as) de acordo com o programa de promoção de saúde previamente estabelecido.

E. Detectar anomalias pré-clínicas e clínicas em um momento no qual uma intervenção pode trazer benefício para a saúde de um indivíduo.

F. Prevenção do agravo da saúde do(a) trabalhador(a).

G. Promoção da saúde do(a) trabalhador(a).

H. Avaliar a aptidão do(a) trabalhador(a) para determinada atividade de trabalho, num determinado posto, com a preocupação constante de adaptar a atividade ao posto de trabalho.

I. Fortalecer métodos de trabalho seguros e promover a manutenção da saúde.

Tipos de Exames Médicos Ocupacionais (NR-7)

1. O PCMSO deve incluir, entre outros, a realização obrigatória dos exames médicos:

- admissional;
- periódico;
- de retorno ao trabalho;
- de mudança de risco;
- demissional.

2. Os exames médicos complementares:

- Os exames laboratoriais são norteados pelos Quadros 1 e 2 do Anexo I da NR-7 (**Tabelas 10.1 e 10.2**).
- Os exames audiométricos são norteados pelo Anexo II da NR-7.
- Os exames de raios X de tórax e espirometria serão norteados pelo Anexo III da NR-7.
- Os exames complementares visando o trabalhador exposto a condições hiperbáricas (ar comprimido e mergulho) são norteados pelo Anexo IV da NR-7.
- Os exames complementares voltados para trabalhadores expostos a produtos químicos carcinogênicos e a radiações ionizantes são norteados pelo Anexo V da NR-7.

Atendimento humanizado do trabalhador no exame médico ocupacional

O atendimento não deve se limitar apenas a receber o trabalhador, mas envolver uma série de procedimentos que compõem o processo de trabalho em saúde, abrangendo as relações humanas como um todo. Baseia-se na humanização do atendimento efetuado pelo atendente ao atendido, e envolve a boa vontade de ouvir, a importância dada aos sintomas, o reconhecimento de suas necessidades, individuais ou não, que devem ser o alvo de todas as ações de saúde. Uma boa postura acolhedora deve fazer parte das habilidades dos profissionais das equipes no atendimento ao trabalhador, independendo da hora ou do local.

O atendimento humanizado ao trabalhador deve estabelecer-se rigorosamente nos fundamentos da ética médica. A segurança do atendido é de suma importância para se criar uma boa relação entre o médico e o paciente e ser o principal motivo para uma conclusão satisfatória e eficaz no tratamento. Para melhor aproveitamento das informações obtidas é preciso constituir um ambiente calmo, tranquilo e acolhedor e realizar as condutas preventivas de acordo com cada caso.

A conduta no atendimento humanizado ao trabalhador, tanto no exame médico como em qualquer circunstância, objetiva: verificar as queixas sentidas pelo paciente e identificar as suas necessidades;

- oferecer agilidade no serviço de atendimento, com racionalização de recursos;
- encaminhar o paciente para profissionais especializados nos casos necessários;
- em casos de emergência e urgência, deve-se garantir que seja prestado um pronto-atendimento de qualidade e em tempo hábil; compreender melhor o motivo pelo qual foi procurado o serviço pelo paciente e valorizar o quadro clínico em que ele se enquadra, de acordo com as condições de seu posto de trabalho;
- manter um sistema de consultas agendadas para dar maior rapidez ao atendimento;
- usar parâmetros de apoio, humanidade e cidadania;
- transmitir segurança ao paciente no encontro de soluções para seus problemas.

Exame Médico

Para facilitar a avaliação clínica é indicado que o paciente, no momento do exame médico, esteja usando trajes fáceis de vestir. A fim de facilitar a adoção desta medida pelos funcionários, orientamos que esta informação seja descrita nos manuais apresentados na empresa no momento de implantação ou renovação do PCMSO.

Anamnese

O exame médico deve se iniciar com a anamnese, que precisa abordar tanto o histórico clínico quanto o ocupacional, de acordo com os preceitos da propedêutica médica. A finalidade é encontrar a história clínica mais completa possível, sem deixar de lado sintomas, queixas e sinais clínicos, investigando a fundo com os exames complementares que se fizerem necessários.

Anamnese Clínica

Pesquisar os hábitos e o estilo de vida do paciente, uso crônico de remédios, a existência de queixas, bem como doenças atuais e pregressas, acidentes e ocorrência de cirurgias. Os sinais e sintomas em cada aparelho ou sistema devem ser minuciosamente investigados, com o objetivo de diagnosticar e prevenir possíveis problemas de saúde.

Anamnese Ocupacional

Pesquisar a ocorrência de doenças relacionadas ao trabalho, os antecedentes ocupacionais, a ocorrência de acidentes de trabalho e afastamentos. As funções exercidas pelo paciente devem ser detalhadas a fim de evidenciar os instrumentos com os quais ele entra em contato, as condições ambientais e substâncias às quais ele se submete, e o tempo que exerce a profissão. As exposições a substâncias e riscos específicos devem ser correlacionadas com a existência de alguma enfermidade sofrida pelo paciente. Deve-se, também, indagar ao trabalhador se colegas seus na mesma função apresentam sintomas similares, e qual o grau de satisfação em cumprir sua função e escala de trabalho.

É importante considerar:

- condições do ambiente de trabalho (exposição a calor, frio, umidade, radiação, vibração etc.);
- tempo e ritmo de trabalho, pausas, descanso semanal, exigências de produtividade, relações interpessoais;
- postura requerida para a função, esforço físico, carregamento manual de peso, levantamento de cargas, exigência de esforço repetitivo;
- o controle de sua produção, o uso de ferramentas, máquinas e equipamentos;
- a existência de produtos tóxicos, químicos ou biológicos, com detalhamento de toda matéria-prima à qual o trabalhador é exposto.

Exame Físico

Deve-se iniciar o exame com a aferição da pressão arterial, do peso e da altura, com o cálculo do índice de massa corporal (IMC) e a identificação do biotipo (normolíneo, brevilíneo ou longilíneo). Em caso de o paciente ter em mãos algum exame laboratorial ou de imagem, é necessário avaliá-lo, pois qualquer alteração pode indicar a investigação mais acentuada em determinada área corporal, durante o exame físico.

Em seguida, procede-se a verificação do pulso e da frequência cardíaca, com ausculta pulmonar e cardíaca. O estado geral deve ser avaliado, definido como BEG (bom), REG (regular) ou MEG (mau), que se determina também pelo estado das mucosas (coradas ou descoradas), pela saúde bucal, hidratação epitelial e caracterização da fácies. São inspecionados a cabeça e o pescoço, a orofaringe, os olhos, a audição, as orelhas, a voz, o nariz, e os membros inferiores e superiores (inspeção estática, dinâmica e palpação). Segue-se a inspeção, palpação e ausculta do abdome e tórax, e a avaliação da coluna vertebral (inspeção estática, dinâmica, percussão e palpação), com atenção para os sintomas osteomusculares e queixas de dor, fraqueza e fadiga.

A abordagem do exame físico requer a investigação e o registro dos resultados da avaliação dos sistemas e aparelhos conforme os critérios da semiologia médica, para o admissional, o periódico, mudança de função, retorno ao trabalho e demissional (**Tabela 10.3**). Devem-se evitar condutas antiéticas que abreviem a consulta, mesmo com a anuência do paciente. Especial atenção deve ser dada aos novos processos produtivos, que trazem riscos à saúde, tanto físicos quanto mentais, que antigamente não existiam. A abordagem é finalizada com o registro de achados neurológicos e psíquicos observados na consulta.

Prontuários

Todas as informações referentes ao paciente devem ser anotadas em prontuário médico em papel ou em mídia virtual, conforme a Resolução do Conselho Federal de Medicina – CFM nº 1.638/2002, que torna obrigatória a criação de Comissão de Revisão de Prontuário nas instituições de saúde e determina o significado do prontuário médico; e a Resolução do Conselho Federal de Medicina – CFM nº 1.639/2002, que estabelece termos para a certificação dos sistemas de informação e delibera sobre o tempo de guarda dos prontuários.

Os prontuários informatizados não podem deixar de conter todos os dados de anamnese, exames físicos e complementares, incluindo o parecer conclusivo, a fim de facilitar o acesso para possíveis avaliações posteriores ou revisões de casos. Nenhuma informação obrigatória deve ser omitida. A fim de possibilitar estudos epidemiológicos posteriores, todos os diagnósticos das doenças relacionadas ou não relacionadas ao trabalho, mas que influenciam no trabalho, devem ser codificados como o estabelecido no Código Internacional de Doenças (CID-10).

Conforme a NR-7, os prontuários devem ser arquivados por 20 anos. Porém, para os trabalhadores expostos a radiações e asbesto, os protocolos devem ser arquivados por 30 anos após o consumar-se a exposição. O médico responsável deve se responsabilizar pela guarda e pelo sigilo dos prontuários, que podem ser arquivados em seu consultório próprio ou, no caso de a empresa possuir ambulatório, os mesmos podem ficar a cargo de um responsável médico da companhia. O arquivamento dos prontuários é importante não só pela exigência legal, mas porque a maioria das doenças ocupacionais tem um período muito longo de latência entre a exposição e a manifestação dos sintomas, em alguns casos levando até 40 anos. Sendo assim, seja para atender a uma necessidade futura de recuperar a história do trabalhador, ou para estudos epidemiológicos, é imperiosa a necessidade de conservar os prontuários.

Por serem documentos com informações confidenciais da saúde do trabalhador, conforme o Código de Ética Médica, a informatização destes documentos deve resguardar o direito de sigilo médico. No caso de haver substituição do médico responsável, o médico que assumir seu cargo deve responsabilizar-se imediatamente pela guarda destes documentos.

Os dados obtidos no controle médico, incluindo exame clínico e exames complementares, deverão ser registrados em prontuário clínico individual, sob a responsabilidade do médico responsável pelo PCMSO. As informações contidas no prontuário médico submetem-se aos parâmetros de sigilo e confidencialidade previstos na legislação.

Cabe à organização fornecer aos empregados, quando solicitada, cópia de seu prontuário médico. Os registros deverão ser mantidos por período mínimo de 20 anos após o desligamento do empregado. Havendo substituição do médico responsável, os arquivos deverão ser transferidos para seu sucessor.

Ações Assistenciais

É necessário que as equipes de saúde sejam submetidas a treinamento relativo aos preceitos éticos normatizados pelos Conselhos de Medicina do Trabalho, a fim de melhor auxiliar na avaliação de saúde dos trabalhadores.

O Médico Responsável pelo PCMSO e/ou o encarregado pelo exame médico não estão "proibidos de solicitar outros exames que não os preconizados nos Anexos da NR-7, desde que tecnicamente justificáveis e relacionados aos riscos no ambiente de trabalho".

Exemplo: O tolueno é hepatotóxico, o que pode levar à solicitação de TGO, TGP e gama-GT.

Um dos problemas da realização semestral dos exames preconizados pelos Quadros 1 e 2 do Anexo I da NR-7 era a não compatibilidade com o exame médico ocupacional periódico. Certo? Como ficou resolvido?

Quando forem realizados exames complementares, sem que tenha ocorrido exame clínico, a organização emitirá, em duas vias, o Comprovante da Entrega de Exames (CEE), devendo a primeira via ser arquivada na organização e a segunda via entregue ao empregado, juntamente com a cópia do resultado do exame complementar realizado, mediante recibo na primeira via.

Qual o escopo do CEE?

O CEE deverá conter no mínimo:

a) nome completo do trabalhador, o número de registro de sua identidade e sua função;

b) indicação dos exames complementares a que foi submetido o empregado e a data em que foram realizados;

c) o nome do médico responsável pelo PCMSO, com respectivo CRM;

d) data, assinatura e qualificação do responsável pela entrega do resultado dos exames complementares, indicado pela organização.

Clínica Médica Aplicada aos Produtos Químicos dos Quadros 1 e 2 do Anexo I da NR-7

Tabela 10.1. Possíveis agravos à saúde relativos a cada substância e a respectiva monitoração biológica (IBE/EE – Quadro 1 do Anexo I da NR-7)

Substância	Agravos à Saúde	Monitoração biológica
Acetona	Irritação ocular e das mucosas, náuseas, cefaleia e irritação nas vias aéreas (intoxicação aguda) Irritação crônica: Depressão do SNC Dermatoses Oligospermia	Dosagem de acetona na urina do final da jornada de trabalho (FJ), semestralmente
Anilina	Meta-hemoglobina Câncer de bexiga	Dosagem de ácido para-aminofenol na urina do final da jornada de trabalho (FJ) ou meta-hemoglobina no sangue, também FJ, em ambos os casos semestralmente
Arsênico	Ceratose palmar e plantar Dermatite irritativa de contato Melanodermia Leucodermia (vitiligo ocupacional) Câncer de pele Lesões hepáticas Hipertensão porta Angiossarcoma do fígado Blefarite Conjuntivite Queratite e queratoconjuntivite Alteração nas unhas Estomatite ulcerativa Gastroenterite Colites tóxicas Encefalopatia aguda Polineuropatia Rinite Ulceração e necrose do septo nasal Bronquiolite obliterante Enfisema ou fibrose pulmonar Câncer de pulmão Câncer de septos paranasais	Dosagem do arsênico inorgânico mais metabólitos metilados na urina após quatro a cinco jornadas de trabalho consecutivas, semestralmente

Substância	Agravos à Saúde	Monitoração biológica
Benzeno e seus homólogos	Leucemias Síndromes mielodisplásicas Anemia aplástica Hipoplasia medular Púrpura e outras manifestações hemorrágicas Agranulocitose (neutropenia tóxica) Leucocitose por reação leucemoide Encefalopatia tóxica crônica Hipoacusia ototóxica (tolueno e xileno) Transtornos mentais (tolueno e outros solventes orgânicos) Transtornos de personalidade (tolueno e outros solventes orgânicos) Episódios depressivos (tolueno e outros solventes aromáticos neurotóxicos) Neurastenia ou síndrome da fadiga (tolueno e outros solventes aromáticos neurotóxicos)	Dosagem do ácido S-fenil mercaptúrico na urina do final da jornada de trabalho (FJ) ou do ácido trans-transmucônico na urina do final da jornada de trabalho (FJ), em ambos os casos semestralmente
1,3-butadieno	Irritação na pele, nos olhos, narinas e garganta Leucemias e linfomas Câncer de bexiga	Dosagem do 1,2-di-hidro-4 (n-acetilcisteína) butano na urina do final da jornada de trabalho (FJ), semestralmente
2-butoxietanol	Necrose tubular aguda por formação de ácido oxálico Encefalopatia aguda ou crônica Neuropatia periférica	Dosagem de ácido butoxiacético na urina do final da jornada de trabalho (FJ), semestralmente
Sulfeto de carbono ou dissulfeto de carbono	Hipercolesterolemia Aterogênese Diminuição de tolerância à glicose Doença coronariana Aterosclerose generalizada Doença aterosclerótica do coração Alteração no metabolismo de lipídios e glicídios Infarto agudo do miocárdio Angina *pectoris* Esteatose hepática	Dosagem do ácido 2-tioxotiazolidina-4 carboxílico na urina do final da jornada de trabalho (FJ), semestralmente

Substância	Agravos à Saúde	Monitoração biológica
Sulfeto de carbono ou dissulfeto de carbono	Hipotireoidismo causado pela tiureia (metabólito do sulfeto de carbono) Hipoaldosteronismo Demência Transtornos mentais decorrentes de lesão e disfunção cerebrais Transtornos de personalidade e de comportamento Episódios depressivos Neurastenia ou síndrome da fadiga Polineuropatia Encefalopatia crônica Neurite óptica	Dosagem do ácido 2-tioxotiazolidina-4 carboxílico na urina do final da jornada de trabalho (FJ), semestralmente
Clorobenzeno	Hepatotóxico Alterações endócrinas Alterações no SNC	Dosagem do 4-clorocatecol na urina do final do último dia da jornada da semana (FJFS) ou do para-clorocatecol na urina no final do último dia da jornada da semana (FJFS), em ambos os casos semestralmente
Monóxido de carbono	Encefalopatia aguda (confusão mental, agitação, depressão de nível de consciência, sonolência ou torpor) Neuropatia periférica Infarto agudo do miocárdio Parada cardíaca Pneumonite química Edema agudo de pulmão Arritmia cardíaca Angina *pectoris* Bronquiolite obliterante Síndrome de disfunção reativa das vias aéreas	Dosagem de carboxiemoglobina no sangue no final da jornada de trabalho (FJ) ou monóxido de carbono no ar exalado, em ambos os casos semestralmente
Chumbo tetraetila	Alteração na coordenação muscular Mialgia e artralgia Hipoacusia Deficiência visual Hipertensão arterial Problemas de memória e concentração Distúrbios neurológicos	Dosagem de chumbo na urina no final da jornada de trabalho (FJ), semestralmente

Substância	Agravos à Saúde	Monitoração biológica
Cromo hexavalente (compostos solúveis)	Rinites alérgicas Rinite crônica Ulceração ou necrose do septo nasal Asma Dermatose alérgica de contato Dermatite irritativa de contato Dermatite pápulo-pustulosa Úlcera crônica de pele Neoplasia maligna dos brônquios e de pulmão	Dosagem de cromo na urina no do final do último dia de jornada da semana (FJFS) ou cromo na urina com a diferença entre pré e pós-jornada de trabalho, em ambos os casos semestralmente
Cobalto e seus compostos inorgânicos, incluindo óxidos de cobalto, mas não combinados com carbeto de tungstênio	Asma induzida (síndrome asmatiforme) Dermatite Fibrose pulmonar intersticial Cardiopatia Hipotireoidismo Policitemia Pneumonia intersticial descamativa Pneumonia intersticial por células gigantes Miocardiopatia congênita Pneumopatia aguda e subaguda com fibrose	Dosagem de cobalto na urina do final do último dia de jornada da semana (FJFS)
Ciclo-hexanona	Irritação nos olhos e mucosas Dermatite irritativa de contato Pneumonia química Edema agudo de pulmão Lesões degenerativas nos rins Hepatotoxicidade Depressão do SNC Alterações genéticas	Dosagem do 1,2-ciclo-hexanol no final do último dia de jornada da semana (FJFS) ou dosagem do ciclo-hexanol na urina no final da jornada de trabalho (FJ), em ambos os casos semestralmente
Diclorometano	Transtorno extrapiramidal do movimento Depressão do SNC Delírios e convulsões Sonolência Cefaleia Diminuição da sensibilidade cutânea Irritação na pele Depressão respiratória Pneumonia química	Dosagem de diclorometano na urina no final da jornada de trabalho (FJ)

Substância	Agravos à Saúde	Monitoração biológica
Diclorometano	Edema agudo de pulmão Arritmia cardíaca	Dosagem de diclorometano na urina no final da jornada de trabalho (FJ)
N,N-dimetilace-tamida	Irritação ocular grave Irritação na pele	Dosagem da N-metilacetamida na urina no final do último dia de jornada da semana (FJFS), semestralmente
N,N-dimetilfor-mamida	Dermatite irritativa de contato Alterações renais Alterações hepáticas Irritação nos olhos Pneumonia química Depressão do SNC Alterações cardiovasculares	Dosagem de N-metilformamida total na urina no final da jornada de trabalho (FJ) ou da N-acetil-S-(N-metilcarbemoil) cisteína na urina no final do último dia de jornada da semana (FJFS), em ambos os casos semestralmente
Etoxietanol e etoxietilacetato	Pneumonia química Edema agudo de pulmão Irritabilidade nos olhos Cefaleia, tonturas, agitação, náuseas, vômitos (efeitos agudos) Hepatotoxicidade Nefrotoxicidade Dermatite irritativa de contato	Dosagem do ácido etoxiacético na urina no final do último dia de jornada da semana (FJFS), semestralmente
Óxido de etileno	Irritação das vias aéreas Irritação nos olhos Dermatite irritativa de contato Asma ocupacional Distúrbios neurocomportamentais (cefaleia, desorientação, redução dos níveis de consciência) Neuropatia periférica, leucemias	Dosagem de adutos de N-(2-hidroxietil) valina (HEV) em hemoglobina. Pode ser colhido a qualquer momento, desde que o trabalhador esteja trabalhando nas últimas semanas (NC)
Etilbenzeno	Depressão do SNC Dermatite irritativa de contato Irritação na mucosa nasal e na garganta Irritação nos olhos Pneumonia química Edema agudo de pulmão Nefrotóxico	Dosagem da soma dos ácidos mandélico e fenilglioxílico na urina no final da jornada de trabalho (FJ), semestralmente

Substância	Agravos à Saúde	Monitoração biológica
Estireno	Hepatotóxico Leucemias Efeitos neurocomportamentais Alterações no esperma (oligospermia) Alterações na menstruação Irritabilidade nos olhos, pele, nariz e garganta Efeitos neurológicos (mudanças na visão quanto às cores, sensação de embriaguez, problemas de concentração mental	Dosagem da soma dos ácidos mandélico e fenilglioxílico na urina no final da jornada de trabalho (FJ), semestralmente ou Dosagem de estireno na urina no final da jornada de trabalho (FJ), semestralmente
Fenol	Lesões de pele tipo queimaduras Excitação do SNC (tremores e convulsões) Depressão do SNC (sonolência e coma) Arritmias ventriculares Pneumonia química Edema agudo de pulmão Lesões hepáticas Nefrotoxicidade Acidose metabólica Hipotensão	Dosagem de fenol na urina no final da jornada de trabalho (FJ), semestralmente
Furfural	Depressão do SNC Dermatite irritativa de contato Irritação nos olhos Tosse Pneumonia química e edema agudo de pulmão	Dosagem do ácido furfúrico na urina no final da jornada de trabalho (FJ), semestralmente
1,6 Di-isocianato de hexametileno (HDI)	Dermatite irritativa de contato Irritação nos olhos (opacificação da córnea) Dermatite alérgica de contato Asma ocupacional	Dosagem do 1,6-hexametilenodiamina na urina no final da jornada de trabalho (FJ), semestralmente
N-hexano	Efeitos agudos: tontura, vertigem, náuseas, cefaleia, irritação nos olhos e garganta Efeitos crônicos: deficiência motora, incapacidade de movimentação, paralisia dos músculos da coxa (principalmente o quadríceps),	Dosagem da 2,5-hexanodiona na urina no final da jornada de trabalho (FJ), semestralmente

Substância	Agravos à Saúde	Monitoração biológica
N-hexano	paralisia ao nível do músculo tibial, parestesias distais, e na intoxicação severa pode ocorrer comprometimento dos músculos respiratórios e efeitos no SNC com déficit da visão e memória	Dosagem da 2,5-hexanodiona na urina no final da jornada de trabalho (FJ), semestralmente
Hidrocarbonetos aromáticos policíclicos (HAP)	Câncer de bexiga Câncer de pele Câncer de pulmão Os HAP são convertidos em metabólitos que têm atividade genotóxica, carcinogênica e teratogênica Linfomas Efeitos adversos na gravidez (crianças de baixo peso, prematuras ou com malformações cardíacas e redução da inteligência)	Dosagem de 1-hidroxipireno na urina no final do último dia da jornada da semana (FJFS), semestralmente
Mercúrio metálico	Parkinsonismo Transtornos mentais Transtornos de personalidade Episódios depressivos Neurastenia Ataxia cerebelar Tremores Encefalopatia aguda e crônica	Dosagem de mercúrio na urina antes da jornada de trabalho (AJ), semestralmente
Mercúrio metálico	Arritmias cardíacas Gengivite Estomatite ulcerativa Dermatite alérgica de contato Nefropatia tubulointersticial Doença glomerular crônica	Dosagem de mercúrio na urina antes da jornada de trabalho (AJ), semestralmente
Metanol	Neurite do nervo óptico Depressão do SNC Síndrome caracterizada por náuseas, vômitos, adinamia, dor abdominal e dificuldade respiratória Alterações visuais (visão borrada) Escotomas Fotofobia Dor ocular Alucinações visuais e perda parcial ou total da visão	Dosagem do metanol na urina no final da jornada de trabalho (FJ), semestralmente

Substância	Agravos à Saúde	Monitoração biológica
Metanol	Acidose metabólica acompanhada por hiperventilação (respiração de Kussmaul)	Dosagem do metanol na urina no final da jornada de trabalho (FJ), semestralmente
Indutores de meta-hemoglobina Obs.: trinitrotolueno, paraquat, gases nitrosos, quinonas, anestésicos locais, herbicidas, sulfonas, nitrato de sódio, naftaleno, paradiclorobenzeno, anilina, cocaína	Cefaleia Tonteira Cianose de extremidades Fadiga Síncope Convulsões Arritmias Meta-hemoglobinemia	Dosagem de meta-hemoglobina no sangue no final da jornada de trabalho (FJ), semestralmente
2-metoxietanol e 2-metoxietil-acetato	Agressão à medula óssea (granulocitopenia, anemia macrocítica) Agressão aos testículos (oligospermia, azoospermia) Dermatite irritativa de contato Irritabilidade nos olhos	Dosagem do ácido 2-metoxiacético na urina no final do último dia da jornada da semana (FJFS), semestralmente
Metilbutilcetona (MBK)	Neuropatia periférica Distúrbio motor e sensorial Perda dos reflexos Fraqueza e atrofia muscular Perda de peso	Dosagem de 2,5-hexanodiona (2,5 HD) na urina no final do último dia da jornada da semana (FJFS), semestralmente
1,1,1-tricloroetano	Esteatose hepática Cirrose química Lesão hepatocelular aguda Irritabilidade nos olhos, nariz e garganta Dermatite irritativa de contato	Dosagem de metilclorofórmio no ar exalado no início da última jornada de trabalho da semana (AJFS) ou; Dosagem do ácido tricloroacético na urina no último dia da jornada de trabalho (FJFS) ou;

Substância	Agravos à Saúde	Monitoração biológica
1,1,1-tricloroetano		Dosagem do tricloroetanol Total na urina no final do último dia da jornada de trabalho (FJFS) ou; Dosagem do tricloroetanol no sangue no final do último dia de jornada de trabalho. Em todos os casos semestralmente
Metiletilcetona (MEK)	Irritabilidade dos olhos, mucosas e vias aéreas Depressão do SNC	Dosagem de Metiletilcetona (MEK) na urina no final da jornada de trabalho (FJ), semestralmente
Metilisobutilcetona (MIBK)	Irritabilidade dos olhos, mucosas e vias aéreas Depressão do SNC	Dosagem de metil-isobutilcetona (MIBK) na urina no final da jornada de trabalho (FJ), semestralmente
N-metil-2--pirrolidona	Irritabilidade dos olhos, mucosas e vias aéreas Dermatite irritativa de contato Teratogenicidade (pode causar lesões no feto)	Dosagem de 5-hidróxi-n-metil-2-pirrolidona na urina no final da jornada de trabalho (FJ), semestralmente
Nitrobenzeno	Meta-hemoglobinemia Hemólise (anemia hemolítica) Lesão hepatocelular aguda	Dosagem da meta-hemoglobina no sangue no final da jornada de trabalho (FJ), semestralmente
2-propanol	Irritabilidade nos olhos, mucosas e vias aéreas Sonolência e vertigem Dermatite irritativa de contato Depressão do SNC (náuseas, vômitos, cefaleia, sonolência, narcose) Hepatotóxico	Dosagem de acetona na urina no final do último dia da jornada da semana (FJFS), semestralmente
Tolueno	Efeito no SNC: sonolência, fadiga, cefaleia, alterações de comportamento e confusão mental Alterações hepáticas	Dosagem do tolueno no sangue no início da última jornada de trabalho da semana (FJFS), semestralmente, ou

Substância	Agravos à Saúde	Monitoração biológica
Tolueno	Alterações renais Dermatoses por retirada do manto lipídico da pele	Dosagem de tolueno na urina no final da jornada de trabalho (FJ), semestralmente, ou Dosagem de ortocresol na urina no final da jornada de trabalho (FJ), semestralmente
2,4 e 2,6-tolueno di-isocianato (puros ou em mistura de dois isômeros)	Irritabilidade para os olhos e vias aéreas Dermatite irritativa de contato Dermatite alérgica de contato Pneumonia química Edema agudo de pulmão Alterações neurológicas: ansiedade e perturbações visuais	Dosagem dos isômeros 2,4 e 2,6-toluenodiamino na urina (soma dos isômeros) no final da jornada de trabalho (FJ), semestralmente
Tricloroetileno	Encefalopatia aguda (confusão mental, agitação, depressão do nível de consciência, sonolência, torpor e coma) Dermatite irritativa de contato Dermatite alérgica de contato Lesão hepática Nefrotoxicidade É ototóxico	Dosagem do ácido tricloroacético na urina no final do último dia da jornada da semana (FJFS), semestralmente ou Dosagem de tricloroetanol no sangue no final do último dia da jornada da semana (FJFS), semestralmente
Urânio	Câncer de pulmão (radiações ionizantes por radônio) Efeitos nefrotóxicos Náuseas, vômitos, diarreia, cefaleia e queimaduras Efeito cumulativo no organismo Pode ser depositado no osso Miocardite	Dosagem de urânio na urina no final da jornada de trabalho (FJ), semestralmente
Xileno	Depressão do SNC (narcose) Intoxicação crônica: cefaleia, fadiga, sonolência, gosto adocicado na boca Insuficiência hepática Dermatite irritativa de contato Dermatite alérgica de contato	Dosagem do ácido metil-hipúrico na urina no final da jornada de trabalho (FJ), semestralmente

Tabela 10.2 – Possíveis agravos à saúde relativos a cada ubstância e a respectiva monitoração biológica (IBE/SC) - Quadro 2 do Anexo I da NR-7

Substância	Agravos à Saúde	Monitoração biológica
Cádmio e seus compostos inorgânicos	Bronquiolite obliterante crônica, enfisema ou fibrose pulmonar Alterações pós-eruptivas da cor dos tecidos duros dos dentes Anosmia Osteomalácia Nefropatia tubulointersticial Gastroenterite e colites tóxicas	Dosagem de cádmio na urina em qualquer momento, semestralmente
Inseticidas inibidores da colinesterase Exemplos: paration, metilparation, malation	Síndrome muscarínica: salivação, sudorese, broncoespasmo, bradicardia e diarreia, miose, EAP Síndrome nicotínica: taquicardia, hipertensão, fraqueza muscular e fasciculações Efeitos centrais: visão borrada, tremores, confusão mental, convulsão e coma	Atividade da acetilcolinesterase intraeritrocitária no final da jornada de trabalho (FJ), semestralmente, ou Atividade da butilcolinesterase no plasma ou soro no final da jornada de trabalho (FJ), semestralmente
Flúor, ácido fluorídrico e fluoretos inorgânicos	Conjuntivite Rinite crônica Bronquite aguda Pneumonia química EAP Bronquiolite obliterante Enfisema ou fibrose pulmonar Erosão dentária Fluorose do esqueleto	Dosagem de fluoreto urinário antes da jornada com no mínimo 48 horas sem exposição (AJ48), semestralmente
Chumbo e seus compostos inorgânicos	Anemia sideroblástica Transtornos mentais Encefalopatia crônica e aguda Nefropatia tubulointersticial Insuficiência renal Hipertensão arterial Hipotireoidismo Arritmias cardíacas Gota induzida pelo chumbo Infertilidade masculina	Dosagem de chumbo no sangue (Pb-S) e Dosagem do ácido delta-aminolevulínico na urina (ALA-U), podendo ser colhidas a qualquer momento, desde que o trabalhador esteja trabalhando nas últimas semanas (NC), semestralmente

Conclusão

O médico responsável pelo exame ocupacional deve concluir o exame e informar ao trabalhador a sua avaliação, com base nos exames clínicos e complementares, definindo sua aptidão ou inaptidão para a função. Independentemente do exame realizado, é imperativo ficar claro que a indicação de aptidão ou inaptidão deve se referir ao trabalho que será exercido, que está sendo exercido ou que foi exercido pelo trabalhador.

Quando for necessária mais uma etapa de investigação, deve-se orientar o paciente quanto à não conclusão do caso, explicando as condutas a serem adotadas e os procedimentos a serem indicados. Todo o procedimento e a conclusão, incluindo exames complementares e encaminhamentos, devem então ser anotados no prontuário do trabalhador.

Comunicação de Acidente de Trabalho (CAT) e Doença Ocupacional

Nos casos de confirmação do diagnóstico com base causal, a notificação é compulsória para doenças e acidentes, conforme a legislação previdenciária e sanitária. A emissão de CAT e a notificação de doença ocupacional devem ser realizadas minuciosamente pelo médico assistente, notificando os centros de referência do SUS e os postos de perícia médica do INSS, com a finalidade de evitar conflitos institucionais nesta fase de avaliação do trabalhador. É imperativo que o médico assistente ressalte as rotinas e os critérios de emissão e notificação adotados na condução dos casos mais complicados, no Procedimento de Exames Médicos.

Política de Saúde da empresa e a solicitação de exames complementares extraordinários

Por negociação prévia com a direção da empresa, pode-se solicitar os seguintes exames, para serem incluídos no Controle Médico em Saúde Ocupacional:

- hemograma completo, grupo sanguíneo e fator RH;
- glicemia, lipidograma, EAS;
- exame parasitológico de fezes.

Para trabalhadores com mais de 45 anos:

- pesquisa de sangue oculto nas fezes;
- ultrassonografia de abdome;
- radiografia de tórax;
- mamografia e preventivo ginecológico (sexo feminino);
- avaliação do urologista e PSA (sexo masculino).

Tabela 10.3. Possíveis agravos à saúde relativos a fatores de risco físicos e monitoração biológica previstos nos Anexos da NR-7 ou por condutas médicas

Fatores de Risco Físicos	Controle Médico em Saúde Ocupacional
Ruído contínuo	Exame audiométrico realizado na admissão, anualmente e na demissão.
	No momento da demissão poderá ser aceito o resultado de um exame audiométrico realizado até 135 dias, retroativo à data do último exame, para empresas de graus de riscos 1 e 2, e 90 dias para empresas de graus de riscos 3 e 4.
	Repouso auditivo por um período mínimo de 14 horas até o momento da realização do exame.
	Procedimentos para a realização dos exames audiológicos devem ser "checados" pelo responsável do PCMSO: anamnese clínico-ocupacional; exame otológico; exame audiométrico realizado segundo os termos previstos no Anexo II da NR-7.
	O médico responsável deverá notificar o profissional habilitado para a realização do exame audiométrico sobre a coexistência de fatores que podem influir na perda auditiva por meio da interação com ruído: com solventes (tolueno, dissulfeto de carbono), gases asfixiantes (monóxido de carbono) e fumos metálicos; vibrações, radiação e calor; microrganismos
	Atenção na anamnese quanto à história de: alterações renais, entre elas a síndrome de Alport, cujos portadores apresentam perda auditiva significante a partir da segunda década de vida; diabetes *mellitus* e outras, como a síndrome de Alström; insuficiência adrenocortical; dislipidemias; hiperlipoproteinemias, doenças que impliquem distúrbios no metabolismo do cálcio e do fósforo; distúrbios do metabolismo das proteínas (distúrbio de melanina); hipercoagulação; mucopolissacaridose; disfunções tireoidianas (hipo e hipertireoidismo).
	Atenção quanto a medicamentos ototóxicos: salicilatos, aminoglicosídeos, derivados de quinino.
	Atenção quanto à história familiar de surdez em colaterais e ascendentes.
	Atenção quanto à associação de ruído com a hipertensão arterial.

Fatores de Risco Físicos	Controle Médico em Saúde Ocupacional
Ruído de impacto	Mesmas condutas apontadas para o ruído contínuo. Atenção quanto à alteração temporária do limiar auditivo.
	Atenção quanto à possibilidade de ruptura traumática do tímpano.
	Orientar o trabalhador quanto à importância do uso do EPI.
Calor	Não há indicação de exames complementares
	O médico examinador deverá ter atenção especial quanto ao exame da pele visando as dermatoses provocadas pelo calor (miliária, intertrigo, insolação, urticária). Ver **Figuras 10.1** a **10.4**.
	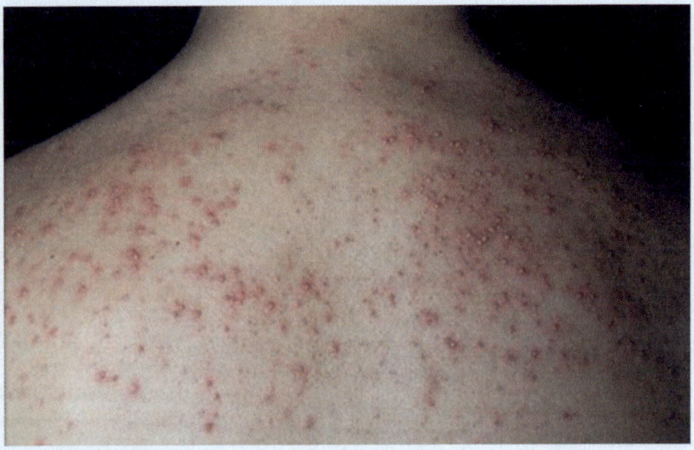 **Figura 10.1.** Miliária.

Fatores de Risco Físicos	Controle Médico em Saúde Ocupacional
Calor	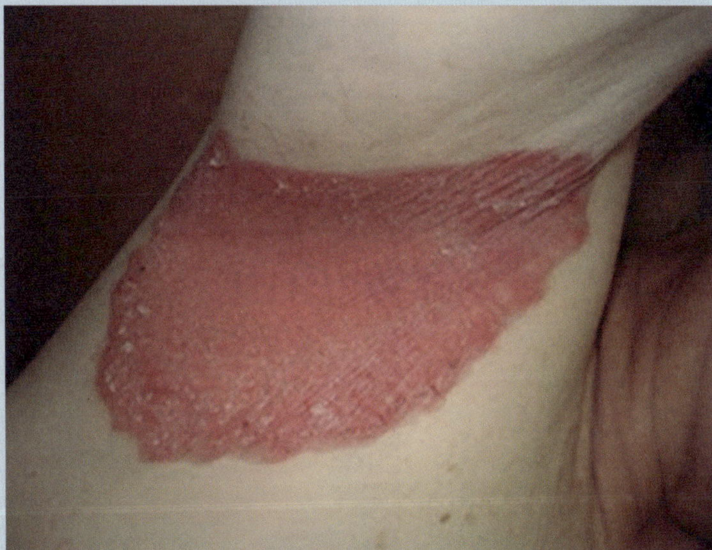 **Figura 10.2.** Intertrigo.
	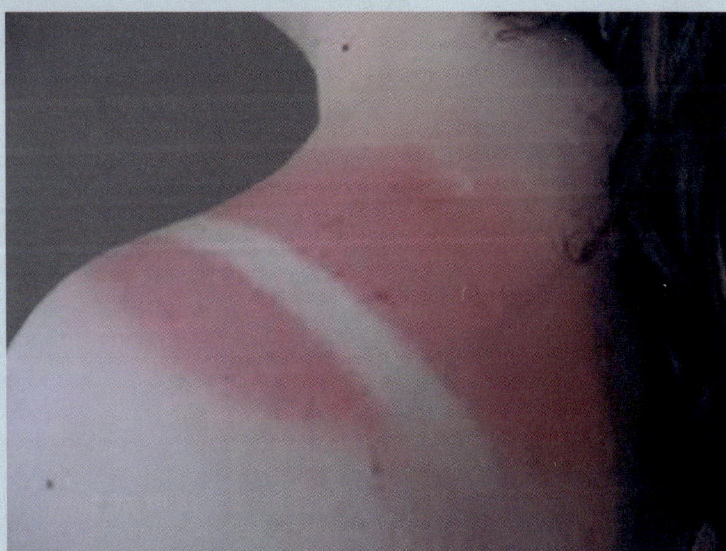 **Figura 10.3.** Insolação.

Fatores de Risco Físicos	Controle Médico em Saúde Ocupacional
Calor	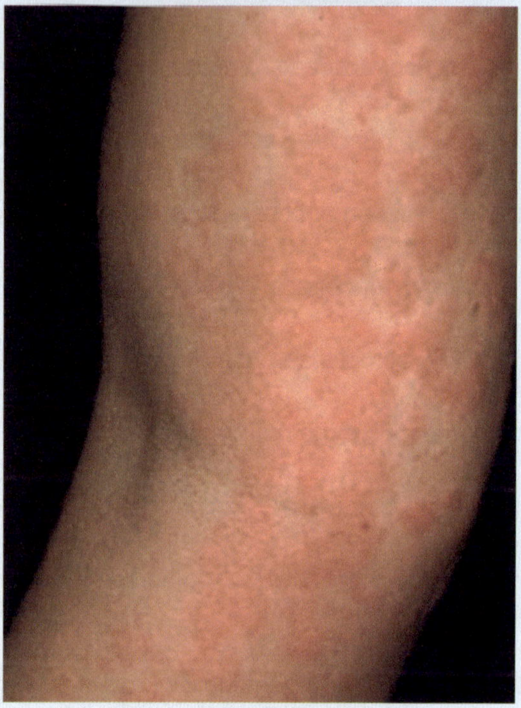 **Figura 10.4.** Urticária. Verificar história clínica de outras doenças relacionadas ao calor: hiperpirexia, insolação e intermação. Maior vigilância quanto ao trabalhador hipertenso exposto ao calor. Orientar o trabalhador quanto à importância da hidratação.
Umidade	Não existe exame complementar indicado nos Anexos da NR-7. O médico examinador deverá ter atenção especial com o exame da pele. São frequentes, nos trabalhadores expostos à umidade, as reações cutâneas, principalmente quando as condições ambientais de trabalho apresentarem níveis de umidade relativa do ar baixos. Podem ocorrer pele seca descamativa na face e reações urticariformes difusas.

Fatores de Risco Físicos	Controle Médico em Saúde Ocupacional
Trabalho sob condições hiperbáricas	O Exame Médico Periódico deverá ocorrer semestralmente.
Atividade de mergulho	Respeitando o Anexo IV da NR-7, o trabalhador exposto a condições hiperbáricas submetido ao mergulho profissional deverá realizar exame médico na admissão e a cada 6 meses e os seguintes exames complementares: • Raios X bilaterais das articulações escapuloumerais, coxofemorais e de joelhos – admissional e bienal (ressonância magnética a critério médico); • Raios X de tórax – admissional e anual; • ECG ou teste ergométrico de esforço – a critério médico; • Ecocardiograma – admissional; • Hemograma completo – admissional e anual; • Grupo sanguíneo e fator Rh – admissional; • Glicose – admissional e anual; • Audiometria – admissional, 6 meses depois e a seguir anualmente; • EEG – admissional; • Espirometria – admissional e anual; • Acuidade visual – admissional e anual. Atenção: O Anexo 6 da NR-15 apresenta padrões psicofísicos para seleção dos candidatos à atividade de mergulho (Anexo "A") e padrões psicofísicos para controle do pessoal em atividade de mergulho (Anexo "B"). Atenção: O médico do trabalho responsável pela supervisão ou pelos exames e pelo PCMSO deverá possuir conhecimentos comprovados em Medicina Hiperbárica. ANEXO A: PADRÕES PSICOFÍSICOS PARA SELEÇÃO DOS CANDIDATOS À ATIVIDADE DE MERGULHO I – IDADE: O trabalho submerso ou sob pressão somente será permitido a trabalhadores com idade mínima de 18 (dezoito) anos. II – ANAMNESE: Inabilita o candidato à atividade de mergulho a ocorrência ou constatação de patologias referentes a: epilepsia, meningite, tuberculose, asma e qualquer doença pulmonar crônica; sinusites crônicas ou repetidas; otite média e otite externa crônica; doença incapacitante do aparelho locomotor; distúrbios gastrointestinais crônicos ou repetidos; alcoolismo crônico e sífilis (salvo quando convenientemente tratada e sem a persistência de nenhum sintoma consequente); outras a critério médico.

Fatores de Risco Físicos	Controle Médico em Saúde Ocupacional
Trabalho sob condições hiperbáricas *Atividade de mergulho*	III – EXAME MÉDICO 1. BIOMETRIA: Peso: os candidatos à atividade de mergulho serão selecionados de acordo com o seu biotipo e tendência a obesidade futura. Poderão ser inabilitados aqueles que apresentarem variação para mais de 10% (dez por cento) em peso, das tabelas-padrão de idade-altura-peso, a critério médico. 2. APARELHO CIRCULATÓRIO: A integridade do aparelho circulatório será verificada pelo exame clínico, radiológico e eletrocardiográfico; a pressão arterial sistólica não deverá exceder a 145 mmHg e a diastólica a 90 mmHg, sem nenhuma repercussão hemodinâmica. As perturbações da circulação venosa periférica (varizes e hemorroidas) acarretam a inaptidão. 3. APARELHO RESPIRATÓRIO: Será verificada a integridade clínica e radiológica do aparelho respiratório: a) integridade anatômica da caixa torácica; b) atenção especial deve ser dada à possibilidade de tuberculose e outras doenças pulmonares, pelo emprego de telerradiografia e reação tuberculínica, quando indicadas; c) doença pulmonar ou outra qualquer condição mórbida que dificulte a ventilação pulmonar deve ser causa de inaptidão; d) incapacitam os candidatos doenças inflamatórias crônicas, tais como: tuberculose, histoplasmose, bronquiectasia, asma brônquica, enfisema, pneumotórax, paquipleuriz e sequela de processo cirúrgico torácico. 4. APARELHO DIGESTIVO: Será verificada a integridade anatômica e funcional do aparelho digestivo e de seus anexos: a) candidatos com manifestação de colite, úlcera péptica, prisão de ventre, diarreia crônica, perfuração do trato gastrointestinal ou hemorragia digestiva serão inabilitados; b) dentes: os candidatos devem possuir número suficiente de dentes, naturais ou artificiais e boa oclusão, que assegurem mastigação satisfatória. Doenças da cavidade oral, dentes cariados ou comprometidos por focos de infecção podem também ser causas de inaptidão. As próteses de

Fatores de Risco Físicos	Controle Médico em Saúde Ocupacional
Trabalho sob condições hiperbáricas *Atividade de mergulho*	verão ser fixas, de preferência. Próteses removíveis, tipo de grampos, poderão ser aceitas desde que não interfiram com o uso efetivo dos equipamentos autônomos (válvula reguladora, respirador) e dependentes (tipo narguilé). Os candidatos, quando portadores desse tipo de prótese, devem ser orientados para removê-la quando em atividades de mergulho. 5. APARELHO GENITOURINÁRIO: As doenças genitourinárias, crônicas ou recorrentes, bem como as doenças venéreas, ativas ou repetidas, inabilitam o candidato. 6. SISTEMA ENDÓCRINO: As perturbações do metabolismo, da nutrição ou das funções endócrinas são incapacitantes. IV – EXAME OFTALMO-OTORRINOLARINGOLÓGICO: a) deve ser verificada a ausência de doenças agudas ou crônicas em ambos os olhos; b) acuidade visual: é exigido 20/30 de visão em ambos os olhos corrigível para 20/20; c) senso cromático: são incapacitantes as discromatopsias de grau acentuado; d) a audição deve ser normal em ambos os ouvidos. Doenças agudas ou crônicas do conduto auditivo externo, da membrana timpânica, do ouvido médio ou interno inabilitam o candidato. As trompas de Eustáquio deverão estar, obrigatoriamente, permeáveis e livres para equilíbrio da pressão, durante as variações barométricas nos mergulhos; e) as obstruções à respiração e as sinusites crônicas são causas de inabilitação. As amígdalas com inflamações crônicas, bem como todos os obstáculos nasofaringeanos que dificultam a ventilação adequada, devem inabilitar os candidatos. V – EXAME NEUROPSIQUIÁTRICO: Será verificada a integridade anatômica e funcional do sistema nervoso: a) a natureza especial do trabalho de mergulho requer avaliação cuidadosa dos ajustamentos nos planos emocional, social e intelectual dos candidatos; b) história pregressa de distúrbios neuropsíquicos ou de moléstia orgânica do sistema nervoso, epilepsia ou pós-traumática inabilita os candidatos;

Fatores de Risco Físicos	Controle Médico em Saúde Ocupacional
Trabalho sob condições hiperbáricas *Atividade de mergulho*	c) tendências neuróticas, imaturidade ou instabilidade emocional, manifestações antissociais, desajustamentos ou inadaptações inabilitam os candidatos. VI – EXAMES COMPLEMENTARES: Serão exigidos os seguintes exames complementares: 1. telerradiografia do tórax (AP); 2. eletrocardiograma basal; 3. eletroencefalograma; 4. urina: elementos anormais e sedimentoscopia; 5. fezes: protozooscopia e ovo-helmintoscopia; 6. sangue: sorologia para lues, dosagem de glicose, hemograma completo, grupo sanguíneo e fator Rh; 7. radiografia das articulações escapuloumerais, coxofemorais e dos joelhos (AP); 8. audiometria. VII – TESTES DE PRESSÃO: Todos os candidatos devem ser submetidos à pressão de 6 ATA na câmara de recompressão, para verificar a capacidade de equilibrar a pressão no ouvido médio e nos seios da face. Qualquer sinal de claustrofobia, bem como apresentação de suscetibilidade individual à narcose pelo nitrogênio, será motivo de inabilitação do candidato. VIII – TESTE DE TOLERÂNCIA AO OXIGÊNIO: Deverá ser realizado o teste de tolerância ao oxigênio, que consiste em fazer o candidato respirar oxigênio puro sob pressão (2,8 ATA) num período de 30 (trinta) minutos, na câmara de recompressão. Qualquer sinal ou sintoma de intoxicação pelo oxigênio será motivo de inabilitação. IX – TESTE DE APTIDÃO FÍSICA: Todos os candidatos devem ser submetidos ao "Teste de Ruffier" (ou similar) que consiste em: 30 (trinta) agachamentos em 45 (quarenta e cinco) segundos e tomadas de frequência do pulso:

Fatores de Risco Físicos	Controle Médico em Saúde Ocupacional
Trabalho sob condições hiperbáricas *Atividade de mergulho*	P1 - Pulso do mergulhador em repouso; P2 - Pulso imediatamente após o esforço; P3 - Pulso após 1 (um) minuto de repouso. Índice de Ruffier - IR = $\frac{(P1 + P2 + P3) - 200}{10}$ O "Índice de Ruffier" deverá estar abaixo de 10 (dez). ANEXO B: PADRÕES PSICOFÍSICOS PARA CONTROLE DO PESSOAL EM ATIVIDADE DE MERGULHO Os critérios psicofísicos para controle do pessoal em atividade de mergulho são os mesmos prescritos no Anexo A, com as seguintes modificações: I – IDADE: Todos os mergulhadores que permaneçam em atividade deverão ser submetidos a exames médicos periódicos. II – ANAMNESE: A história de qualquer doença constatada após a última inspeção será meticulosamente averiguada, principalmente as doenças neuropsiquiátricas, otorrinolaringológicas, pulmonares e cardíacas, advindas ou não de acidentes de mergulho. III – EXAME MÉDICO 1. BIOMETRIA: Mesmo critério do Anexo A. 2. APARELHO CIRCULATÓRIO: a) a evidência de lesão orgânica ou de distúrbio funcional do coração será causa de inaptidão; b) as pressões sistólica e diastólica não devem exceder 150 e 95 mmHg, respectivamente. 3. APARELHO RESPIRATÓRIO: Qualquer lesão pulmonar, advinda ou não de um acidente de mergulho, é incapacitante. 4. APARELHO DIGESTIVO: Mesmos critérios constantes do Anexo A. 5. APARELHO GENITOURINÁRIO: Mesmos critérios constantes do Anexo A. 6. SISTEMA ENDÓCRINO: As perturbações do metabolismo, da nutrição ou das funções endócrinas acarretam uma incapacidade temporária; a diabetes caracterizada é motivo de inaptidão.

Fatores de Risco Físicos	Controle Médico em Saúde Ocupacional
Trabalho sob condições hiperbáricas *Atividade de mergulho*	IV – EXAME OFTALMO-OTORRINOLARINGOLÓGICO: Os mesmos critérios do Anexo A com a seguinte alteração: acuidade visual: 20/40 de visão em ambos os olhos, corrigível para 20/20. V – EXAME NEUROPSIQUIÁTRICO: Os mesmos critérios do Anexo A. Dar atenção a um passado de embolia traumática pelo ar ou doença descompressiva, forma neurológica, que tenha deixado sequelas neuropsiquiátricas.
Atividade de trabalho sob ar comprimido	Para trabalho sob ar comprimido, os empregados deverão satisfazer os seguintes requisitos: a) ter mais de 18 anos e menos de 45 anos de idade; b) ser submetidos a exame médico obrigatório, pré-admissional e periódico, exigidos pelas características e peculiaridade próprias do trabalho. O Exame Médico Periódico deverá ocorrer semestralmente; c) ser portadores de placa de identificação, de acordo com o modelo especificado. Essa placa será fornecida no ato da admissão, após a realização do exame médico. Modelo de placa de identificação para trabalho em ambiente sob ar comprimido. Especificação do material da placa: Alumínio com espessura de 2 mm. FRENTE EM CASO DE INCONSCIÊNCIA OU MAL DE CAUSA INDETERMINADA TELEFONAR PARA O Nº: ____________________ E ENCAMINHAR O PORTADOR DESTA PARA: ____________________ 4 cm × 6 cm

Fatores de Risco Físicos	Controle Médico em Saúde Ocupacional
	VERSO NOME DA CIA: ______ NOME DO TRABALHADOR: ______ ATENÇÃO: TRABALHA EM AR COMPRIMIDO 4 cm 6 cm
Trabalho sob condições hiperbáricas *Atividade de trabalho sob ar comprimido*	Antes da jornada de trabalho, os trabalhadores deverão ser inspecionados pelo médico, não sendo permitida a entrada em serviço daquele que apresente sinais de afecções das vias respiratórias e outras moléstias. É vedado o trabalho àqueles que se apresentem alcoolizados ou com sinais de ingestão de bebidas alcoólicas. É proibido ingerir bebidas gasosas e fumar dentro dos tubulões e túneis. Junto ao local de trabalho deverão existir instalações apropriadas à Assistência Médica, à recuperação, à alimentação e à higiene individual dos trabalhadores sob ar comprimido. Todo empregado que vá exercer trabalho sob ar comprimido deverá ser orientado quanto aos riscos decorrentes da atividade e às precauções que deverão ser tomadas, mediante educação audiovisual. Em relação à supervisão médica para o trabalho sob ar comprimido, deverão ser observadas as seguintes condições: a) sempre que houver trabalho sob ar comprimido deverá ser providenciada a assistência por médico qualificado, bem como local apropriado para atendimento médico; b) todo empregado que trabalhe sob ar comprimido deverá ter uma ficha médica, onde deverão ser registrados os dados relativos aos exames realizados;

Fatores de Risco Físicos	Controle Médico em Saúde Ocupacional
	c) nenhum empregado poderá trabalhar sob ar comprimido antes de ser examinado por médico qualificado, que atestará, na ficha individual, estar essa pessoa apta para o trabalho; d) o candidato considerado inapto não poderá exercer a função enquanto permanecer sua inaptidão para esse trabalho; e) o atestado de aptidão terá validade por 6 (seis) meses; f) em caso de ausência ao trabalho por mais de 10 (dez) dias ou afastamento por doença, o empregado, ao retornar, deverá ser submetido a novo exame médico.
Trabalho sob condições hiperbáricas *Atividade de trabalho sob ar comprimido*	Para o tratamento de caso de doença descompressiva ou embolia traumática pelo ar, deverão ser empregadas as tabelas de tratamento de Van der Auer e as de Workman e Goodman. Respeitando o Anexo IV da NR-7, o trabalhador exposto a condições hiperbáricas submetido a exposição a ar comprimido deverá realizar exame na admissão e a cada 6 meses, e os seguintes exames complementares: raios X de tórax no admissional e anualmente; raios X bilaterais das articulações escapuloumerais, coxofemorais e de joelhos no admissional e de 2 em 2 anos; ECG no admissional e anualmente; hemograma no admissional e anualmente; glicemia no admissional e anualmente; grupo sanguíneo e fator Rh no admissional; audiometria no admissional, 6 meses depois e a seguir anualmente; EEG no admissional e espirometria no admissional e de 2 em 2 anos.
Radiações ionizantes	O PCMSO dos trabalhadores expostos a radiações ionizantes deve seguir os requisitos do Anexo V da NR-7 e as determinações da Norma CNEN 3.01. O médico responsável pelo PCMSO e/ou o médico examinador deve ficar atento com: 1. Exposição ocupacional acima do Limite de Dose Anual de Radiação Ionizante, efetiva ou equivalente, que poderá determinar a realização de nova avaliação médica com emissão de ASO. 2. No caso de exposição acidental a níveis elevados de radiação ionizante, deve ser realizada nova avaliação médica com hemograma completo 24 horas após a exposição.

Fatores de Risco Físicos	Controle Médico em Saúde Ocupacional
Radiações ionizantes	3. ASO deve ter o apto ou inapto devidamente consignado para exposição a radiação ionizante. O médico examinador deverá ter atenção especial quanto à história clínica, ao exame físico e aos exames complementares compatíveis com: anemia aplástica, púrpura e outras manifestações hemorrágicas, leucemias, síndromes mielodisplásicas, reação leucemoide, leucocitose, agranulocitose, blefarite, conjuntivite, ceratite e ceratoconjuntivite, catarata, afecções de pele e do tecido conjuntivo relacionadas com a radiação, osteonecrose, polineuropatias, infertilidade masculina, diversas neoplasias (cavidade nasal e dos seios paranasais, brônquios e pulmão, ossos e cartilagens articulares de pele). Orientar o trabalhador quanto ao uso do EPI.
Radiações não ionizantes	
Micro-ondas	Não existe exame complementar previsto em Anexo da NR-7. Em razão da prevalência de alterações visuais (catarata) entre trabalhadores expostos, sugerimos, no admissional, no periódico e no demissional, a realização de exame oftalmológico. O médico examinador deverá ter atenção especial com o exame da pele. É frequente trabalhadores apresentando: eritema *ab igne*, distrofia ungueal e queimaduras.
Laser	Não existe exame complementar previsto em Anexo da NR-7. O médico examinador deverá, na anamnese, pesquisar por história de alterações circulatórias e endócrinas (função sexual alterada, abortamentos espontâneos, malformações, alterações na fertilidade). Em razão da prevalência de alterações visuais (catarata) entre trabalhadores expostos, sugerimos, no admissional, no periódico e no demissional, a realização de exame oftalmológico. O médico examinador deverá ter atenção especial com o exame da pele. É frequente o aparecimento de eritema e queimaduras.

Fatores de Risco Físicos	Controle Médico em Saúde Ocupacional
Ultravioleta	Não existe exame complementar previsto em Anexo da NR-7. O médico examinador deverá ter atenção especial com o exame da pele (queimaduras). Com relação aos trabalhadores expostos a radiação solar (pescadores, lavradores, construção civil etc.), o médico examinador deverá ter atenção especial com o exame da pele, visando a presença de tumores malignos de pele (epitelioma, espinocelular, melanoma etc.). Sugerimos exame oftalmológico para trabalhadores expostos a radiação ultravioleta nas operações de soldagem (pode ocorrer conjuntivite e ceratite).
Infravermelho	Não existe exame complementar previsto em Anexo da NR-7. Sugerimos exame oftalmológico (é comum catarata nos vidreiros). O médico examinador deverá ter atenção com o exame da pele (as queimaduras são frequentes).
Vibração em membros superiores	Não existe exame complementar previsto em Anexo da NR-7. O Médico Responsável pelo PCMSO deve seguir os requisitos previstos no Anexo I da NR-9. Com relação à vibração localizada nas mãos, o médico examinador deverá ter atenção especial com o exame: • das mãos (é frequente a fibromatose da fáscia palmar ou contratura ou moléstia de Dupuytren); • dos ombros (é frequente a síndrome do manguito rotatório ou síndrome do supraespinhoso, tendinite, bursite, capsulite). Testes que permitem avaliar componentes específicos do Manguito Rotador: Teste de Jobe (para o supraespinhoso); Teste de Gerber (para o subescapular) e o Teste de Patte (para o infraespinhoso e redondo menor). O Teste de Neer serve para o diagnóstico da síndrome do supraespinhoso, mas também para bursite e capsulite adesiva. Para a Síndrome do Impacto do Ombro podem ser utilizados os testes de Neer, de Hawkins-Kennedy e o de Yocum. **Teste irritativo de Neer:** Consiste na elevação passiva do membro superior em rotação medial com a escápula estabilizada pelo examinador (**Figura 10.5**). A resposta é positiva quando há aparecimento de dor no ombro ou no braço. O teste

Fatores de Risco Físicos	Controle Médico em Saúde Ocupacional
	é inespecífico, podendo ser positivo na tendinite do supraespinhall, na bursite, na capsulite adesiva, na instabilidade multidirecional e nas lesões da articulação acromioclavicular. 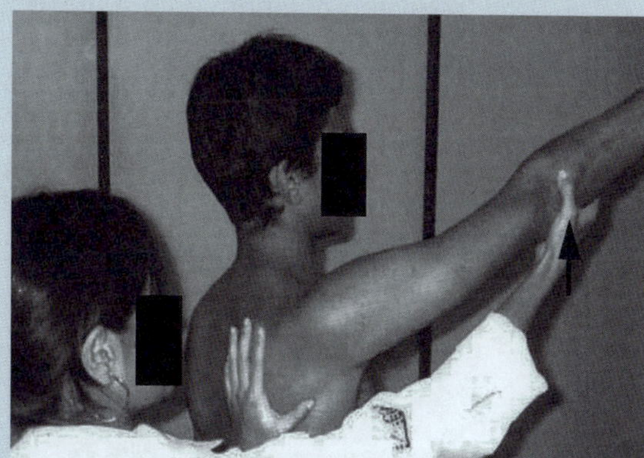 **Figura 10.5.** Teste irritativo de Neer.
Vibração em membros superiores	**Teste do músculo supraespinhal de Jobe:** Avalia lesão do músculo supraespinhal. A manobra é realizada pela elevação ativa do membro superior rodado medialmente no plano da escápula (**Figura 10.6**). A resposta positiva é o aparecimento de dor na face anterolateral do ombro acompanhada ou não da diminuição da força, ou incapacidade para a realização do movimento. O teste positivo sugere tendinite ou ruptura do supraespinhal. 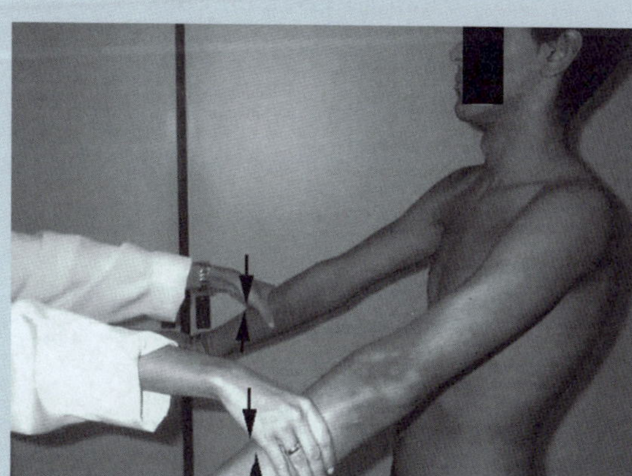 **Figura 10.6.** Teste de Jobe.

Fatores de Risco Físicos	Controle Médico em Saúde Ocupacional
	Teste irritativo de Hawkins: Avalia o impacto das estruturas do ombro sobre o arco coracoacromial. A manobra consiste na realização passiva da rotação medial do ombro, com o ombro elevado anteriormente a 90° (**Figura 10.7**). A presença de dor ou diminuição da força caracteriza exame positivo, sugerindo bursite e/ou tendinite do supraespinhal. 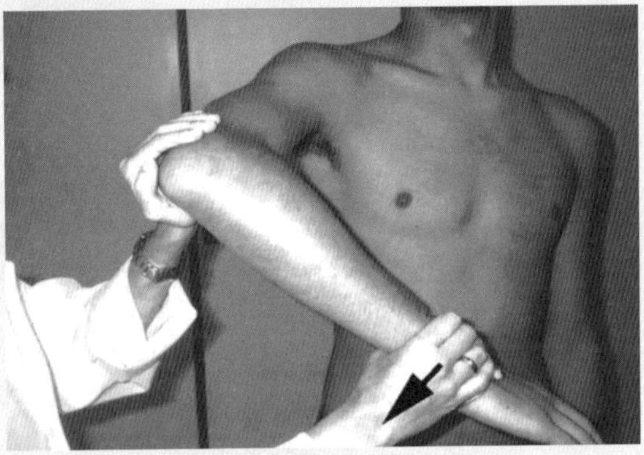 **Figura 10.7.** Teste irritativo de Hawkins.
Vibração em membros superiores	**Teste do músculo infraespinhal de Patte:** Avalia o músculo infraespinhal. A manobra consiste na realização ativa da rotação externa contra a resistência com o ombro abduzido a 90° e o cotovelo fletido a 90° (**Figura 10.8**). A presença de dor ou diminuição da força caracteriza o exame positivo, sugerindo lesão do músculo infraespinhal (não é comum com a vibração em membros superiores). 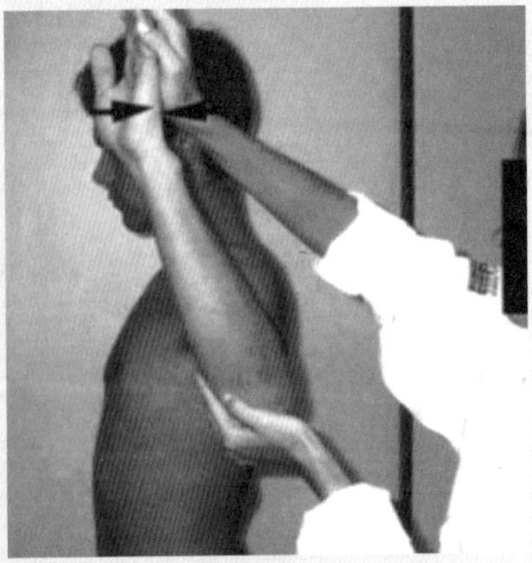 **Figura 10.8.** Teste de Patte.

Fatores de Risco Físicos	Controle Médico em Saúde Ocupacional
Vibração em membros superiores	**Teste do alcance de Apley:** É um teste funcional. A manobra é realizada solicitando-se ao paciente que tente alcançar a escápula oposta em seu ângulo superior, utilizando o dedo indicador. Ao mesmo tempo é solicitado que com o outro braço tente alcançar o indicador do braço oposto que se encontra próximo ao ângulo superior e medial da escápula correspondente (**Figura 10.9**). A incapacidade para realizar esta manobra pode indicar artrose escapuloumeral ou lesão do manguito rotador.

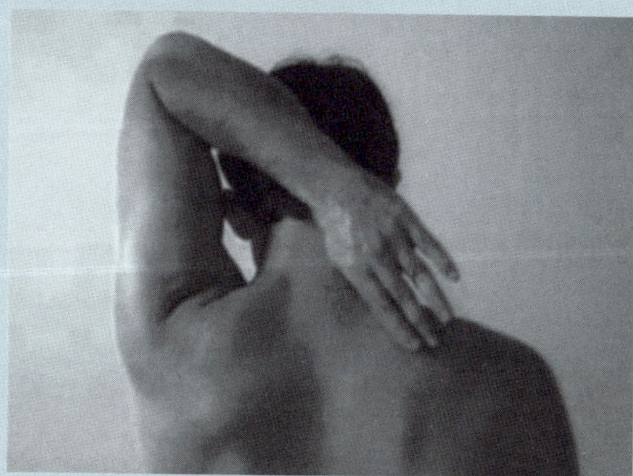

Figura 10.9. Teste de Apley.

Teste de Yergason, teste para o tendão longo do bíceps: Avalia a lesão da cabeça longa do bíceps. Consiste em opor resistência à supinação ativa com o cotovelo a 90° em extensão (**Figura 10.10**).

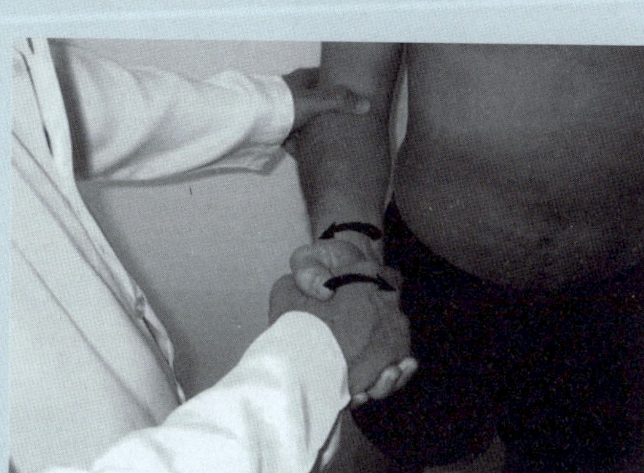

Figura 10.10. Teste de Yergason.

Fatores de Risco Físicos	Controle Médico em Saúde Ocupacional
	Sinal de Hueter: É observado em caso de ruptura da cabeça longa do bíceps. Corresponde a uma massa muscular em forma de "bola" (**Figura 10.11**). 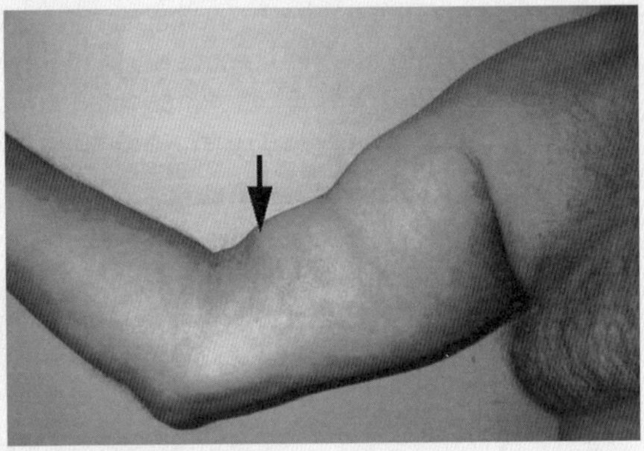 **Figura 10.11.** Sinal de Hueter.
Vibração em membros superiores	**Teste para articulação acromioclavicular:** Consiste em avaliar a articulação acromioclavicular no teste do arco doloroso (**Figura 10.12**) e no teste da adução horizontal do ombro. Observar se existe dor referida na amplitude de 140º a 180º no teste do arco doloroso, que sugere origem na articulação acromioclavicular. 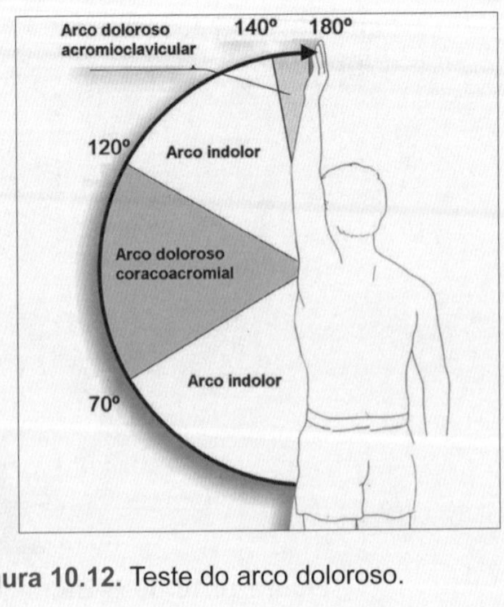 **Figura 10.12.** Teste do arco doloroso.

Fatores de Risco Físicos	Controle Médico em Saúde Ocupacional
	Teste da adução horizontal: Consiste em opor resistência ao movimento de adução com o membro superior abduzido e o cotovelo fletido (**Figura 10.13**). 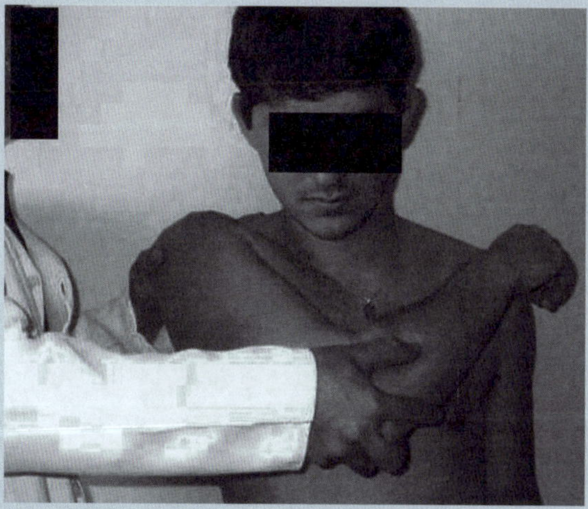 **Figura 10.13.** Teste da adução horizontal.
Vibração em membros superiores	**Teste da gaveta:** Consiste no deslocamento passivo anterior e posterior da cabeça do úmero com relação à glenoide (**Figura 10.14**). Esse teste permite diagnosticar a existência da instabilidade capsuloligamentar. Quando ocorre deslocamento de 25% ou mais da cabeça em relação à glenoide, isso caracteriza uma resposta positiva. 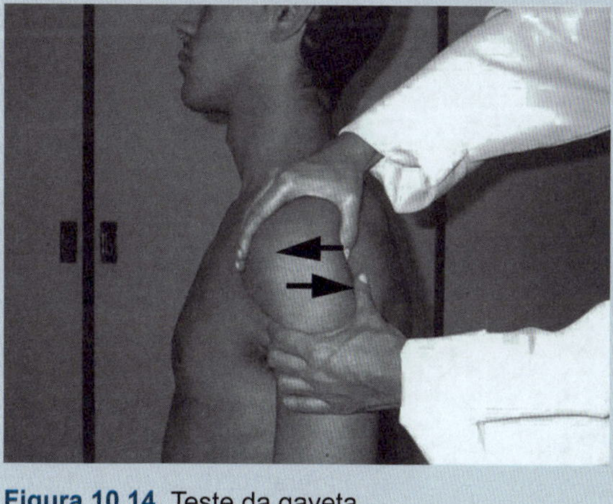 **Figura 10.14.** Teste da gaveta.

Fatores de Risco Físicos	Controle Médico em Saúde Ocupacional
	Teste da apreensão: Consiste em simular movimentos que produzem luxação. A manobra é determinada pela realização passiva da abdução, rotação lateral e extensão do ombro (**Figura 10.15**). Quando há instabilidade anterior, a sensação de luxação iminente provoca apreensão do paciente. 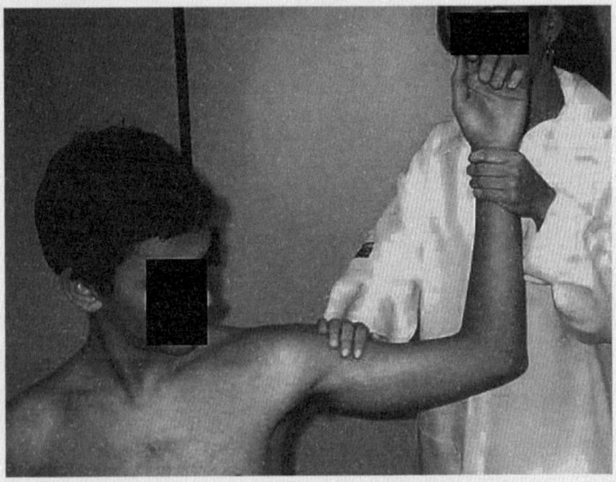 **Figura 10.15.** Teste da apreensão.
	Teste de Fukuda: É o teste para a instabilidade posterior. Consiste em aduzir, fletir e rodar medialmente o braço na tentativa de se deslocar posteriormente a cabeça do úmero (**Figura 10.16**). Se houver instabilidade posterior, essa manobra causa subluxação da cabeça do úmero. 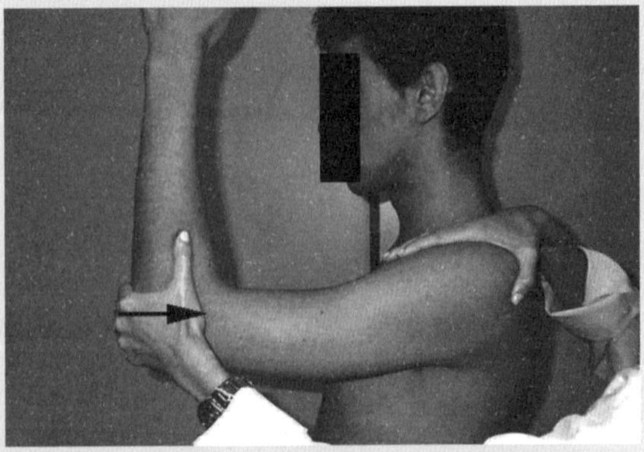 **Figura 10.16.** Teste de Fukuda.

Fatores de Risco Físicos	Controle Médico em Saúde Ocupacional
Vibração em membros superiores	**Sinal do dedo:** No caso de dor, é comum o paciente apontar com o dedo indicador sobre a articulação acromioclavicular afetada. Este procedimento é chamado de "sinal do dedo". **Sinal da palma:** Ocorre na dor de origem glenoumeral ou subacromial. Nesse caso geralmente o paciente aponta com a palma para uma região no braço logo abaixo do acrômio. Esse procedimento é chamado de "sinal da palma".
Vibração de corpo inteiro (VCI)	Não existe exame complementar em nenhum dos Anexos da NR-7 Em relação à vibração de corpo inteiro (VCI), o médico examinador deverá ter atenção especial com os exame físico da coluna, sinais e sintomas de doenças vasculares periféricas.
Vibração de corpo inteiro e ruído	Atenção sobre a concomitância entre vibração de corpo inteiro e ruído. A vibração pode potencializar o efeito do ruído, crescendo assim o risco de perda auditiva induzida por níveis elevados de pressão sonora. Neste caso, seguir as recomendações mencionadas neste quadro para ruído contínuo.
Vibração de corpo inteiro e lombalgia	Atenção sobre os efeitos decorrentes da exposição a vibração de corpo inteiro sobre a coluna. Choque mecânico e vibração de corpo inteiro são considerados causas representativas para o desenvolvimento de lombalgias (em motoristas, por exemplo). Destacamos o exame físico da coluna e a recomendação de exames radiológicos, caso seja necessário. Não indicamos radiografia de coluna como rotina, em razão do alto índice de falso-positivos.
Vibração de corpo inteiro e queixas gastrointestinais	Recomendamos ao médico examinador atenção quanto às queixas gastrointestinais que frequentemente estão associadas à vibração de corpo inteiro.
Frio	Não existe exame complementar em nenhum dos Anexos da NR-7. O médico examinador deverá ter especial atenção com o exame da pele, visando detectar possíveis lesões produzidas no tegumento pela ação do frio, principalmente nas extremidades e áreas salientes do corpo, tais como mãos, pés, face, pavilhão auricular, região mentoniana e joelhos.

Fatores de Risco Físicos	Controle Médico em Saúde Ocupacional
Frio	Principais lesões dermatológicas ocasionadas pelo frio:
Eritema pérnio	Lesões eritematosas ou arroxeadas atingindo extremidades dos membros que na fase inicial desaparecem à vitropressão. *Sintomas:* queimação, prurido, bolhas, ulcerações rasas e posterior descamação. Podem aparecer também lesões na face, nas orelhas, regiões calvas e nádegas. As lesões resultam de constrição das arteríolas superficiais da pele com estase capilar (**Figura 10.17**). Em nosso meio, os trabalhadores das regiões mais quentes que migram para as áreas mais frias são, no inverno, os mais suscetíveis. Diagnóstico diferencial: com eritema indurado de Bazin e vasculite nodular. Prevenção e tratamento: proteger as mãos com luvas apropriadas e os pés com meias de algodão e calçar botas adequadas. Lavar as mãos e os pés com água morna. Anti-histamínicos são úteis em caso de prurido. 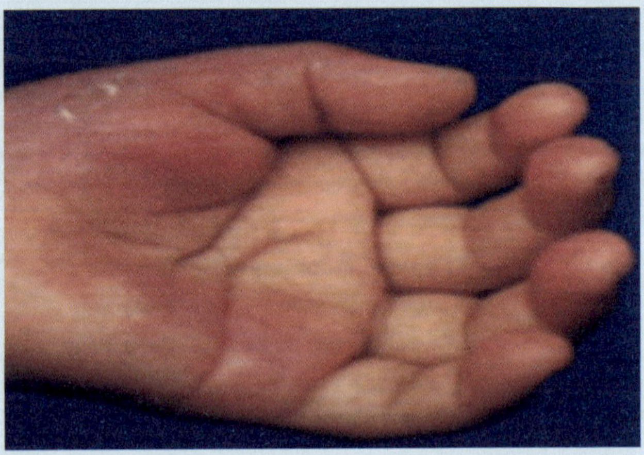 **Figura 10.17.** Eritema pérnio.
Frostbite	A deficiência circulatória ocorre em decorrência do vasoespasmo e pode causar danos em vênulas, arteríolas e células capilares endoteliais. Lesões que atingem predominantemente as extremidades ocorrem devido à intensa vasoconstrição e à deposição de mi-

Fatores de Risco Físicos	Controle Médico em Saúde Ocupacional
Frio	
	crocristais nos tecidos, quando a região exposta entra em contato com temperaturas que alcançam –2°C ou menos (**Figura 10.18**). O *frostbite* é classificado em: *Frostbite* de 1º grau: lesões com hiperemia e edema. *Frostbite* de 2º grau: lesões com hiperemia, edema, vesículas ou bolhas. *Frostbite* de 3º grau: lesões com necrose da epiderme, derme ou subcutâneo. *Frostbite* de 4º grau: lesões necróticas profundas, perda de extremidades. **Prevenção e tratamento:** Reaquecer as áreas afetadas em água morna (40 a 42°C) até que a coloração do leito ungueal volte à normalidade. Não usar fonte calórica seca. Podem ser administrados analgésicos e doses pequenas de corticoides.
Frostbite	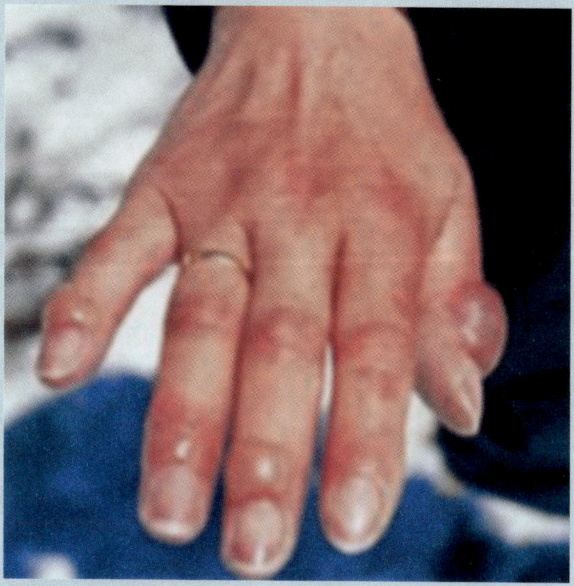 **Figura 10.18.** *Frostbite* de 2º grau.

Fatores de Risco Físicos	Controle Médico em Saúde Ocupacional
Frio	
Fenômeno de Raynaud	É uma sensibilidade idiopática ao frio. **Nota do autor**: essa lesão foi mencionada no Controle Médico em Saúde Ocupacional relacionada com a vibração localizada em membros superiores (**Figura 10.19**). **Prevenção e tratamento**: Proteger o trabalhador contra o frio e o estresse e evitar o fumo, por sua ação vasoconstritora. Os vasodilatadores e antagonistas do cálcio podem ser úteis. Simpatectomia é indicada nas formas mais graves. 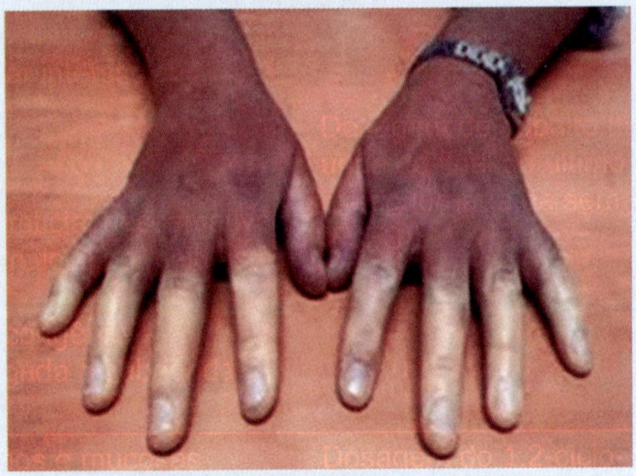 **Figura 10.19.** Fenômeno de Raynaud.
Pé de imersão	Ocorre em trabalhadores com os pés expostos à água fria ou em ambientes úmidos e sem proteção adequada por longos períodos. *Sintomas:* pés frios, "adormecidos", azulados, sem pulso e, às vezes, com tegumento macerado.
Fatores de Risco Químicos	**Controle Médico em Saúde Ocupacional**
Aerodispersoide fibrogênico	
Sílica	De acordo com o Quadro 1, do Anexo III da NR-7, o Médico Responsável pelo PCMSO deverá indicar a periodicidade da radiografia de tórax.

Fatores de Risco Químicos	Controle Médico em Saúde Ocupacional
Aerodispersoide fibrogênico	
Sílica	A radiografia de tórax deverá seguir as diretrizes e condições mínimas para a realização e interpretação de radiografias de tórax (Anexo II do Quadro II, Portaria SIT nº 223, de 6 de maio de 2011). A leitura radiológica deve estar de acordo com os critérios da OIT. Em casos selecionados, a critério clínico, pode ser solicitada a tomografia computadorizada de alta resolução de tórax. O laudo da radiografia deve ser assinado por um profissional (ou mais de um, em caso de múltiplas leituras). Os profissionais indicados deverão possuir qualificação e/ou certificação na classificação radiológica da OIT, são eles: • médico radiologista; • pneumologista; • médico do trabalho; • clínico médico. O médico examinador deverá ter atenção com as queixas e os sinais clínicos relativos à exposição a poeira de sílica: • bronquite aguda (tosse persistente); • história clínica de DPOC (doença pulmonar obstrutiva crônica); • bronquite crônica e enfisema. O diagnóstico de silicose é radiológico, confirmado pelo aparecimento das imagens nodulares, e é relacionado ao tempo de exposição à poeira. Os nódulos são de morfologia regular e dos tipos **p**, **q**, **r**. **Nota do autor**: é frequente o quadro clínico de associação de silicose com tuberculose (silicotuberculose). É comum câncer de pulmão e de brônquios com outras doenças relacionadas à exposição a poeira de sílica: *cor pulmonale* e neoplasia maligna dos brônquios e do pulmão. Nota: É comum a associação de silicose com doença de Caplan. Espirometria: É recomendada no admissional e bienal (técnica preconizada pela *American Thoracic Society*, 1987).

Fatores de Risco Químicos	Controle Médico em Saúde Ocupacional
Aerodispersoide fibrogênico	
Carvão	De acordo com o Quadro 1, do Anexo III da NR-7, o Médico Responsável pelo PCMSO deverá indicar a periodicidade da radiografia de tórax. A radiografia de tórax deverá seguir as diretrizes e condições mínimas para a realização e interpretação de radiografias de tórax (Anexo II do Quadro II, Portaria SIT nº 223, de 6 de maio de 2011). A leitura radiológica deve estar de acordo com os critérios da OIT. Em casos selecionados, a critério clínico, pode ser solicitada a tomografia computadorizada de alta resolução de tórax. O laudo da radiografia deve ser assinado por um profissional (ou mais de um, em caso de múltiplas leituras). Os profissionais indicados deverão possuir qualificação e/ou certificação na classificação radiológica da OIT, são eles: • médico radiologista; • pneumologista; • médico do trabalho; • clínico médico. O médico examinador deverá ter atenção com as queixas e os sinais clínicos relativos à exposição a poeira de carvão: • bronquite aguda (tosse persistente); • história clínica de DPOC (doença pulmonar obstrutiva crônica); • bronquite crônica e enfisema. O diagnóstico de pneumoconiose dos trabalhadores de carvão (PTC) é radiológico, confirmado pelo aparecimento das imagens nodulares, e é relacionado ao tempo de exposição à poeira. Os nódulos são de morfologia regular e dos tipos **p**, **q**, **r**. **Nota do autor**: é frequente o quadro clínico de associação de PTC com tuberculose. É comum câncer de pulmão e de brônquios com outras doenças relacionadas à exposição a poeira de carvão: *cor pulmonale* e neoplasia maligna dos brônquios e do pulmão.

Fatores de Risco Químicos	Controle Médico em Saúde Ocupacional
Aerodispersoide fibrogênico	
Carvão	**Nota do autor**: é comum a associação de PTC com doença de Caplan. Espirometria: É recomendada no admissional e bienal (técnica preconizada pela *American Thoracic Society,* 1987).
Asbesto ou amianto	De acordo com o Quadro 1, do Anexo III da NR-7, o Médico Responsável pelo PCMSO deverá indicar a periodicidade da radiografia de tórax A radiografia de tórax deverá seguir as diretrizes e condições mínimas para a realização e interpretação de radiografias de tórax (Anexo II do Quadro II, Portaria SIT nº 223, de 6 de maio de 2011). A leitura radiológica deve estar de acordo com os critérios da OIT. Em casos selecionados, a critério clínico, pode ser solicitada a tomografia computadorizada de alta resolução de tórax. O laudo da radiografia deve ser assinado por um profissional (ou mais de um, em caso de múltiplas leituras). Os profissionais indicados deverão possuir qualificação e/ou certificação na classificação radiológica da OIT, são eles: • médico radiologista; • pneumologista; • médico do trabalho; • clínico médico. O médico examinador deverá ter atenção com as queixas e os sinais clínicos relativos à exposição a poeira de asbesto ou amianto: • bronquite aguda (tosse persistente); • história clínica de DPOC (doença pulmonar obstrutiva crônica); • bronquite crônica e enfisema. O diagnóstico de asbestose é radiológico, confirmado pelo aparecimento das imagens nodulares, e é relacionado ao tempo de exposição a fibras de asbesto ou amianto. Os nódulos são de morfologia irregular e dos tipos **s**, **t**, **u**. Quadro clínico da asbestose: • falta de ar; • tosse;

Fatores de Risco Químicos	Controle Médico em Saúde Ocupacional
Aerodispersoide fibrogênico	
Asbesto ou amianto	• estertores crepitantes basais; • dedos em baqueta de tambor. **Nota do autor**: é frequente a história ocupacional de exposição ao amianto e quadro clínico de mesotelioma de pleura, peritônio e pericárdio, bem como câncer de brônquios e pulmão, câncer de estômago e de laringe. É comum a associação entre exposição ao amianto e aparecimento de placas e derrame pleural.
Aerodispersoide não fibrogênico	
Ferro, estanho, bário, rocha fosfática	De acordo com o Quadro 2 (PNOS) do Anexo III da NR-7, o Médico Responsável pelo PCMSO deverá indicar a periodicidade dos raios X de tórax O médico examinador deverá ter atenção com as queixas e os sinais clínicos relativos à exposição aos agentes elencados: • tosse (bronquite aguda ou crônica); • dispneia e outros sintomas; • bronquiolite obliterante.
Algodão, linho, cânhamo	De acordo com o Quadro 2 (PNOS) do Anexo III da NR-7, o Médico Responsável pelo PCMSO deverá indicar a periodicidade dos raios X de tórax **Nota do autor**: a radiografia de tórax não é conclusiva para diagnóstico e controle médico dos expostos a algodão, linho ou cânhamo. A doença provocada pela exposição à poeira de algodão, linho e cânhamo é conhecida como **bissinose**. O médico examinador deverá ter atenção com as queixas e os sinais clínicos relativos à exposição aos agentes elencados: • sensação de depressão torácica; • cansaço fácil; • falta de ar.

<table>
<tr><th>Fatores de Risco Químicos</th><th>Controle Médico em Saúde Ocupacional</th></tr>
<tr><td>Aerodispersoide não fibrogênico</td><td></td></tr>
<tr><td>Alérgenos animais, alérgenos de peixes, cereais e farinhas, látex, enzimas usadas na produção de materiais de limpeza, medicamentos (antibióticos e psillium), isocianatos, anidridos, metais (níquel, cromo, sais de platina, vanádio e cobalto), glutaraldeído, poeiras de madeira, persulfatos</td><td>O médico examinador deverá ter atenção com as queixas e os sinais clínicos relativos à exposição aos agentes elencados que, frequentemente, podem determinar o aparecimento de asma relacionada ao trabalho.

Na asma relacionada ao trabalho, o broncoespasmo pode ser por mecanismos imunogênicos e não imunogênicos. Ainda podemos classificar a asma relacionada ao trabalho em:
• asma agravada pelas condições de trabalho: asma preexistente, sintomática ou não (falta de ar), que foi agravada devido a fatores presentes no local de trabalho;
• asma induzida por irritantes (síndrome de disfunção reativa das vias aéreas): não possui latência, ocorre após a exposição ao agente irritante em altas concentrações.

Nota do autor: a espirometria é de fundamental importância para trabalhadores expostos aos agentes elencados. É indicada a realização de medidas seriadas de pico de fluxo expiratório (peak flow) em trabalhadores com sintomas de asma.</td></tr>
<tr><td>Compostos orgânicos e inorgânicos: feno, palha, grãos mofados, excremento e penas de aves, cana mofada, poeira mofada, poeira de madeira, óleo mineral contaminado</td><td>O médico examinador deverá ter atenção com as queixas e os sinais clínicos relativos à exposição aos agentes elencados que, frequentemente, podem determinar o aparecimento de pneumonia por hipersensibilidade (PH).

A PH resulta da sensibilização por exposições inalatórias recorrentes de partículas antigênicas derivadas de materiais orgânicos e substâncias químicas sintéticas.

Os sintomas e sinais de PH são falta de ar, “chiado”, tosse seca, mal-estar e fadiga. Frequentemente tais episódios são caracterizados como “estado gripal” ou mesmo “pneumonia atípica”.
• Casca mofada - PH: pulmões dos trabalhadores de malte, cogumelos, cortiça e boldo.
• Poeira mofada - PH.
• Madeiras e poeira de combustível mofadas - PH: pulmão de trabalhadores de serrarias, carpintarias e marcenarias.
• Epitélio animal, proteína de peixe - PH: pulmão dos manipuladores de animais e peixes.
• Óleo mineral contaminado - PH: pulmão de trabalhadores de névoas de óleo.</td></tr>
</table>

Fatores de Risco Químicos	Controle Médico em Saúde Ocupacional
Aerodispersoide não fibrogênico	
Névoas, neblinas, vapores, fumos metálicos	O médico examinador deverá ter atenção com as queixas e os sinais clínicos relativos à exposição aos agentes elencados que, frequentemente, podem determinar o aparecimento de tosse (bronquite aguda/bronquite crônica). Quadro clínico da bronquiolite obliterante: **Nota do autor**: é comum em galvanoplastia com a ocorrência de vapor aquecido, levar o trabalhador exposto a: rinite, hiperemia da mucosa nasal, úlcera de septo nasal. Fica indicada para estes trabalhadores a realização de rinoscopia. **É** frequente, com vapor aquecido, acometimento grave de pneumonite química e consequente SARA (síndrome da angústia respiratória aguda) e/ou edema agudo de pulmão. Vapores metálicos que podem provocar manifestações de vias aéreas superiores e pneumonite: cromo hexavalente e vapor de arsênico. **Nota do autor:** os fumos metálicos podem provocar a "febre dos fumos metálicos".
Riscos biológicos	Os riscos biológicos resultam do contato do homem com microrganismos que podem causar diversas doenças. Várias atividades profissionais, como indústrias de alimentos, hospitais, serviços de limpeza (coleta de lixo pública), laboratórios, matadouros etc., podem propiciar o contato dos trabalhadores com estes riscos. Dentre as doenças profissionais causadas por microrganismos, incluem-se a tuberculose, brucelose, aspergilose, malária e febre amarela. Para que estas doenças sejam consideradas profissionais, é necessário que o funcionário esteja exposto a estes microrganismos.

Fatores de Risco Biológicos	Controle Médico em Saúde Ocupacional
Riscos biológicos e biossegurança	As medidas de segurança do trabalhador para tais riscos abrangem: • conhecimento da legislação brasileira de biossegurança, especialmente das Normas de Biossegurança emitidas pela Comissão Técnica Nacional de Biossegurança; • conhecimento dos riscos biológicos pelo manipulador.
Riscos biológicos e matéria orgânica	Em relação aos trabalhos que manipulem matéria orgânica de origem animal ou vegetal, o médico examinador deve ter atenção especial com o exame da pele. São frequentes as dermatofitoses ocupacionais em manipuladores de vegetais.
Riscos biológicos e os profissionais de saúde	Para quem realiza atividades de atenção à saúde humana, é de fundamental importância no PCMSO a aplicação dos preceitos da NR-32; a solicitação de **sorologia para hepatite** e o **esquema de vacinas**. Quanto aos trabalhadores da área da Saúde, deve ser fornecido, gratuitamente, o **programa de imunização ativa contra tétano, difteria e hepatite B**. A vacinação deve ser registrada no prontuário clínico individual do trabalhador.
Riscos biológicos e exames complementares	É recomendada a indicação de exames complementares para expostos aos riscos biológicos: • PPD; • exame parasitológico de fezes (principalmente para quem manipula alimentos, em atendimento à Portaria Anvisa e para os demais trabalhadores expostos a riscos biológicos); • hemograma; • radiografia de tórax.
Riscos biológicos e vacinas	Recomenda-se o seguinte esquema de vacinas: • hepatite B; • hepatite A; • antitetânica; • febre amarela; • varicela; • antigripal.

Interpretação de infecção pelo VHB						
AgHBs	*AgHBe*	*Anti--HBc IgM*	*Anti--HBc IgG*	*Anti--HBe*	*Anti--HBs**	*Interpretação*
+	+	+	+	–	–	Infecção aguda pelo VHB
+	+	–	+	–	–	Infecção pelo VHB (infecção crônica ou final de uma infecção aguda)
+	–	–	+	+	–	Infecção crônica pelo VHB ou final de uma infecção aguda
+	–	–	+	–	–	Infecção crônica pelo VHB ou final de uma infecção aguda
–	–	+	+	–	–	Infecção recente pelo VHB Início do período de convalescença
–	–	–	+	–	–	Infecção antiga pelo VHB Cicatriz sorológica
–	–	–	+	+	+	Imune Infecção passada pelo VHB Cicatriz sorológica
–	–	–	+	–	+	Imune Infecção passada pelo VHB
–	–	–	–	–	+	Imune Resposta vacinal
–	–	–	–	–	–	Suscetível

* Com o passar do tempo, o Anti-HBs pode estar em níveis indetectáveis pelos testes sorológicos.

Investigar, sempre, todos os comunicantes em quaisquer situações acima.

Situações de Trabalho que Podem Provocar ou Agravar Doenças Preexistentes (Ex., Situações ou Circunstâncias Ergonômicas)	Controle Médico em Saúde Ocupacional
Trabalho manual com movimentos repetitivos	Não existe exame complementar obrigatório pela NR-7. O médico encarregado do exame clínico deverá direcionar a anamnese e o exame físico de acordo com as regiões anatômicas submetidas aos fatores de risco. É importante o entendimento de que a etiologia dos casos de LER (lesões por esforços repetitivos) e DORT (distúrbios osteomusculares relacionados ao trabalho) é multifatorial, diferentemente de uma intoxicação por metal pesado, cuja etiologia é claramente identificada e mensurável. Nos casos dos fatores de risco relacionados ao esforço repetitivo, em particular ao trabalho manual com movimentos repetitivos, é importante analisar os vários fatores de risco envolvidos direta ou indiretamente. Principais afecções determinadas por trabalho manual com movimentos repetitivos e a atenção do médico examinador. *Doença e condição:* são considerados sinônimos de LER, DORT, afecções musculoesqueléticas relacionadas ao trabalho (AMERT) e lesões por trauma cumulativo (LTC). Nota: As denominações oficiais do Ministério da Saúde e da Previdência Social são LER e DORT: LER/DORT. O médico encarregado do exame deve compreender que as lesões por esforços repetitivos e os distúrbios relacionados ao trabalho são, por definição, um fenômeno relacionado ao trabalho. Ambos são danos decorrentes da utilização excessiva, imposta ao sistema musculoesquelético, e da falta de tempo para recuperação. Caracterizam-se pela ocorrência de vários sintomas, concomitantes ou não, de aparecimento insidioso, geralmente nos membros superiores, tais como: • dor; • parestesia; • sensação de peso; • fadiga. O médico encarregado do exame deverá ter atenção especial com a referência de sintomas compatíveis com o trabalho manual com movimentos repetitivos e promover a pesquisa de sinais das seguintes afecções.

Situações de Trabalho que Podem Provocar ou Agravar Doenças Preexistentes (Ex., Situações ou Circunstâncias Ergonômicas)	Controle Médico em Saúde Ocupacional
Trabalho manual com movimentos repetitivos	
Síndrome do túnel do carpo (STC)	*Etiologia:* compressão do nervo mediano, que passa por um canal estreito do punho, chamado túnel do carpo. É gerada por movimentos repetitivos, como digitar e tocar instrumentos. *Dados importantes na história clínica*: • *menopausa ou gravidez*: a STC é frequente em mulheres entre 35 a 60 anos. A STC frequentemente está associada às alterações hormonais; • *doenças que aumentam os riscos de danos ao nervo mediano:* diabetes *mellitus*, artrite reumatoide, doença tireoidiana, insuficiência renal e obesidade. *Sinais e sintomas da STC:* • dor (piora à noite); • sensação de choque; • formigamento; • perda de destreza nas mãos; • a dor pode sofrer irradiação para o braço e o ombro; • diminuição da sensibilidade dos dedos; • parestesia dolorosa e/ou dor em queimação; • a dor pode ser de caráter agudo ou crônico. *Diagnóstico da STC:* O diagnóstico da STC é baseado principalmente nos achados clínicos e nas manobras que aumentam a pressão dentro do canal do punho (túnel do carpo).
Sinal de Tinel para pesquisa de STC	**Sinal de Tinel**: é obtido pelo teste de Tinel, que consiste na percussão leve sobre o punho, que transmite uma sensação de parestesia na região de distribuição do nervo mediano (**Figura 10.20**).

Situações de Trabalho que Podem Provocar ou Agravar Doenças Preexistentes (Ex., Situações ou Circunstâncias Ergonômicas)	Controle Médico em Saúde Ocupacional
Trabalho manual com movimentos repetitivos *Síndrome do túnel do carpo (STC)* Sinal de Tinel para pesquisa de STC	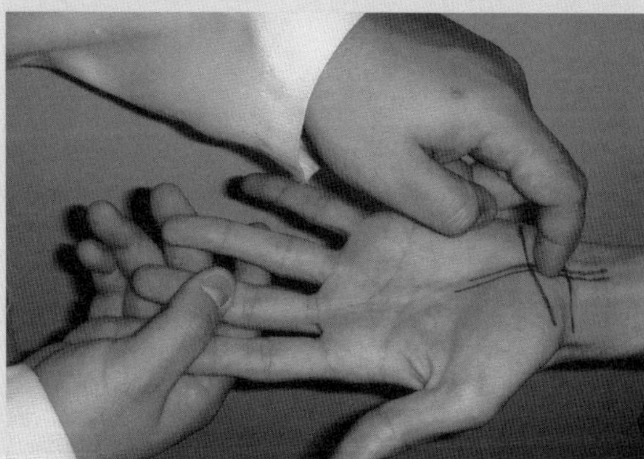 **Figura 10.20.** Teste de Tinel.
Sinal de Phlen para pesquisa de STC	**Sinal de Phalen**: é obtido pelo teste de Phalen, que consiste na flexão completa do punho, não forçada, por 60 segundos. A posição fletida do punho comprime na posição neutra, no caso da STC, provocando também parestesias na região do nervo mediano (**Figura 10.21**). 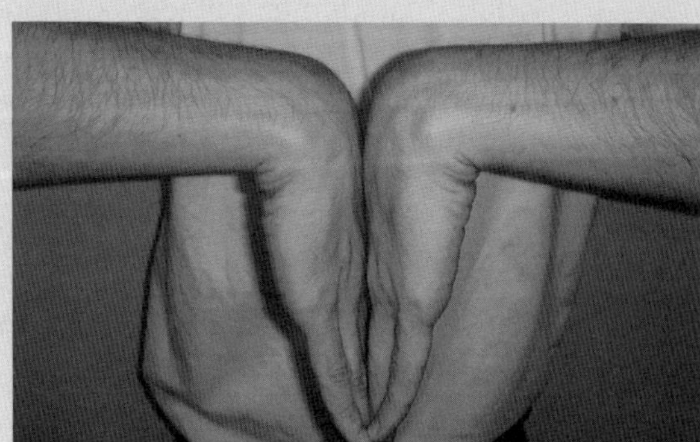 **Figura 10.21.** Teste de Phalen. Obs.: Para STC também pode ser utilizado o teste de Paley e McMurphy, descrito a seguir.

Situações de Trabalho que Podem Provocar ou Agravar Doenças Preexistentes (Ex., Situações ou Circunstâncias Ergonômicas)	Controle Médico em Saúde Ocupacional
Trabalho manual com movimentos repetitivos *Síndrome do túnel do carpo (STC)* *Dedo em gatilho (tenossinovite estenosante)*	**Teste de Paley e McMurphy**: o sinal é positivo se a pressão manual próxima ao nervo mediano entre 1 e 2 cm proximais da dobra da flexão do punho desencadear dor ou parestesia. *Etiologia:* resulta do comprometimento dos tendões flexores profundos dos dedos e do tendão flexor longo do polegar. A bainha tendinosa apresenta-se espessada em decorrência do processo inflamatório provocado por traumatismos repetitivos, que evolui para a constrição do próprio tendão. A extensão forçada poderá provocar queda do dedo em flexão, manifestação que dá o nome ao quadro (dedo em gatilho). O dedo em gatilho é desencadeado por situações em que existe uma combinação de movimento repetitivo com esforço, como o de preensão forte, flexão de dedos e/ou falanges distais, compressão palmar, na atividade de segurar com firmeza objetos cilíndricos e especialmente se há compressão em cima da bainha sinovial dos tendões. A pressão localizada, mesmo isoladamente, pode ser causa de tendinite, como, por exemplo, na preensão de alicate ou tesoura contra o tendão flexor longo do polegar.
	Dados importantes da história clínica: o diagnóstico diferencial deve ser feito com quadros reumáticos e/ou degenerativos, situação em que a radiografia simples de mãos assume grande importância. *Sinais e sintomas*: • dificuldade e/ou impossibilidade de estender os dedos; • teste: consiste na manobra do destravamento do dedo, que ocorre com um esforço ativo ou passivo, produzindo um movimeno súbito e um estalido acompanhado de dor (**Figura 10.22**).

<table>
<tr><th>Situações de Trabalho que Podem Provocar ou Agravar Doenças Preexistentes (Ex., Situações ou Circunstâncias Ergonômicas)</th><th>Controle Médico em Saúde Ocupacional</th></tr>
<tr><td>Trabalho manual com movimentos repetitivos

Tenossinovite de De Quervain ou tenossinovite do estiloide radial</td><td>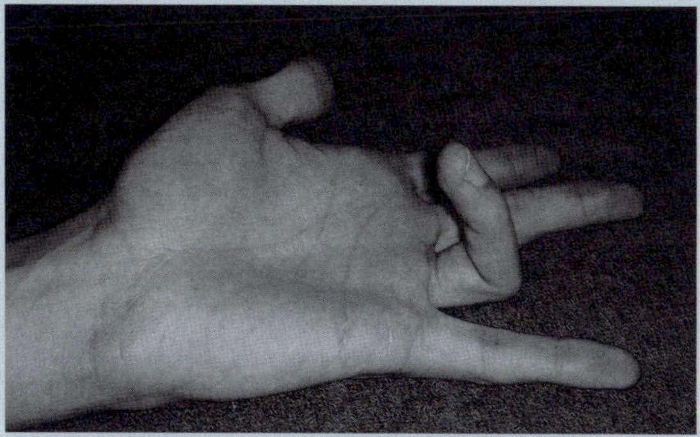
Figura 10.22. Tenossinovite estenosante “dedo em gatilho”.</td></tr>
<tr><td></td><td>Etiologia: resulta da constrição da bainha comum dos tendões do abdutor longo e do extensor curto do polegar por, principalmente, uso prolongado de tesoura.
Dados importantes na história clínica: é mais frequente em mulheres em grupos populacionais acima de 40 anos de idade, associada a exposições ocupacionais que exigem movimentos repetitivos de polegar, a pinça de polegar associada a flexão, extensão, rotação ou desvio ulnar repetido do carpo, principalmente se associando com força, polegar mantido elevado e/ou abduzido durante atividades (polegar alienado) e uso prolongado de tesouras.
Sinais e sintomas: dor em projeção do processo estiloide do rádio, com ou sem irradiação em projeção radial até o ombro, e que aumenta com a abdução radial ativa do polegar, com alongamento passivo de abdutor longo do polegar, desvio ulnar do punho, dificuldade para pronossupinação ou pinça. Geralmente é unilateral.</td></tr>
</table>

Situações de Trabalho que Podem Provocar ou Agravar Doenças Preexistentes (Ex., Situações ou Circunstâncias Ergonômicas)	Controle Médico em Saúde Ocupacional
Trabalho manual com movimentos repetitivos *Tenossinovite de De Quervain ou tenossinovite do estiloide radial* Manobra de Finkelstein para pesquisa de tenossinovite de De Quervain	Na manobra de Finkelestein a mão deve ser fechada com os dedos envolvendo o polegar. A flexão radial do carpo provoca dor intensa na base do polegar, na altura do processo estiloide radial. Ao exame físico pode ser encontrada tumefação na região afetada, sinal de Finkelstein (**Figura 10.23**). 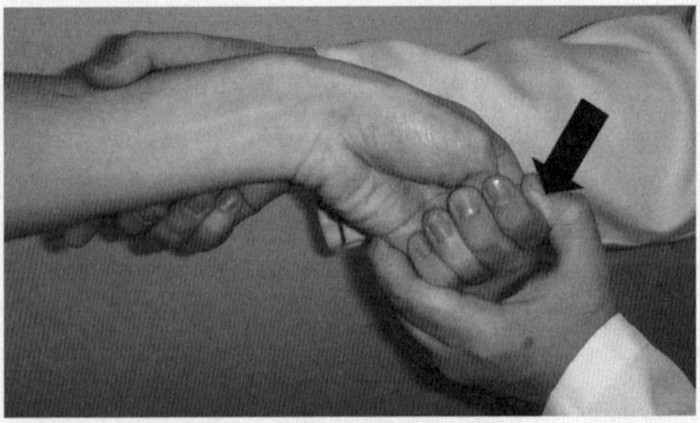 **Figura 10.23**. Manobra de Finkelstein.
Epicondilite lateral (cotovelo de tenista)	*Etiologia:* é desencadeada por movimentos repetitivos de punho e dedos, com flexão branda ou frequente, esforço estático e preensão prolongada de objetos, principalmente com o punho estabilizado em flexão e pronação como, por exemplo, na preensão de chaves de fenda, condução de veículos cujos volantes exigem esforço e no transporte de bolsas ou sacos pesados, em que haja pronação repetida. *Dados importantes da história clínica*: a epicondilite lateral ou cotovelo de tenista tem alta incidência na população geral e predomina entre 35 e 55 anos. Dos portadores de cotovelo de tenista, 95% não praticam esportes. Ambos os sexos são acometidos na mesma proporção e a doença é sete vezes mais frequente que a epicondilite medial. A epicondilite lateral tem sido descrita em trabalhadores de fábricas de linguiça, cortadores e empacotadores de carne e de frigoríficos em que se desenvolvam atividades com movimentos repetitivos de dorsoflexão (extensão) ou desvio radial de punho, supinação de antebraço, esforço estático e preensão prolongada de objetos, principalmente com punho

Situações de Trabalho que Podem Provocar ou Agravar Doenças Preexistentes (Ex., Situações ou Circunstâncias Ergonômicas)	Controle Médico em Saúde Ocupacional
Trabalho manual com movimentos repetitivos *Epicondilite lateral (cotovelo de tenista)* Teste de Cozen para pesquisa de epicondilite lateral (cotovelo de tenista)	estabilizado em extensão e supinação repetidas e compressão mecânica do cotovelo. *Sinais e sintomas:* • dor no epicôndilo lateral ao apanhar objetos ou à extensão e/ou supinação do punho, dor à palpação em epicôndilo e/ou à dorsoflexão e supinação de punho em contrarresistência. *Diagnóstico*: o médico encarregado do exame deverá executar: O **Teste de Cozen** é a manobra com o cotovelo fletido em 90º com a mão posicionada em pronação. A extensão do punho contra a resistência provoca dor no epicôndilo lateral (**Figura 10.24**). 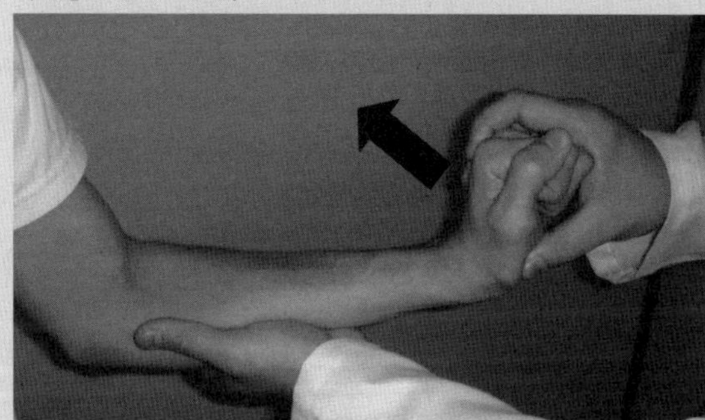 **Figura 10.24.** Teste de Cozen.
Epicondilite medial ou cotovelo do jogador de golfe	*Etiologia:* inflamação aguda ou crônica que acomete a inscrição de tendões em epicôndilo medial. É desencadeada por movimentos repetitivos do punho e dos dedos, com flexão brusca e frequente, esforço estático e preensão prolongada, principalmente com o punho estabilizado em flexão e pronação, como, por exemplo, na preensão de chaves de fenda, condução de veículos cujos volantes exigem esforço, e no transporte ou deslocamento de bolsas ou sacos pesados, em que não haja pronação repetida. *Dados importantes da história clínica:* é menos frequente que a epicondilite lateral.

Situações de Trabalho que Podem Provocar ou Agravar Doenças Preexistentes (Ex., Situações ou Circunstâncias Ergonômicas)	Controle Médico em Saúde Ocupacional
Trabalho manual com movimentos repetitivos	
Epicondilite medial ou cotovelo do jogador de golfe	*Sinais e sintomas*: dor em epicôndilo medial ao apanhar objetos ou à flexão e/ou pronação de punho; ou dor à palpação em epicôndilo e/ou à flexão e pronação de punho em contrarresistência. *Diagnóstico:* exame clínico com a manobra específica para epicondilite medial.
Manobra para pesquisa de epicondilite medial ou cotovelo do jogador de golfe	A manobra para epicondilite medial consiste em colocar a mão do paciente posicionada em supinação. A flexão do punho contra a resistência provoca dor no epicôndilo medial (**Figura 10.25**). 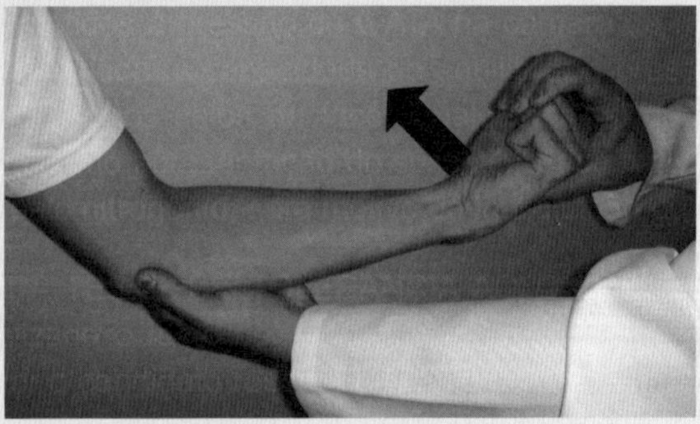 **Figura 10.25.** Manobra com o cotovelo fletido em 90°.
Fibromatose da fáscia palmar ou contratura ou moléstia de Dupuytren	*Etiologia*: espessamento e retração da fáscia palmar, acarretando contratura em flexão dos dedos e incapacidade funcional das mãos. Ocorre formação de nódulos na face palmar das mãos, que evoluem formando cordas fibrosas, que podem ser percebidas à palpação. Essas cordas são originadas na fáscia palmar retraída por baixo da pele. Na fase residual, os nódulos desaparecem, permanecendo apenas focos de aderência e cordas fibrosas reacionais.

Situações de Trabalho que Podem Provocar ou Agravar Doenças Preexistentes (Ex., Situações ou Circunstâncias Ergonômicas)	Controle Médico em Saúde Ocupacional
Trabalho manual com movimentos repetitivos	
Fibromatose da fáscia palmar ou contratura ou moléstia de Dupuytren	É decorrente de exigências de compressão palmar repetida com trabalho pesado (pode estar associada ou não a vibrações). Entre os fatores de risco são considerados posições forçadas, gestos repetitivos, ritmo de trabalho penoso e vibrações localizadas. *Diagnóstico*: • contratura em flexão das mãos; • atrofia dos músculos das mãos e dos antebraços, rigidez e incapacidade; • afeta, principalmente, o lado ulnar das mãos, acometendo em ordem decrescente de frequência o terceiro, o quarto e o quinto dedos; • é comum apresentar-se bilateralmente mas, quando unilateral, predomina na mão dominante.
Síndrome do pronador redondo (SPR)	*Etiologia*: ocorre por compressão do nervo mediano em sua passagem pela região do cotovelo entre as duas porções do músculo pronador redondo. Entre as exposições ocupacionais associadas à SPR estão a supinação e a pronação repetidas e a repetição do esforço manual com antebraço em pronação. *Diagnóstico*: • dor em projeção do músculo pronador durante esforços e/ou repetição; • hipoestesia do território do nervo mediano; • diminuição da força de preensão e de pinça. O médico encarregado do exame deverá executar: **Manobra de flexão de cotovelo:** em contrarresistência (CR), entre 120° e 150°. *Etiologia*: ocorre por compressão do nervo mediano em sua passagem pela região do cotovelo entre as duas porções do músculo pronador redondo. Entre as exposições ocupacionais associadas à SPR estão a supinação e a pronação repetidas e a repetição do esforço manual com antebraço em pronação.

Situações de Trabalho que Podem Provocar ou Agravar Doenças Preexistentes (Ex., Situações ou Circunstâncias Ergonômicas)	**Controle Médico em Saúde Ocupacional**
Trabalho manual com movimentos repetitivos	
Síndrome do pronador redondo (SPR)	*Diagnóstico*: • dor em projeção do músculo pronador durante esforços e/ou repetição; • hipoestesia do território do nervo mediano; • diminuição da força de preensão e de pinça. O médico encarregado do exame deverá executar: **Manobra de flexão de cotovelo:** em contrarresistência (CR), entre 120° e 150°. **Teste de antagonismo da função do pronador redondo**: com o cotovelo estendido e o antebraço supinado, fazer pronação em CR. **Teste de antagonismo do flexor superficial do dedo médio**: flexão contra a resistência de interfalangiano proximal. **Manobra com dor à palpação do músculo pronador.**
Sinal de Tinel para pesquisa da síndrome do pronador redondo (SPR)	**Pesquisa do sinal de Tinel:** a percussão na fossa antecubital provoca parestesia na área do nervo mediano, isto é, do primeiro à face radial do quarto quirodáctilo. O Tinel positivo no caso de antebraço e negativo em punho, sinais de Phalen (**Figura 10.26**). 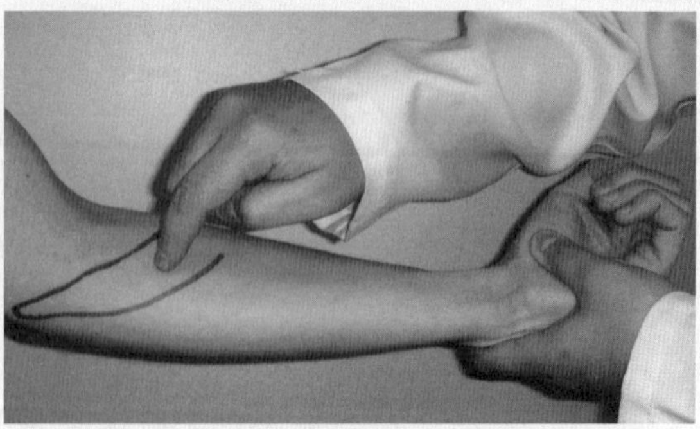 **Figura 10.26.** *Sinal de Tinel.*

Situações de Trabalho que Podem Provocar ou Agravar Doenças Preexistentes (Ex., Situações ou Circunstâncias Ergonômicas)	Controle Médico em Saúde Ocupacional
Trabalho manual com movimentos repetitivos	
Síndrome do canal de Guyon	*Etiologia*: ocorre pela compressão do nervo ulnar na região do punho, no canal ou túnel de Guyon. Trata-se de quadro pouco comum, associado a exposições a movimentos repetitivos (flexão, extensão) de punhos e mãos, contusões contínuas, impactos intermitentes ou compressão mecânica na base das mãos, vibrações. É um problema descrito há tempos, entre ciclistas. *Diagnóstico*: • formigamento e dor nos quarto e quinto dedos; • predomina o quadro de alterações motoras, com possível paralisia de todos os músculos intrínsecos de dedos, exceto os dois primeiros lumbricais e o músculo abdutor curto do polegar; inervado pelo mediano; • teste de monofilamento alterado em área de ulnar; • hipertrofia dos músculos intrínsecos; • sinal de Tinel no punho (**Figura 10.27**);
Sinal de Tinel do punho para pesquisa da síndrome do canal de Guyon	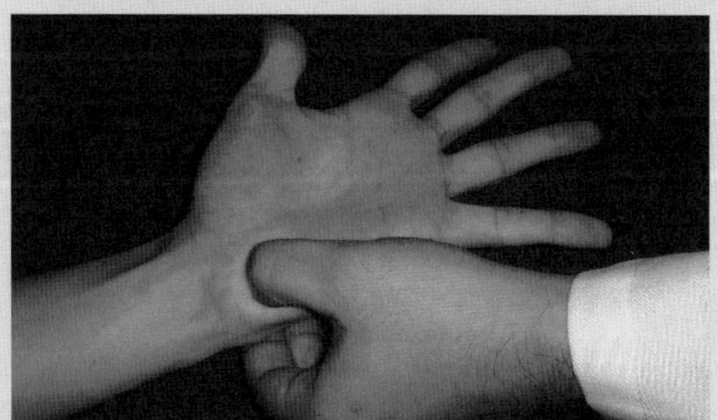 **Figura 10.27.** Sinal de Tinel do punho.
	• sinal de Phalen positivo em área de ulnar; • sinal de Froment (diminuição de força de adução de polegar); • diminuição de força de preensão e pinça (polegar–quinto dedo);.

<table>
<tr><th>Situações de Trabalho que Podem Provocar ou Agravar Doenças Preexistentes (Ex., Situações ou Circunstâncias Ergonômicas)</th><th>Controle Médico em Saúde Ocupacional</th></tr>
<tr><td>Trabalho manual com movimentos repetitivos</td><td></td></tr>
<tr><td>Síndrome do canal de Guyon</td><td>• dificuldade de impulsionar bolinha de papel (piparote) com alça de polegar e mínimo;
• dificuldade de adução e abdução dos quarto e quinto dedos;
• pode ser observada ao exame físico a presença de cisto sinovial;
• podem ser solicitadas para confirmação diagnóstica: radiografia da mão para avaliar a articulação radioulnar distal e a eletroneuromiografia dos nervos mediano, ulnar e radial</td></tr>
<tr><td>Síndrome do túnel cubital ou lesão do nervo cubital</td><td>Etiologia: ocorre pela compressão do nervo ulnar na região do cotovelo entre as duas cabeças do músculo flexor ulnar do carpo – túnel cubital ou na altura do canal cubital.

Dados importantes na história clínica:
• é a segunda manifestação de compressão nervosa mais frequente;
• é comum em pessoas que dormem com o braço fletido ou pronado;
• é associada a movimentos repetitivos, flexão externa do cotovelo com ombro abduzido, flexão repetida de cotovelo associada com sua extensão em contrarresistência, apoio de cotovelo em superfícies duras e vibrações localizadas.

Diagnóstico:
• fraqueza nas mãos;
• dormência nas mãos;
• agulhadas em território do nervo ulnar;
• dor na região medial do cotovelo;
• o distúrbio pode ser visto apenas quando há flexão do cotovelo por tempo prolongado, mesmo inexistindo movimentos repetitivos;
• dor e parestesia noturna em área do nervo ulnar que acorda o paciente;
• diminuição da força de preensão;
• dificuldade para movimentos finos de precisão.</td></tr>
</table>

Situações de Trabalho que Podem Provocar ou Agravar Doenças Preexistentes (Ex., Situações ou Circunstâncias Ergonômicas)	Controle Médico em Saúde Ocupacional
Trabalho manual com movimentos repetitivos	
Síndrome do túnel cubital ou lesão do nervo cubital	O médico examinador deverá executar: • **Flexão com pronação do cotovelo**: por cerca de 30 segundos, tendo como resposta a dor. • **Teste de monofilamentos de Semmes-Weistein**: alterações de sensibilidade em área do nervo ulnar. Pode ser solicitado (não como controle médico) o exame eletroneuromiográfico (mostra lesão exclusiva do nervo ulnar).
Compressão do nervo supraescapular	*Etiologia:* compressão do nervo supraescapular em sua passagem sobre a borda superior da escápula ou por meio do forame supraescapular. A exposição ocupacional está associada a atividade em que há uso de tiras largas nos ombros para o transporte de peso, exigências de elevação de objetos pesados acima da altura do ombro e histórico de acidentes de trabalho com fratura de escápula e/ou traumatismo do ombro associados à prática de esportes, como o voleibol ou o beisebol. *Diagnóstico*: • dor escapular; • comprometimento de movimentos e força de abdução e rotação externa do braço; • hipertrofia do músculo supraespinhoso e/ou infraespinhoso; • fraqueza isolada do músculo infraespinhoso (compressão exclusiva do ramo inferior do supraescapular) em atividade doméstica, de esporte ou lazer. Exames complementares: radioimagem e eletroneuromiografia. A ocorrência de compressão do nervo supraescapular pode estar associada à prática de esportes, como o voleibol ou o beisebol. *Diagnóstico*: • dor escapular; • comprometimento de movimentos e força de abdução e rotação externa do braço

Situações de Trabalho que Podem Provocar ou Agravar Doenças Preexistentes (Ex., Situações ou Circunstâncias Ergonômicas)	Controle Médico em Saúde Ocupacional
Trabalho manual com movimentos repetitivos	
Compressão do nervo supraescapular	• hipertrofia do músculo supraespinhoso e/ou infraespinhoso; • fraqueza isolada do músculo infraespinhoso (compressão exclusiva do ramo inferior do supraescapular) em atividade doméstica, de esporte ou lazer. Exames complementares: radioimagem e eletroneuromiografia.
Síndrome do desfiladeiro torácico ou transtorno do plexo braquial ou síndrome da saída do tórax	*Etiologia*: compressão do feixe neurovascular–plexo braquial, artéria e veia subclávia na sua passagem pela região cervical, no desfiladeiro torácico. Ou ainda quando da passagem pela fenda entre a clavícula e o gradeado costal (costela cervical) e entre as porções anterior e média do músculo escaleno. *Dados importantes da história clínica*: • é comum entre mulheres trabalhadoras de linha de montagem; • é frequente no trabalho em posição forçada com elevação e abdução dos braços acima da altura dos ombros empregando força, flexão e/ou hiperextensão de ombros, compressão sobre o ombro ou do ombro contra algum objeto e flexão lateral do pescoço. *Diagnóstico*: • dores irradiadas na coluna cervical por todo o membro superior; • dor e hiperestesia de caráter migratório; • alterações de sensibilidade em ombro interno, de braço, antebraço e em território do nervo ulnar na mão (quarto e quinto dedos), que geralmente acontecem à noite. Os sintomas vasculares edema, claudicação aos esforços, sensação de frio na mão parecem acometer mais o lado radial e os dedos polegar e indicador.

Situações de Trabalho que Podem Provocar ou Agravar Doenças Preexistentes (Ex., Situações ou Circunstâncias Ergonômicas)	Controle Médico em Saúde Ocupacional
Trabalho manual com movimentos repetitivos	
Síndrome do desfiladeiro torácico ou transtorno do plexo braquial ou síndrome da saída do tórax	*Diagnóstico:* o médico examinador deverá executar: **Teste de Adson**: a manobra consiste em abduzir o braço com o cotovelo em extensão, promovendo leve rotação externa do ombro. A cabeça do paciente deve voltar-se para o lado examinado. No caso de compressão vascular, ocorre uma redução do pulso radial (**Figura 10.28**).
Teste de Adson para pesquisa de síndrome do desfiladeiro torácico	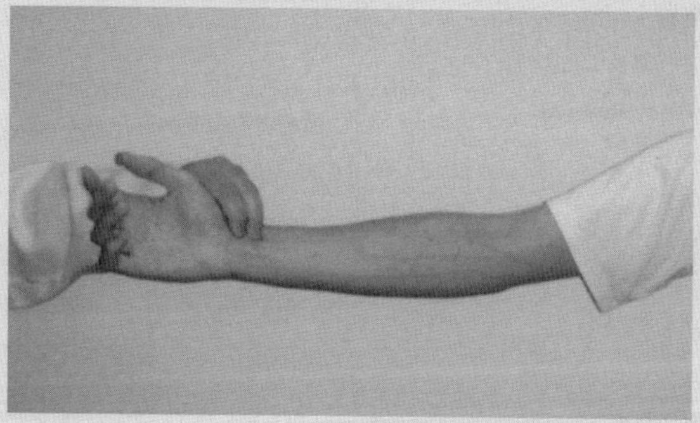 **Figura 10.28.** Teste de Adson.
Manobra de Roos para pesquisa de síndrome do desfiladeiro torácico	**Manobra de Roos (teste de estresse de Roos)**: a partir de uma posição sentada, o médico encarregado do exame irá pedir ao paciente para manter ambos os cotovelos na altura do ombro enquanto empurra os ombros para trás. O paciente vai então repetidamente abrir e fechar as mãos por alguns minutos. Se os sintomas estiverem presentes após o teste, ou se o paciente referir peso e fadiga em seus ombros, isso pode indicar a presença de síndrome do desfiladeiro torácico.

Situações de Trabalho que Podem Provocar ou Agravar Doenças Preexistentes (Ex., Situações ou Circunstâncias Ergonômicas)	Controle Médico em Saúde Ocupacional
Trabalho manual com movimentos repetitivos	
Síndrome do desfiladeiro torácico ou transtorno do plexo braquial ou síndrome da saída do tórax Teste de Wright para pesquisa de síndrome do desfiladeiro torácico	**Teste de Wright**: colocar o paciente em posição sentada, pedir para segurar para cima e atrás (hiperabdução) girando-o para fora. Enquanto é realizada a manobra, o médico encarregado do exame verifica se o pulso do paciente está diminuindo. Cabe também ao médico encarregado do exame verificar se os sintomas são reproduzidos durante o teste. Exames que podem ser indicados para trabalhadores propensos à síndrome do desfiladeiro torácico ou com queixas e sinais compatíveis: • radiografia da área afetada (pode revelar uma costela extra – costela cervical); • ressonância magnética; • eletromiografia.
Síndrome do supraespinhoso Teste de Jobe para pesquisa da síndrome do supraespinhoso	*Etiologia*: inflamação aguda ou crônica acometendo o tendão supraespinhoso. É associada a movimentos repetitivos de braços, elevação e abdução de braços acima da altura dos ombros, principalmente se associados ao uso de força por tempo prolongado e elevação do cotovelo. *Dados importantes na história clínica:* a dor melhora com repouso, geralmente sem dor noturna e sem limitação de movimentos. *Diagnóstico*: • dor em trajeto de tendão supraespinhoso relacionada ao esforço, que melhora com repouso, geralmente sem dor noturna e sem limitação de movimento. O médico examinador deverá executar: **Teste de Jobe:** o paciente faz elevação do membro superior (no plano da escápula) em extensão e rotação interna (polegar para baixo) contra a resistência oposta pelo examinador (**Figura 10.29**).

Situações de Trabalho que Podem Provocar ou Agravar Doenças Preexistentes (Ex., Situações ou Circunstâncias Ergonômicas)	Controle Médico em Saúde Ocupacional
Trabalho manual com movimentos repetitivos	
Síndrome do supraespinhoso Teste de Jobe para pesquisa da síndrome do supraespinhoso	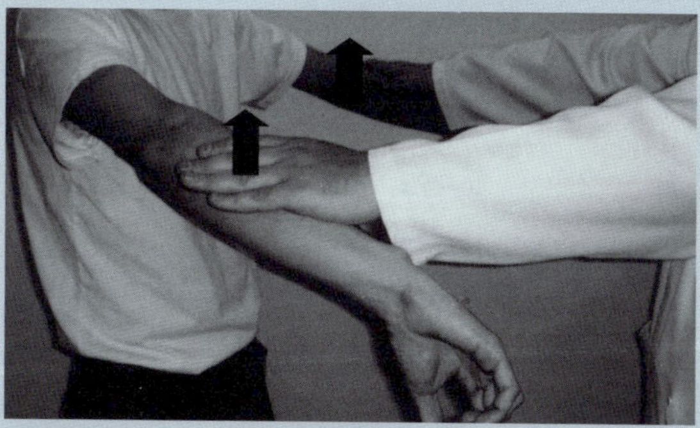 **Figura 10.29.** Teste de Jobe. **Nota do autor**: o teste acima com rotação interna passiva é o teste de Neer sensibliizado
Ombro doloroso	Aproximadamente 85% dos pacientes com queixa de dor no ombro são portadores de doença primária do ombro e o restante, portadores de dor irradiada (principalmente da coluna cervical) ou de dor referida de outras doenças clínicas: • adolescentes e adultos jovens, por lesões causadas por traumatismos (exemplo: esportes); • em trabalhadores, por sobrecarga musculoarticular.
Acometimentos relacionados com o ombro doloroso	
Síndrome do impacto	*Etiologia:* resulta da compressão de estruturas do manguito rotador e da bursa do subacromial entre a grande tuberosidade da cabeça do úmero e o acrômio. Frequentemente a compressão ocorre quando o trabalhador executa atividades com braços elevados acima da cabeça acompanhadas por dor de grau variado.

Situações de Trabalho que Podem Provocar ou Agravar Doenças Preexistentes (Ex., Situações ou Circunstâncias Ergonômicas)	Controle Médico em Saúde Ocupacional
Acometimentos relacionados com o ombro doloroso	
Síndrome do impacto Manobra do arco doloroso para pesquisa da síndrome do impacto Pesquisa do sinal de Hawkins para síndrome do impacto	*Dados importantes na história clínica:* • é mais frequente entre a quarta e a quinta década de vida; • a síndrome do impacto, se não tratada adequadamente, leva a inflamação da bursa (bursite), tendinite do manguito rotador e ruptura do manguito rotador. *Diagnóstico*: • dor ao executar a abdução e elevação do braço no plano da escápula, que geralmente se inicia em 90°; • a força muscular pode estar diminuída por atrofia muscular; • a síndrome é de instalação gradual e é notada à noite ao dormir sobre o ombro acometido. O médico examinador deverá executar: **Manobra do arco doloroso**: determinará o grau do impacto: leve quando a dor aparece somente aos 90°, moderado quando a dor aparece aos 60° e grave quando a dor ocorre aos 45°. **Pesquisa do sinal de Hawkins**: fletir o braço a 90° e rodar internamente o ombro (polegar para baixo), dessa forma aproxima-se mais a grande tuberosidade do úmero ao acrômio. A dor subacromial deve ser pesquisada aplicando-se firme pressão no ombro do paciente. Exame complementar: deve-se iniciar a investigação por radiografia simples do ombro. As alterações mais frequentes são: • formato irregular, má fusão óssea ou osteófito no acrômio; • artrose com osteófito na articulação acromioclavicular; • sequela de fraturas do ombro. Esses achados sugerem estreitamento do espaço subacromial e consequentemente aumento do impacto nas estruturas que passam por esse espaço.

Situações de Trabalho que Podem Provocar ou Agravar Doenças Preexistentes (Ex., Situações ou Circunstâncias Ergonômicas)	**Controle Médico em Saúde Ocupacional**
Acometimentos relacionados com o ombro doloroso	
Tendinite do manguito rotador Teste de impacto ou de Neer para pesquisa da tendinite do manguito rotador	*Etiologia*: é a inflamação do tendão do músculo supraespinhal. Frequentemente decorre de movimentos repetitivos com os braços elevados como puxar, empurrar e sustentar peso. *Dados importantes na história clínica*: é a principal causa de dor no ombro dos pacientes com idade superior a 30 anos. *Diagnóstico*: • dor focal subacromial e em deltoide lateral; • dor à movimentação ativa sob resistência à abdução (músculo supraespinhal) e rotação externa (músculo infraespinhal). O médico examinador deverá executar: **Teste de impacto ou de Neer:** é feita a abdução passiva do braço, estabilizando-se a escápula, o que produz dor no ombro (**Figura 10.30**). 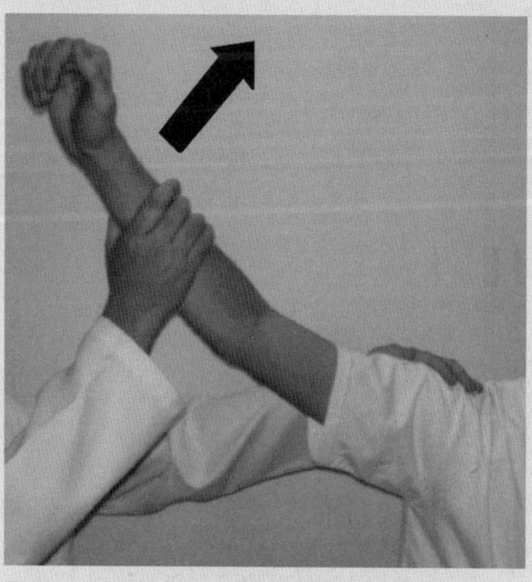 **Figura 10.30.** Teste de impacto ou de Neer. *Exame complementar:* radiografia simples do ombro.

Situações de Trabalho que Podem Provocar ou Agravar Doenças Preexistentes (Ex., Situações ou Circunstâncias Ergonômicas)	Controle Médico em Saúde Ocupacional
Acometimentos relacionados com o ombro doloroso	
Ruptura do manguito rotador	*Etiologia*: é resultado de síndrome do impacto crônico ou degeneração progressiva dos tendões por traumatismos repetitivos (em 95% dos casos). O músculo mais afetado é o supraespinhal. *Dados importantes na história clínica*: • a ruptura do manguito rotador é frequente em pacientes com história de tendinite do manguito rotador, uso crônico de corticosteroide e em idosos; • relato de dor crônica (tendinite) que se intensificou após traumatismo ou movimento brusco não usual; • existe associação entre luxação e rotura do manguito rotador em trabalhadores com mais de 60 anos. *Diagnóstico*: • sintomas semelhantes aos da tendinite do manguito rotador; • fraqueza muscular; • dificuldade para colocar a mão na cabeça; • dor noturna e perda da função do ombro; • o paciente não consegue fazer abdução do braço sob resistência. O médico examinador deverá executar:
Teste para o músculo redondo menor ou "teste do chifre caído" para pesquisa de ruptura do manguito rotador	**Teste para o músculo redondo menor ou "teste do chifre caído"**: braço abduzido a 90°. Passivamente o médico examinador leva o antebraço até a posição superior e solicita que o paciente assim o mantenha. Com a lesão do músculo redondo menor o antebraço cai. Se a ruptura for pequena prevalecerá a dor à impotência funcional. Se a ruptura for grande o paciente irá se queixar de fraqueza, dor e perda funcional (não consegue colocar a mão sobre a cabeça, abduzir o braço, tem incapacidade para puxar ou empurrar objetos, colocar o dorso da mão nas

Situações de Trabalho que Podem Provocar ou Agravar Doenças Preexistentes (Ex., Situações ou Circunstâncias Ergonômicas)	Controle Médico em Saúde Ocupacional
Acometimentos relacionados com o ombro doloroso	
Ruptura do manguito rotador Teste para o músculo redondo menor ou "teste do chifre caído" para pesquisa de ruptura do manguito rotador	costas. Pode haver história de dor progressiva de natureza insidiosa antes do evento agudo. Nesses casos, encontra-se o sinal do "braço caído" ou de positividade para o teste do "chifre caído". *Exames complementares*: • radiografia de ombro e/ou TC: podem mostrar alterações indiretas como elevação da cabeça umeral e osteófitos, ou seja, as prováveis causas do impacto que podem ter levado à ruptura do manguito rotador; • ultrassonografia do ombro: visualiza a maioria das lesões, excetuando-se as pequenas e as incompletas; • ressonância magnética: usada para detectar, quantificar e planejar o tratamento cirúrgico.
Capsulite adesiva ou ombro congelado	*Etiologia*: tem etiologia desconhecida. É caracterizada por contratura da cápsula articular. A cápsula articular perde sua distensibilidade e em casos de longa evolução há formação de aderências ou adesões entre a cápsula e a cabeça do úmero. *Dados importantes da história clínica*: • ocorre mais frequentemente entre a quarta e a sexta década de vida; • o uso de tipoia por tempo prolongado pode ser determinante para capsulite adesiva ou ombro congelado; • em trabalhadores a tendinite do manguito rotador (mais frequentemente) ou a ruptura do manguito, a bursite subacromial, a fratura da cabeça ou do colo do úmero são fatores predisponentes para ombro congelado. *Diagnóstico*: • dor e restrição ativa e passiva dos movimentos do ombro, principalmente elevação, rotação interna e externa; • dor crônica e enrijecimento da articulação glenoumeral.

Situações de Trabalho que Podem Provocar ou Agravar Doenças Preexistentes (Ex., Situações ou Circunstâncias Ergonômicas)	Controle Médico em Saúde Ocupacional
Acometimentos relacionados com o ombro doloroso	
Capsulite adesiva ou ombro congelado Teste de Apley para pesquisa de capsulite adesiva ou ombro congelado	O médico examinador deverá executar: **Teste de Apley**: a manobra consiste em solicitar ao paciente para colocar o dorso da mão nas costas, tentando encostar o indicador na apófise espinhosa mais alta, geralmente se alcança de T8 a T10 – teste dos músculos rotadores internos (músculo subescapular): Esse teste serve para demonstrar a limitação da amplitude, por meio da elevação completa dos braços, abdução e rotação externa.
Tendinopatia bicipital (tendinite)	*Etiologia*: na verdade as lesões da cabeça longa do bíceps podem ser classificadas em três categorias: tendinites, subluxação ou luxação e ruptura. Podem acontecer isoladamente ou associadas com frequência às rupturas do manguito rotador. Etiologicamente, a tendinopatia bicipital ocorre por elevações repetitivas do braço ou movimentos semelhantes aos de pentear o cabelo ou colocar as mãos sobre a cabeça, o que pode causar inflamação (tendinite bicipital). O comprometimento do tendão bicipital pode ocorrer por esforços físicos como levantamento ou carregamento de carga (caixas, pacotes etc.). *Dado importante da história clínica*: • a tendinite bicipital é agravada pelo impacto. *Diagnóstico:* • dor na face anterior do ombro; • dor à palpação da canaleta bicipital (abaixo da protuberâcia acromial).

Situações de Trabalho que Podem Provocar ou Agravar Doenças Preexistentes (Ex., Situações ou Circunstâncias Ergonômicas)	Controle Médico em Saúde Ocupacional
Acometimentos relacionados com o ombro doloroso	
Tendinopatia bicipital (tendinite) Teste de Speed para pesquisa de tendinopatia bicipital (tendinite)	O médico examinador deverá executar: **Teste de Speed**: a manobra consiste na flexão do braço contra a resistência, com o antebraço totalmente estendido e a mão em posição supinada, provocando dor na região anterior do ombro (**Figura 10.31**). 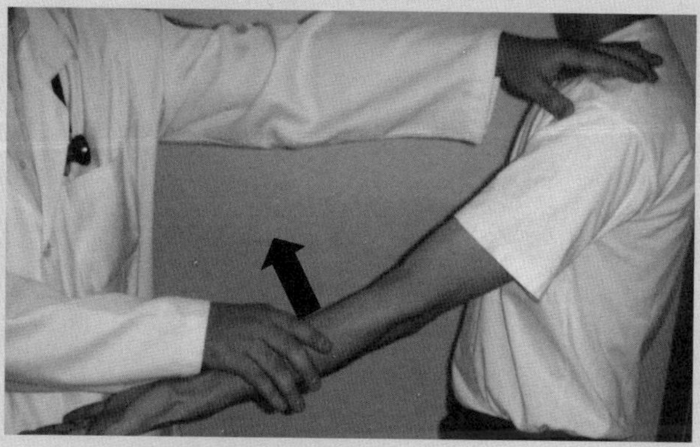 **Figura 10.31.** Teste de Speed.
Tendinopatia bicipital por subluxação ou luxação da cabeça longa do bíceps	A subluxação ou luxação do tendão da cabeça longa do bíceps pode estar associada a caso de dor crônica e impotência funcional ativa por aproximadamente 6 meses.
Teste de Yergason ou teste do músculo bíceps para pesquisa de tendinopatia bicipital (tendinite)	**Teste de Yergason ou teste para o músculo bíceps**: a manobra consiste em manter o cotovelo fletido em 90°, com o braço junto ao corpo e o antebraço pronado. Deve-se solicitar ao paciente que realize supinação ativa contra a resistência do examinador (**Figura 10.32**).

<table>
<tr><th>Situações de Trabalho que Podem Provocar ou Agravar Doenças Preexistentes (Ex., Situações ou Circunstâncias Ergonômicas)</th><th>Controle Médico em Saúde Ocupacional</th></tr>
<tr><td>Acometimentos relacionados com o ombro doloroso</td><td></td></tr>
<tr><td>Tendinopatia bicipital (tendinite)

Teste de Yergason ou teste do músculo bíceps para pesquisa de tendinopatia bicipital (tendinite)</td><td>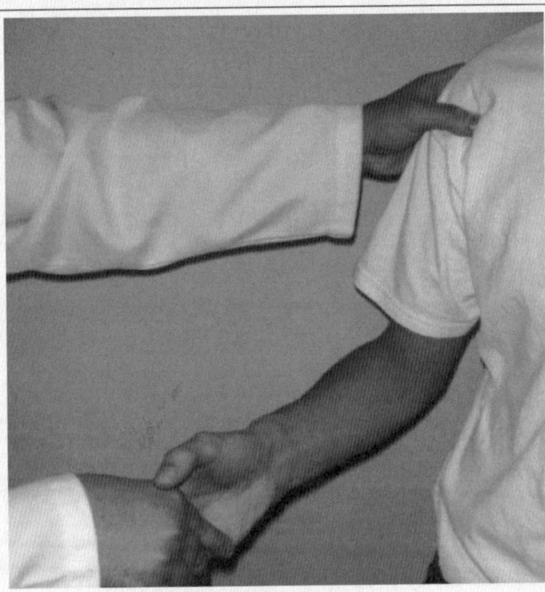
Figura 10.32. Teste de Yergason.</td></tr>
<tr><td>Tendinopatia bicipital por ruptura completa do tendão da cabeça longa do bíceps</td><td>A ruptura completa do tendão da cabeça longa do músculo bíceps pode ocorrer por movimento brusco sobre o tendão inflamado.
Fatores de risco para a ruptura do tendão da cabeça do bíceps: tendinite, ruptura do manguito rotador e do bíceps contralateral.
Exames complementares:
• radiografia simples;
• ultrassonografia (tanto as tendinites, quanto as luxações e rupturas do bíceps são diagnosticadas com facilidade por esse exame);
• TC simples ou contrastada (para diagnosticar as luxações e rupturas do tendão do bíceps);
• ressonância magnética (é bastante sensível para o diagnóstico das tendinites).</td></tr>
</table>

Situações de Trabalho que Podem Provocar ou Agravar Doenças Preexistentes (Ex., Situações ou Circunstâncias Ergonômicas)	Controle Médico em Saúde Ocupacional
Acometimentos relacionados com o ombro doloroso	
Tendinopatia bicipital por ruptura completa do tendão da cabeça longa do bíceps	**Nota do autor:** nenhum desses exames é indicado para o controle médico de trabalhadores sujeitos a tendinopatia bicipital. Estão indicados na hipótese de diagnóstico.
Esforço físico intenso e transporte manual de cargas	O médico examinador deverá ter atenção a queixas e sinais clínicos relativos ao esforço físico intenso e transporte manual de cargas procedendo os seguintes protocolos:
	Para os trabalhadores que estejam apresentando queixas e/ou exame físico positivo para hérnia inguinal e hérnia umbilical, que executem tarefas de esforço físico intenso e/ou transporte manual de carga, o médico examinador deve avaliar todos os riscos da tarefa. Essa prática só será possível mediante o conhecimento do "trabalho real" do empregado, com informações precisas de parte da coordenação do PCMSO. Tal cuidado poderá evitar erros tanto na aptidão como na inaptidão indevida. **Nota do autor**: nas mulheres, uma hérnia femoral (abaixo da virilha) pode causar um abaulamento e estender-se até a porção superior da coxa. As hérnias femorais são comuns em mulheres obesas.
Coluna cervical	Na investigação da história clínica, o médico deve estar atento aos seguintes dados do trabalhador: • idade; • ocupação; • atividade de lazer usual; • fator causal da lesão; • gravidade da lesão; • capacidade funcional no momento do exame; • localizar áreas dolorosas e classificar a intensidade da dor (superficial/profunda, contínua, em pontada, irradiando, ou em queimação); • capacidade respiratória;

Situações de Trabalho que Podem Provocar ou Agravar Doenças Preexistentes (Ex., Situações ou Circunstâncias Ergonômicas)	Controle Médico em Saúde Ocupacional
Esforço físico intenso e transporte manual de cargas	
Coluna cervical	• se há algum distúrbio do sono devido à lesão (avaliar a posição em que o paciente dorme, se há apneia do sono); • sintomas consequentes à lesão: dores nos membros inferiores, parestesias, tontura, síncope, dores de cabeça, sintomas simpáticos. Para a inspeção da coluna cervical, o paciente deve adotar postura sentada relaxada, que deve ser observada nas vistas anterior, posterior e lateral. A avaliação deve abranger: • a postura da cabeça e do pescoço; • a expressão facial; • o nivelamento dos ombros; • os contornos ósseos; • evidências de espasmo muscular; • isquemias nos membros superiores; • assimetrias estruturais; • articulações periféricas (cintura escapular, cotovelos, punho, mão e articulações temporomandibulares). Após a inspeção, deve-se proceder a palpação do paciente em decúbito dorsal, de acordo com a sequência: • *face posterior*: protuberância occipital externa, processos espinhosos e articulares das vértebras cervicais, processo mastóideo; • *face lateral*: processos transversos das vértebras cervicais, articulações temporomandibulares, mandíbula; • *face anterior*: três primeiras costelas, fossa supraclavicular. Se o paciente apresentar restrições de movimento, faz-se necessária a avaliação da mobilidade e amplitude dos segmentos, com movimentos ativos e passivos. Para estabelecer a totalidade das restrições, o médico avaliador deverá realizar um teste goniométrico, procedendo posteriormente ao registro das limitações e à estabilização do quadro.

Situações de Trabalho que Podem Provocar ou Agravar Doenças Preexistentes (Ex., Situações ou Circunstâncias Ergonômicas)	Controle Médico em Saúde Ocupacional
Esforço físico intenso e transporte manual de cargas	
Coluna cervical	*Movimentos ativos*: realizados pelo paciente sem nenhuma interferência, são utilizados para que o médico avaliador observe a amplitude de movimentos, sua coordenação motora, capacidade e força. O médico deve estar atento a: • restrições de movimento; • movimentação de articulações associadas; • quaisquer limitações; • ritmo e padrão do movimento; • ocorrência de dor (em que ponto do movimento, onde ocorre, se o movimento aumenta ou diminui a dor, e qual a sua intensidade). *Movimentos passivos*: realizados pelo médico avaliador sem auxílio do paciente, são utilizados para que se observe, na amplitude de movimentos, possíveis lesões articulares, flexibilidade capsular, ligamentar e muscular. O médico deve estar atento a: • restrições de movimento; • movimentação de articulações associadas; • quaisquer limitações; • como o paciente sentiu o movimento; • ocorrência de dor (em que ponto do movimento, onde ocorre, se o movimento aumenta ou diminui a dor, e qual a sua intensidade). Para os trabalhadores que estejam apresentando queixas e/ou exame físico positivo para radiculopatias, que executem tarefas de esforço físico intenso e/ou transporte manual de carga, o médico examinador deve avaliar todos os riscos da tarefa. Essa prática só será possível mediante o conhecimento do "trabalho real" do empregado, com informações precisas de parte da coordenação do PCMSO. Tal cuidado poderá evitar erros tanto na aptidão como na inaptidão indevida.

Situações de Trabalho que Podem Provocar ou Agravar Doenças Preexistentes (Ex., Situações ou Circunstâncias Ergonômicas)	Controle Médico em Saúde Ocupacional
Esforço físico intenso e transporte manual de cargas	
Coluna torácica	Para os trabalhadores com queixas de dormência e/ou parestesia, observar que a região afetada em geral indica o dermátomo da lesão: • região medial do cotovelo, no dermátomo T1; • porção medial do braço, no dermátomo T2; • axila, no dermátomo T3; • mamilo, no dermátomo T4; • parede torácica, nos dermátomos T5 a T8; • parede abdominal, nos dermátomos T9, T11 e T12; • umbigo, no dermátomo T10. Geralmente as afecções da coluna torácica podem decorrer de doenças e ter um início insidioso: • o trauma torácico limita-se a desenvolver dor na área afetada; • as síndromes facetárias podem ser referidas como rigidez e dor no local. O médico deve examinar todos os órgãos abdominais para avaliar a origem da dor: • dores nas costelas ou profundas no peito são causadas pelo comprometimento das raízes nervosas do tórax e/ou espondilose; • o teste de Adams ou teste-minuto deve ser feito para a avaliação da curvatura lateral e da convexidade lombar da coluna.
Escoliose	Escoliose é a curvatura lateral da coluna vertebral, geralmente associada a cifose. A avaliação dessas curvaturas é feita por cálculos matemáticos e revela os padrões que contribuem para essas duas deformidades distintas: • *escoliose estrutural* é decorrente da variação e da mobilidade das vértebras. Quando congênita, é causada por hemivértebra, fusão de vétebras ou ausência ou fusão de costelas. Para diagnóstico e tratamento, são precisos exame e histórico cuidadosos;

Situações de Trabalho que Podem Provocar ou Agravar Doenças Preexistentes (Ex., Situações ou Circunstâncias Ergonômicas)	**Controle Médico em Saúde Ocupacional**
Esforço físico intenso e transporte manual de cargas	
Coluna torácica Escoliose	• *escoliose paralítica* manifesta-se geralmente como sequela de poliomielite e a deformidade evolui depois da perda da ação dos músculos do tronco e da coluna; • *escoliose neuropática* é decorrente de afecções neuropáticas, complicação da neurofibromatose, paralisia cerebral, espinha bífida, siringomielia e ataxia de Friedreich; • *escoliose miopática* é causada por transtornos primários da musculatura que sustenta a coluna vertebral, como distrofia muscular ou artrogripose; • *escoliose metabólica* manifesta-se na cistinose, na síndrome de Marfan e no raquitismo, e sua ocorrência é rara; • *escoliose idiopática* tem causa inexplicada, apesar de ser a mais importante e sua ocorrência ser a mais comum entre as escolioses. As curvas primárias desenvolvem-se quando várias vértebras são afetadas em um ou dois níveis distintos. Nesta área a curva é fixa, há perda da mobilidade e deformidade de rotação das vértebras, com os processos espinhosos girando para a concavidade e os corpos que sustentam as costelas girando para a convexidade. As curvas secundárias são móveis e progridem acima e abaixo das primárias e empenham-se para sustentar a cabeça e a bacia na posição correta. Uma deformação da vértebra associada a redução do tronco, que pode ser analisada por meio de tabelas antropométricas de valores normais, por vezes é relacionada com disfunções respiratória e cardíaca que, em situações graves, levam à invalidez. Quando a escoliose surge na criança em desenvolvimento, tende à deterioração. O prognóstico para uma escoliose estrutural idiopática ou congênita depende da idade em que a lesão teve início, do quanto a coluna foi afetada, da extensão e do número de curvas primárias

Situações de Trabalho que Podem Provocar ou Agravar Doenças Preexistentes (Ex., Situações ou Circunstâncias Ergonômicas)	Controle Médico em Saúde Ocupacional
Esforço físico intenso e transporte manual de cargas	
Coluna torácica Escoliose	No início da puberdade, durante o estirão de crescimento, entre as idades de 11 e 13 anos nas meninas e 13 e 15 anos nos meninos, a deterioração alcança a sua taxa máxima. A altura e o estágio vigente da maturidade esquelética devem ser avaliados em todos os casos. Em muitos deles a deterioração termina quando é atingida a maturidade esquelética. Porém, decorrente de alguma degeneração do disco ou uma subluxação vertebral, ela pode continuar, segundo registros, confirmando a deterioração de 17° em curvas torácicas de 70°, e de 20° em curvas lombares de 30°. Assim sendo, quanto mais jovem for o paciente e mais alto for o nível de envolvimento da coluna, pior é o prognóstico. Nota-se exceção em alguns casos ocorridos em lactentes, nos quais houve recuperação espontânea, fato extraordinário e inexplicável para a medicina. Fatores favoráveis são verificados em curvas do lado esquerdo, que ocorreram no primeiro ano de vida em pacientes homens quando o ângulo costovertebral está acima de 20°. Em escolioses congênitas e paralíticas há menor expectativa de vida, o que não acontece na escoliose idiopática. Na escoliose estrutural é sempre necessária a investigação minuciosa e apropriada, com base na medida radiográfica das curvas e averiguação cuidadosa da lesão.
Escápula alada	Sinais e sintomas: • verificar a borda medial da escápula alada ou a rotação medial do ângulo inferior da escápula; • observar a posição escapular em repouso e os movimentos específicos para localizar o nervo envolvido; • em lesões do nervo torácico longo, o ângulo superior da escápula é medialmente deslocado e o ângulo inferior desloca-se lateralmente e a extensão do braço à frente do corpo acentua a escápula alada;.

Situações de Trabalho que Podem Provocar ou Agravar Doenças Preexistentes (Ex., Situações ou Circunstâncias Ergonômicas)	Controle Médico em Saúde Ocupacional
Esforço físico intenso e transporte manual de cargas	
Coluna torácica	
Escápula alada	• em lesões do espinhal acessório, a borda vertebral superior da escápula afasta-se das vértebras ao mesmo tempo em que o ângulo inferior fixa-se e o ombro é deprimido. A abdução do braço acentua a deformidade alada.
Cifose	O aumento da convexidade da coluna torácica é chamado de cifose. Com o paciente de perfil, percebe-se o tipo de cifose desenvolvida: • *lordose lombar* é o achatamento da curvatura lombar, que se manifesta pela perda ou diminuição da curva côncava; • *lordose invertida*, atribuída a casos extremos, é a convexidade posterior da curva lombar. Em geral, a maior parte das vértebras da coluna lombar é afetada e o aumento da curvatura é regular. Cifose angular distingue-se por uma alteração brusca da curvatura torácica, quase sempre acompanhada por uma proeminência causada por um processo espinhoso ou giba. Quando a coluna cifótica tiver mobilidade normal, a deformidade deverá ser atribuída à escoliose postural, sendo comum em adolescentes. A deformidade pode também ser secundária a um aumento da lordose lombar, que pode ter como causa uma inclinação anterior anormal da bacia, uma contratura em flexão dos quadris ou uma luxação congênita dos quadris. De forma mais rara, a cifose pode ser atribuída a fraqueza muscular após poliomielite ou distrofia muscular anterior. Quando a curva torácica se encontra fixa, as causas mais comuns são cifose senil, doença de Scheuermann, espondilite anquilosante e doença de Paget.

Situações de Trabalho que Podem Provocar ou Agravar Doenças Preexistentes (Ex., Situações ou Circunstâncias Ergonômicas)	Controle Médico em Saúde Ocupacional
Esforço físico intenso e transporte manual de cargas	
Coluna torácica Cifose	Em casos de cifose angular são comuns as infecções tuberculosas e da coluna, fraturas traumática e patológica secundárias à osteoporose, e alguns tumores. Em adultos, os tumores mais frequentes têm origem no depósito metastático e, em crianças, o mais comum é o granuloma eosinofílico.
Espondilite anquilosante	Doença de tendência hereditária, na qual o risco entre os filhos de um dos pais afetados de desenvolver a afecção é de um em seis. Manifesta-se por inflamação crônica, de etiologia desconhecida e ossificação progressiva das articulações da coluna. É associada à artrite reumatoide porém, de forma diferenciada, não é comum nas mulheres. Dependendo da idade em que se iniciou a manifestação, a proporção é de dois a seis homens para cada mulher. Nos homens a afecção manifesta-se, em geral, entre a terceira e a quarta década de vida e as articulações de T12 a L1 são afetadas inicialmente, envolvendo o resto da coluna torácica e lombar com rapidez. Quando as articulações costovertebrais são atingidas, a expansão do tórax é reduzida e a capacidade vital é afetada. Associadas a *Aspergillus* encontram-se as infecções de pulmão ou a tuberculose pulmonar, com risco de complicações cardiovasculares, renais, gastrointestinais e oculares. Na maioria dos casos, há rigidez nas costas das mãos associada a dor, mas o envolvimento de articulações coxofemorais e joelhos apresentando derrames pode ser o primeiro sintoma. Pode haver entesopatia envolvendo as inserções dos tendões do calcâneo ou a fáscia plantar. Ao acordar, pela manhã, o paciente pode estar com mais rigidez, que tende a melhorar com as atividades desenvolvidas no decorrer do dia.

Situações de Trabalho que Podem Provocar ou Agravar Doenças Preexistentes (Ex., Situações ou Circunstâncias Ergonômicas)	Controle Médico em Saúde Ocupacional
Esforço físico intenso e transporte manual de cargas	
Coluna torácica Espondilite anquilosante	Apesar de ser uma doença progressiva, acontecem algumas interrupções espontâneas durante algum tempo no início da sua evolução, sendo comuns as alterações como anquilose completa da coluna ou coluna de bambu apresentadas nas radiografias. A flexão anterior da coluna apresenta-se intensa, de maneira que se torna impossível a visão para a frente, já que a cabeça fica flexionada sobre o tórax. Invariavelmente, em um estado precoce, há envolvimento das articulações sacroilíacas com fusão da articulação manubrioesternal. O antígeno HLA-B27 apresenta-se positivo e há histórico de irite seguida de sequelas.
Prolapsos discais torácicos	Apesar de raros, os prolapsos discais na coluna torácica têm várias apresentações, quase sempre com muitas dúvidas sobre o quadro clínico, como dor no peito em faixa, escoliose, distúrbios neurológicos bizarros seguidos de mudanças abruptas da temperatura periférica, alterações dos reflexos e fraqueza das extremidades inferiores. Deve-se tomar o cuidado para não serem diagnosticados como esclerose múltipla ou esclerose lareral amiotrófica. Podem ser identificados por meio de RM e tratados por excisão transtorácica.
Coluna torácica e lombar	Para um exame completo da coluna torácica lombar é preciso: • inspecionar o alinhamento da coluna; • examinar, por meio de toque, os processos espinhosos e os músculos paravertebrais, averiguando placas tensas musculares com pontos-gatilhos; • fazer percussão à procura de pontos dolorosos; • realizar o teste de amplitude de movimento por meio das seguintes manobras: flexão frontal (75°); hiperextensão (30°); inclinação lateral (35°); e rotação.

Situações de Trabalho que Podem Provocar ou Agravar Doenças Preexistentes (Ex., Situações ou Circunstâncias Ergonômicas)	Controle Médico em Saúde Ocupacional
Esforço físico intenso e transporte manual de cargas	
Coluna torácica e lombar	Para um exame completo da coluna torácica e lombar é preciso: • inspecionar o alinhamento da coluna; • examinar, por meio de toque, os processos espinhosos e os músculos paravertebrais, averiguando placas tensas musculares com pontos-gatilhos; • fazer percussão à procura de pontos dolorosos; • realizar o teste de amplitude de movimento por meio das seguintes manobras: flexão frontal (75°); hiperextensão (30°); inclinação lateral (35°); e rotação.
Coluna lombar	
Síndrome facetária	A segunda principal causa de dor lombar crônica refere-se às facetas lombares, que respondem por aproximadamente 40% das queixas de pacientes idosos e 15 a 20% dos pacientes jovens. Articulações facetárias correspondem às articulações sinoviais que têm a função de flexionar e estender a coluna vertebral e dão resistência ao movimento de deslizamento para a frente e de torção. Quando lesadas, podem desenvolver artrose e tornarem-se dolorosas.
Síndrome facetária	Embora possa ocorrer em qualquer idade, essa condição apresenta-se em geral em pacientes com idade acima de 50 anos, manifestando dor lombar que pode ser irradiada às nádegas e aos joelhos, sendo rara direcionar-se à perna ou ao pé. Evidencia-se por dor profunda e contínua e de distribuição inexplicável. Há piora em prolongados períodos de ortostatismo, caminhadas e descidas de escada. Tende a melhora quando se senta e curva-se para a frente.
Dor lombar discogênica	A lombalgia discogênica é uma afecção que gera muitas controvérsias e discussões. As confusões são causadas pelas mais variadas formas. As principais são: • a dúvida entre dor lombar discogênica e herniação discal;

Situações de Trabalho que Podem Provocar ou Agravar Doenças Preexistentes (Ex., Situações ou Circunstâncias Ergonômicas)	Controle Médico em Saúde Ocupacional
Esforço físico intenso e transporte manual de cargas	
Coluna lombar Dor lombar discogênica	• o disco tem as mesmas características nas colunas lombar, cervical e torácica; • o núcleo pulposo é formado por uma geleia interna sem fibras nervosas e uma crosta exterior formando o anel fibroso; • as fibras nervosas capazes de transmitir dor estão localizadas no terço exterior do anel fibroso; • o disco torna-se uma fonte de dor quando os nervos sofrem irritação por estimulação mecânica ou química. Para que as fibras nervosas anelares sejam irritadas, é preciso haver ruptura do anel fibroso que se estenda ao núcleo pulposo. A ruptura no anel fibroso permite que os mediadores inflamatórios vazem e irritem as fibras nervosas anelares, através do fator alfa de necrose tumoral e das interleucinas que se encontram no núcleo pulposo. Dessa maneira, é possível que, quando o disco sofre pressão, as fibras nervosas irritadas, banhadas em mediadores químicos inflamatórios, estimulem a sensação de dor. A dor lombar discogênica, que pode ter uma duração de mais de 3 meses, é a principal causa das dores lombares crônicas. A dor lombar discogênica é comum em pacientes jovens, atingindo 40% dos casos, mas também é causa de grande importância em pacientes idosos, perfazendo 30 a 40% destes.
Hérnia discal	A hérnia discal pode se manifestar de duas maneiras: • *contida*: quando a protrusão com as fibras anulares, intactas ou rompidas, mantém o material nuclear; • *não contida:* quando o material nuclear vasa através do anel rompido. Divide-se nas seguintes subvariedades: *extrusa* (subligamentar ou transligamentar) e *sequestrada* (quando se encontra caída dentro do canal vertebral).

Situações de Trabalho que Podem Provocar ou Agravar Doenças Preexistentes (Ex., Situações ou Circunstâncias Ergonômicas)	Controle Médico em Saúde Ocupacional
Esforço físico intenso e transporte manual de cargas	
Coluna lombar Protrusão e hérnia de disco	*Protrusão* é a definição para uma hérnia contida e entende-se como o abaulamento do disco resultante de uma alteração degenerativa do anel fibroso. *Hérnia de disco* é uma hérnia não contida e ocorre quando há deslocamento do material do núcleo pulposo através da ruptura do anel fibroso decorrente de alguma fissura radial do anel. Quando o núcleo pulposo fica embaixo do ligamento longitudinal posterior (extrusa ligamentar) ou quando atravessa este ligamento (extrusa transligamentar) denomina-se como hérnia discal extrusa. Quando cai dentro do canal vertebral é denominado de hérnia discal sequestrada.
Estenose vertebral lombar	As dores se manifestam mais acentuadamente após esforço físico exagerado e suavizam com o repouso ou em flexão lombar. • lombalgia; • dor e dormência na perna, esporádica e bilateralmente, que se apresentam após exercício; • fraqueza nas pernas durante exercício; • dor na perna com ortostase; • ausência de reflexos patelares ou aquileus; • queda do pé quando anda; • impossibilidade de subir ladeiras; • dores vesicais e intestinais ocasionalmente. É causada pelo estreitamento do canal vertebral na região lombar. O canal vertebral contém a medula espinhal desde a porção cervical até a porção lombar alta. As porções média e inferior do canal lombar contêm as raízes nervosas da chamada cauda equina. O canal estreito pode comprimir estas raízes e determinar sinais e sintomas neurológicos. O teste da amplitude de movimento costuma piorar com a extensão e qualquer manobra para provocar dor, como a elevação da perna, apresenta-se negativa.

Situações de Trabalho que Podem Provocar ou Agravar Doenças Preexistentes (Ex., Situações ou Circunstâncias Ergonômicas)	Controle Médico em Saúde Ocupacional
Esforço físico intenso e transporte manual de cargas	
Coluna lombar	O teste neurológico constata alguns déficits sensoriais e dificuldade de deambulação com os pés em linha reta em casos graves.
Estenose vertebral lombar	As estruturas ósseas são bem visualizadas na TC e nas radiografias, porém **a RM é o padrão-ouro para a detecção da estenose vertebral.**
Diagnóstico diferencial com claudicação vascular	• Dor bilateral constante, em todas as posições da coluna, na panturrilha, no pé, na coxa, no quadril ou nas nádegas, desencadeada por esforço físico e marcha em aclive. • Alívio da dor com repouso em até 5 minutos. • Não há sensação de queimação ou hipoestesia. • Não há pulsos nas extremidades inferiores. • Alterações de coloração cutânea nos pés e de sensibilidade. • Alterações cutâneas (pele seca, descamativa, fria, mau crescimento de unhas e pelos). • Incidência entre a quarta e a sexta década de vida.
Estenose vertebral lombar Diagnóstico diferencial com claudicação neurogênica	• Dor bilateral ou unilateral nas costas, nádegas, coxas, panturrilhas e pés. • Diminuição da dor com flexão da coluna e com repouso no leito. • Aumento da dor com a extensão da coluna e com a marcha. • Sensação de queimação e hipoestesia das costas até as nádegas e em um ou ambos os membros inferiores. • Pulsos normais. • Boa nutrição cutânea. • Incidência entre a quarta e a sexta década de vida.

Situações de Trabalho que Podem Provocar ou Agravar Doenças Preexistentes (Ex., Situações ou Circunstâncias Ergonômicas)	**Controle Médico em Saúde Ocupacional**
Esforço físico intenso e transporte manual de cargas	
Coluna lombar Síndrome das articulações facetárias (interapofisárias ou zigoapofisárias)	A flexoextensão da coluna é facilitada pelas facetas articulares lombares, que são as articulações sinoviais que oferecem resistência ao deslizamento para a frente e à torção. A articulação facetária, como toda articulação sinovial, possui membrana sinovial, líquido sinovial e cápsula articular inervada. Com seu revestimento cartilaginoso desgastado, a faceta articular sofre degeneração que evolui para artrose seguida de rigidez e dor na articulação. Os portadores da síndrome apresentam dor que se estende pelo tronco. Quando a extensão é oblíqua, a queixa álgica do paciente é maior. Os músculos dorsais podem estar dolorosos e contraturados e a síndrome dolorosa miofascial, através dos seus pontos-gatilhos, pode se manifestar na musculatura espástica.
Principais infecções da coluna lombar	
Lombalgia	Dor localizada na região inferior do dorso, entre o último arco costal e a prega glútea, com ou sem rigidez.
Lombociatalgia	Dor que se irradia na região lombar, para um ou ambos os membros inferiores, ultrapassando os joelhos.
Ciatalgia ou ciática	Dor que tem início na raiz da coxa, ultrapassando os joelhos e atingindo o pé homolateral, que pode ter ou não déficit motor ou sensitivo.
Semiologia voltada para a coluna lombar	O médico examinador deve estar atento aos seguintes itens, no exame do paciente com lombalgia: • *em pé:* constituição corporal, postura, deformidades, inclinação pélvica, alinhamento da coluna vertebral. Verificar se há espasmo muscular, pontos de gatilho, nódulos miofasciais, sensibilidade do nervo ciático e das articulações sacroilíacas, compressão das cristas ilíacas.

Situações de Trabalho que Podem Provocar ou Agravar Doenças Preexistentes (Ex., Situações ou Circunstâncias Ergonômicas)	Controle Médico em Saúde Ocupacional
Esforço físico intenso e transporte manual de cargas	
	• *em movimento:* caminhar sobre os artelhos para testar os músculos da panturrilha; caminhar sobre os calcanhares para testar a dorsiflexão do pé e do hálux; movimentar a coluna vertebral em flexão, extensão, inclinação lateral e rotação.
Principais infecções da coluna lombar	O médico examinador deve estar atento aos seguintes itens, no exame do paciente com lombalgia: • *em pé:* constituição corporal, postura, deformidades, inclinação pélvica, alinhamento da coluna vertebral. Verificar se há espasmo muscular, pontos de gatilho, nódulos miofasciais, sensibilidade do nervo ciático e das articulações sacroilíacas, compressão das cristas ilíacas. • *em movimento:* caminhar sobre os artelhos para testar os músculos da panturrilha; caminhar sobre os calcanhares para testar a dorsiflexão do pé e do hálux; movimentar a coluna vertebral em flexão, extensão, inclinação lateral e rotação.
Semiologia voltada para a coluna lombar	O médico examinador deverá executar: **Teste de Schober** É utilizado para medir a mobilidade da coluna lombar. É feito em posição ortostática e em flexão máxima e tem como pontos de referência a transição lombossacra e 10 cm acima deste ponto. É considerado normal quando a variação fica acima de 5 cm entre as medidas em posição ortostática e flexão lombar total. **Teste do músculo iliopsoas** O paciente levanta a perna contra a resistência. São checados o nervo femoral e as raízes de L2 e L3. **Teste de adução das pernas** Neste teste são verificadas as raízes L2, L3 e L4.

Situações de Trabalho que Podem Provocar ou Agravar Doenças Preexistentes (Ex., Situações ou Circunstâncias Ergonômicas)	Controle Médico em Saúde Ocupacional
Esforço físico intenso e transporte manual de cargas	
Coluna lombar Semiologia voltada para a coluna lombar	O médico examinador deverá executar: **Teste de abdução das pernas** Neste teste são verificados os músculos glúteo máximo e glúteo mínimo, as raízes L4, L5 e S1. **Teste de avaliação do glúteo máximo** Pede-se ao paciente que pressione sua perna contra a mão do examinador. Neste teste são verificadas as raízes de L4 e L5 e o nervo glúteo. **Teste do quadríceps femoral** O examinador apoia a mão sob o joelho do paciente e pede que ele faça movimento de chute. Avalia-se o músculo quadríceps, que é inervado pelo nervo femoral, as raízes de L3 e L4. **Teste do nervo ciático** O examinador apoia uma mão sobre o joelho do paciente, e pede que ele puxe a perna contra sua mão. **Teste da dorsiflexão do pé** O médico examinador avalia com a dorsiflexão, o nervo peroneal, nas raízes de L4 e L5. **Teste dos músculos sóleo e gastrocnêmio** É avaliada a região inervada pelo nervo tibial nas raízes de S1 e S2. **Teste para o músculo extensor longo do hálux** É avaliada a região inervada pelas raízes de L5. **Teste de Lasègue** Consiste na flexão do quadril e do joelho a 90º, seguida da extensão do joelho. O teste é positivo se a dor irradiar-se para baixo do joelho. O ângulo entre a perna elevada e a mesa de exames então é medido (35º a 70º).

Situações de Trabalho que Podem Provocar ou Agravar Doenças Preexistentes (Ex., Situações ou Circunstâncias Ergonômicas)	Controle Médico em Saúde Ocupacional
Esforço físico intenso e transporte manual de cargas	
Coluna lombar Pontuação na escala de avaliação de testes	Os testes a seguir apresentam muito boa sensibilidade e confiabilidade na avaliação da coluna lombar: • teste da elevação da perna estendida; • teste da distensão de Bragard; • teste da extensão do joelho com o paciente sentado; • teste da distensão femoral.
Exame físico	**Sinais radiculares:** • sinal de Lasègue – não deve haver dor com elevações até 30°; • sinal de Gowers – característico de distrofia muscular de Duchenne; • sinal de Naffziger e sinal de Patrick (contraprova) – diferenciam lesões nervosas de ortopédicas; • sinal de Schober – sugestivo de espondilite anquilosante; • sinal de Phalen – sugestivo de síndrome do túnel do carpo; • sinal de Froment – sugestivo de síndrome do canal de Guyon; • sinal de Tinel – sugestivo de síndrome do túnel do carpo; • prece maometana ou atitude genupeitoral – sugestiva de pericardite constritiva.
Exames complementares	• *Eletromiografia:* útil nas lombalgias degenerativas, como na síndrome de compressão radicular). • *Biópsia*: aplicada nas lombalgias neoplásicas, metabólicas e infecciosas. • *Infiltrações interfacetárias*: aplicadas nas lombalgias do compartimento posterior da coluna vertebral. • *Avaliação psicológica*: usa-se o MMPI (*Minnesota Multiphasic Personality Inventory*). • *Exame retal e/ou pélvico.* **Estenose vertebral:** • perda da lordose lombar normal; • os sintomas nas pernas são reproduzidos com a extensão passiva da coluna;

Situações de Trabalho que Podem Provocar ou Agravar Doenças Preexistentes (Ex., Situações ou Circunstâncias Ergonômicas)	Controle Médico em Saúde Ocupacional
Esforço físico intenso e transporte manual de cargas	
Coluna lombar Distúrbios e achados físicos	• hipersensibilidade da incisura isquiática; • déficit motor ou sensitivo (variável); • teste de elevação da perna reta anormal (infrequente).
Espaço confinado, monotonia, trabalho noturno, situações causadoras de estresse emocional, portadores de armas de fogo	O médico examinador deverá ter atenção especial com os sinais de alteração do comportamento, irritabilidade e outros, isto é, quadro clínico que possa sugerir distúrbio mental relacionado ao trabalho. Exames sugeridos: • avaliação psiquiátrica; • testes psicológicos.

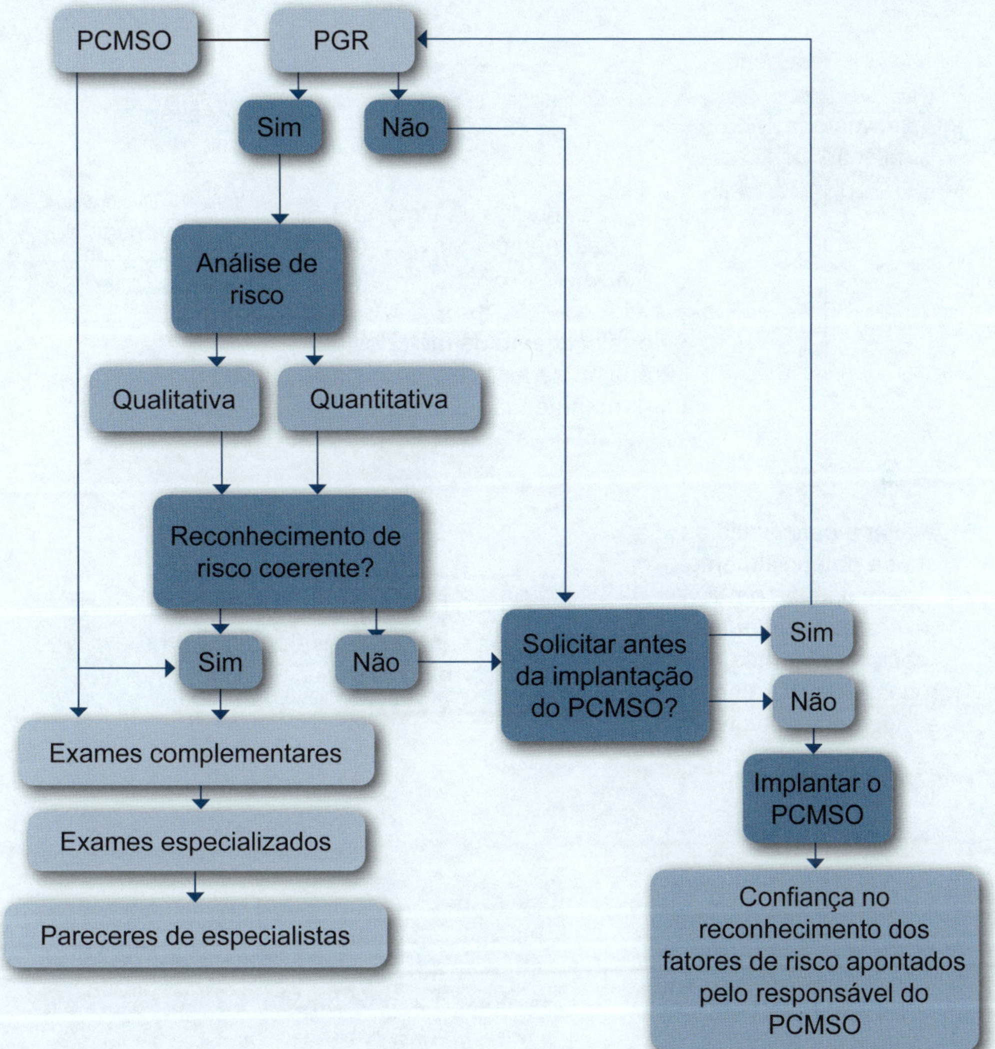

Figura 10.33. Fluxograma da relação PGR/PCMSO.

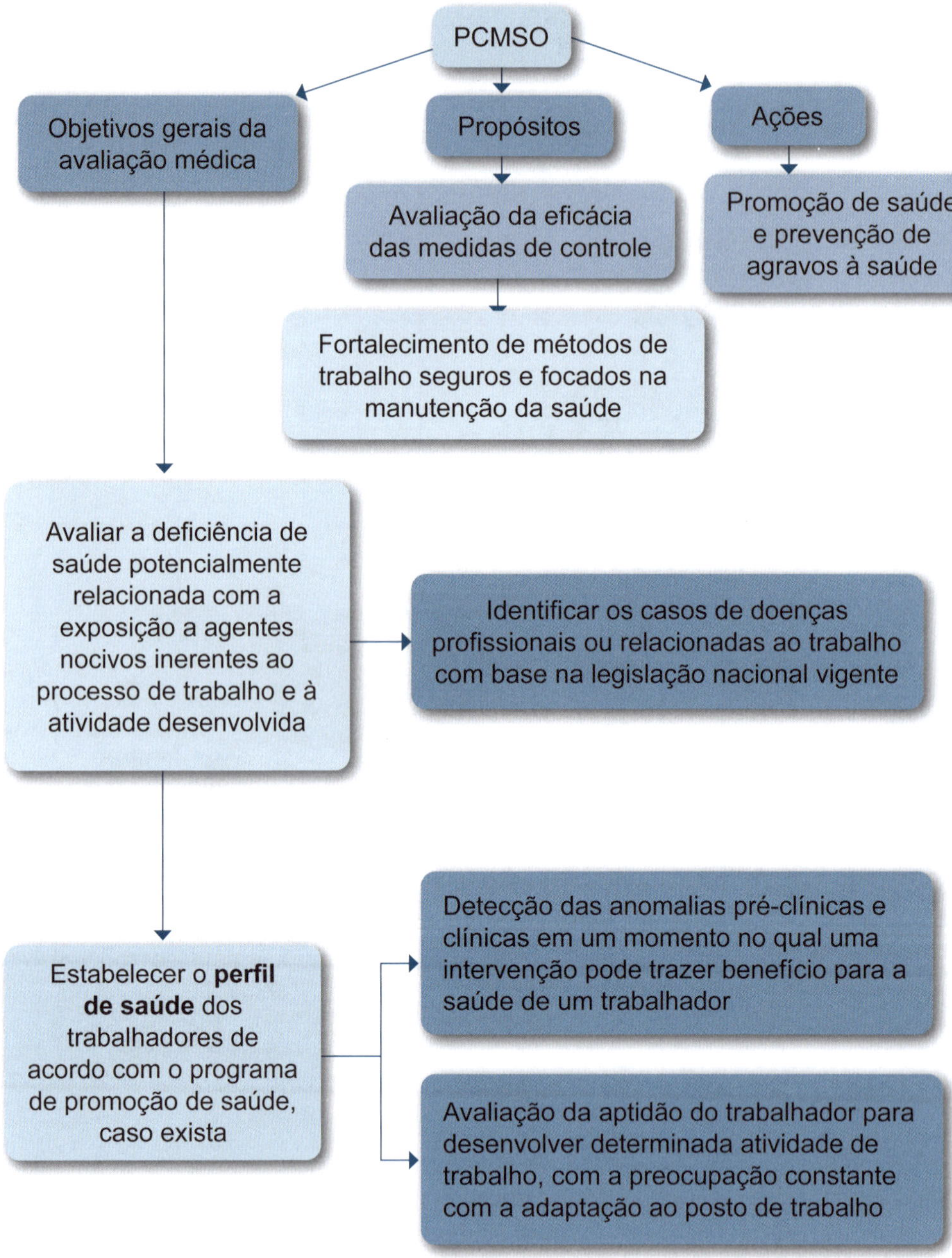

Figura 10.34. Objetivos, propósitos e ações do PCMSO.

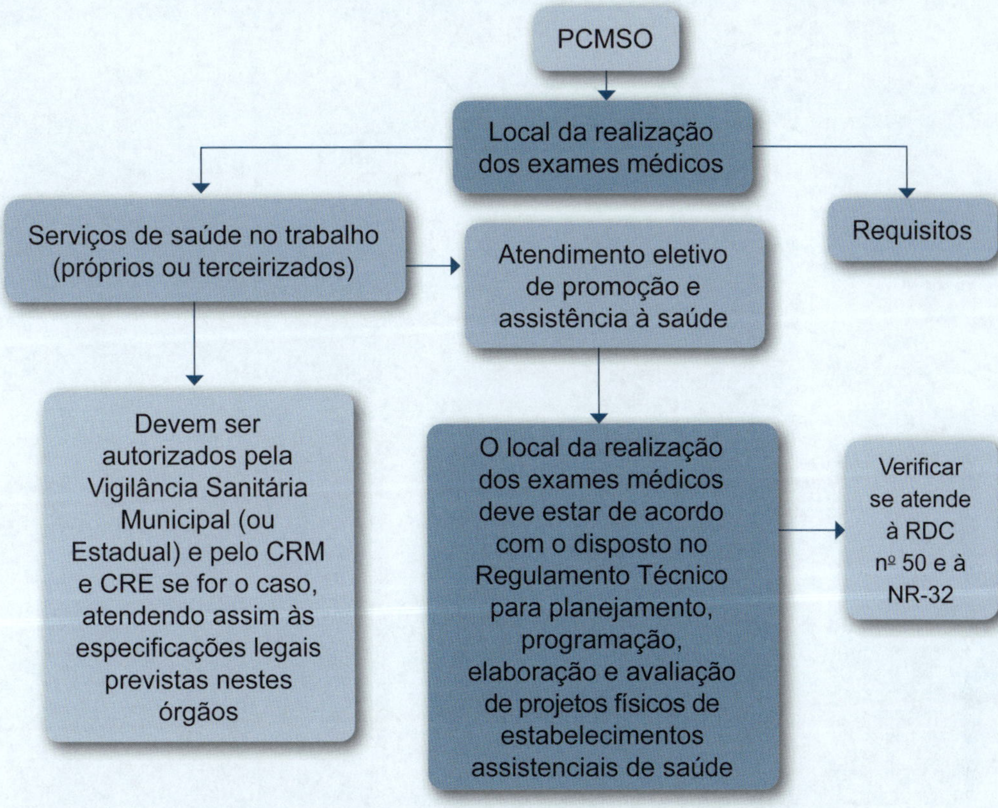

Figura 10.35. PCMSO e o local dos exames médicos ocupacionais.

Capítulo 11

Programa de Controle Médico de Saúde Ocupacional – da Microempresa à Empresa 5.0

Introdução

Neste texto vamos tratar de refletir sobre o campo de ação do Médico do Trabalho no espectro das relações entre o trabalho e a saúde dos trabalhadores, desde o microempreendedor individual (MEI) à empresa de grande porte, moderna, inovadora, portadora de avanços tecnológicos e da IA (inteligência artificial). Há uma conclusão lógica para pausa e meditação, em termos da exploração do corpo no trabalho ao longo da história no Brasil. A história revela que modos de exploração do corpo resultam em agravos na esfera da saúde do trabalhador, em conformidade com os respectivos processos de trabalho e seus marcos na Legislação Trabalhista.

O exemplo brasileiro mostra que o processo de saúde-doença relacionado ao trabalho tem variado segundo as próprias transformações históricas e sociais. São marcos na memória as variantes mais atrozes de uso do corpo dos trabalhadores para obtenção de riquezas, a exemplo de um passado de castigos hediondos usados como rotinas na administração de escravos.

O médico do Trabalho, que não é o Médico do Trabalho apenas de grandes organizações, de empresas 5.0, deve entender que a saúde e o corpo representam a própria qualidade de vida e, contrariamente, a exploração no trabalho leva à doença e à morte precoces. Assim como a saúde é uma conquista, a saúde do trabalhador e a proteção do corpo resultam das conquistas históricas e sociais vivenciadas em todos os tempos e lugares.

A luta dos trabalhadores (que as grandes organizações chamam de "colaboradores"), dos médicos do trabalho e de todos os atores da saúde ocupacional é fazer sempre com que as empresas entendam que a luta é pelo trabalho digno, pela vida digna, pelo ambiente de trabalho saudável, pela melhoria da saúde do trabalhador.

Neste contexto entra o Programa de Controle Médico de Saúde Ocupacional (PCMSO) da Microempresa à Empresa 5.0.

O Microempreendedor Individual (MEI) e o Médico do Trabalho Responsável pelo PCMSO

Segundo o subitem 1.8.1 da NR-1 (Disposições Gerais e Gerenciamento de Riscos Ocupacionais), o microempreendedor individual (MEI) está dispensado de elaborar o Programa de Gerenciamento de Riscos (PGR). Sabemos que quem norteia o planejamento, a elaboração, o desenvolvimento e a gestão do PCMSO é o PGR e, sendo assim, se o microempreendedor individual (MEI) está dispensado da elaboração do PGR, ele também está dispensado da elaboração do PCMSO.

No Brasil, o MEI é definido pela Lei Complementar nº 123/2006 (Estatuto Nacional da Microempresa e da Empresa de Pequeno Porte). O MEI é a pessoa que trabalha por conta própria e se legaliza como pequeno empresário, desde que:

1. O faturamento anual não ultrapasse 81.000,00 (o valor é ajustado periodicamente).
2. Não participe de outra empresa como sócio ou titular.
3. Contrate no máximo um (1) empregado.

O MEI atua, por exemplo, como comerciante, prestador de serviços e industriais limitados.

O MEI possui acesso a benefícios previdenciários.

Um exemplo prático de Microempreendedor Individual (MEI)

Cenário 1 – Cenário do PCMSO de MEI

Pintor Residencial

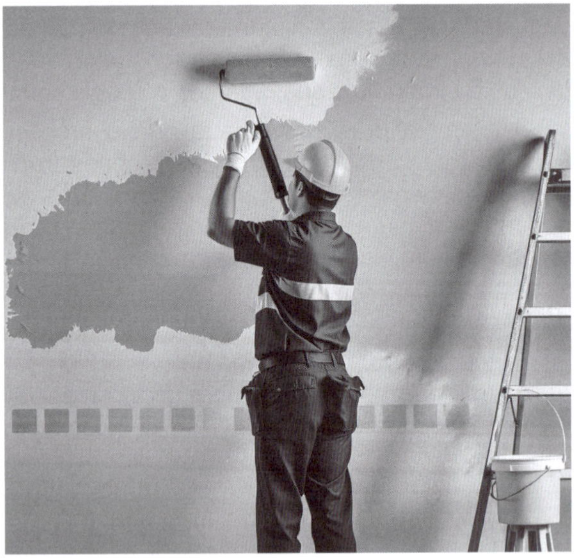

Ele oferece os serviços de pintura em casas e apartamentos, emite nota fiscal pelo Simples Nacional, tem CNPJ, declara seu faturamento. Faturamento anual: R$ 60.000,00 (abaixo do limite estabelecido pela Lei Complementar nº 123/2006: R$ 81.000,00.

O MEI (pintor residencial) precisa elaborar o Programa de Gerenciamento de Riscos? **Não!**

O MEI (pintor residencial) precisa elaborar o PCMSO? **Não!**

Há um documento destinado ao tratamento diferenciado para a Microempresa (ME) e para a Empresa de Pequeno Porte (EPP). Este documento é denominado de Declaração de Inexistência de Risco (DIR). Entretanto, este documento não se aplica ao MEI. Portanto, o MEI, como no exemplo do pintor residencial, não precisa preencher a DIR.

O MEI, a exemplo do pintor residencial, não precisa de PGR, não precisa de PCMSO, mas precisa realizar o exame médico ocupacional.

O Ministério do Trabalho disponibiliza, em forma de fichas, as orientações sobre segurança e saúde no trabalho para os microempreendedores individuais (MEI). As fichas MEI têm o objetivo de relacionar os principais perigos (fontes de riscos) e riscos comumente presentes nas atividades do MEI, bem como as medidas de prevenção e proteção a serem adotadas para resguardar a sua saúde e integridade física e a de seu empregado, quando houver.

Trata-se de lista simplificada, devendo cada profissional (o Ministério do Trabalho não especificou o tipo de profissional) avaliar riscos adicionais e/ou relacionados à sua situação específica. No caso de trabalho em estabelecimentos de terceiros, a contratante deverá fornecer as informações sobre os riscos que possam afetar o MEI e incluí-lo nas suas ações de prevenção.

A observância destas fichas não dispensa o cumprimento das disposições legais e regulamentares aplicáveis, especialmente as Normas Regulamentadoras, conforme o caso. No exemplo da figura, um pintor residencial trabalhando como MEI, as fichas devem informar os requisitos previstos, por exemplo, na NR-35 (Trabalho em Altura), bem como requisitos da NR-7 (possíveis exposições a tintas e solventes como fontes de risco químico).

A demanda para a elaboração das Fichas MEI surgiu da redação do Item 1.8.2 da NR-1: "Serão expedidas pela Secretaria Especial de Previdência e Trabalho – SEPRT, FICHAS com orientações sobre as medidas de prevenção a serem adotadas pelo MEI". O conteúdo das Fichas MEI previsto pela NR-1 se refere às medidas de prevenção (contra os riscos existentes nos locais de trabalho). Entretanto, com o objetivo de contextualização do público-alvo (o MEI), a Secretaria de Inspeção do Trabalho (SIT) viu a necessidade de não somente apresentar as medidas de prevenção, mas também os riscos a eles referentes e também as medidas de proteção individual, como o uso de EPI e a adoção de boas práticas de higiene.

Atenção: Existem atualmente 467 atividades que podem ser executadas por MEI. Essas atividades foram divididas em grupos com base na sua similaridade e também nos riscos correspondentes. Para cada grupo foi elaborada uma Ficha MEI correspondente. Durante o desenvolvimento dos trabalhos, viu-se também a necessidade de criação de **Fichas Individuais** para as atividades específicas com riscos significativos, por exemplo, mergulhador, borracheiro, restaurador de obras de arte e oleiros e o pintor residencial (da figura especificada). Até agora foram elaboradas 39 fichas.

Conteúdo da Ficha MEI

Título (comum a todas as fichas)	Orientações sobre Segurança e Saúde no Trabalho para o MEI
Subtítulo	Identificação do Grupo a que se refere
Introdução e *Disclaimer* (declaração escrita)	
Abrangência	Apresenta as atividades abrangidas pelo grupo a que se refere
Tabelas	Possíveis consequências do trabalho e medidas de prevenção e proteção
Observações	1. Informações específicas relativas à ficha 2. Informações comuns às fichas
Referências	Referências bibliográficas
Relação de MEI alcançados	Lista as atividades e respectivos CNAE abrangidos pela ficha

As Tabelas MEI vão apresentar possíveis consequências do trabalho e medidas de prevenção/proteção. Foram criadas cinco tabelas (dependendo das atividades abrangidas), cada uma com duas colunas:

- A primeira coluna de cada tabela identifica os riscos/perigos (de acidentes, de exposição a agentes físicos, exposição a agentes químicos, exposição a agentes biológicos, exposição a fatores ergonômicos, incluindo os fatores de risco psicossociais).
- A segunda coluna de cada tabela identifica as respectivas medidas de prevenção/ proteção.

Azul – Acidente.

Amarelo – Exposição a fatores ergonômicos, incluindo os fatores de risco psicossociais.

Verde – Exposição a agentes físicos.

Vermelho – Exposição a agentes químicos.

Marrom – Exposição a agentes biológicos.

Nota: Caso a atividade não tenha riscos/perigos específicos, a tabela correspondente não é apresentada.

A pesquisa da ficha MEI deve ser feita por atividade econômica.

Conheça a seguir as Fichas MEI desenvolvidas pela Secretaria de Inspeção do Trabalho (SIT/SITRAB/SEPRT/MEI)

Ficha MEI nº 1 – Atividades de agente funerário.

Ficha MEI nº 2 – Atividades de apoio à agricultura.

Ficha MEI nº 3 – Atividades de ambulantes, guias de turismo, panfleteiros e outras atividades externas.

Ficha MEI nº 4 – Atividades de criação e cuidado de animais.

Ficha MEI nº 5 – Atividades de fabricação artesanal de artigos de couro.

Ficha MEI nº 6 – Atividades de reparação, serigrafia, artesanato e outras.

Ficha MEI nº 7 – Atividades artísticas.

Ficha MEI nº 8 – Atividades relacionadas à indústria têxtil.

Ficha MEI nº 9 – Atividades de borracha.

Ficha MEI nº 10 – Atividades de carpintarias e trabalho com madeira.

Ficha MEI nº 11 – Atividades de coleta e reciclagem de resíduos.

Ficha MEI nº 12 – Atividades de comércio varejista em geral.

Ficha MEI nº 13 – Atividades de condução de veículos de duas rodas.

Ficha MEI nº 14 – Atividades de condutor de veículos leves.

Ficha MEI nº 15 – Atividades de condutor de veículos pesados.

Ficha MEI nº 16 – Atividades da construção civil.

Ficha MEI nº 17 – Atividades de cuidador de idosos e enfermos.

Ficha MEI nº 18 – Atividades de curtidor de couro independente.

Ficha MEI nº 19 – Atividades de diaristas.

Ficha MEI nº 20 – Atividades de estética.

Ficha MEI nº 21 – Atividades de fabricação e consertos de calçados de couro, borracha e tecidos.

Ficha MEI nº 22 – Atividades de galvanizador independente.

Ficha MEI nº 23 – Atividades de hotelaria.

Ficha MEI nº 24 – Atividades de fabricação de laticínios.

Ficha MEI nº 25 – Atividades de lavanderia e tinturaria.

Ficha MEI nº 26 – Atividades de manutenção de veículos.

Ficha MEI nº 27 – Atividades de manutenção de eletromecânica.

Ficha MEI nº 28 – Atividades de manutenção predial.

Ficha MEI nº 29 – Atividades de mergulho profissional.

Ficha MEI nº 30 – Atividades de metalurgia.

Ficha MEI nº 31 – Atividades de manutenção de cargas.

Ficha MEI nº 32 – Atividades relacionadas ao transporte marítimo, fluvial, reparação de embarcações, cordas, velames e lonas, bem como instalação de equipamentos de navegação.

Ficha MEI nº 33 – Atividades de oleiro e ceramista.

Ficha MEI nº 34 – Atividades de fabricação de produtos de panificação.

Ficha MEI nº 35 – Atividades de preparação de alimentos.

Ficha MEI nº 36 – Atividades de processamento de carnes em frigoríficos, açougues, peixarias e abatedouros de aves.

Ficha MEI nº 37 – Atividades de restauradores de objetos de arte.

Ficha MEI nº 38 – Atividades de fotógrafo, instrutores de artes e outras disciplinas.

Ficha MEI nº 39 – Atividades de escritórios em geral.

Perguntas e respostas ao MEI que servem de balizamento para o Médico do Trabalho

1ª Pergunta:

Sou MEI. Sou obrigado a elaborar o Programa de Gerenciamento de Riscos (PGR)? Não!

Resposta: A NR-1 dispensa o MEI de elaborar e implementar o PGR.

Nota do Autor: Isso não é uma "carta branca", não significa que não precise realizar o gerenciamento dos riscos ocupacionais.

O MEI também está dispensado de elaborar a Análise Ergonômica do Trabalho conforme o disposto no Item 17.4.3 da NR-17.

2ª Pergunta:

Quem me contrata como MEI tem alguma obrigação relacionada à prevenção de doenças e acidentes?

Resposta: A empresa contratante (que contratou o MEI) deverá fornecer ao MEI as informações sobre os riscos que possam afetá-lo e incluí-lo nas suas ações de prevenção.

Nota do Autor: O contratante (que contratou o MEI) poderá utilizar a Ficha MEI expedida pela Secretaria Especial de Previdência e Trabalho (hoje é papel da Secretaria de Inspeção do Trabalho) que relaciona os principais perigos e riscos comumente presentes nas atividades de microempreendedor individual (MEI) e deverá incluí-lo em suas ações de prevenção e no seu PGR, resguardando assim a saúde e a integridade física do contratado (o MEI).

É importante destacar o subitem 1.8.11 da NR-1:

"A dispensa da obrigação de elaborar o PGR não alcança a organização contratante do MEI, que deverá incluí-lo nas suas ações de prevenção e no seu PGR, quando este atuar em suas dependências ou local previamente convencionado em contrato."

3ª Pergunta:

Como o Governo Federal (o Ministério do Trabalho) orienta o MEI para que adote medidas de prevenção?

Resposta: Como vimos anteriormente, o Ministério do Trabalho disponibiliza as Fichas MEI (fichas da Secretaria de Inspeção do Trabalho (SIT) do Ministério do Trabalho e Emprego), que têm o objetivo de relacionar os principais perigos e riscos comumente presentes nas atividades do MEI, bem como as medidas de prevenção e proteção a serem adotadas para resguardar sua saúde e integridade física e de seu empregado, quando houver.

4ª Pergunta:

O MEI está dispensado de planejar, elaborar e desenvolver o PCMSO?

Resposta: Sim! O MEI está dispensado de elaborar o PCMSO (devendo acessar no *site* do Ministério do Trabalho e Emprego a Ficha MEI correspondente) e automaticamente está dispensado de elaborar o PCMSO e, neste caso, seguir o subitem 7.7.1.1 e o 7.7.2 da NR-7.

7.7.1.1 "Os empregados devem ser encaminhados pela <u>organização</u> (inclusive o MEI) para realização dos exames médicos ocupacionais a:

A) Médico do Trabalho ou;

B) Serviço Médico Especializado em Medicina do Trabalho, devidamente registrado, de acordo com a legislação."

7.7.2 "A organização (no caso que estamos estudando, o MEI) deve informar, ao Médico do Trabalho ou ao Serviço Médico Especializado em Medicina do Trabalho, que <u>está dispensado da elaboração do PCMSO</u>, de acordo com a NR-1, e que a função que o empregado exerce ou irá exercer <u>não apresenta riscos ocupacionais</u>."

5ª Pergunta:

Como o Médico do Trabalho e/ou o Médico encarregado do Exame Médico Ocupacional pode saber se o <u>trabalhador (MEI)</u> ou seu <u>empregado</u>, <u>quando houver</u>, <u>não</u> está exposto <u>a perigos</u> e <u>riscos ocupacionais</u>?

Resposta: Através da apresentação pelo MEI (ou de seu empregado, quando houver) da Declaração de Inexistência de Risco (DIR).

Nota: A Secretaria de Inspeção do Trabalho (SIT), do Ministério do Trabalho e Emprego, disponibiliza uma ferramenta destinada ao MEI, bem como à Microempresa (ME) e à Empresa de Pequeno Porte (EPP), para que seja possível emitir a Declaração de Inexistência de Risco (DIR).

Para o MEI (ou a ME ou a EPP) emitir a DIR é preciso acessar o https://pgr.trabalho.gov.br, por meio da conta gov.br, mediante senha ou certificação digital e selecionar a opção "emitir a Declaração de Inexistência de Risco" e, em seguida, "criar nova Declaração de Inexistência de Risco", em que deverá ser preenchido o questionário com as seguintes informações:

- Tipo de pessoa jurídica;
- Razão social;
- CNPJ/CPF;
- CNAE;
- Número de empregados, se for o caso;
- Grau de risco (gerado automaticamente após indicação do código CNAE);
- Identificação do declarante (nome, CPF, telefone, e-mail).

Nota: Não é obrigatório para o MEI o preenchimento da DIR. Bastando portanto usar as Fichas MEI.

6ª Pergunta:

Como o Médico do Trabalho e/ou o Médico Examinador deverá proceder quando o exame médico ocupacional for de um trabalhador MEI ou de seu empregado, se for o caso?

Resposta: Devemos tomar como conduta a que foi brilhantemente indicada pela Resolução do Conselho Regional de Medicina do Rio de Janeiro (CREMERJ), a Resolução nº 335, de 2022.

"No caso de organizações (empresas) dispensadas do PCMSO pela NR-1, o Médico do Trabalho e/ou Médico encarregado do exame deverá solicitar a Declaração de Inexistência de Riscos (DIR) ao responsável legal da organização do tipo MEI, apensando-a ao Prontuário Médico, procedendo ao Exame Médico Ocupacional detalhado e transcrito, e só após a conclusão do exame emitir o Atestado de Saúde Ocupacional (ASO)."

Nota do Autor: Em nossa opinião, o Médico do Trabalho e/ou o Médico Examinador não deve realizar o exame médico ocupacional (vulgarmente chamado de "avulso") do MEI ou de seu empregado, se for o caso, apenas com a apresentação da DIR. Sugerimos que este médico solicite a Ficha MEI correspondente do trabalhador que exerce ou exerceu a atividade laboral.

Segundo a Resolução nº 335 do CRM-RJ, que pode ser usada como base, é vedado ao Médico do Trabalho realizar exames médicos ocupacionais sem o conhecimento do PGR, ou da DIR da organização (o MEI, por exemplo) dispensada do PGR.

O CREMERJ, na Resolução nº 335, sugere que:

"Caso exista discrepância na avaliação do Médico do Trabalho com o informado no PGR e/ou na Declaração de Inexistência de Risco (DIR), o Médico do Trabalho deverá informar aos emissores dos referidos documentos."

A Microempresa (ME), a Empresa de Pequeno Porte (EPP) e o Médico do Trabalho

A Norma Regulamentadora nº 1 confere um tratamento diferenciado ao Microempreendedor Individual (MEI), já estudado anteriormente, à Microempresa (ME) e à Empresa de Pequeno Porte (EPP).

No subitem 1.8.3 da NR-1 encontramos que "as Microempresas (ME) e as Empresas de Pequeno Porte (EPP) que não forem obrigadas a constituir SESMT e optarem pela utilização de ferramenta(s) de avaliação de risco disponibilizadas pela Secretaria Especial de Previdência e Trabalho (SEPRT), hoje Secretaria de Inspeção do Trabalho (SIT), em alternativa às ferramentas e técnicas citadas no subitem 1.5.4.2.1 da NR-1, poderão estruturar o PGR considerando o relatório produzido por esta(s) ferramenta(s) e o plano de ação".

Nota do Autor: Toda organização que não tenha o tratamento diferenciado para elaborar o PGR (MEI, ME e EPP) deve selecionar as ferramentas e técnicas para avaliação de riscos.

Tópicos Importantes Envolvendo a NR-1 (PGR) e as Microempresas (ME) e as Empresas de Pequeno Porte (EPP) e o Médico Responsável pelo PCMSO

1. As ME e as EPP graus de risco 1 e 2 que, no Levantamento Preliminar de Perigos (primeira etapa do Inventário de Riscos do PGR) não identificarem exposições ocupacionais a agentes físicos, químicos e biológicos, em conformidade com a NR-9, e declararem as informações digitais (conforme modelo aprovado pela Secretaria de Trabalho, ouvida a Secretaria de Inspeção do Trabalho – SIT), ficam dispensadas de elaboração do PGR e, consequentemente, dispensadas do PCMSO.

2. A Microempresa (ME), a Empresa de Pequeno Porte (EPP) e o Microempreendedor Individual (MEI) (que foi apresentado anteriormente) com graus de risco 1 e 2, que declararem as informações digitais (conforme modelo aprovado pela Secretaria de Trabalho, ouvida a SIT), e não identificarem exposições ocupacionais a agentes físicos, químicos, biológicos e riscos relacionados a fatores ergonômicos (agora também incluindo os fatores de risco psicossociais), ficam dispensadas de elaboração do PCMSO.

Características da ME

No Brasil, a Microempresa (ME) é definida conforme o estabelecido pela Lei Complementar nº 123/2006 (Lei Geral da Micro e Pequena Empresa). A ME deve ter uma receita bruta anual de até R$ 360 mil. Esse valor é o limite máximo para enquadramento no porte de Microempresa (ME). O número de empregados tem o limite variando conforme o setor de atuação:

- Comércio e serviços: até nove empregados;
- Indústria e construção civil: até 19 empregados.

A ME pode optar pelo regime do Simples Nacional (com unificação de impostos em uma única guia – DAS, com alíquotas progressivas) ou optar pelo Lucro Presumido ou Lucro Real (regimes mais complexos, geralmente adotados por empresas com necessidades específicas).

A ME pode ser constituída como Empresário Individual (sem sócios, com responsabilidade ilimitada); Sociedade Limitada (com sócios e responsabilidade limitada ao capital social); Sociedade Limitada Unipessoal (é uma alternativa à EIRELI, com um único titular e responsabilidade limitada) e Sociedade Simples (para profissionais regulamentados, p. ex.: advogados e médicos).

Alguns benefícios são disponibilizados para a ME

Tratamento diferenciado com a simplificação de obrigações fiscais, trabalhistas e previdenciárias.

Exemplo: as ME com graus de risco 1 e 2, que declararem na DIR (Declaração de Inexistência de Risco) que não identificaram exposições ocupacionais a agentes físicos, químicos e biológicos de acidentes, e riscos relacionados a fatores ergonômicos (incluindo os fatores de risco psicossociais, ficam dispensadas de elaboração do PCMSO).

Outros benefícios legais

Acesso a licitações públicas com cotas preferenciais em contratos governamentais e facilidade de crédito com linhas de financiamento específicas para ME.

É importante que o Médico Responsável pelo PCMSO entenda as exceções e comparações entre MEI e a EPP:

- O MEI possui um faturamento limitado a R$ 81 mil/ano e apenas a possibilidade de um empregado.
- A EPP possui um faturamento entre R$ 360 mil e R$ 4,8 milhões/ano.

A Microempresa (ME) e o Médico do Trabalho

1. É fundamental saber o grau de risco da ME. A ME com graus de risco 1 e 2, que fez a emissão da Declaração de Inexistência de Risco (DIR) não identificando exposições ocupacionais a agentes físicos, químicos e biológicos de acidentes, e riscos relacionados a fatores ergonômicos, incluindo os fatores de risco psicossociais, fica dispensada do PCMSO e os trabalhadores terão apenas o exame médico ocupacional, conforme requisitos da NR-7. A DIR deve ser anexada ao prontuário individual da NR-7.
2. Verificar o PGR, se for o caso.
3. As demais ME terão o Inventário de Riscos do PGR, PCMSO e exames médicos ocupacionais, direcionados pelos Anexos da NR-7.

Cenários de PCMSO de Microempresas (ME)

Cenário 2 – Planejamento do PCMSO de um Salão de Beleza

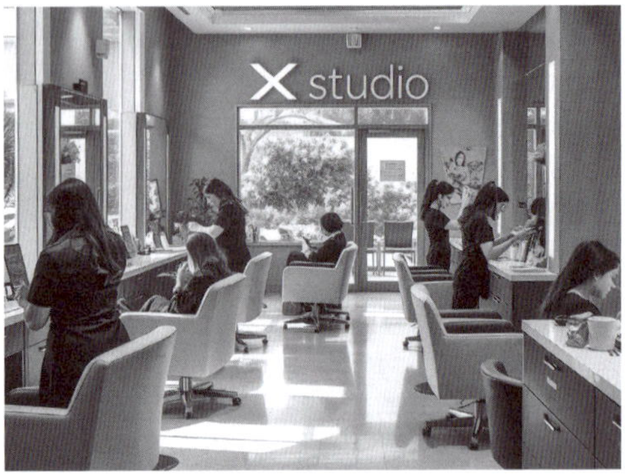

Visita Preliminar (dados obtidos)

- Foi constatado que a organização é classificada como Microempresa (ME).
- A ME (salão de beleza) é do tipo empresário individual, exercendo prestação de serviços. No momento o(a) empresário(a) atua sozinho(a).
- A ME (salão de beleza) não apresentou Declaração de Inexistência de Risco (DIR).
- O grau de risco, segundo o Quadro 1 da NR-4, é 2.
- Foi consultado o Inventário de Riscos do PGR que norteou o planejamento, desenvolvimento e a gestão do PCMSO.

Inquérito Preliminar de Saúde e Segurança no Trabalho

Obs.: Foi constatado que o setor de recepção ainda não apresenta empregado(a).

Segue na íntegra o PCMSO do salão de beleza hipoteticamente denominado de X Studio Ltda.

Organização: X Studio Ltda.

Endereço: XXXXXXXXXXXXXX.

CNPJ: XX.XXX.XXX/000X – 0X

CNAE: 96.02-5-01

Grau de Risco: 2

Finalidade da organização: Cabeleireiros e outras atividades de tratamento de beleza.

Exemplo de PCMSO de um Salão de Beleza (ME)

1. Introdução

O Programa de Controle Médico de Saúde Ocupacional da X Studio Ltda tem como objetivo proteger e preservar a saúde de seus empregados em relação aos riscos ocupacionais, conforme o Inventário de Riscos do PGR da organização.

2. Responsabilidades do PCMSO Perante a X Studio Ltda, em Atendimento às Diretrizes da NR-7

a) Rastrear e detectar precocemente os agravos à saúde, em particular, aos riscos inerentes às atividades desenvolvidas pela organização.

b) Detectar, através dos exames médicos ocupacionais, as possíveis exposições excessivas a agentes nocivos ocupacionais.

c) Definir a aptidão de cada empregado(a) para as funções ou tarefas em execução no estabelecimento.

d) Subsidiar a organização na implantação e no monitoramento da eficácia das medidas de prevenção adotadas no PGR da X Studio Ltda.

e) Colaborar com a X Studio Ltda na emissão de notificação de agravos relacionados ao trabalho, quanto à CAT (Comunicação de Acidente de Trabalho) e ao SINAN (Sistema de Informação de Agravos de Notificação).

f) Subsidiar análises epidemiológicas e estatísticas sobre os agravos à saúde e a sua relação com os riscos ocupacionais, isto é, tratamento bioestatístico das doenças profissionais, doenças do trabalho e os acidentes de trabalho. Estas análises serão demonstradas no Relatório Analítico do PCMSO.

g) Contribuir quanto às decisões referentes ao afastamento de empregados de situações de trabalho que possam comprometer saúde.

h) Auxiliar no encaminhamento de empregados, quando for o caso, à Previdência Social.

i) Promover o acompanhamento médico, de forma diferenciada, para o empregado cujo estado de saúde possa ser afetado pelos riscos apontados no PGR.

j) Subsidiar as ações de reabilitação perante a Previdência Social e readaptação profissional, quando necessário.

k) Promover a indicação de vacinas dos empregados, visando o controle da imunização ativa de doenças, em especial as relacionadas aos riscos ocupacionais, e sempre que houver a recomendação pelo Ministério da Saúde.

l) O(A) médico(a) responsável pelo PCMSO da Saúde Ocupacional da X Studio Ltda poderá prestar serviços de atendimento médico ao empregado, de forma extraordinária, quando necessário, tendo o propósito de realizar a vigilância passiva de saúde ocupacional. Esta atuação não corresponde ao exame médico ocupacional com emissão de ASO.

m) O PCMSO da Saúde Ocupacional da X Studio Ltda é direcionado para a vigilância ativa da saúde ocupacional, por meio de exames médicos dirigidos que incluam, além dos exames previstos nos Anexos da NR-7, outros que tenham relação com os riscos apontados no PGR e com a coleta de dados sobre sinais e sintomas de agravos à saúde. A vigilância ativa fará parte dos exames admissional, periódico, de retorno ao trabalho, mudança de risco e demissional.

n) Este PCMSO se enquadra à Norma Regulamentadora 32 (NR-32). Caso a X Studio Ltda vier a contratar outro(s) trabalhador(es) pelo regime celetista, o(a) responsável pelo Programa deverá ser notificado(a) para as devidas adequações pertinentes a medidas de proteção à segurança e à saúde de trabalhadores deste serviço de saúde.

3. Responsabilidades da X Studio Ltda Perante o PCMSO em Atendimento ao item 7.5.4 da NR-7

a) Garantir a elaboração e a efetiva implantação do PCMSO, permitindo o acesso ao PGR e ao respectivo Inventário de Riscos conforme a Norma Regulamentadora nº 1.

b) Permitir o acesso da Saúde Ocupacional às instalações da X Studio Ltda, visando a realização do Inquérito Preliminar de Segurança e Saúde no Trabalho.

c) Garantir a interface entre o PCMSO e o PGR.

d) Custear, sem ônus para o(s) trabalhador(es), todos os procedimentos relacionados ao PCMSO:

d1) Exames Médicos Ocupacionais

d2) Exames Complementares apontados pelo(a) Responsável pelo PCMSO inerentes aos Anexos da NR-7 e outros necessários à complementação da avaliação clínica direcionados pelos riscos ocupacionais apontados pelo PGR.

e) Permitir que o PCMSO descreva os possíveis agravos à saúde relacionados aos riscos ocupacionais identificados e classificados no PGR (atendimento à letra "a" do item 7.5.4 da NR-7).

f) Garantir que o PCMSO contenha o Planejamento de Exames Médicos e Complementares, bem como os critérios de interpretação e planejamento das condutas relacionadas aos achados dos exames médicos (atendimento às letras "b" e "c", do item 7.5.4 da NR-7).

g) Ter ciência de que o PCMSO deve ser apresentado e atendido por todos(as) os(as) médicos(as) que venham examinar seus empregados, quando necessário (atendimento à letra "d" do item 7.5.4 da NR-7).

h) No fim de 12 meses, o(a) Responsável pelo PCMSO da Saúde Ocupacional da X Studio Ltda irá apresentar um Relatório Analítico contendo um estudo da situação de saúde do conjunto dos trabalhadores.

4. Relação do PCMSO com o PGR da X Studio Ltda em Atendimento do item 7.5.5 da NR-7

O(A) Médico(a) Responsável pelo PCMSO, caso observe inconsistências no Inventário de Riscos, deverá reavaliá-las em conjunto com a pessoa responsável pelo PGR.

5. Etapas do PCMSO da X Studio Ltda

Planejamento

a) Avaliação do Inventário de Riscos elaborado pela direção da organização.

Inquérito Preliminar de Segurança e Saúde no Trabalho realizado em 06/10/2024 na presença de representante da organização, sendo utilizado na metodologia de ação um *checklist* visando a análise qualitativa dos riscos ocupacionais.

b) Os dados e informações colhidos durante o Inquérito Preliminar de Segurança e Saúde no Trabalho foram confrontados com o Inventário de Riscos do PGR da empresa, resultando no direcionamento dos Exames Médicos Ocupacionais e na formação da Grade de Exames Complementares.

Nenhuma inconsistência foi encontrada no Inventário de Riscos.

Desenvolvimento

O PCMSO da X Studio Ltda deve incluir a realização obrigatória dos exames médicos:

1º Exame Admissional:

Sempre antes do trabalhador assumir suas atividades.

2º Exame Periódico:

Os(as) trabalhador(es) expostos a riscos ocupacionais identificados e classificados no PGR e confirmados através do Inquérito Preliminar de Segurança e Saúde no Trabalho, e para o(s) trabalhador(es) portador(es) de doenças crônicas que aumentem a suscetibilidade de tais riscos:

- Anualmente ou, se for o caso, com intervalos menores, a critério do(a) Médico(a) Responsável por este PCMSO.
- Bienal, para os demais empregados, se for necessário.

3º Exame de Retorno ao Trabalho:

Deve ser realizado pelo(a) trabalhador(a) que reassuma suas funções, quando ausente por período igual ou superior a 30 (trinta) dias por motivo de doença ou acidente, de natureza ocupacional ou não.

A empresa deve respeitar as determinações do(a) Médico(a) Responsável pelo PCMSO, quanto à necessidade de retorno gradativo do trabalhador ao trabalho.

4º Exame de Mudança de Risco Ocupacional:

Deve ser realizado antes da mudança, adequando-se o controle médico aos novos riscos.

A direção da X Studio Ltda deve informar previamente ao(à) Médico(a) Responsável pelo PCMSO quanto à mudança de risco ocupacional do(s) trabalhador(es).

5º Exame Demissional:

Deve ser realizado em até 10 (dez) dias contados do término do contrato de trabalho do empregado.

A X Studio Ltda possui grau de risco 2 e, neste caso, o(s) trabalhador(es) poderá(ão) ser dispensado(s) do exame demissional se o exame clínico ocupacional mais recente tiver acontecido há menos de 135 (cento e trinta e cinco) dias.

6. Tabela do Desenvolvimento do PCMSO da X Studio Ltda

6,1: Recepção

6.2: Salão

6.1. RECEPÇÃO – Desenvolvimento do PCMSO
Função: Recepcionista/Atendente **Número de Trabalhador(es): Indefinido(s)**
Descrição dos Perigos ou Fatores de Risco
Físico
Inexistente
Químico
Inexistente
Biológico
Inexistente

Ergonômico
Movimentos repetitivos.
Acidente
Inexistente
Exame Clínico Ocupacional
Exame Médico Ocupacional Periódico: Anual.
Exames Complementares
Não há indicação.

6.2. SALÃO – Desenvolvimento do PCMSO
Função: Cabeleireiro(a)/Manicure/Pedicure
Número de Trabalhador(es): Indefinido(s)
Descrição dos Perigos ou Fatores de Risco
Físico
Apenas para os(as) expostos(as) à radiação não ionizante (*laser* e/ou infravermelho).
Químico
Exposição a produtos químicos contidos em tintas; descolorantes; produtos para alisamento de cabelos (formaldeído); condicionadores e esmaltes.
Biológico
Exposição a microrganismos através de pele, pelos, unha, fluidos, secreções e sangue.
Ergonômico
Movimentos repetitivos com membros superiores e exigência de postura inadequada.
Acidente
Uso de materiais perfurocortantes.
Exame Clínico Ocupacional
Exame Médico Ocupacional Periódico: Anual.
Exames Complementares e Orientações para o Exame Clínico
• Em relação à possível exposição a radiação não ionizante (*laser* e/ou infravermelho), o médico examinador deverá ter atenção especial com o exame de pele, visando detectar queimaduras. • Os(as) empregados(as) em exposição a *laser* e/ou infravermelho deverão realizar o exame complementar de Acuidade Visual. • Na exposição a produtos químicos, o médico examinador deverá ter atenção especial com o exame da pele, visando detectar Dermatites ou História Clínica de Doenças do Trato Respiratório, Asma Ocupacional e possíveis sinais de Câncer de Nasofaringe e Leucemia (pelo formaldeído).

- Acerca do fator de risco ergonômico (movimentos repetitivos e exigência de postura inadequada), é fundamental que o exame físico venha acompanhado das manobras ortopédicas:
  - Punho: Pesquisa de Sinal de Phalen e Tinel (Síndrome do Túnel do Carpo).
  - Ombro: Manobras que permitam avaliar o Manguito Rotador (Teste de Jobe; Teste de Gerber; Teste de Patte; Teste Irritativo de Neer; Teste Hawkins Kennedy e Teste de Yocum).
  - Braço: Avaliação dos tendões extensores junto à inserção do úmero (epicondilite lateral): Teste de Cozen; Teste de Mill e Teste de Maudslay.
  - Coluna Lombar: Manobra de extensão e flexão da coluna.
  - Membros Inferiores: Verificação da existência de varizes.
- O médico examinador orientará os(as) empregados(as) expostos(as) aos riscos biológicos da importância das vacinas: Hepatite B; Influenza; Tétano e Covid-19.

7. Documentos Relacionados ao PCMSO da X Studio Ltda

Prontuário Médico

- Os dados dos exames clínicos e complementares deverão ser registrados em prontuário individual sob a responsabilidade do(a) Médico(a) Responsável pelo PCMSO da X Studio Ltda.
- Deve ser mantido por 20 (vinte) anos após o desligamento do trabalhador.
- Em caso de substituição do(a) Médico(a) Responsável pelo PCMSO da X Studio Ltda, os prontuários médicos poderão ser formalmente transferidos para o(a) sucessor(a).
- Podem ser utilizados prontuários médicos em meio eletrônico.

Relatório Analítico do PCMSO

- Será elaborado e enviado anualmente para a empresa pelo(a) Médico(a) Responsável, considerando sempre a última data do relatório.
- O Relatório Analítico deve ser apresentado e discutido com o(s) responsável(is) por segurança e saúde no trabalho da X Studio Ltda.

ASO

Deve conter:

- Nome da organização: X Studio Ltda CNPJ: XX.XXX.XXX/000X – 0X.
- Descrição dos perigos ou fatores de risco identificados e classificados no PGR que necessitem de Controle Médico conforme as planilhas de desenvolvimento dos exames clínicos ocupacionais e exames complementares, quando solicitados.
- Definição de apto ou inapto para a função.
- Nome e número do registro profissional do(a) Médico(a) Responsável pelo PCMSO: Jorge Luiz Ramos Teixeira. CRM: 52-24955-9 RQE: 10397. Médico do Trabalho com Título de Especialista pela AMB/ANAMT.
- Data, número de registro profissional e assinatura do médico que realizou o exame clínico.

Cronograma de Ações do PCMSO

	2024			2025									
Ações	Out	Nov	Dez	Jan	Fev	Mar	Ab	Mai	Jun	Jul	Ag	Set	Out
Visita Preliminar	X												
Inquérito Preliminar de Saúde e Segurança do Trabalho	X												
Entrega do PCMSO para apreciação da empresa	X												
Exames Médicos Ocupacionais Periódicos		X										X	
Ação de saúde que envolva o Combate ao Tabagismo (Portaria MT 3.857)											X		
Ação de saúde que envolva a prevenção de DST/AIDS (Portaria MT 3.195)			X										
Entrega do Relatório Analítico e Programação para o ano seguinte													X

DATA: 16/10/2024

Médico Responsável pelo PCMSO: Jorge Luiz Ramos Teixeira Médico do Trabalho – RQE: 10397. CRM: 52-24955-9.

Características da Empresa de Pequeno Porte (EPP)

No Brasil, a Empresa de Pequeno Porte (EPP) é definida conforme o estabelecido pela Lei Complementar nº 123/2006 (Lei Geral da Micro e Pequena Empresa). A EPP deve ter uma receita bruta anual entre R$ 360 mil e R$ 4,8 milhões. Para EPP que atuam com exportação é permitido um adicional de até R$ 4,8 milhões em vendas internacionais, sem ultrapassar o limite total.

O número de empregados tem o limite variando conforme o setor de atuação:

- Comércio e serviços: entre 10 e 49 empregados;
- Indústria e construção civil: entre 20 e 99 empregados.

A EPP pode ser constituída como Sociedade Limitada (Ltda) com sócios e responsabilidade limitada ao capital social; como Empresa Individual de Responsabilidade Limitada (EIRELI), com empreendedores sem sócios, com capital mínimo de 100 salários mínimos e como Sociedade Simples (para profissionais regulamentados, p. ex.: advogados e médicos).

A EPP pode optar pelo regime tributário do Simples Nacional (com unificação de impostos em uma única guia – DAS, com alíquotas progressivas conforme o faturamento) ou optar pelo Lucro Presumido ou Lucro Real, que são opções para EPP que não se enquadram no Simples Nacional.

Alguns benefícios são disponibilizados para a EPP

Tratamento diferenciado: como a simplificação de obrigações trabalhistas.

Exemplo: as EPP com graus de risco 1 e 2, que declararem na DIR (Declaração de Inexistência de Risco) que não identificaram exposições ocupacionais a agentes físicos, químicos e biológicos de acidentes, e riscos relacionados a fatores ergonômicos, incluindo os fatores de risco psicossociais, ficam dispensadas de elaboração do Programa de Controle Médico de Saúde Ocupacional (PCMSO).

Outros benefícios legais:

Acesso a licitações públicas com cotas preferenciais (até 25% em contratos divisíveis) e licitações exclusivas para EPP em compras de até R$ 80 mil.

Entre outros benefícios legais para EPP inclui-se a fiscalização orientadora, isto é, prioridade para orientação educativa em vez de punição na primeira visita e o acesso a crédito (linhas de financiamento com juros reduzidos e prazos estendidos).

A Empresa de Pequeno Porte (EPP) e o Médico do Trabalho

1. É fundamental saber o grau de risco da EPP. A EPP com graus de risco 1 e 2, que fez a emissão da Declaração de Inexistência de Risco (DIR) não identificando exposições ocupacionais a agentes físicos, químicos e biológicos, de acidentes e fatores ergonômicos, incluindo os fatores de risco psicossociais, ficam dispensadas do PCMSO e os trabalhadores terão apenas o exame médico ocupacional, conforme requisitos da NR-7. A DIR, neste caso, deve ser anexada ao prontuário individual do trabalhador.
2. Verificar o PGR, se for o caso.
3. As demais EPP, que tiverem o PGR, terão o PCMSO direcionado pelo Inventário de Riscos e exames médicos ocupacionais articulados aos Anexos da NR-7.

Cenários de PCMSO de Empresas de Pequeno Porte (EPP)

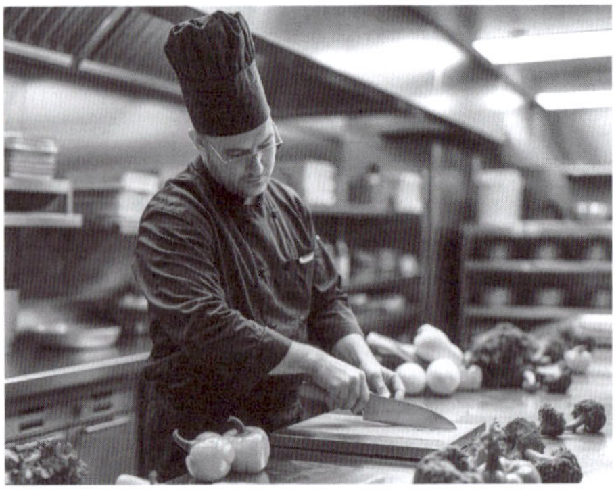

Cenário 3 – Modelo de PCMSO

Organização: Alimento Saudável Ltda.

Endereço: XXXXXXXXXXXX

CEP: XXXXX-XXX

Telefone (XX) XXXXX-XXXX

CNPJ: XX.XXX.XXX/000X – 0X

CNAE: 56.20-1-04

Grau de Risco: 2

Finalidade da organização: Fornecimento de alimentos preparados preponderantemente para o consumo domiciliar.

Exemplo de PCMSO de uma Indústria de Produção de Refeições (para consumo domiciliar)

1. Introdução

O Programa de Controle Médico de Saúde Ocupacional da Alimento Saudável Ltda tem como objetivo proteger e preservar a saúde de seus empregados em relação aos riscos ocupacionais, conforme o Inventário de Riscos do PGR da organização.

2. Responsabilidades do PCMSO Perante a Alimento Saudável Ltda, em Atendimento às Diretrizes da NR-7

a) Rastrear e detectar precocemente os agravos à saúde, em particular aos riscos inerentes às atividades desenvolvidas pela organização.

b) Detectar, através dos exames médicos ocupacionais, as possíveis exposições excessivas a agentes nocivos ocupacionais.

c) Definir a aptidão de cada empregado(a) para as funções ou tarefas em execução no estabelecimento.

d) Subsidiar a organização na implantação e no monitoramento da eficácia das medidas de prevenção adotadas no PGR da Alimento Saudável Ltda.

e) Colaborar com a Alimento Saudável Ltda na emissão de notificação de agravos relacionados ao trabalho, quanto à CAT (Comunicação de Acidente de Trabalho) e ao SINAN (Sistema de Informação de Agravos de Notificação).

f) Subsidiar análises epidemiológicas e estatísticas sobre os agravos à saúde e a sua relação com os riscos ocupacionais, isto é, tratamento bioestatístico das doenças profissionais, doenças do trabalho e os acidentes de trabalho. Estas análises serão demonstradas no Relatório Analítico do PCMSO.

g) Contribuir quanto às decisões referentes ao afastamento de empregados de situações de trabalho que possam comprometer a saúde.

h) Auxiliar no encaminhamento de empregados, quando for o caso, à Previdência Social.

i) Promover o acompanhamento médico, de forma diferenciada, para o empregado cujo estado de saúde possa ser afetado pelos riscos apontados no PGR.

j) Subsidiar as ações de reabilitação perante a Previdência Social e readaptação profissional, quando necessário.

k) Promover a indicação de vacinas dos empregados, visando o controle da imunização ativa de doenças, em especial as relacionadas aos riscos ocupacionais, e sempre que houver a recomendação pelo Ministério da Saúde.

l) O(A) médico(a) responsável pelo PCMSO da Saúde Ocupacional da Alimento Saudável Ltda poderá prestar serviços de atendimento médico ao empregado, de forma extraordinária, quando necessário, tendo o propósito de realizar a vigilância passiva de saúde ocupacional. Esta atuação não corresponde ao exame médico ocupacional com emissão de ASO.

m) O PCMSO da Saúde Ocupacional da Alimento Saudável Ltda é direcionado para a vigilância ativa da saúde ocupacional, por meio de exames médicos dirigidos que incluam, além dos exames previstos nos Anexos da NR-7, outros que tenham relação com os riscos apontados no PGR e com a coleta de dados sobre sinais e sintomas de agravos à saúde. A vigilância ativa fará parte dos exames admissional, periódico, de retorno ao trabalho, mudança de risco e demissional.

n) Este PCMSO se enquadra à Norma Regulamentadora 32 (NR-32). Caso a Alimento Saudável Ltda vier a contratar outro(s) trabalhador(es) pelo regime celetista, o(a) responsável pelo Programa deverá ser notificado(a) para as devidas adequações pertinentes a medidas de proteção à segurança e à saúde de trabalhadores deste serviço de saúde.

3. Responsabilidades da Alimento Saudável Ltda Perante o PCMSO (atendimento ao item 7.4 da NR-7)

a) Garantir a elaboração e a efetiva implantação do PCMSO, permitindo o acesso ao PGR e ao respectivo Inventário de Riscos conforme a Norma Regulamentadora nº 1.

b) Permitir o acesso às instalações de Saúde Ocupacional da Alimento Saudável Ltda, visando a realização do Inquérito Preliminar de Segurança e Saúde no Trabalho.

c) Garantir a interface entre o PCMSO e o PGR.

d) Custear, sem ônus para o(s) trabalhador(es), todos os procedimentos relacionados ao PCMSO:

d1) Exames Médicos Ocupacionais;

d2) Exames Complementares apontados pelo(a) Responsável pelo PCMSO inerentes aos Anexos da NR-7 e outros necessários à complementação da avaliação clínica direcionados pelos riscos ocupacionais apontados pelo PGR.

e) Permitir que o PCMSO descreva os possíveis agravos à saúde relacionados aos riscos ocupacionais identificados e classificados no PGR (atendimento à letra “a” do item 7.5.4 da NR-7).

f) Garantir que o PCMSO contenha o Planejamento de Exames Médicos e Complementares, bem como os critérios de interpretação e planejamento das condutas relacionadas aos achados dos exames médicos (atendimento às letras "b" e "c", do item 7.5.4 da NR-7).

g) Ter ciência de que o PCMSO deve ser apresentado e atendido por todos(as) os(as) médicos(as) que venham examinar seus empregados, quando necessário (atendimento da letra "d" do item 7.5.4 da NR-7).

h) No fim de 12 meses, o(a) Responsável pelo PCMSO da Saúde Ocupacional da Alimento Saudável Ltda irá apresentar um Relatório Analítico contendo um estudo da situação de saúde do conjunto dos trabalhadores.

4. Relação do PCMSO com o PGR da Alimento Saudável Ltda (atendimento do item 7.5.5 da NR-7)

O(A) Médico(a) Responsável pelo PCMSO, caso observe inconsistências no Inventário de Riscos, deverá reavaliá-las em conjunto com a pessoa responsável pelo PGR.

5. Etapas do PCMSO da Alimento Saudável Ltda

Planejamento

a) Avaliação do Inventário de Riscos elaborado pela direção da organização.

b) Inquérito Preliminar de Segurança e Saúde no Trabalho realizado em 05/10/2024 na presença de representante da organização, sendo utilizado na metodologia de ação um *checklist* visando a análise qualitativa dos riscos ocupacionais.

Os dados e as informações colhidos durante o Inquérito Preliminar de Segurança e Saúde no Trabalho foram confrontados com o Inventário de Riscos do PGR da empresa e resultaram no direcionamento dos Exames Médicos Ocupacionais e na formação da Grade de Exames Complementares.

Nenhuma inconsistência foi encontrada no Inventário de Riscos.

Desenvolvimento

O PCMSO da Alimento Saudável Ltda deve incluir a realização obrigatória dos exames médicos:

1º Exame Admissional:

Sempre antes do trabalhador assumir suas atividades.

2º Exame Periódico:

Desenvolvimento do PCMSO
Função: Auxiliar de Cozinha Número de Trabalhador(es): 02
Setor: Produção
Descrição dos Perigos ou Fatores de Risco
Físico
Calor radiante proveniente do fogão.

Químico
Inexistente
Biológico
Exposição a microrganismo durante a manipulação de alimentos.
Ergonômico
• Movimentos repetitivos durante o fracionamento de alimentos e no empacotamento das refeições. • Exigência de postura inadequada pelo trabalho em pé. • Levantamento manual de cargas em eventual carregamento de materiais pesados.
Acidente
- Lesão por instrumentos perfurocortantes. - Queimaduras por fogo e equipamentos e alimentos superaquecidos.
Exame Clínico Ocupacional
Exame Médico Ocupacional Periódico: Anual O(A) Médico(a) Examinador(a) deverá ter atenção especial durante qualquer exame clínico ocupacional com: AGENTE DE RISCO FÍSICO (Calor): • Fadiga; Câimbras, Dermatoses pelo calor (intertrigo, miliária, eritema *ab igne*, urticária); • História de síncope; "Pico" hipertensivo; Desidratação hipotônica. AGENTE DE RISCO BIOLÓGICO (Microrganismo): • Exame da pele visando detectar dermatofitoses e verificar história de doenças infectoparasitárias. AGENTE DE RISCO ERGONÔMICO (Movimento repetitivo, levantamento manual de cargas e exigência de postura inadequada): • Síndrome do Túnel do Carpo; Dedo em Gatilho; Fibromatose da Fáscia Palmar; Epicondilites; Lombalgia Mecânica Comum; Hérnia de Disco; Presença de varizes e/ou edema em membros inferiores. AGENTE DE RISCO DE ACIDENTE (Material perfurocortante e equipamentos e alimentos superaquecidos): • História de lesão por perfurocortantes e queimaduras.
Exames Complementares
Não há indicação.

Para os(as) trabalhador(es) expostos a riscos ocupacionais identificados e classificados no PGR e confirmados através do Inquérito Preliminar de Segurança e Saúde no Trabalho, e para o(s) trabalhador(es) portador(es) de doenças crônicas que aumentem a suscetibilidade de tais riscos:

- Anualmente ou, se for o caso, com intervalos menores, a critério do(a) Médico(a) Responsável por este PCMSO.
- Bienal, para os demais empregados, se for necessário.

3º Exame de Retorno ao Trabalho:

Deve ser realizado pelo(a) trabalhador(a) que reassuma suas funções, quando ausente por período igual ou superior a 30 (trinta) dias por motivo de doença ou acidente, de natureza ocupacional ou não.

A empresa deve respeitar as determinações do(a) Médico(a) Responsável pelo PCMSO, quanto à necessidade de retorno gradativo do trabalhador ao trabalho.

4º Exame de Mudança de Risco Ocupacional:

Deve ser realizado antes da mudança, adequando-se o controle médico aos novos riscos.

A direção da Alimento Saudável Ltda deve informar previamente ao(à) Médico(a) Responsável pelo PCMSO quanto a mudança de risco ocupacional do(s) trabalhador(es).

5º Exame Demissional:

Deve ser realizado em até 10 (dez) dias contados do término do contrato de trabalho do empregado.

A Alimento Saudável Ltda possui grau de risco 2 e, neste caso, o(s) trabalhador(es) poderá(ão) ser dispensado(s) do exame demissional se o exame clínico ocupacional mais recente tiver acontecido há menos de 135 (cento e trinta e cinco) dias.

6. Tabela do Desenvolvimento do PCMSO da Alimento Saudável Ltda

Observação: É importante que o(a) Médico(a) Responsável pelo PCMSO oriente o(s) trabalhador(es) quanto a vacinação contra tétano, hepatite A, Hepatite B e outras vacinas indicadas pelo Ministério da Saúde (Covid-19 e Influenza).

A SMS sugere, em respeito às postulações da Vigilância Sanitária, que durante o exame médico ocupacional periódico sejam solicitados exames laboratoriais altruístas não citados no ASO, como por exemplo, hemograma completo, coprocultura e parasitológico de fezes, visando, estes exames, a proteção dos consumidores.

7. Documentos Relacionados ao PCMSO da Alimento Saudável Ltda

Prontuário Médico

- Os dados dos exames clínicos e complementares deverão ser registrados em prontuário individual sob a responsabilidade do(a) Médico(a) Responsável pelo PCMSO da Alimento Saudável Ltda.
- Deve ser mantido por 20 (vinte) anos após o desligamento do trabalhador.
- Em caso de substituição do(a) Médico(a) Responsável pelo PCMSO da Alimento Saudável Ltda, os prontuários médicos poderão ser formalmente transferidos para o(a) sucessor(a).
- Podem ser utilizados prontuários médicos em meio eletrônico.

Relatório Analítico do PCMSO

Será elaborado e enviado anualmente para a empresa pelo(a) Médico(a) Responsável, considerando sempre a última data do relatório.

O Relatório Analítico deve ser apresentado e discutido com o(s) responsável(is) por segurança e saúde no trabalho da Alimento Saudável Ltda.

ASO

Deve conter:

- Nome da organização: Alimento Saudável Ltda.
- CNPJ: 36.361.925 / 0001 - 05
- Descrição dos perigos ou fatores de risco identificados e classificados no PGR que necessitem de Controle Médico conforme as planilhas de desenvolvimento dos exames clínicos ocupacionais e exames complementares, quando solicitados.
- Definição de apto ou inapto para a função.
- Nome e número do registro profissional do(a) Médico(a) Responsável pelo PCMSO: Jorge Luiz Ramos Teixeira. CRM: 52-24955-9. RQE: 10397. Médico do Trabalho com Título de Especialista pela AMB/ANAMT.
- Data, número de registro profissional e assinatura do médico que realizou o exame clínico.

Médico Responsável pelo PCMSO: Jorge Luiz Ramos Teixeira Médico do Trabalho – RQE: 10397 CRM: 52-24955-9.

Cenários de PCMSO de Empresa de Grau de Risco 3 – Clínica de Atividade Médica Ambulatorial (conforme a NR-32)

Cenário 4 – Modelo de PCMSO de uma clínica atendimento médico/ NR-32

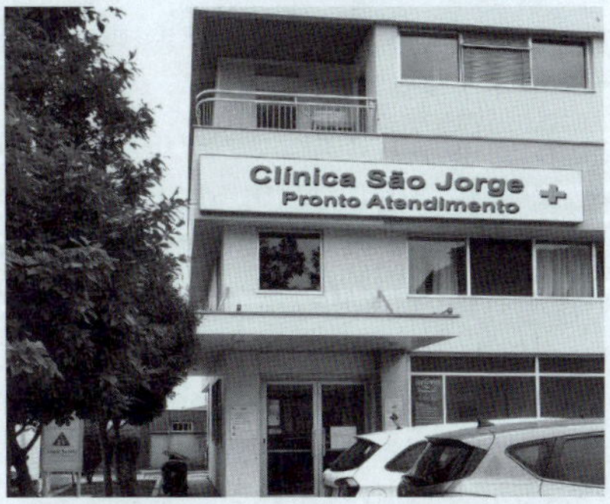

Organização: Clínica de Pronto Atendimento São Jorge.

Endereço: XXXXXXXXXXXXXXXXXXXX.

CNPJ: XX.XXX.XXX/000X - XX

CNAE: 86-30-5-03

Grau de Risco: 3

Finalidade da organização: Atividade médica ambulatorial restrita a consultas.

Exemplo de PCMSO de uma Clínica de Pronto Atendimento baseado na NR-32

1. Introdução

O Programa de Controle Médico de Saúde Ocupacional da organização Clínica de Pronto Atendimento São Jorge tem como objetivo proteger e preservar a saúde de seus empregados em relação aos riscos ocupacionais, conforme o Inventário de Riscos do PGR da organização.

2. Responsabilidades do PCMSO Perante a Organização, em Atendimento às Diretrizes da NR-7

a) Rastrear e detectar precocemente os agravos à saúde, em particular os riscos inerentes às atividades desenvolvidas pela organização.

b) Detectar, através dos exames médicos ocupacionais, as possíveis exposições excessivas a agentes nocivos ocupacionais.

c) Definir a aptidão de cada empregado(a) para as funções ou tarefas em execução no estabelecimento.

d) Subsidiar a organização na implantação e no monitoramento da eficácia das medidas de prevenção adotadas no PGR da organização.

e) Colaborar com a organização na emissão de notificação de agravos relacionados ao trabalho, quanto à CAT (Comunicação de Acidente de Trabalho) e ao SINAN (Sistema de Informação de Agravos de Notificação).

f) Subsidiar análises epidemiológicas e estatísticas sobre os agravos à saúde e a sua relação com os riscos ocupacionais, isto é, tratamento bioestatístico das doenças profissionais, doenças do trabalho e os acidentes de trabalho. Estas análises serão demonstradas no Relatório Analítico do PCMSO.

g) Contribuir quanto às decisões referentes ao afastamento de empregados de situações de trabalho que possam comprometer a saúde.

h) Auxiliar no encaminhamento de empregados, quando for o caso, à Previdência Social.

i) Promover o acompanhamento médico, de forma diferenciada, para o empregado cujo estado de saúde possa ser afetado pelos riscos apontados no PGR.

j) Subsidiar as ações de reabilitação perante a Previdência Social e readaptação profissional, quando necessário.

k) Promover a indicação de vacinas dos empregados, visando o controle da imunização ativa de doenças, em especial as relacionadas aos riscos ocupacionais, e sempre que houver a recomendação pelo Ministério da Saúde.

l) O(A) médico(a) responsável pelo PCMSO da Clínica de Pronto Atendimento São Jorge poderá prestar serviços de atendimento médico ao empregado, de forma extraordinária, quando necessário, tendo o propósito de realizar a vigilância passiva de saúde ocupacional. Esta atuação não corresponde ao exame médico ocupacional com emissão de ASO.

m) O PCMSO da organização é direcionado para a vigilância ativa da saúde ocupacional, por meio de exames médicos dirigidos que incluam, além dos exames previstos nos Anexos da NR-7, outros que tenham relação com os riscos apontados no PGR e com a coleta de dados sobre sinais e sintomas de agravos à saúde. A vigilância ativa fará parte dos exames admissional, periódico, de retorno ao trabalho, mudança de risco e demissional.

n) Este PCMSO se enquadra à Norma Regulamentadora nº 32 (NR-32). Caso a organização Clínica de Pronto Atendimento São Jorge vier a contratar médico(a) e psicólogo(a) regido(s) pelo regime celetista, o(a) responsável pelo Programa deverá ser notificado(a) para as devidas adequações pertinentes a medidas de proteção à segurança e à saúde de trabalhadores deste serviço de saúde.

3. Responsabilidades da Clínica de Pronto Atendimento São Jorge perante o PCMSO (atendimento ao item 7.4 da NR-7)

a) Garantir a elaboração e a efetiva implantação do PCMSO, permitindo o acesso ao PGR e ao respectivo Inventário de Riscos conforme a Norma Regulamentadora nº 1.

b) Permitir o acesso às instalações da Clínica de Pronto Atendimento São Jorge, visando a realização do Inquérito Preliminar de Segurança e Saúde no Trabalho.

c) Garantir a interface entre o PCMSO e o PGR.

d) Custear, sem ônus para o(a) empregado(a), <u>todos</u> os procedimentos relacionados ao PCMSO:

d.1) Exames Médicos Ocupacionais;

d.2) Exames Complementares apontados pelo(a) Responsável pelo PCMSO inerentes aos Anexos da NR-7 e outros necessários à complementação da avaliação clínica direcionados pelos riscos ocupacionais apontados pelo PGR.

e) Permitir que o PCMSO descreva os possíveis agravos à saúde relacionados aos riscos ocupacionais identificados e classificados no PGR (atendimento à letra “a” do item 7.5.4 da NR-7).

f) Garantir que o PCMSO contenha o Planejamento de Exames Médicos e Complementares, bem como os critérios de interpretação e planejamento das condutas relacionadas aos achados dos exames médicos (atendimento às letras “b” e “c” do item 7.5.4 da NR-7).

g) Ter ciência de que o PCMSO deve ser apresentado e atendido por todos(as) os(as) médicos(as) que venham examinar seus empregados, quando necessário (atendimento da letra “d” do item 7.5.4 da NR-7).

h) No fim de 12 meses, o(a) Responsável pelo PCMSO da Clínica de Pronto Atendimento São Jorge irá apresentar um Relatório Analítico contendo um estudo da situação de saúde do conjunto dos empregados.

4. Relação do PCMSO com o PGR da Clínica de Pronto Atendimento São Jorge (atendimento do item 7.5.5 da NR-7)

O(A) Médico(a) Responsável pelo PCMSO, caso observe inconsistências no Inventário de Riscos, deverá reavaliá-las em conjunto com a pessoa responsável pelo PGR.

5. Etapas do PCMSO da Clínica de Pronto Atendimento São Jorge

Planejamento

Avaliação do Inventário de Riscos elaborado pela direção da organização.

Inquérito Preliminar de Segurança e Saúde no Trabalho realizado em 20/12/2024 na presença da recepcionista da organização, sendo utilizado na metodologia de ação um *checklist* visando a análise qualitativa dos riscos ocupacionais. Os dados e informações colhidos durante o Inquérito Preliminar de Segurança e Saúde no Trabalho foram confrontados com o Inventário de Riscos do PGR da empresa e resultaram no direcionamento dos Exames Médicos Ocupacionais e na formação da Grade de Exames Complementares. Nenhuma inconsistência foi encontrada no Inventário de Riscos.

Desenvolvimento

O PCMSO da Clínica de Pronto Atendimento São Jorge deve incluir a realização obrigatória dos exames médicos:

1º) Exame Admissional:

Sempre antes do empregado assumir suas atividades.

2º) Exame Periódico:

Para os(as) empregados(as) expostos a riscos ocupacionais identificados e classificados no PGR e confirmados através do Inquérito Preliminar de Segurança e Saúde no Trabalho, e para os trabalhadores portadores de doenças crônicas que aumentem a suscetibilidade de tais riscos:

- Anualmente ou, se for o caso, com intervalos menores, a critério do(a) Médico(a) Responsável por este PCMSO.
- Bienal, para os demais empregados.

3º) Exame de Retorno ao Trabalho:

Deve ser realizado pelo(a) trabalhador(a) que reassuma suas funções, quando ausente por período igual ou superior a 30 (trinta) dias por motivo de doença ou acidente, de natureza ocupacional ou não.

A empresa deve respeitar as determinações do(a) Médico(a) Responsável pelo PCMSO, quanto à necessidade de retorno gradativo do trabalhador ao trabalho.

4º) Exame de Mudança de Risco Ocupacional:

Deve ser realizado antes da mudança, adequando-se o controle médico aos novos riscos. A direção da Clínica de Pronto Atendimento São Jorge deve informar previamente ao(à) Médico(a) Responsável pelo PCMSO quanto à mudança de risco ocupacional do(a) trabalhador(a).

5º) Exame Demissional:

Deve ser realizado em até 10 (dez) dias contados do término do contrato de trabalho do empregado. A Clínica de Pronto Atendimento São Jorge possui grau de risco 3 e, neste caso, o(a) trabalhador(a) poderá ser dispensado(a) do exame demissional se o exame clínico ocupacional mais recente tiver acontecido há menos de 90 (noventa) dias.

6. Tabelas do Desenvolvimento dos Exames Clínicos Ocupacionais e Exames Complementares dos Empregados da Clínica de Pronto Atendimento São Jorge

Tabela 1
Função: Recepcionista
Descrição dos Perigos ou Fatores de Risco
Físico
Inexistente
Químico
Inexistente
Ergonômico
Movimentos repetitivos durante a digitação.
Biológico
Inexistente
Acidente
Inexistente
Exame Clínico Ocupacional
Exame Médico Ocupacional Periódico: Anual. O(A) Médico(a) Examinador(a) deverá ter atenção especial durante qualquer exame clínico ocupacional com: • Sinais e sintomas de LER/DORT.
Exames Complementares
Não há indicação.

Tabela 2
Função: Médico(a)
Descrição dos Perigos ou Fatores de Risco
Físico
Inexistente
Químico
Inexistente
Ergonômico
Inexistente
Biológico
Eventual exposição a microrganismo.
Acidente
Inexistente

Exame Clínico Ocupacional
Exame Médico Ocupacional Periódico: Anual. O(A) Médico(a) Examinador(a) deverá ter atenção especial durante qualquer exame clínico ocupacional com: • Sinais e sintomas de doenças infecciosas. Observação 1: É importante orientar o(a) profissional médico(a) quanto às vacinas previstas pela NR-32 (tétano / difteria / hepatite B), bem como a importância da vacina da influenza e da covid-19. Observação 2: O Exame Médico Ocupacional só será obrigatório para o(a) médico(a) contratado(a) pelo regime celetista.
Exames Complementares
Não há indicação.

Tabela 3
Função: Psicólogo(a)
Descrição dos Perigos ou Fatores de Risco
Físico
Inexistente
Químico
Inexistente
Ergonômico
Inexistente
Biológico
Eventual exposição a microrganismo.
Acidente
Inexistente
Exame Clínico Ocupacional
Exame Médico Ocupacional Periódico: Anual. O(A) Médico(a) Examinador(a) deverá ter atenção especial durante qualquer exame clínico ocupacional com: • Sinais e sintomas de doenças infecciosas. Observação 1: É importante orientar o(a) profissional médico(a) quanto às vacinas previstas pela NR-32 (tétano / difteria / hepatite B), bem como a importância da vacina da influenza e da covid-19. Observação 2: O Exame Médico Ocupacional só será obrigatório para o(a) psicólogo(a) contratado(a) pelo regime celetista.
Exames Complementares
Não há indicação.

Documentos Relacionados ao PCMSO da Clínica de Pronto Atendimento São Jorge

a) Prontuário Médico:

- Os dados dos exames clínicos e complementares deverão ser registrados em prontuário individual sob a responsabilidade do(a) Médico(a) Responsável pelo PCMSO da Clínica de Pronto Atendimento São Jorge.
- Deve ser mantido por 20 (vinte) anos após o desligamento do trabalhador.
- Em caso de substituição do(a) Médico(a) Responsável pelo PCMSO da organização, os prontuários médicos poderão ser formalmente transferidos para o(a) sucessor(a).
- Podem ser utilizados prontuários médicos em meio eletrônico.

b) Relatório Analítico do PCMSO:

Será elaborado e enviado anualmente para a empresa pelo(a) Médico(a) Responsável, considerando sempre a última data do relatório.

O Relatório Analítico deve ser apresentado e discutido com os responsáveis por segurança e saúde no trabalho da Clínica de Pronto Atendimento São Jorge.

c) ASO:

Deve conter:

- Nome da organização: Clínica de Pronto Atendimento São Jorge.
- CNPJ: XX.XXX.XXX/ 000X-XX
- Descrição dos perigos ou fatores de risco identificados e classificados no PGR que necessitem de Controle Médico conforme as planilhas de desenvolvimento dos exames clínicos ocupacionais e exames complementares, quando solicitados.
- Definição de apto ou inapto para a função.
- Nome e número do registro profissional do(a) Médico(a) Responsável pelo PCMSO:

Nome: Jorge Luiz Ramos Teixeira.

CRM: 52-24955-9

RQE: 10397

Médico do Trabalho com Título de Especialista pela AMB/ANAMT.

- Data, número de registro profissional e assinatura do médico que realizou o exame clínico.

Cronograma de Ações do PCMSO

	2024	2025											
Ações	**Dez**	**Jan**	**Fev**	**Mar**	**Abr**	**Mai**	**Jun**	**Jul**	**Ago**	**Set**	**Out**	**Nov**	**Dez**
Visita Preliminar	X												
Inquérito Preliminar de Saúde e Segurança do Trabalho	X												
Entrega do PCMSO para apreciação da empresa	X												
Exames Médicos Ocupacionais Periódicos	X												X
Ação de saúde que envolva o Combate ao Tabagismo (Portaria MT 3.857)													X
Ação de saúde que envolva a prevenção de DST/AIDS (Portaria MT 3.195)						X							
Entrega do Relatório Analítico e Programação para o ano seguinte													X

DATA: 29/12/2024

Médico Responsável pelo PCMSO: Jorge Luiz Ramos Teixeira

Médico do Trabalho – RQE: 10397 CRM: 52-24955-9

Cenário do PCMSO em Empresa Metalúrgica

Cenário 5 – Modelo de PCMSO de Metalúrgica

Exemplo de PCMSO de uma Metalúrgica

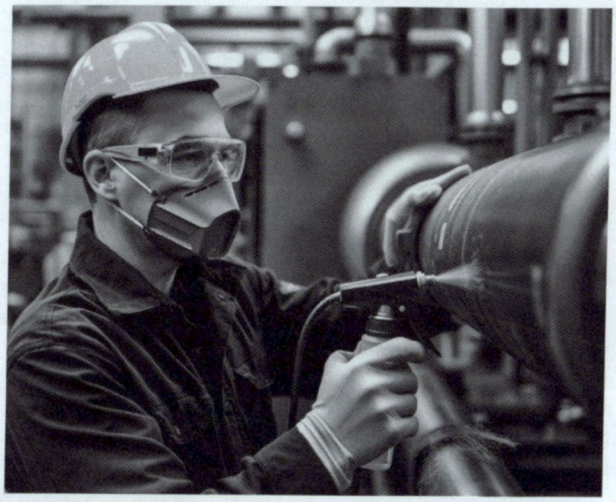

Inventário de Risco Químico	
Setor	Produção de Peças.
Função	Operador de Produção.
Perigo Identificado	Operação de limpeza de peças com uso de desengraxante TRICLOROETILENO.
Risco Químico Exposição Metodologia	Uso de tricloroetileno. Intermitente – Média. Critério Qualitativo.
Danos à Saúde	
Exposição Aguda (elevadas concentrações)	Irritabilidade dos olhos e da garganta. O tricloroetileno é um depressor do SNC, podendo provocar tontura; cefaleia; náuseas e parada cardiorrespiratória.
Exposição Crônica	Cefaleia; tontura; irritabilidade; confusão mental; dermatite tipo eczema.
Severidade do produto	Alta.

Conduta do Médico Responsável pelo PCMSO em relação ao IR

Orientar o Médico Examinador quanto à possibilidade de história clínica de intoxicação crônica.

Solicitar, de acordo com o Quadro 1 do Anexo I da NR-7, o Biomarcador do Indicador Biológico de Exposição do tricloroetileno: Dosagem de ácido tricloroacético na urina ou a dosagem do tricloroetanol no sangue. A coleta deve acontecer no final do último dia da jornada de trabalho.

Periodicidade: Exame Médico Periódico Anual e a Dosagem do IBE Semestral.

Cenário do PCMSO em Empresa de Fundição

Cenário 6 – Modelo de PCMSO de uma Fundição

Exemplo de PCMSO de uma Fundição

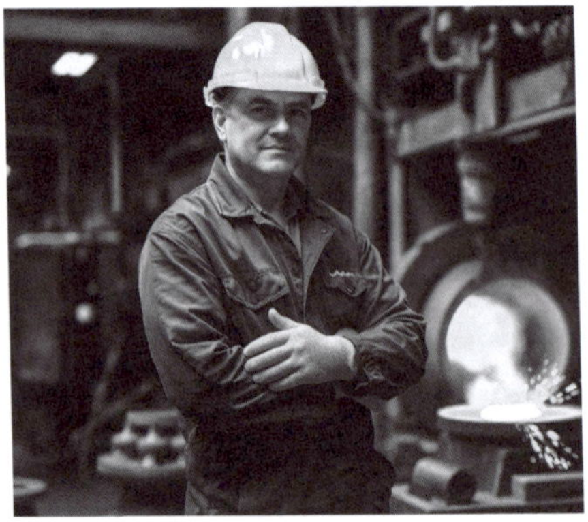

Ficha do Inventário	
Inventário de Risco Químico	
Setor	Fundição.
Função	Operador de Forno de Fundição.
Perigo Identificado	Operação de fundição (derretimento) de chumbo.
Risco Químico Exposição Metodologia	Inalação de vapor e/ou fumos de chumbo. Permanente – Média. Critério Qualitativo.
Danos à Saúde	
Intoxicação Aguda	Raramente.
Intoxicação Crônica	Sonolência; dores e paralisias musculares; sinais de anemia; irritabilidade; cólica abdominal; perda de memória e de concentração; sinal da Orla Burton.
Severidade do produto	Alta.

Conduta do Médico Responsável pelo PCMSO em relação ao IR

1º Orientar o Médico Examinador quanto à possibilidade de história clínica de intoxicação crônica pelo chumbo.

2º Solicitar, de acordo com o Quadro 2 (IBE/SC) do Anexo I da NR-7, a Dosagem do chumbo no sangue (PbS) e Dosagem do ácido delta aminolevulínico na urina (ALA-U). A amostra pode ser colhida a qualquer momento, desde que o trabalhador esteja trabalhando nas últimas semanas.

3º Periodicidade: Exame Médico Periódico Anual e a Dosagem do PbS e do ALA-U Semestral.

Entendimento e Conduta do Médico Responsável pelo PCMSO diante de alteração na Dosagem dos Biomarcadores do Chumbo

1º O chumbo e seus compostos inorgânicos pertencem ao Quadro 2 (IBE/SC) e apresentam a indicação dos seguintes exames complementares: Dosagem do PbS e do ALA-U. A alteração com a ultrapassagem do IBMP em qualquer dos dois exames indica INTOXICAÇÃO PELO CHUMBO.

2º O aumento do PbS e do ALA-U estará evidenciando disfunções orgânicas e efeitos adversos à saúde.

3º No caso do cenário 2 (envolvendo o chumbo), o **Médico Responsável pelo PCMSO deverá adotar as seguintes condutas:**

A. Solicitar à empresa a emissão da CAT.
B. Indicar, quando necessário, o afastamento do trabalhador da exposição ao risco ou do trabalho.
C. Encaminhar o trabalhador à Previdência Social para o estabelecimento de nexo causal, avaliação de incapacidade e definição da conduta previdenciária em relação ao trabalho.
D. Desenvolver o papel na vigilância à saúde do trabalhador, notificando a doença ou agravo à saúde ao Sistema de Informação de Agravos de Notificação (SINAN).

Cenário do PCMSO em Empresa da Construção Civil

Cenário 7 – Modelo de PCMSO de uma Empresa da Construção Civil

Conduta do Médico Responsável pelo PCMSO diante do Cenário de Ruído e Vibração

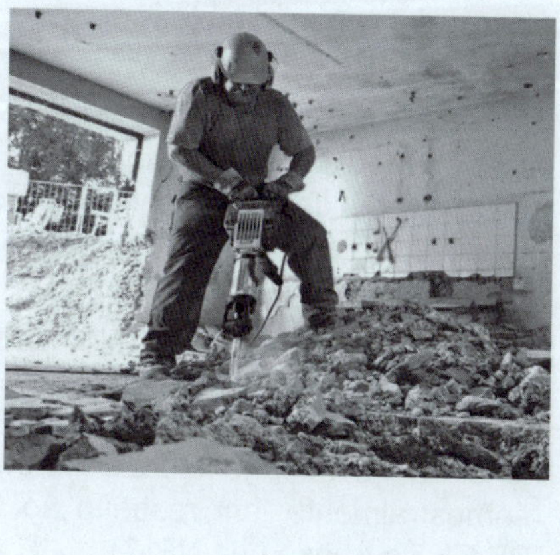

1º Exame Audiométrico no admissional, anualmente e no demissional.

2º Seguir os requisitos do Anexo II da NR-7 em relação aos Exames Audiométricos.

3º Em relação à vibração, o Médico Examinador deverá ter atenção quanto à possibilidade de sinais e/ou sintomas das doenças ocupacionais relacionadas à vibração.

Observação: Não há exame complementar obrigatório para o trabalhador exposto a vibração.

Exemplo de PCMSO de uma Empresa da Construção Civil

FICHA DO INVENTÁRIO	
Inventário de Risco Físico	
Setor	Obra de Demolição.
Função	Marteleteiro.
Perigo Identificado	Operação com martelete pneumático.
Risco(s) Físico(s) Avaliação do Ruído Avaliação da Vibração Exposição ao Ruído e a Vibração Metodologia	Ruído e Vibração Localizada (VMB). 98dB (A) – Dose = 0,75. Não realizada. Intermitente – Altas. Critério Quantitativo para Ruído e Qualitativo para Vibração.
Danos à Saúde	
Ruído	PAINPSE.
Vibração	Osteocondrose do osso semilunar do carpo (Doença de Kienbock); Fenômeno de Raynaud; Fibromatose da Fáscia Palmar (Doença de Dupuytren).
Severidade	Ruído: Média/Vibração: Média.

Cenário do PCMSO de uma Mecânica de Automóveis

Cenário 8 – Modelo de PCMSO de uma Oficina Mecânica

Conduta do Médico Responsável pelo PCMSO diante do Cenário de Exposição aos Produtos Químicos

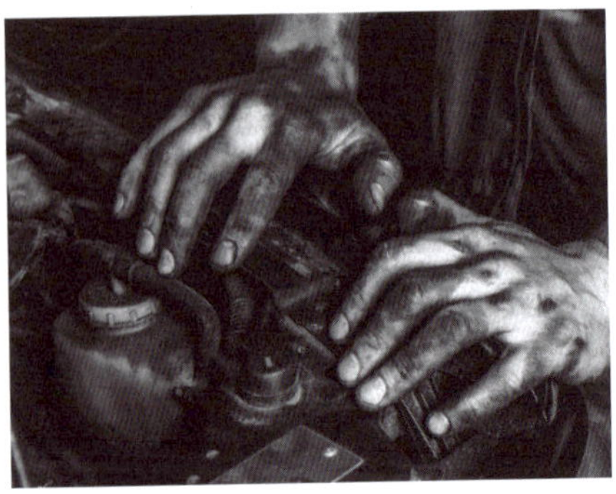

1º Em relação a exposição a graxa a ao óleo diesel, o Médico Examinador deverá ter atenção com o exame de pele, visando detectar Dermatite Irritativa de Contato (óleo diesel) e presença de comedões associados a acne (elaioconiose) relacionados à exposição a graxa.

2º Em relação ao tolueno, deverá ser solicitada a dosagem de tolueno no sangue ou na urina ou dosagem do ortocresol na urina (semestralmente, em respeito ao Quadro 1 – IBE/EE do Anexo I da NR-7).

3º Exame Médico Periódico: Anual.

Exemplo de PCMSO de uma Oficina Mecânica de Automóveis

FICHA DO INVENTÁRIO	
1 - Inventário de Risco Físico	
Setor	Mecânica de Automóveis.
Função	Mecânico.
Perigo(s) Identificado(s)	Ruído proveniente de operação com motor.
Risco(s) Físico(s) Avaliação do Ruído Exposição ao Ruído e à Vibração Metodologia	Ruído. 90 dB (A) – Dose = 0,58. Intermitente – Alta. Critério Quantitativo.
Danos à Saúde	
Ruído	PAINPSE.
Severidade	Ruído: Média.

FICHA DO INVENTÁRIO	
2 - Inventário de Risco Químico	
Setor	Mecânica de Automóveis.
Função	Mecânico.
Perigo(s) Identificado(s)	Uso de graxa, óleo diesel e solvente orgânico contendo tolueno.
Risco(s) Químico(s) Exposição ao Produto Químico Metodologia	Exposição a graxa, óleo diesel e solvente orgânico contendo tolueno. Intermitente – Alta. Critério Qualitativo.
Danos à Saúde	
Graxas	Lesões de pele (exemplo: elaioconiose).
Óleo Diesel	Depressão do SNC; Irritante para os olhos e para a pele.
Tolueno	Irritação nos olhos; Queimadura de córnea; Depressão do SNC; Pneumonite química; Arritmias cardíacas e Perdas auditivas.
Severidade	Graxa e Óleo Diesel: Média/Tolueno: Alta.

Conduta do Médico Responsável pelo PCMSO da Perda Auditiva produzida por Solvente Orgânico associado ao Ruído

1º O Médico Responsável pelo PCMSO deverá ter atenção quanto a interação sinérgica entre ruído e solvente orgânico (tolueno).

Atenção: Pode ocorrer perda auditiva apenas com a exposição a solventes orgânicos (tolueno, por exemplo).

2º Em relação ao Exame Audiométrico, é importante o Médico Responsável pelo PCMSO entender que o ruído, mesmo dentro do LT, quando combinado à exposição a produtos químicos, possui risco aumentado de perda auditiva.

Cenário do PCMSO de uma Empresa de Mineração

Cenário 9 – Modelo de PCMSO de uma Empresa de Mineração

Conduta do Médico Responsável pelo PCMSO diante do Cenário de Exposição à Poeira de Sílica

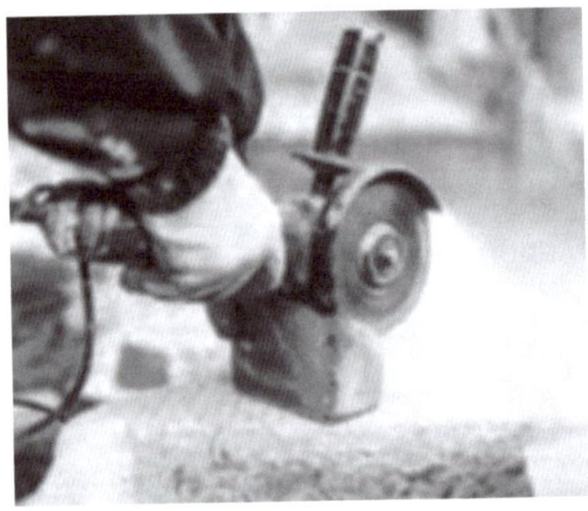

1º Qual a periodicidade do exame médico ocupacional? Anual.

2º Qual o Anexo da NR-7 que se aplica a este cenário? Anexo III.

3º Qual Quadro do Anexo III deve ser aplicado? Quadro 1.

Este Quadro trata da periodicidade dos raios X de tórax para trabalhadores expostos a poeira contendo sílica, asbesto ou carvão mineral.

4º Que exames complementares devem fazer parte do PCMSO diante do IR deste cenário? A empresa não realizou a avaliação quantitativa da poeira de sílica, e, sendo assim, conforme a NR-7, devem ser solicitados raios X de tórax no admissional, a cada 2 anos até 15 anos de exposição, e após, a cada ano.

Os raios X de tórax devem ser solicitados no demissional, se o último exame tiver sido realizado há mais de um ano.

Exemplo de PCMSO de uma Empresa de Mineração

FICHA DO INVENTÁRIO	
Inventário de Risco Químico	
Setor	Operação com Cerâmica.
Função	Operador de Produção.
Perigo(s) Identificado(s)	Uso de máquina de corte de cerâmica.

Risco(s) Químico(s)	Exposição à Poeira de Sílica.
Avaliação à poeira	Medições quantitativas de poeira de sílica não foram realizadas.
Exposição à Poeira	Permanente – Alta.
Danos à Saúde	
Poeira de Sílica	Silicose crônica; Tuberculose pulmonar; Fibrose pulmonar; Doenças pulmonares obstrutivas; Doenças autoimunes; Doença renal crônica.
Severidade	Alta.

Cenário do PCMSO da Indústria 5.0

Cenário 10 – Modelo de PCMSO de uma Indústria 5.0

O que é Indústria 5.0?

Representa a próxima fase da evolução industrial, focada na colaboração entre trabalhadores e máquinas inteligentes.

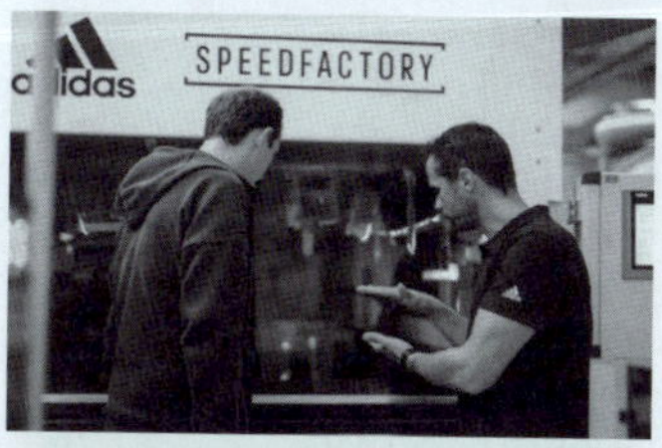

Adidas: A indústria usa robôs e impressão 3D para produzir tênis personalizados, com operadores humanos no controle criativo.

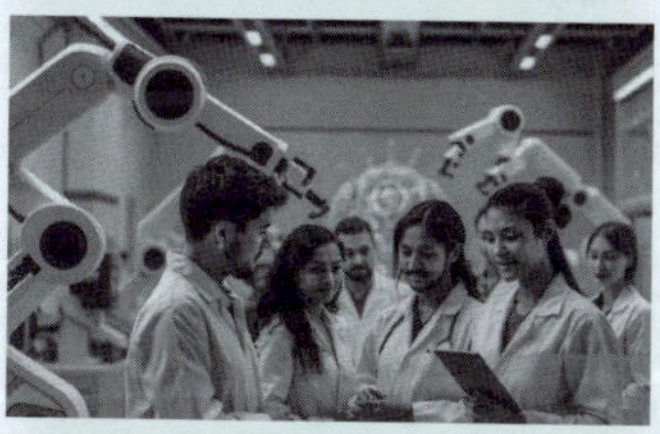

Phillips: A indústria apresenta linhas de produção de equipamentos médicos adaptáveis, onde humanos e máquinas ajustam processos conforme a necessidade.

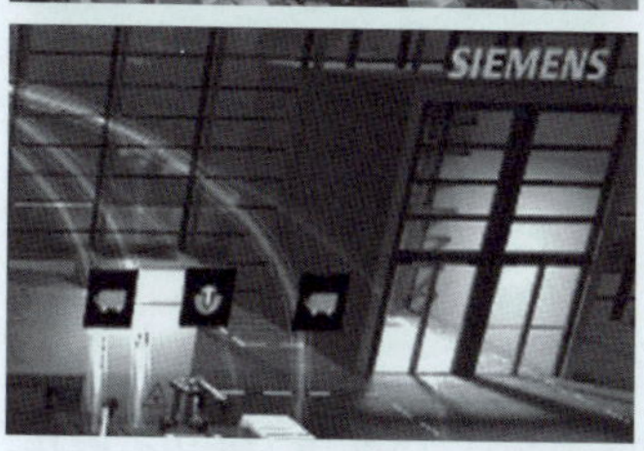

Um exemplo real de indústria 5.0 em ação é a fábrica Siemens em Amberg, na Alemanha (conhecida como *Electronic Works Amberg*). A fábrica da Siemens combina tecnologia avançada, colaboração humano-máquina e personalização em massa de forma sustentável.

Como a Siemens aplica os princípios da Indústria 5.0?

1. Com a colaboração humano-robô (*Cobots*)

Estes robôs trabalham lado a lado com operadores humanos sem grades de segurança. Exemplo: Enquanto um robô mostra componentes com precisão milimétrica, um técnico humano supervisiona e ajusta processos em tempo real.

2. Com personalização em massa com Inteligência Artificial (IA) e Internet das Coisas (IoT)

Nota do Autor: IoT (*Internet of Things*) ou Internet das Coisas é uma rede de dispositivos inteligentes conectados à internet que podem coletar e trocar dados entre si e a nuvem. Esses aparelhos com sensores e *softwares* embarcados permitem a automatização de tarefas e otimização de processos. Portanto, a IoT se refere à conectividade dos objetos à internet, que oferece a eles a capacidade de coletar e transmitir dados por meio da interconexão entre dispositivos. Trata-se de uma evolução da comunicação M2M (*machine-to-machine*).

A Indústria 5.0 que usa personalização em massa com IA e IoT produz controladores industriais (PLC) personalizados em que cada unidade pode ter configurações únicas. Podemos encontrar também indústrias 5.0 que usam personalização em massa com IA e IoT através do uso de sensores IoT e IA, que analisam dados em tempo real para adaptar a produção sem parar a linha de montagem.

3. Com *Digital Twins* (Gêmeos Digitais)

Neste mecanismo cada produto físico tem um "gêmeo digital" que simula seu comportamento antes mesmo da fabricação, reduzindo erros.

4. O uso da Sustentabilidade e Eficiência Energética

Através do uso de energia renovável e sistema de reciclagem de materiais ou com o uso de máquinas que desligam automaticamente quando ociosas, reduzindo desperdícios.

5. Através do Uso da Realidade Aumentada (AR) para Treinamento

Os trabalhadores usam óculos de AR (*Augmented Reality*) para receber instruções sobre manutenção ou montagem, acelerando a aprendizagem.

Quais os resultados alcançados pela Siemens como Indústria 5.0?

Alcançaram 99,99% de qualidade dos produtos fabricados (apenas 10 defeitos por 1 milhão de unidades fabricadas).

- Flexibilidade total com a produção de lotes pequenos e sob demanda sem perder eficiência.
- Redução de 40% no consumo de energia comparado a métodos tradicionais.

Qual o diferencial da Indústria 5.0?

Enquanto a indústria 4.0 é focada em automação e dados, a 5.0 coloca o humano no centro, usando tecnologia para amplificar habilidades humanas (criatividade, tomada de decisão) em vez de substituí-las.

Quer um exemplo mais próximo da realidade brasileira?

A EMBRAER já explora conceitos similares em suas linhas de montagem de aeronaves, com *cobots* e IA dando assistência a técnicos da empresa.

PCMSO da Indústria 5.0

O Médico do Trabalho deve entender que o PCMSO da Indústria 5.0 deve ser proativo, digital e multidisciplinar, alinhando-se à NR-7 enquanto aborda os desafios da colaboração humano-máquina.

O PCMSO da Indústria 5.0 deve priorizar:

A. A tecnologia da IA e IoT para a prevenção.

B. A saúde mental como parte do PCMSO.

C. Promover atualização constante conforme surgirem novos riscos apontados no PGR.

O Médico Responsável pelo PCMSO em uma Indústria 5.0 deve perceber que a implantação do programa exige adaptações para abordar os novos riscos tecnológicos, mantendo o *compliance* com a NR-7 e integrando-se à gestão de Saúde e Segurança no Trabalho (SST) 4.0 (SST 4.0) totalmente digital, seguindo um passo a passo estratégico:

Passo a Passo Estratégico para Implantar o PCMSO na Indústria 5.0

A. Mapeie novos perigos:

- Interação humano-*cobot* (riscos mecânicos, ergonômicos).
- Exposição a campos eletromagnéticos (IoT, 5G).
- Fadiga cognitiva por IA/com realidade aumentada.

B. O Médico Responsável pelo PCMSO da Indústria 5.0 deve participar da atualização do PGR e com o Inventário de Riscos embasar o Programa.

Definir os Exames Médicos Ocupacionais adaptados à realidade da Indústria 5.0

A. Incluir avaliações específicas para riscos da Indústria 5.0:

- Avaliação postural do trabalhador em estações com *cobot*.
- Exame neurológico incluindo testes cognitivos visando avaliar o estresse por Inteligência Artificial (IA) ou *overload* digital.

Nota do Autor: *Overload* digital é um termo utilizado na área de TI para descrever a situação em que um sistema ou componente recebe mais demanda do que é capaz de processar. Isso pode resultar em lentidão, falhas ou até mesmo paralisação do sistema.

- Avaliar a acuidade auditiva (solicitar o exame audiométrico) caso o PGR mostre o ruído das máquinas acima do nível de ação.
- Avaliar a acuidade visual (sugestão).

Nota do Autor: A fadiga visual é frequente na utilização da IA e na “Internet das Coisas” ou IoT.

- Promover o monitoramento de nanopartículas (impressão 3D).

Nota do Autor: É importante verificar se o PGR promoveu a Análise de Rastreamento de Nanopartículas (NTA). O rastreamento de nanopartículas é uma técnica inovadora utilizada para caracterizar nanopartículas em suspensão.

Promover no PCMSO a Integração com Tecnologias Digitais

- **Prontuário Eletrônico:** Armazenamento em nuvem (LGPD – *compliant*) com acesso via Internet das Coisas (IoT) para o monitoramento em tempo real.
- **Telemedicina:** A telemedicina não é utilizada para a realização de exame médico ocupacional, e sim para casos eventuais, promover "consultas remotas" para trabalhadores em ambientes de risco controlado.

Nota do Autor: A ferramenta de telemedicina vem sendo utilizada por médicos da Indústria 5.0 em países da Europa.

- ***Wearables*:** São sensores vestíveis para monitorar batimentos cardíacos, fadiga e exposição a riscos.

Nota do Autor: *Wearables* são equipamentos eletrônicos "vestíveis", ou seja, que podem ser usados como peça ou acessório conectado no corpo do trabalhador. Esses dispositivos são frequentemente chamados de tecnologia vestível ou simplesmente vestíveis. Entre os *wearables* mais comuns estão os relógios inteligentes, como os *smartwatches* e os *smartbands*. Os *wearables* são equipados de sensores e tecnologia de monitoramento para capturar dados sobre a saúde, atividades físicas, padrões de sono etc.

Indicar, através do PCMSO, Treinamentos Especializados para os Trabalhadores

As Indústrias 5.0, visando a saúde dos trabalhadores, estão realizando capacitação em Saúde e Segurança no Trabalho (SST).

- Treinamento do trabalhador visando operar *cobots* com segurança. Exemplo: Uso de sensores de parada de emergência.
- Boas práticas com pausas para evitar fadiga visual.
- Treinamento para gerenciamento de estresse em ambientes de intensa automação.

Incluir no PCMSO da Indústria 5.0 o Programa de Saúde Mental

- Acompanhamento psicológico para o controle de ansiedade relacionada a mudanças tecnológicas.
- Promover "rodas de conversa" sobre adaptação à colaboração com Inteligência Artificial (IA).

Implantar no PCMSO o Monitoramento Contínuo com Inteligência Artificial (IA)

- Usar a IA para analisar dados de saúde (Ex.: *wearables*) e antecipar agravos à saúde (Ex.: lesões por esforços repetitivos com *cobots*). São os chamados sistemas preditivos.
- Usar *dashboards* em tempo real integrando dados do PCMSO ao *Digital Twin* da fábrica para correlacionar os riscos ambientais (especificados no PGR) e a saúde do trabalhador.

Nota do Autor: *Dashboards* em tempo real são ferramentas de visualização de dados que permitem a Análise Instantânea de Informações relevantes para a tomada de decisões. Os *dashboards* em tempo real exibem métricas e indicadores-chave de desempenho (KPI) em tempo real, facilitando a monitoração e análise do desempenho em diversas áreas da Empresa 5.0.

O *Digital Twin* é uma versão digital de um produto real de uma empresa. Ele é a réplica virtual de um objeto físico, um processo ou um serviço. O *Digital Twin* é uma tecnologia de simulação que se baseia na coleta de dados de sensores em tempo real. Com o uso da IA é possível realizar testes para entender o desempenho do trabalhador em tempo real, simulando diferentes cenários.

Usar no PCMSO Documentação e Compliance através de:

- Relatórios dinâmicos que gerem automaticamente documentos para auditorias (do PCMSO) com ferramentas com ERP-SST.

Nota do Autor: ERP, sigla para *Enterprise Resource Planning*, é uma ferramenta de Planejamento de Recursos Empresariais. É um *software* integrado que ajuda as empresas a gerenciar e automatizar seus processos e permite que todas as áreas da empresa compartilhem informações em tempo integral, facilitando a comunicação e a tomada de decisões. Para o SESMT de uma empresa ou para uma Clínica de Medicina e Segurança do Trabalho, o *software* ERP significa menos burocracia, mais organização, maior eficiência na gestão dos processos e possibilidade de tomar decisões estratégicas mais assertivas com base em dados precisos e atualizados.

Quais os principais benefícios de um ERP em SST?

Redução de custos, análise de dados aprimorada, maior eficiência operacional em SST e aumento de produtividade, no caso de uma Clínica de Medicina do Trabalho.

- *Checklist* Digital: As inspeções de Segurança do Trabalho podem ser adaptadas a robôs colaborativos e à IoT (Internet das Coisas).

PCMSO para Operadores de Cobots (Robôs) em Indústria 5.0

Risco	Ação do PCMSO	Periodicidade
Lesão por movimento repetitivo	AEP e se for o caso, AET conforme a NR-7, podendo ser incluído o exame de eletroneuromiografia	Semestral (por política da empresa)
Estresse cognitivo por IA	Teste da atenção concentrada	Anual
Exposição a nanopartículas (3D)	Espirometria + exame laboratorial (de acordo com o produto químico)	Trimestral (por prática da empresa)
Radiação não ionizante	Avaliação da acuidade visual	Bienal (por política da empresa)

AEP: Avaliação Ergonômica Preliminar; AET: Análise Ergonômica do Trabalho.

Ferramentas recomendadas para a Gestão do PCMSO da Indústria 5.0

1. Plataformas de Gestão de SST (SOGI, SAFEWEB ou módulos SAP/EHS)

2. Sensores IoT ou sensores da "internet das coisas": Podem ser usados em medidores de ruído, de temperatura e de campos eletromagnéticos. As medições com utilização de sensores IoT ocorrem em tempo real.

3. Óculos de AR: Podem ser usados em treinamentos intensivos em Segurança do Trabalho.

Diferencial do PCMSO na Indústria 5.0 em Relação ao PCMSO Tradicional

PCMSO Tradicional	PCMSO na Indústria 5.0
Foco em fatores de risco físicos, químicos, biológicos, de acidentes e fatores ergonômicos, incluindo os fatores psicossociais	Inclui riscos digitais e cognitivos
Exames manuais	Integração com *wearables* e IA preditiva
Documentação em papel	Relatórios automatizados em *cloud*

Observação:

- *Wearables* são equipamentos eletrônicos "vestíveis". Usados como uma peça ou acessório conectado ao corpo. É a chamada tecnologia vestível.
- IA preditiva é um tipo de inteligência artificial que utiliza dados históricos, algoritmos de *machine learning* (e também de "aprendizado de máquina"). É um ramo da IA que se concentra em criar sistemas que podem aprender a partir de dados) e modelagem estatística para prever futuros ou comportamentos com base em padrões identificados. Na Indústria 5.0, no PCMSO 5.0, a IA preditiva é usada para antecipar falhas, otimizar processos e melhorar a Saúde e Segurança no Trabalho.

O Médico Responsável pelo PCMSO 5.0 deve entender como funciona a IA Preditiva.

A IA Preditiva funciona com:

- **Coleta de dados:** Reúne informações de sensores, IoT, de *wearables*, de máquinas de registros médicos e operacionais. Exemplos: Dados de vibração dos equipamentos, temperatura, batimentos cardíacos de trabalhadores.
- **Processamento e Análise de Algoritmos:** Como redes neurais ou regressão identificam padrões e correlações. Exemplo: Relaciona o aumento de temperatura em uma máquina com o risco de falha em 48 h.
- **Geração de Previsões:** Emite alertas ou recomendações em tempo real. Exemplo: Notifica a equipe de manutenção antes que um robô (*cobot*) apresente defeito.

Aplicação na Indústria 5.0 do Sistema de Gestão de Saúde e Segurança Ocupacional (Também 5.0)

Manutenção Preditiva de Máquinas

Vai evitar paradas não planejadas das máquinas ao prever falhas em equipamentos. É algo extraordinário para evitar acidentes de trabalho.

Monitoramento da Saúde dos Trabalhadores

Os *wearables* (equipamentos eletrônicos "vestíveis") linkados com IA preditiva detectam sinais de fadiga extrema ou estresse extremo de um trabalhador, alertando ao supervisor do setor ou ao próprio médico do trabalho para o estabelecimento de pausas. O procedimento em tempo real é capaz de evitar acidente de trabalho e/ou agravos à saúde do trabalhador.

Prevenção de Acidentes

Analisa comportamentos de risco. Exemplo: Movimentos repetitivos com *cobots* ou robôs indicando ajustes ergonômicos.

Gestão de Riscos Ocupacionais

O SGSSO 5.0 (com utilização de IA e IoT) é capaz de prever "surtos" de Doenças Relacionadas ao Trabalho (ex.: tendinites, epicondilites etc.) com base em dados históricos.

Exemplo prático de uma Indústria que usa IA Preditiva para proteger operadores de *cobots* (robôs)

- **Uso de sensores no chão e nos robôs:** Monitora a proximidade do trabalhador da Indústria 5.0 evitando acidentes de trabalho.
- **Uso de IA:** Analisa velocidades e trajetórias, prevendo colisões.
- **Sistema que emite um alerta 2:** Em segundos, é capaz de parar o *cobot* ou robô automaticamente.

Capítulo 12

PCMSO e Documentos Legais

Introdução

A Gestão de Documentos Legais de Medicina e Segurança do Trabalho faz o diferencial para o profissional de SST desde o Microempreendedor Individual até a Organização 5.0. Nos capítulos anteriores procuramos mostrar, dentro do contexto do PCMSO, os desafios impostos por mais de 70% das organizações do Brasil.

Ao escrever este capítulo procurei me debruçar numa questão política intrigante (para não dizer alarmante): as tarifas para os meios de produção no mundo dos negócios.

E o PCMSO nessa onda?

Quais os impactos na saúde do trabalhador?

A economia mexe com a saúde do trabalhador?

A indústria 5.0 representa a próxima fase da evolução industrial, focada na colaboração entre humanos e máquinas inteligentes.

Dentro do Capítulo 12 deste livro, que tem a pretensão de desafiar os colegas médicos do trabalho, vão aqui duas perguntas:

Qual o cenário do PCMSO na Indústria 5.0?

Vamos precisar de "outros" documentos legais?

Prontuário *Médico Individual como Documento Legal*

Prontuário Médico Individual

Fica a cargo do Médico Responsável pelo PCMSO ou do Médico Executante do exame ocupacional, quando a empresa estiver dispensada do PCMSO.

Os prontuários devem ser mantidos pela organização, no mínimo por 20 anos após o seu desligamento, exceto em caso de previsão diversa constante em Anexos da NR-7.

Havendo substituição do Médico Responsável pelo PCMSO, a organização deve garantir que os prontuários médicos sejam formalmente transferidos para o seu sucessor.

Conforme a Resolução 2.323 de 2022, que dispõe de normas específicas para médicos que atendem o trabalhador, inclusive durante o exame médico ocupacional, quando requerido pelo paciente, deve o médico pôr à sua disposição ou de seu representante legal tudo que se refere ao seu atendimento, em especial cópia dos exames e do Prontuário Médico.

Ainda na Resolução CFM nº 2323, encontramos no Artigo 6º, Inciso IV:

"É vedado ao médico prestar assistência ao trabalhador e deixar de registrar no prontuário todas as informações referentes aos atos médicos praticados."

O Prontuário Médico do Trabalhador pode ser usado como peça de contestação de Nexo ao Perito Médico da Previdência?

A Resolução CFM nº 2323, no Artigo 10º, informa que em sua peça de contestação de nexo emanada do médico perito da Previdência, o Médico do Trabalho poderá enviar documentação comprobatória demonstrando que os agravos não têm nexo com o trabalho exercido pelo trabalhador, como:

I. PGR e PCMSO.

II. PPP.

III. CAT.

IV. LT CAT.

V. Análise ergonômica do posto de trabalho, ficha de produtos químicos e outros documentos relacionados às condições de trabalho e pertinentes à contestação poderão ser utilizados, quando necessários.

"Por ocasião do encaminhamento do trabalhador à Perícia Previdenciária, deve o Médico do Trabalho entregar o Relatório Médico ao trabalhador com a descrição das condições em que se deu o acidente ou a doença. É importante destacar que em nenhum momento a Resolução CFM nº 2323 cita a liberação do Prontuário Médico do Trabalhador como peça de contestação do nexo emanado do Médico Perito da Previdência. Apenas nas ações jurídicas. O Artigo 11 da Resolução enfatiza:

"Em ações jurídicas, a cópia do Prontuário Médico, de Exames Complementares ou outros documentos poderá ser liberada por autorização do paciente ou dever legal."

Estrutura do ASO

O Atestado deve conter, no mínimo:

Razão Social.

CNPJ ou CAEPF (Cadastro da Atividade Econômica da Pessoa Física).

Nota do Autor: O CAEPF (instituído em 15/01/2019), possui como objetivo permitir a coleta, a identificação, a gestão e o acesso de dados cadastrais relacionados às atividades de um grupo de contribuintes:

- O contribuinte que tiver pelo menos um funcionário prestando serviço para ele (exemplos: médico, dentista).
- O proprietário de cartório.
- O produtor rural contribuinte individual.

- Os segurados especiais.
- Nome completo do trabalhador e o número do CPF.
- Função do trabalhador.
- Descrição dos Perigos ou Fatores de Risco ou Agentes de Risco identificados e classificados no PGR que necessitem de controle médico previsto no PCMSO ou sua inexistência.

Relatório Analítico do PCMSO como Documento Legal

Relatório Analítico do PCMSO (anteriormente denominado Relatório Anual)

- Deve ser elaborado anualmente, considerando a data do último Relatório.
- No Relatório Analítico deve constar, no mínimo:
  - Número de exames realizados;
  - Número e tipos de exames complementares realizados;
  - Estatísticas de resultados anormais dos exames complementares, categorizados por tipo de exame e por unidade operacional, setor ou função;
  - Incidência e prevalência de doenças relacionadas ao trabalho, categorizadas por unidade operacional, setor ou função;
  - Informações sobre o número, tipo de eventos e doenças informadas nas CAT;
  - Análise comparativa em relação ao relatório anterior e discussão sobre as variações nos resultados.
- O Relatório Analítico deve ser apresentado e discutido com os responsáveis por Segurança e Saúde no Trabalho da organização, incluindo a CIPA, quando existente, para que as medidas de prevenção necessárias sejam adotadas pela organização.
- As organizações de Graus de Risco 1 e 2 com até 25 empregados e as organizações de Graus de Risco 3 e 4 com até 10 empregados podem elaborar o Relatório Analítico apenas constando do número de exames clínicos realizados e o número e tipos de exames complementares executados.

Deve ser elaborado anualmente, considerando a data do último relatório.

Deve conter, no mínimo:

1. O número de exames clínicos relacionados por setor ou função.
2. O número de exames complementares realizados por setor ou função.
3. Estatísticas de resultados anormais dos exames complementares por setor ou função.
4. Incidência e prevalência de doenças relacionadas ao trabalho, por setor ou função.
5. Informações sobre o número, tipo de eventos e doenças informadas na CAT.
6. Análise Comparativa em Relação ao Relatório Analítico anterior e discussão sobre as variações nos resultados.

Como elaborar o Relatório Analítico?

Qual o modelo?

Escopo do Relatório Analítico do PCMSO (uma proposta do Autor)

I. Capa.

II. Índice.

III. Tabelas.

Relatório Analítico – CAPA

Nome da Empresa:____________________CNPJ: _______________

Endereço:____

Período do Relatório: 15/06/2022 a 15/06/2023

Período do Comparativo: 15/06/2021 a 15/06/2022

Médico Responsável:__________________________________

CRM:_______________________RQE:__________________________

Telefone:____________E-mail:_______________________________

Relatório Analítico – ÍNDICE

Exames				**Período 15/06/2024 a 15/06/2025**		
Setor	Cargo	Tipo de Exame	Nome do Exame	Quantidade de Exames	Exames Alterados	%
Administrativo Geral	Gerente Geral	Periódico	Clínico	0	0	0
Gabinete Especial	Gerente de Equipe	Admissional	Clínico	3	0	0
Cuidados Básicos com a Saúde	Aux. de Produção	Demissional	Clínico	1	0	0
Laboratório I	Analista de Qualidade	Admissional Ex.: Complementares	Clínico Audiometria	1 1	0 0	0 0

Exames				**Período 15/06/2024 a 15/06/2025**		
Setor	Cargo	Tipo de Exame	Nome do Exame	Quantidade de Exames	Exames Alterados	%
Administrativo Geral	Gerente Geral	Periódico	Clínico	1	0	0
Gabinete Especial	Gerente de Equipe	Admissional	Clínico	0	0	0
Cuidados Básicos com a Saúde	Aux. de Produção	Demissional	Clínico	0	0	0
Laboratório I	Analista de Qualidade	Admissional Ex.: Complementares	Clínico Audiometria	1 1	0 0	0 0

Benefícios Acidentários			**Período 15/06/2024 a 15/06/2025**			
Setor	Cargo	Espécie de Benef.	N° de Benef.	Incidência	Prevalência	Pop. Exposta
Laboratório I	Aux. de Produção	B 91	1	6,7	6,7	15

Benefícios Acidentários			**Período 16/06/2024 a 15/06/2025**			
Setor	Cargo	Espécie de Benef.	N° de Benef.	Incidência	Prevalência	Pop. Exposta
Laboratório I	Aux. de Produção	B 91	1	0%	7,1	14

Resumo de Benefícios Acidentários				
Espécie de Benef.	**Quantidade**	**Incidência**	**Prevalência**	**População Exposta**
B 91	1	0	7,1	14

CAT			**Período 15/06/2024 a 15/06/2025**		
Setor	**Cargo**	**Tipo de Acidente**	**Inicial**	**Reabertura**	**Óbito**
Laboratório I	Auxiliar de Produção	Típico	1	0	0
		Doença	0	0	0
		Trajeto	1	0	0

CAT			**Período 15/06/2024 a 15/06/2025**		
Setor	**Cargo**	**Tipo de Acidente**	**Inicial**	**Reabertura**	**Óbito**
Laboratório I	Auxiliar de Produção	Típico	0	0	0
		Doença	0	0	0
		Trajeto	1	0	1

Resumo de CAT				
Tipo de Acidente	**Inicial**	**Reabertura**	**Óbito**	**Total**
Típico	1	0	0	1
Doença	0	0	0	0
Trajeto	1	0	1	0
Total	2	0	0	2

Capítulo 13

Exame Médico Ocupacional e a Clínica Médica Aplicada à Medicina do Trabalho

Introdução

O Exame Médico Ocupacional (EMO) é um investimento estratégico para o trabalhador e para a organização (empresa). Para o trabalhador, significa saúde e segurança. Para a organização (empresa) evita custos legais e operacionais.

O Exame Médico Ocupacional é uma ferramenta essencial tanto para a proteção da saúde dos trabalhadores quanto para o cumprimento legal das empresas no desenvolvimento do PCMSO, garantindo um ambiente seguro e produtivo.

Importância dos Exames Médicos Ocupacionais para os Trabalhadores

Prevenção de Doenças Ocupacionais

É através dos exames médicos ocupacionais, da boa anamnese, do exame físico, da boa propedêutica, que o Médico Examinador é capaz de identificar riscos à saúde relacionados ao trabalho, permitindo intervenções precoces e evitando também o agravamento de doenças.

Avaliação da Aptidão para a Função

O EMO vai verificar se o trabalhador está física e mentalmente capacitado para exercer suas atividades.

Monitoramento Contínuo da Saúde

O EMO permite detectar impactos do trabalho a longo prazo e associar a saúde e/ou a doença com os riscos (diminuição ou ausência dos riscos) no ambiente de trabalho.

Direito Trabalhista e Segurança

O EMO permite, através de informações do médico, as adaptações necessárias para proteção coletiva e/ou individual do trabalhador.

Importância dos Exames Médicos Ocupacionais para as Organizações (Empresas)

- Evitar multas, processos trabalhistas e ações do MPT.
- Aumenta a credibilidade da marca, da empresa, perante a sociedade.

- Promove a redução de afastamentos e absenteísmo.
- Protege a empresa contra passivos trabalhistas.
- Intensifica as ações para melhoria.

O Exame Médico do Trabalhador Exposto ao Calor

O Médico Responsável pelo PCMSO deve informar aos trabalhadores os distúrbios provocados pelo calor.

Deve ser checado o atendimento ao Anexo III da NR-9 quanto à aclimatização (adaptação fisiológica do organismo a ambientes quentes ou frios).

<u>Ênfase ao exame da pele visando constatar a presença de dermatose</u> **(Figuras 13.1 a 13.3)**.

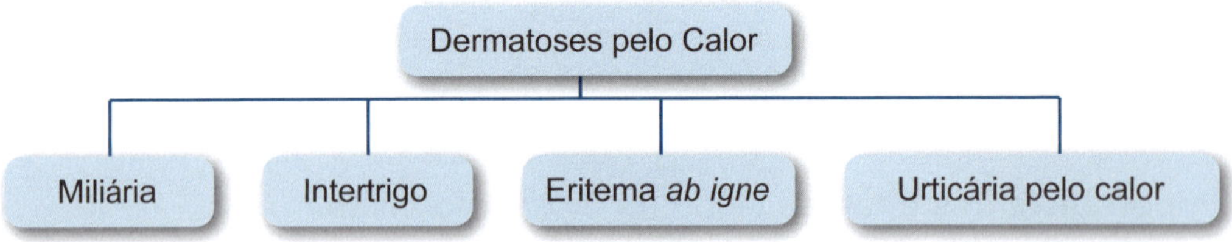

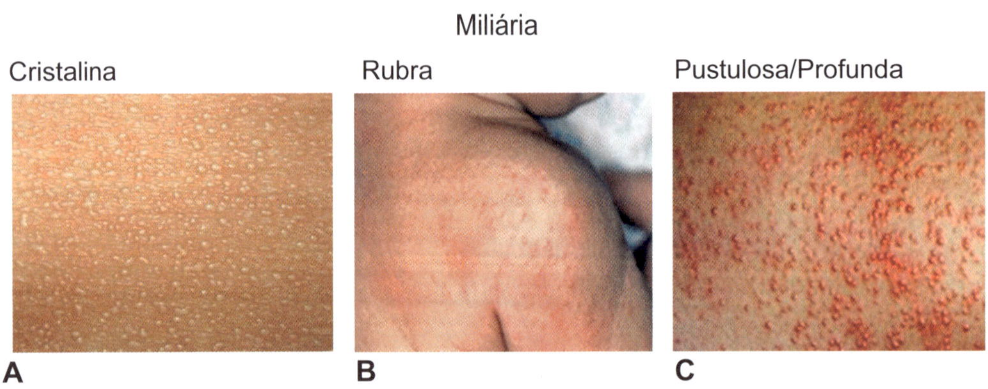

Figura 13.1. Diagnósticos dos tipos de miliárias. **A.** Epiderme superficial. **B.** Epiderme profunda. **C.** Derme.

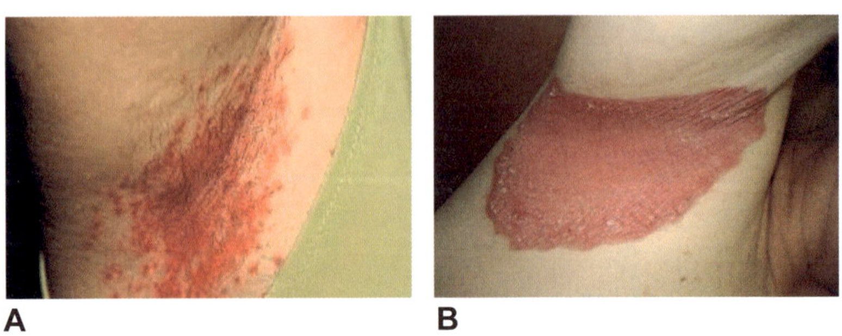

Figura 13.2 A e B. Intertrigo.

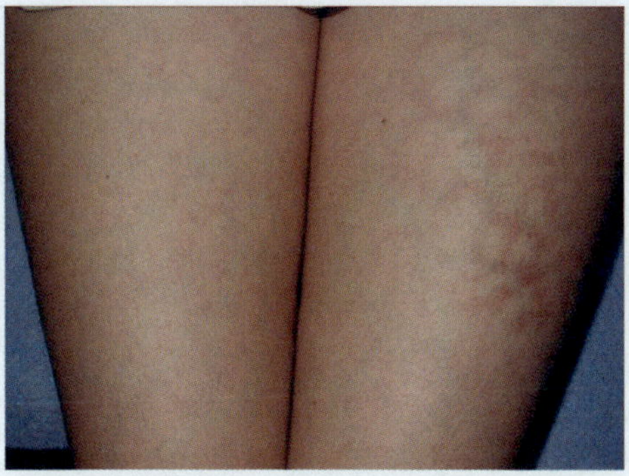

Figura 13.3. Eritema ab igne.

O Exame Médico do Trabalhador Exposto a Fatores Ergonômicos

Flexão Forçada ou Hiperextensão do Punho e da Mão por Movimentos Repetitivos

Testes indicados no Exame Físico:

- Phalen (**Figuras 13.4 e 13.5**).
- Tinel (**Figura 13.6**).

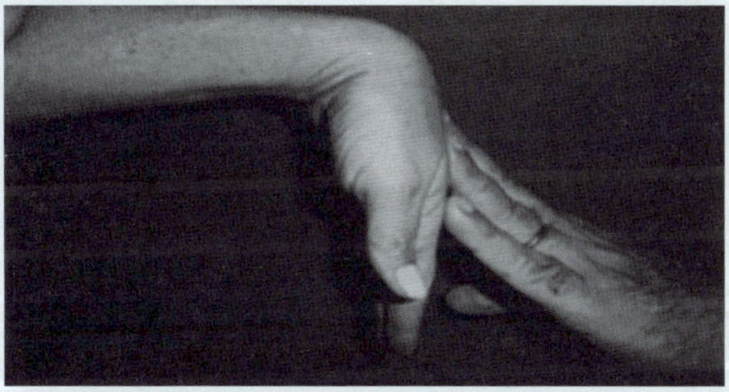

Figura 13.4. Teste de Phalen por compressão carpal para STC.

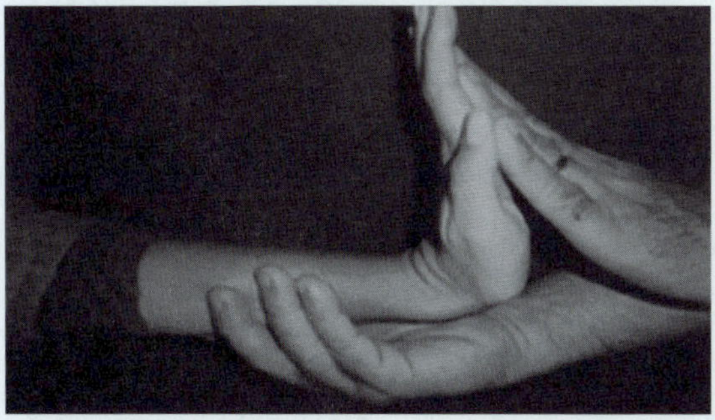

Figura 13.5. Teste de Phalen reverso por compressão palmar para STC.

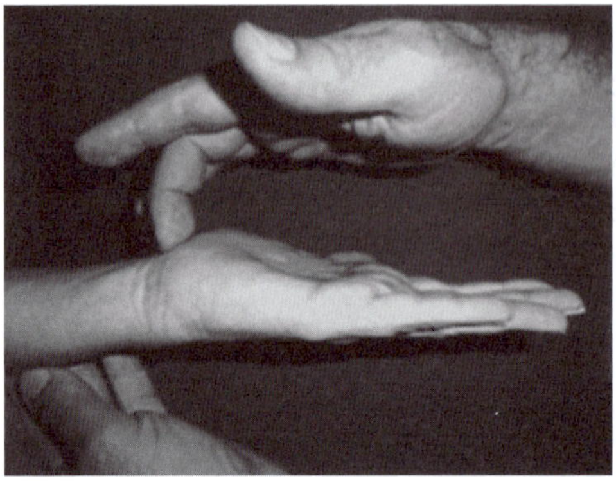

Figura 13.6. Teste de Tinel para STC consiste na percussão do nervo mediano na região do túnel do carpo.

Teste indicado para Trabalhador que executa Movimentos Repetitivos do Polegar

Pesquisa do Sinal de Finkelstein (**Figura 13.7**). Positivo: Fala a favor da síndrome de De Quervain. No Exame Físico deve ser pesquisado o sinal de Finkelstein.

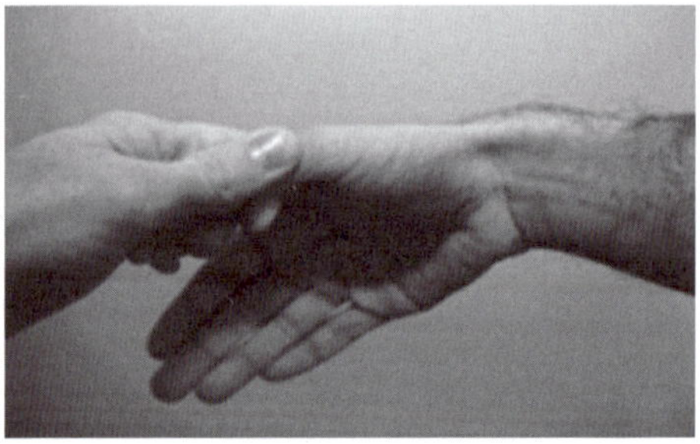

Figura 13.7. Sinal de Finkelstein: Dor à palpação no processo estiloide dos tendões que aumenta com a extensão e a abdução do polegar em contrarresistência.

Exame Físico do Ombro (Figura 13.8)

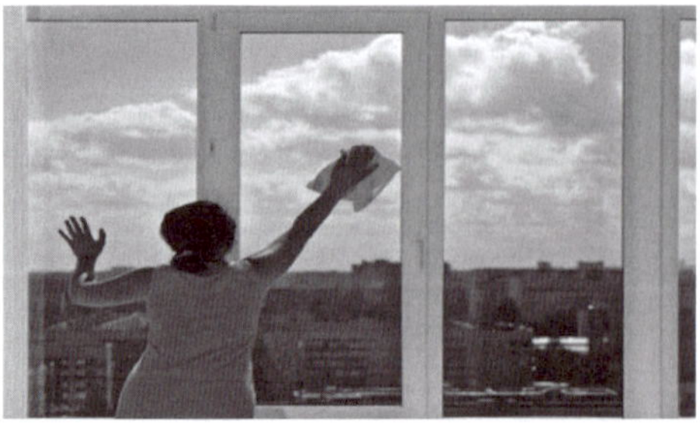

Figura 13.8. História ocupacional de trabalhadora com movimento repetitivo do braço acima do ombro.

Manobras e Testes que permitem avaliar componentes específicos do manguito rotador:

- Teste de Jobe: para o supraespinhoso (**Figura 13.9**).
- Teste de Gerber: para o subescapular (**Figura 13.10**).
- Teste de Patte: para o infraespinhal e redondo menor (**Figura 13.11**).
- Teste de Neer: para o supraespinhoso (**Figura 13.12**).

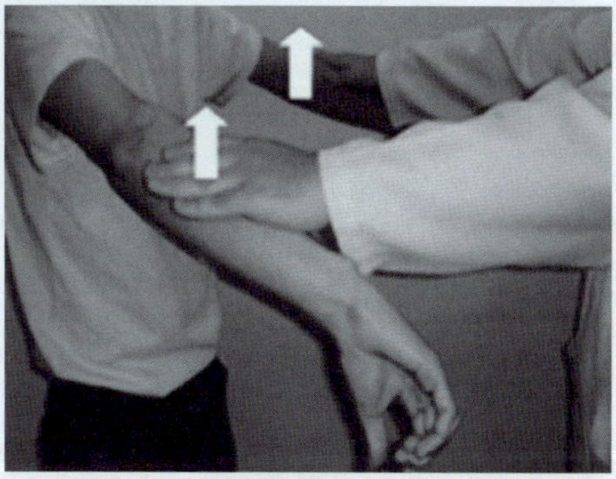

Figura 13.9. Teste de Jobe. Abdução dos braços em rotação interna contra a resistência do examinador. Positivo: Dor no ombro, falando a favor de tendinopatia do supraespinhoso.

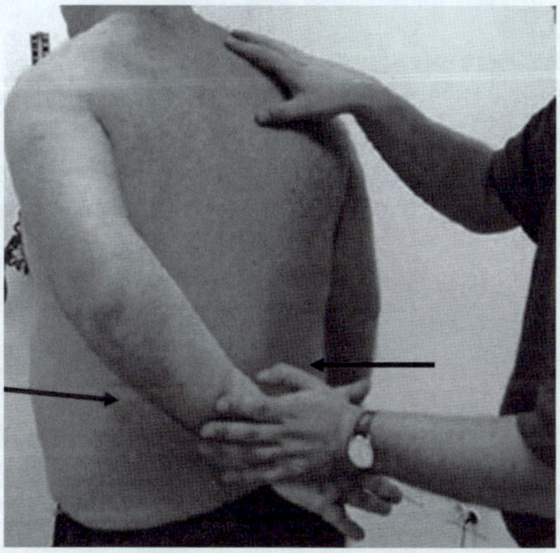

Figura 13.10. Teste de Gerber. Cotovelo posicionado em flexão e ombro em rotação interna com o dorso da mão atrás da região lombar. Positivo: Dificuldade para rodar internamente o braço, não conseguindo afastar o dorso da mão da região lombar. Diagnóstico: Inflamação ou ruptura do músculo subescapular.

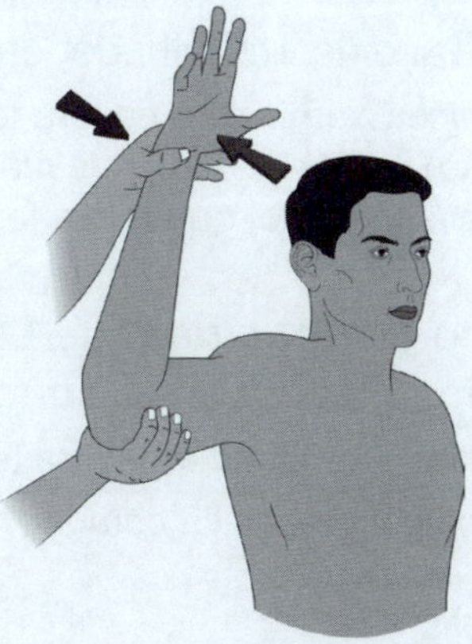

Figura 13.11. Teste de Patte. O paciente é instruído a realizar uma abdução do braço a 90°, com flexão do cotovelo a 90° e, rotação externa do braço contra a resistência do médico imposta na altura do punho do paciente. Positivo: Dor na altura do ombro que poderá descer pela face anterolateral do braço. Diagnóstico: Lesão no tendão do músculo infraespinhoso.

Figura 13.12. Teste de Neer. O membro superior em extensão e rotação neutra é elevado passiva e rapidamente no plano da escápula pelo examinador. Positivo: Dor no ombro afetado (ocorre na tendinite do supraespinhoso, na bursite e na capsulite adesiva).

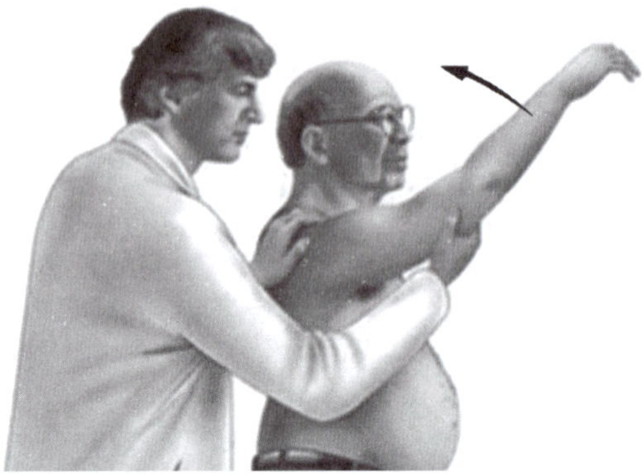

História Ocupacional de Trabalhador que passa por muito tempo com Cotovelos Fletidos (Figura 13.13)

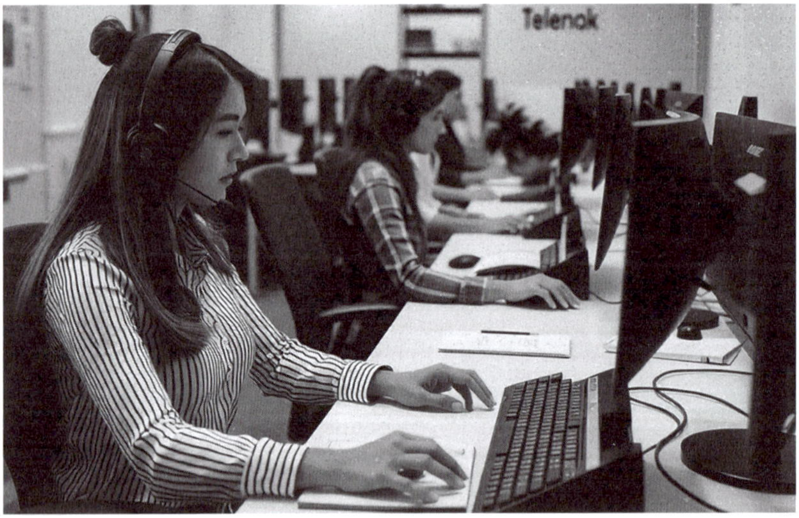

Figura 13.13. Trabalhadoras em telemarketing.

Exame Físico de Trabalhador em *Telemarketing*

O Médico Examinador deverá ter atenção especial com queixas de parestesia (formigamento) no IV e V dedos da mão, muitas vezes associadas a dor na face interna do antebraço e cotovelo, que fala a favor de Síndrome Cubital.

Histórico Ocupacional de Levantamento Manual de Cargas, Trabalhos Pesados e Hábitos Posturais Indevidos

O Médico Examinador deverá ter atenção quanto a queixas da dor lombar:

- Lombalgia mecânica comum;

- Estreitamento do canal raquidiano (exemplo: por longos períodos de permanência em pé);
- Hérnia de disco.

Exame Físico da Coluna Lombar (Figuras 13.14 e 13.15)

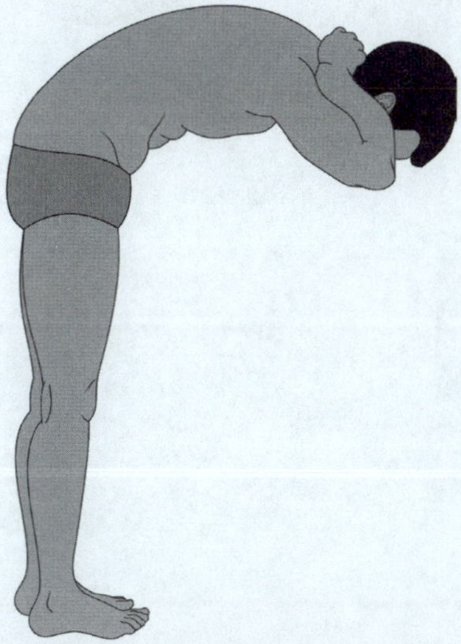

Figura 13.14. Manobra de flexão da coluna lombar positiva para hérnia de disco.

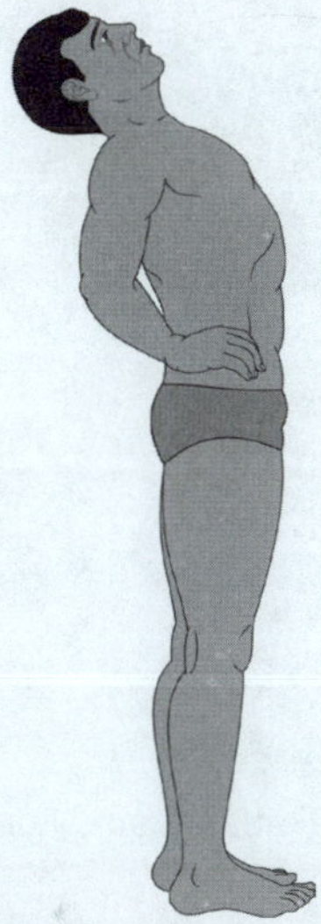

Figura 13.15. Manobra de extensão da coluna lombar positiva para estreitamento do canal raquidiano.

O Exame Médico do Trabalhador no Trabalho em Altura (NR-35)

"Cabe ao empregador avaliar o estado de saúde dos trabalhadores que exercem atividades em altura."

Exame Médico voltado às patologias que poderão originar mal súbito e queda de altura considerando também os fatores psicossociais.

A aptidão para trabalhar em altura deve ser consignada no ASO.

Sugestão de exames complementares para avaliação do estado de saúde de trabalhadores que exerçam atividades em altura (**Figura 13.16**).

- Avaliação Psicossocial.
- Avaliação Psiquiátrica, se for o caso.
- Glicemia em jejum + Hemograma completo.
- Avaliação da Acuidade Visual.
- Outros exames a critério do Médico Examinador.
- Grupo Sanguíneo e Fator RH.

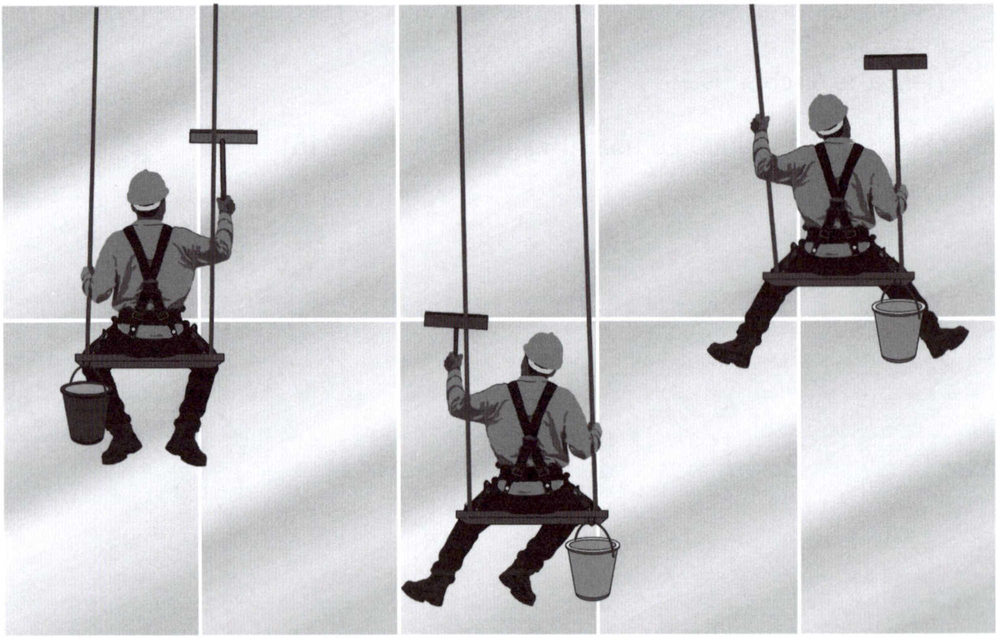

Figura 13.16. Trabalho em altura.

O Exame Médico do Trabalhador Envolvido com Espaço Confinado

Os trabalhadores designados para atividades em espaços confinados devem ser avaliados quanto à aptidão física e mental, considerando os fatores psicossociais.

A aptidão para trabalhos em espaços confinados deve ser consignada no ASO.

Sugestão de Exames Complementares para avaliação do estado de saúde de trabalhadores que exerçam Atividades em Espaço Confinado

- Avaliação Psicossocial.
- Avaliação Psiquiátrica, se for o caso.
- Avaliação da Acuidade Visual.
- Grupo Sanguíneo e Fator Rh.
- Outros exames a critério do Médico Examinador.
- Glicemia em jejum Hemoglobina Glicada, Teste de Tolerância à Glicose + Hemograma completo.

PARTE 8

O Envolvimento do PCMSO com a Inclusão da Pessoa com Deficiência, com a Ética Médica e com as Diretrizes e Sugestões da Associação Nacional de Medicina do Trabalho (ANAMT)

Capítulo 14

PCMSO e a Pessoa com Deficiência

Introdução

A avaliação da Pessoa com Deficiência (PcD) visando o exame médico ocupacional como parte do desenvolvimento do PCMSO envolve aspectos da justiça e equidade. A Convenção 159 da Organização Internacional do Trabalho (OIT), aprovada em Genebra em 1983, sobre Reabilitação Profissional e Emprego de Pessoas Deficientes, foi um marco para o avanço da inclusão de PcD.

O Professor René Mendes prefaciou o trabalho desenvolvido pela ANAMT intitulado "A Inclusão de Pessoas com Deficiência". Neste brilhante prefácio ele enfatizou a necessidade de mudança do foco tradicional do Médico do Trabalho em avaliar o indivíduo segundo as prescrições normativas vigentes, muitas vezes desconectado do ambiente onde o trabalhador ou a trabalhadora irá se inserir, para buscar a transformação de conceito e de paradigma introduzida pela Classificação Internacional de Funcionalidade, Incapacidade e Saúde – CIF, que vincula, inseparavelmente, a avaliação da funcionalidade e incapacidade aos "fatores contextuais" representados pelos "fatores ambientais" (principalmente nos ambientes de trabalho) e os "fatores pessoais". E, justamente, os "fatores ambientais" resultam do balanço entre os fatores facilitadores e inúmeras barreiras. E concluiu o Professor René Mendes: "Isto me leva à reflexão de que o Médico do Trabalho, além de – ele mesmo – poder se constituir em uma verdadeira "barreira", deveria – idealmente – ser um protagonista das intervenções ambientais no trabalho. Isto é, atuar para transformar barreiras e obstáculos em fatores facilitadores".

O Médico do Trabalho fará jus a esse título de "Médico do Trabalho" – que diagnostica e trata o "trabalho" – para além de suas obrigações de "Médico do Trabalhador"!

Nota do Autor: Os Médicos do Trabalho devem ser guiados por uma conduta inclusiva e não discriminatória. Devem buscar, nos exames admissionais, a capacidade para o trabalho de um candidato ou uma candidata independentemente da CID eventualmente associada.

Legislação Pertinente à Pessoa com Deficiência e o Médico do Trabalho

1. Conforme o Artigo 93, da Lei 8.213/1991, as empresas com 100 ou mais empregados devem contratar pessoas com deficiência (PcD) nas seguintes proporções:

Até 200 empregados	2%
De 201 a 500 empregados	3%
De 501 a 1.000 empregados	4%
De 1.001 em diante	5%

Essa reserva legal de cargos deve ser preenchida por PcD habilitadas para o trabalho ou beneficiário da Previdência Social em processo de reabilitação (Portadores de Certificado de Reabilitação emitido pela Previdência Social).

De acordo com o Decreto 3.298/1999, modificado pelo Decreto 5.296/2004, são consideradas deficiências as seguintes situações, para fins de cumprimento de reserva de cota:

- Deficiência: toda perda ou anormalidade.

Lei Brasileira de Inclusão da Pessoa com Deficiência (Estatuto da Pessoa com Deficiência) e o PCMSO

Em 6 de julho de 2015 foi sancionada a Lei 13.146, que assegura e promove o exercício dos direitos e das liberdades fundamentais, por pessoa com deficiência, em condições de igualdade e visando a inclusão social e cidadania. A Lei Brasileira de Inclusão da Pessoa com Deficiência ou Estatuto da Pessoa com Deficiência (Lei 13.146 – 06/07/2015) adotou os princípios da Convenção Internacional sobre os Direitos das Pessoas com Deficiência e seu Protocolo Facultativo, ao considerar que PcD é "aquela que tem impedimento de longo prazo de natureza física, mental, intelectual ou sensorial, o qual, em interação com uma ou mais barreiras, pode obstruir sua participação plena e efetiva na sociedade em igualdade de condições com as demais pessoas".

É importante o Médico do Trabalho entender que a avaliação da deficiência, quando necessária, será biopsicossocial, realizada por equipe multiprofissional e interdisciplinar (**Figura 14.1**) e deverá considerar:

1- Os impedimentos nas funções e nas estruturas do corpo.
2- Os fatores socioambientais, psicológicos e pessoais.
3- A limitação no desempenho de atividades.
4- A restrição de participação.

"Toda pessoa com deficiência tem direito à igualdade de oportunidades com as demais pessoas e não sofrerá nenhuma espécie de discriminação."

Tópicos importantes da Lei Brasileira de Inclusão da PcD ou Estatuto da PcD

A) O processo de habilitação e reabilitação também é direito da PcD e "tem por objetivo o desenvolvimento de potencialidades, talentos, habilidades e aptidões físicas, cognitivas, sensoriais, psicossociais, atitudinais, profissionais e artísticas que contribuam para a conquista da autonomia da pessoa com deficiência e de sua participação social em igualdade de condições e oportunidades com as demais pessoas".

Ao tratar da habilitação e da reabilitação profissional, a Lei Brasileira de Inclusão da PcD determina que o "poder público deve implementar serviços e programas completos de habilitação profissional e de reabilitação profissional para que a PcD possa ingressar, continuar ou retornar ao campo de trabalho, respeitados sua livre escolha, sua vocação e seu interesse.

B) Na inclusão da PcD no trabalho, deve ser reconhecida a colocação competitiva, em igualdade de oportunidades com as demais pessoas, mas que nesta condição "devem ser atendidas as regras de acessibilidade, o fornecimento de recursos de tecnologias assistivas e a adaptação razoável no ambiente de trabalho".

Critérios Médicos para Avaliação Clínico-Funcional da PcD

1. Avaliar o grau de severidade, isto é, verificar se a limitação funcional é igual ou mais que 40% (avaliada por CID somada ao impacto nas atividades diárias e laborais).
2. Verificar a necessidade de avaliação multiprofissional com exigência de laudos complementares (de psicólogos, fonoaudiólogos etc.).
3. Avaliar o tempo de evolução da deficiência: Permanente? Ou de longa duração (não temporária)?

Documentação Necessária para Elaboração de Laudo de PcD

- Histórico médico e exames complementares.
- Relatório de Reabilitação ou Certificado de Reabilitação emitido pela Previdência Social.
- Descrição detalhada das limitações funcionais (não apenas diagnóstico) (**Figura 14.2**).

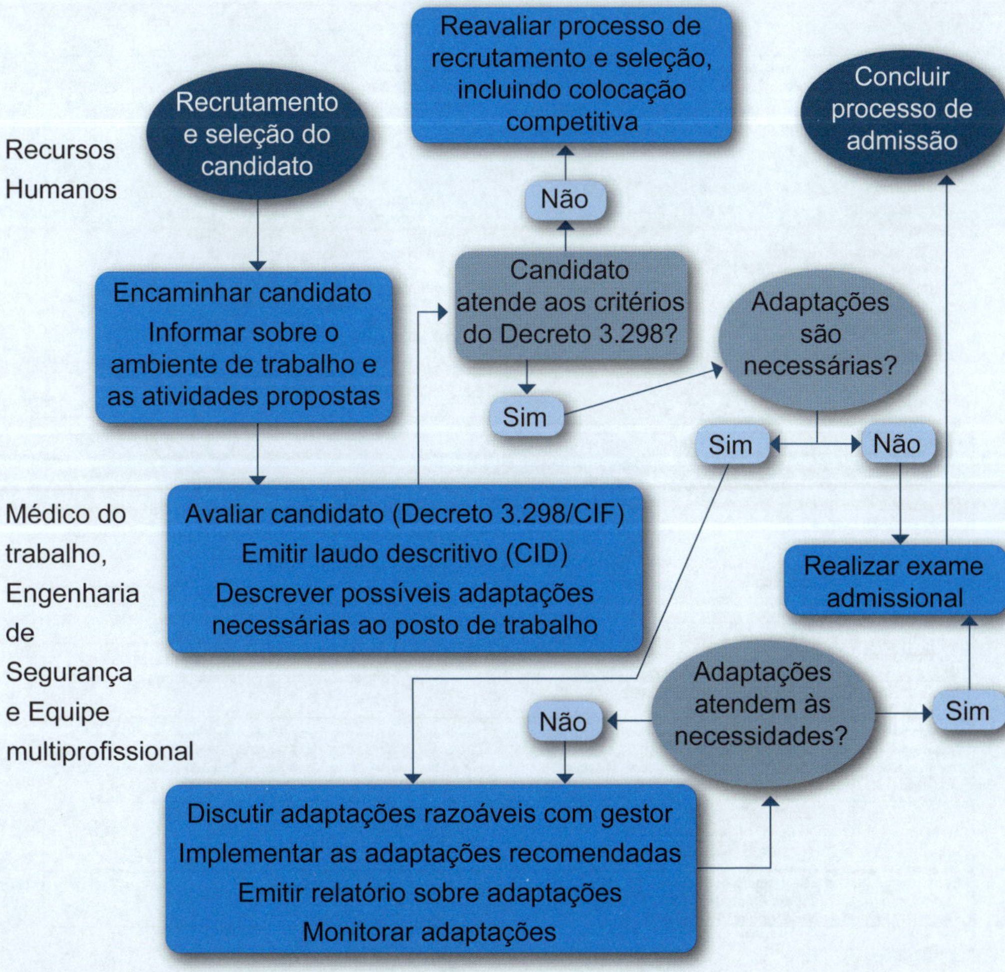

Figura 14.1. Fluxograma multiprofissional para inclusão da Pessoa com Deficiência (PcD).

LAUDO CARACTERIZADOR DE DEFICIÊNCIA
De acordo com os dispositivos da Convenção sobre os Direitos das Pessoas com deficiência, Lei Brasileira de Inclusão – Estatuto da Pessoa com Deficiência - Lei 13.146/2015, Lei 12764/12, Decreto 3.298/1999 e da Instrução Normativa SIT/ MTE n.º 98 de 15/08/2012.

Nome:	**CPF:**

CID: **Origem da deficiência:**
☐ Congênita ☐ Acid./Doença do. trabalho ☐ Acid. comum ☐ Doença comum ☐ Adquirida pós operatório

Descrição detalhada dos impedimentos (alterações) nas funções e estruturas do corpo (física, auditiva, visual, intelectual e mental - psicossocial). Utilizar folhas adicionais, se necessário. Adicionar as informações e exames complementares solicitados abaixo para cada tipo de deficiência.

Descrição das limitações no desempenho de atividades da vida diária e restrições de participação social, (informar se necessita de apoios – órteses, próteses, softwares, ajudas técnicas, cuidador etc.). Utilizar folhas adicionais, se necessário.

☐ **I- Deficiência Física** - alteração completa ou parcial de um ou mais segmentos do corpo humano, acarretando o comprometimento da função física, apresentando-se sob a forma de:
☐ paraplegia ☐ paraparesia
☐ monoplegia ☐ monoparesia
☐ tetraplegia ☐ tetraparesia
☐ triplegia ☐ triparesia
☐ hemiplegia ☐ hemiparesia
☐ ostomia ☐ amputação ou ausência de membro
☐ paralisia cerebral
☐ membros com deformidade congênita ou adquirida
☐ nanismo (altura: _______)
☐ outras - especificar: ______________________________

☐ **II- Deficiência Auditiva** - perda bilateral, parcial ou total, de 41 decibéis (dB) ou mais, aferida por audiograma nas frequências de 500HZ, 1.000HZ, 2.000Hz e 3.000Hz
Obs: Anexar audiograma

☐ **III- Deficiência Visual**
( ) cegueira - acuidade visual ≤ 0,05 (20/400) no melhor olho, com a melhor correção óptica;
( ) baixa visão - acuidade visual entre 0,3 (20/60) e 0,05 (20/400) no melhor olho, com a melhor correção óptica;
( ) somatória da medida do campo visual em ambos os olhos igual ou menor que 60°
Obs: Anexar laudo oftalmológico, com acuidade visual, pela tabela de Snellen, com a melhor correção óptica ou somatório do campo visual em graus.

☐ **III a- Visão Monocular-** conforme parecer CONJUR/MTE 444/11: cegueira legal em um olho, na qual a acuidade visual com a melhor correção óptica é igual ou menor que 0,05 (20/400) (ou cegueira declarada por oftalmologista).
Obs: Anexar laudo oftalmológico

☐ **IV- Deficiência Intelectual**- funcionamento intelectual significativamente inferior à média e limitações associadas a duas ou mais habilidades adaptativas, tais como:
☐ a) - Comunicação;
☐ b) - Cuidado pessoal;
☐ c) - Habilidades sociais;
☐ d) - Utilização de recursos da comunidade;
☐ e) - Saúde e segurança;
☐ f) - Habilidades acadêmicas;
☐ g) - Lazer;
☐ h) - Trabalho.
Obs: Anexar laudo do especialista.

☐ **IV a- Deficiência Mental** – Psicossocial – conforme Convenção ONU – Esquizofrenia, Transtornos psicóticos e outras limitações psicossociais que impedem a plena e efetiva participação na sociedade em igualdade de oportunidades com as demais pessoas. (Informar no campo descritivo se há outras doenças, data de início das manifestações e citar as limitações para habilidades adaptativas).
Obs: Anexar laudo do especialista

☐ **IV b- Deficiência Mental** – Lei 12764/2012 – Espectro Autista **Obs: Anexar laudo do especialista.**

☐ **V- Deficiência Múltipla** - associação de duas ou mais deficiências. (Assinalar cada uma acima)

Conclusão: A pessoa está enquadrada nas definições do artigo 2º, da Lei nº 13.146/2015-Lei Brasileira de Inclusão-Estatuto da Pessoa com Deficiência; dos artigos 3º e 4º do Decreto nº 3.298/1999, com as alterações do Dec. 5296/2004; do artigo 1º, §2º, da Lei nº 12.764/2012, Parecer CONJUR 444/11, das recomendações da IN 98/SIT/2012, de acordo com dispositivos da Convenção sobre os Direitos das Pessoas com Deficiência e seu protocolo facultativo, promulgada pelo Decreto n°. 6.949/2009.

Assinatura e carimbo do Profissional de nível superior da área da saúde/Especialidade	Data:
Estou ciente de que estou sendo enquadrado na cota de pessoas com Deficiência /reabilitados da empresa. Autorizo a apresentação deste Laudo e exames ao Ministério do Trabalho.	Assinatura do empregado

Figura 14.2. Modelo de Laudo Caracterizador de Deficiência (Enquadramento de PcD).

Ministério do Trabalho e Emprego: Caracterização das Deficiências

Considerando que o Brasil é signatário da Convenção da ONU sobre os direitos das Pessoas com Deficiências (PcD) desde 2009, a avaliação da deficiência está sendo adaptada de seu modelo muito voltado para critérios médicos, que prevalecia nos Decretos 3.289/1999 e 5.296/2004, para um modelo biopsicossocial, em que a pessoa deve ser avaliada no contexto em que vive, de modo a compreender-se até que ponto o impedimento corporal se torna deficiência, por limitar suas atividades e participação na sociedade em função das barreiras existentes e da falta de apoios.

Nota do Autor: A deficiência é um reflexo da sociedade e do ambiente, não uma alteração do corpo.

Médico do Trabalho Responsável pelo PCMSO e o Manejo do Manual de Caracterização das Deficiências

Caracterização das Deficiências[1]

Orientações para fins de cumprimento do art. 93 da Lei nº 8.213/91
Brasília - DF 2024

Estamos em uma fase de transição entre os critérios antigos e os que serão adotados após a regulamentação do Instrumento de Funcionalidade Brasileiro IF-Br para a Lei de Cotas.

Segundo a Lei 13.146/2015 – Lei Brasileira de Inclusão da Pessoa com Deficiência (LBI):

Art 2º: § 1º A avaliação da deficiência, quando necessária, será biopsicossocial, realizada por equipe multiprofissional e interdisciplinar e considerará:

I- os impedimentos nas funções e nas estruturas do corpo;

II- os fatores socioambientais, psicológicos e pessoais;

III- a limitação no desempenho de atividades; e

IV- a restrição de participação. Hoje, prioriza-se a avaliação de funcionalidade, com avaliação das atividades e das barreiras, seguindo os conceitos da Classificação Internacional de Funcionalidade Incapacidade e Saúde (CIF). No entanto, ainda são necessários alguns balizadores objetivos presentes nos Decretos, até que se tenha o instrumento específico.

Portanto, são descritos aqui os critérios de transição, utilizados atualmente.

O método de avaliação da deficiência será alterado quando houver regulamentação do instrumento previsto no § 2º do artigo 2º da Lei 13.146/2015 – Lei Brasileira de Inclusão da Pessoa com Deficiência (LBI).

---

[1] Documento elaborado pela Auditora-Fiscal do Trabalho Lailah Vilela.

Documento revisado pelo Auditor-Fiscal do Trabalho Rafael Giguer.

Enquadramento das Pessoas com Deficiência e Reabilitadas

Critérios técnicos para o laudo

1. Deficiência física

Alteração completa ou parcial de um ou mais segmentos do corpo humano, acarretando o comprometimento da função física.

I. Alterações da força

Monoplegia (*mono-* única, *-plegia* paralisia) é um termo das ciências da saúde para a paralisia de um único braço (monoplegia de membro superior) ou perna (monoplegia de membro inferior). **Monoparesia**[2] é a redução da força de um só membro.

Hemiplegia (*hemi-* metade, *-plegia* paralisia) é a paralisia de metade sagital (esquerda ou direita) do corpo. É mais grave que **hemiparesia,** que se refere apenas à dificuldade de movimentar metade do corpo.

A **tetraplegia** ou **quadriplegia** é quando uma paralisia afeta todas as quatro extremidades, superiores e inferiores, juntamente à musculatura do tronco. A **tetraparesia** é uma redução da força nos quatro membros, pode se dar em graus variáveis.

A **paraplegia** traduz-se na perda de controle e sensibilidade dos membros inferiores, impossibilitando o andar e dificultando permanecer sentado. A **paraparesia** é a redução de força nos membros inferiores, também podendo ocorrer em graus variados.

Na **triplegia**, a interpretação é a mesma só que afetando três membros.

Em todas as situações, o profissional de saúde de nível superior habilitado na área da deficiência deverá descrever qual o grau de redução de força e as limitações advindas da redução, como o prejuízo que existe para a marcha e para a amplitude de movimentos, se for o caso.

Em todas as situações, deve ser descrito qual o grau de redução de força e as limitações advindas da redução, como o prejuízo que existe para a marcha e para a amplitude de movimentos, se for o caso (**Tabela 14.1**).

Tabela 14.1. Graus de Desempenho ou Força Muscular

Graus	Limitações
Grau 0	Ausência de contração muscular
Grau 1	Presença de contração muscular, sem movimento
Grau 2	Movimentos com eliminação da força da gravidade
Grau 3	Movimento vence a força da gravidade
Grau 4	Movimento contra a força da gravidade e alguma resistência
Grau 5	Normal

[2] O termo paresia é utilizado quando o movimento está apenas limitado ou fraco.

Na avaliação de redução da força ou da capacidade funcional é utilizada a classificação da carta de desempenho muscular da *The National Foundation for Infantile Paralysis*, adotada pelas Sociedades Internacionais de Ortopedia e Traumatologia (**Tabela 14.2**).

Tabela 14.2. Classificação da carta de desempenho muscular (*The National Foundation for Infantile Paralysis*)

Graus		Desempenho muscular
Grau 5	Normal - 100%	Amplitude completa de movimento contra a gravidade e contra grande resistência
Grau 4	Bom - 75%	Amplitude completa de movimento contra a gravidade e contra alguma resistência
Grau 3	Sofrível - 50%	Amplitude completa de movimento contra a gravidade sem opor resistência
Grau 2	Pobre - 25%	Amplitude completa de movimento quando eliminada a gravidade
Grau 1	Traços - 10%	Evidência de leve contração. Nenhum movimento articular
Grau 0 (zero)	0%	Nenhuma evidência de contração
Grau E ou EG		Espasmo ou espasmo grave
Grau C ou CG		Contratura ou contratura grave

Do Grau 3 para pior, tem-se significativa alteração da funcionalidade de membros superiores ou inferiores, o que permite o enquadramento. Para o Grau 4 há que se avaliar outras alterações associadas, não basta a redução de força para enquadramento.

II. Alterações Articulares

Para facilitar o enquadramento, pode-se utilizar os critérios referidos para redução funcional na avaliação de concessão de benefício auxílio acidente, conforme descrito no **Quadro 14.1**.

III. Ostomias

As **ostomias** definitivas são consideradas deficiências pelo Decreto 3.298/99.

Ostomias são aberturas no corpo, produzidas artificialmente pelo cirurgião, para garantir o trânsito de alimento, excretas ou ar quando ocorre obstrução.

Conforme a localização no corpo, apresentam nomes diferentes: traqueostomia (respiração), colostomia, ileostomia (intestinos), urostomia (urina).

Quadro 14.1. Alterações articulares

Situações:

a) Redução em grau médio ou superior dos movimentos da mandíbula;

b) Redução em grau máximo dos movimentos do segmento cervical da coluna vertebral;

c) Redução em grau máximo dos movimentos do segmento lombo-sacro da coluna vertebral;

d) Redução em grau médio ou superior dos movimentos das articulações do ombro ou do cotovelo;

e) Redução em grau médio ou superior dos movimentos de pronação e/ou de supinação do antebraço;

f) Redução em grau máximo dos movimentos do primeiro e/ou do segundo quirodáctilo, desde que atingidas as articulações metacarpofalangeana e falangefalangeana;

g) Redução em grau médio ou superior dos movimentos das articulações coxofemoral e/ou joelho, e/ou tíbiotársica.

NOTA 1 - Os graus de redução de movimentos articulares referidos neste quadro são avaliados de acordo com os seguintes critérios:

- Grau máximo: redução acima de dois terços da amplitude normal do movimento da articulação;
- Grau médio: redução de mais de um terço e até dois terços da amplitude normal do movimento da articulação;
- Grau mínimo: redução de até um terço da amplitude normal do movimento da articulação.

NOTA 2 - A redução de movimentos do cotovelo, de pronação e supinação do antebraço, punho, joelho e tíbio-társica, secundária a uma fratura de osso longo do membro, consolidada em posição viciosa e com desvio de eixo, também é enquadrada dentro dos limites estabelecidos.

IV. Nanismo

Nanismo é o estado de um indivíduo caracterizado por uma estatura muito pequena, decorrente de uma deficiência do crescimento provocada por insuficiência endócrina ou má alimentação. São mais de 80 tipos e 200 subtipos de nanismo. Há nanismos com desproporção entre tronco e membros, como o acondroplásico e diversos outros, como o que ocorre por desnutrição, em que a proporção dos segmentos corporais é preservada. No caso de nanismo proporcional, a referência é apenas a baixa estatura.

Considera-se, em alguns livros médicos, que o nanismo pode ser estabelecido somente para as pessoas que se encontram nos 5% mais baixos de uma população. Em outros, fala-se em 2,5%. Como não há estudos epidemiológicos no nosso país, utiliza-se um referencial da literatura estrangeira, inclusive do Congresso Mundial de Nanismo ocorrido em Portugal em 2013: **ou seja, estatura de no máximo 140 cm para mulheres e de 145 cm para homens**.

Conforme parecer do Dr. Auditor Fiscal do Trabalho José Carlos do Carmo: "A literatura médica, farta em informações sobre o desenvolvimento ponderoestatural de crianças, é escassa quando se trata de curvas de altura dos adultos, que não são universais e devem ser consideradas para cada país ou região. No Brasil, a principal referência é o "Tratado de Pediatria Nelson", endossado pela Sociedade Brasileira de Pediatria, que estabelece que a altura dos homens que têm nanismo não ultrapassa 1,45 metro e a das mulheres é menor que 1,40 metro".

O CONTRAN (Conselho Nacional de Trânsito) utiliza um referencial de que homens abaixo de 145 cm e mulheres abaixo de 140 cm precisam de adaptações nos veículos. Sendo assim, essa faixa de estatura ou inferior é considerada como deficiência.

V. Paralisia Cerebral

A **paralisia cerebral** pode ocasionar variadas sequelas, desde paresias (redução da força) bem leves até paralisias espásticas, em que a pessoa quase não movimenta os membros, necessita cadeira de rodas etc. Para esse enquadramento, é indispensável a descrição detalhada das alterações anatômicas, reduções de força de cada segmento afetado, se há alterações na amplitude de movimentos e em que grau, se há alteração no trofismo (hipotrofia muscular), assim como para as paralisias decorrentes de sequelas de poliomielite e outras doenças. A avaliação de força e alterações de movimentos devem seguir as orientações já apresentadas no início deste texto.

Pode haver alteração cognitiva associada, em menor proporção, mas que configura uma deficiência múltipla.

VI. Amputações, Ausência ou Deformidade de Membros

Considera-se sempre, como ponto fundamental, a existência de limitação funcional. Para que se tenha parâmetros objetivos para **amputações, ausências ou deformidade de membros**, utilizam-se os critérios descritos nos **Quadros 14.2** e **14.3**, <u>os quais devem ser evidenciados nos laudos</u> (**Figuras 14.3 e 14.4**).

VII. Outras Alterações de Segmentos Corporais

Outras situações podem gerar limitações funcionais importantes, também podendo ser consideradas deficiências físicas, principalmente em razão da Convenção da ONU sobre os direitos das Pessoas com Deficiência, tais como:

- Alterações articulares ou da coluna vertebral importantes e que limitam amplitude de movimentos e são sequelas definitivas (vide quadros de Graus de Desempenho ou Força Muscular e Quadro Graus de Desempenho Muscular no início deste título).
- Encurtamentos de membros inferiores que alteram a marcha comunitária.
- Alterações permanentes do aparelho fonatório (da fala), com importante prejuízo na comunicação, como aquelas advindas das fendas palatinas graus III e IV, extração de pregas vocais.

Quadro 14.2. Membros superiores

- Perda de segmento ao nível ao acima do carpo (punho)[3].
- Perda de segmento do primeiro quirodáctilo (polegar da mão), desde que atingida a falange proximal[4].
- Perda de segmento do segundo quirodáctilo (dedo indicador), desde que atingida a falange proximal.
- Perda de segmentos de dois quirodáctilos (dois dedos), desde que atingida a falange proximal em pelo menos um deles.
- Perda de segmento de três ou mais falanges de três ou mais quirodáctilos.

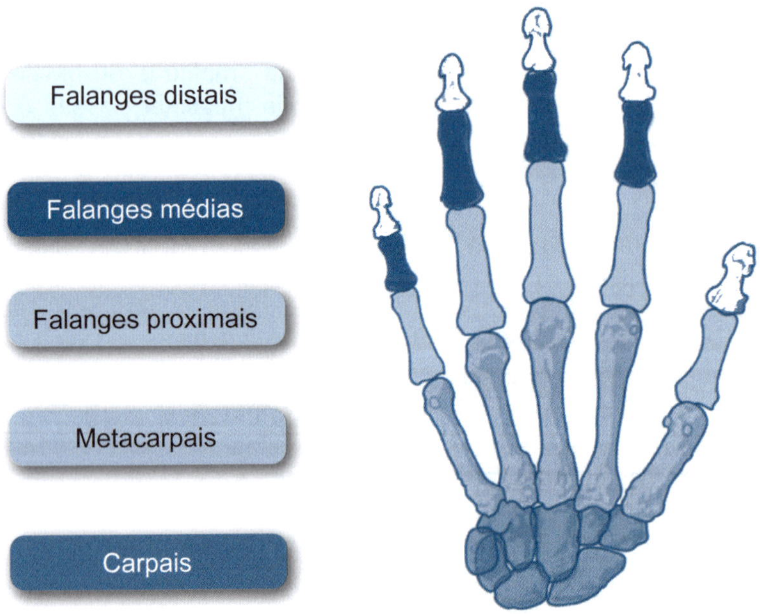

Figura 14.3. Ossos da mão.

[3] Para membros com deformidade, considera-se que a alteração da função deve atingir os níveis informados. Se a parte está presente, mas não é funcional, considera-se como se estivesse ausente.

[4] Falanges são os segmentos ósseos que formam os dedos, a proximal é a mais próxima do corpo e a distal, a extremidade do dedo. QUIROdáctilos são dedos da mão e PODOdáctilos são os dedos dos pés. O primeiro dedo é sempre o polegar ou o hálux (dedão do pé) e a contagem é feita a partir deles.

Quadro 14.3. Membros inferiores

- Perda de segmento ao nível ou acima do tarso (tornozelo).
- Perda de segmento do primeiro pododáctilo (hálux - dedo maior), desde que atingida a falange proximal.
- Perda de segmento de dois pododáctilos, desde que atingida a falange proximal em ambos.
- Perda de segmento de três ou mais falanges de três ou mais pododáctilos.

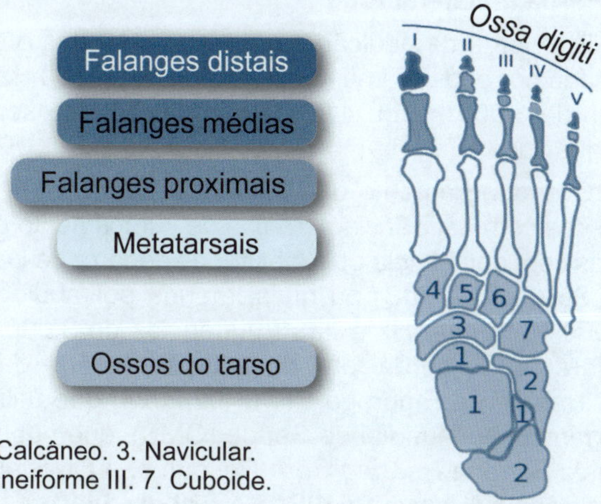

Figura 14.4. Ossos do pé: 1. Tálus. 2. Calcâneo. 3. Navicular. 4. Cuneiforme I. 5. Cuneiforme II. 6. Cuneiforme III. 7. Cuboide.

- A gagueira grave, as dislalias e outros transtornos que prejudicam a comunicação do dia a dia também podem ser considerados como deficiência. Nestes casos, solicita-se um laudo fonoaudiológico que descreva a gravidade e as limitações para a comunicação. O código da CID para esses transtornos é da categoria F, transtornos mentais. Pode-se enquadrar na deficiência mental ou na física, por falta de categoria mais adequada, durante o período de transição, até o desenvolvimento do Modelo Unificado de Avaliação da Deficiência previsto na Lei Brasileira de Inclusão.

VIII. Deformidades estéticas

Pelo Decreto 3.298/99, as alterações estéticas eram excluídas da cota. No entanto, se a avaliação é feita conforme a visão biopsicossocial da Convenção da ONU, não é possível excluir as pessoas que são estigmatizadas por alguma deformidade, já que a barreira atitudinal ainda é uma das mais significativas no país. Sendo assim, pessoas que são excluídas do trabalho e da vida social por algum estigma estético fazem jus à ação afirmativa das cotas de inclusão no trabalho. Situações de lesões com deformidade de face, crânio, perda de partes da mandíbula, queimaduras graves, tumorações em face, escalpelamentos como os que ocorrem nas correias de motores de barco na região amazônica, por exemplo, podem ser enquadradas.

2. Deficiência Auditiva

I. Perda bilateral parcial ou total

É a perda da audição, parcial ou total, de 41 decibéis (dB) ou mais, aferida por audiograma nas frequências de 500 Hz, 1.000 Hz, 2.000 Hz e 3.000 Hz.

A aferição da perda bilateral parcial pode ser demonstrada pelo prejuízo de 41 decibéis (dB) em todas as frequências mencionadas ou pela média aritmética das quatro frequências, aferida individualmente para cada orelha.

II. Perda unilateral total

É a perda da audição em apenas uma das orelhas, de 95 decibéis (dB) ou mais, aferida por audiograma nas frequências de 500 Hz, 1.000 Hz, 2.000 Hz e nas frequências de 3.000 Hz ou 4.000 Hz, não podendo ser aferida pela média aritmética das frequências.

O enquadramento da deficiência auditiva unilateral total para caracterização de pessoa com deficiência para fins de cumprimento da reserva legal de cargos para pessoas com deficiência ou reabilitadas decorre da Lei 14.768/2023. A definição da perda de 95 decibéis (dB) ou mais, aferida por audiograma nas frequências de 500 Hz, 1.000 Hz, 2.000 Hz e nas frequências de 3.000 Hz ou 4.000 Hz para fins de consideração de perda total da audição decorre da Orientação Técnica do Ministério do Trabalho e Emprego SIT/nº 02/2024, que utiliza como parâmetro a definição da Organização Mundial de Saúde (OMS), que publicou, em 2020, o material intitulado *Basic Ear and Hearing Care Resource*. A OMS utilizou a classificação dos Graus de Deficiência Auditiva REVISADA (**Tabela 14.3**).

III. Aspectos sobre funcionamento auditivo e aferição

Conforme Marco Aurélio da Silva[5]:

"As ondas sonoras, após atingir a orelha, são encaminhadas para o interior do canal auditivo, local onde está localizada uma fina membrana que é chamada de tímpano. O tímpano é muito delicado e sensível, de modo que pequenas variações de pressão são capazes de colocá-lo em estado de vibração. Essas vibrações são transmitidas a um conjunto de três pequenos ossos denominados de ***martelo, bigorna e estribo.*** *As vibrações passam primeiro pelo martelo, que ao entrar em vibração aciona a bigorna e este finalmente faz o estribo vibrar. Durante esse processo as vibrações são ampliadas de forma que o ouvido passa a ter capacidade de perceber sons de intensidades muito baixas.*

Após serem ampliadas, as vibrações alcançam o ouvido interno, o qual possui forma de um caracol. Dentro dessa pequena estrutura existem pequenos pelos e um líquido que facilita a propagação do som. Após passar por essa estrutura, as ondas sonoras estimulam células nervosas que enviam, através de um nervo auditivo, os sinais ao cérebro humano. Já no cérebro esses sinais sofrem inúmeras modificações, que no final fazem com que o ser humano tenha a percepção do som (**Figura 14.5**)*."*

---

[5] SANTOS, Marco Aurélio da Silva. "A audição humana"; Brasil Escola. Disponível em: <https://brasilescola.uol.com.br/fisica/a-audicao- humana.htm>. Acesso em 05 de set. de 2018.

Em casos limítrofes, a discriminação vocal pode auxiliar na constatação da limitação da compreensão. Quando uma ou outra frequência não atinge o limiar de 41 dB, mas há prejuízo na comunicação, pode-se verificar a possibilidade de enquadramento por uma audiometria mais completa (vocal), com avaliação do IRF (Índice de Reconhecimento da Fala), que avalia a maneira pela qual o indivíduo reconhece os sons da fala e SRT (*Speech Reception Threshold* – Limiar de Recepção da Fala), definido como a menor intensidade na qual o indivíduo consegue identificar 50% das palavras que lhe são apresentadas.

A empresa deverá sempre anexar o Audiograma, sem o qual não há como o auditor fazer a análise.

Tabela 14.3. Graus de Perda Auditiva

Grau de perda auditiva	Média entre as frequências de 500 Hz, 1 kHz, 2 kHz e 4 kHz	Desempenho
Audição normal	< 20 dB	Nenhum problema em ouvir sons
Leve	20 < 35 dB	Pode apresentar dificuldade em ouvir o que é falado em lugares ruidosos
Moderado	35 < 50 dB	Pode apresentar dificuldade em ouvir conversa particularmente em lugares ruidosos
Moderadamente severo	50 < 65 dB	Dificuldade em participar de uma conversa especialmente em lugares ruidosos. Mas pode ouvir se falarem com a voz mais alta sem dificuldade
Severo	65 < 80 dB	Não ouve a maioria das conversas e pode ter dificuldade em ouvir sons elevados. Dificuldade extrema para ouvir em lugares ruidosos e fazer parte de uma conversa
Profundo	80 < 95 dB	Dificuldade extrema para ouvir voz em forte intensidade
Perda auditiva completa/surdo	> 95 dB	Não consegue escutar nenhuma conversa e a maioria dos sons ambientais

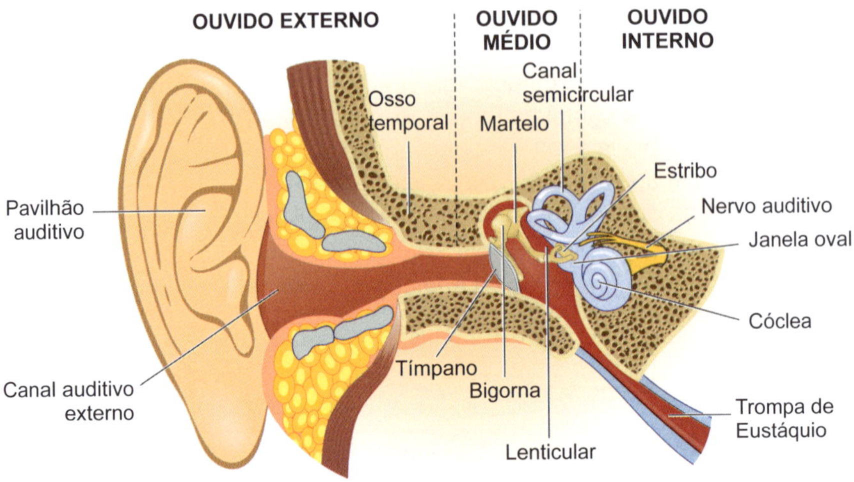

Figura 14.5. Anatomia do ouvido.

Audiometria é o exame realizado por um fonoaudiólogo ou médico, que busca determinar o grau de perda auditiva de alguém. Os exames audiométricos se dividem em audiometria tonal e audiometria vocal (**Quadro 14.4**).

Quadro 14.4. Audiometria tonal

Avalia as respostas do paciente a tons puros, emitidos em diversas frequências, detectando assim o grau e o tipo de perda auditiva. É considerado um teste subjetivo porque depende da resposta do examinando aos estímulos auditivos fornecidos pelo examinador. Pode ser feito por via aérea comum, que vai demonstrar a captação da onda sonora do ouvido externo e sua passagem pelo tímpano e ossinhos do ouvido médio (nos gráficos de audiogramas as marcações aparecem como “O” e “X”) ou por via óssea, que mostra a captação do som pela cóclea, parte neurossensorial do ouvido (as marcações aparecem como “<” e”>”).

O paciente é colocado em cabine acústica que o isola dos sons ambientais e usa um fone de ouvido acoplado a um pequeno microfone, através do qual ouvirá certos sons emitidos pelo examinador e deverá responder a eles mediante sinais gestuais previamente combinados (levantar uma das mãos, por exemplo). Nos exames de audiometria tonal, por via óssea, um vibrador é colocado sobre osso mastoide do examinando, que acusa as percepções das vibrações do mesmo.

A escala de medida da audição é feita em decibéis e o teste normalmente varia entre zero e 120 decibéis, sendo que a audição normal ocorre até um mínimo de 25 decibéis.

Audiometria vocal

Avalia a capacidade de percepção e compreensão da voz humana. Em uma parte do exame, o paciente deverá repetir palavras emitidas pelo examinador.

As avaliações são feitas sem a correção, quando a pessoa utiliza o aparelho de amplificação sonora.

Em casos de exames com mais de uma página, o nome do paciente deverá constar em todas as folhas.

3. Deficiência Visual

Considera-se deficiência visual:

a) cegueira, na qual a acuidade visual é igual ou menor que 0,05 (20/400) no melhor olho, com a melhor correção óptica;

b) baixa visão, que significa acuidade visual entre 0,3 (20/60) e 0,05 (20/400) no melhor olho, com a melhor correção óptica;

c) visão monocular, na qual a acuidade visual é igual ou menor que 0,05 (20/400) no olho prejudicado, com a melhor correção óptica;

d) somatória da medida do campo visual em ambos os olhos for igual ou menor que 60°;

e) ocorrência simultânea de quaisquer das condições anteriores.

O termo cegueira não é absoluto, pois reúne indivíduos com vários graus de visão residual. Ela não significa, necessariamente, total incapacidade para ver, mas prejuízo dessa aptidão a níveis incapacitantes para o exercício de tarefas rotineiras. Indivíduos apenas capazes de CONTAR DEDOS a curta distância e os que só PERCEBEM VULTOS também apresentam cegueira legal.

Mais próximos da cegueira total estão os indivíduos que só têm PERCEPÇÃO e PROJEÇÃO LUMINOSAS. No primeiro caso, há apenas a distinção entre claro e escuro; no segundo (projeção) o indivíduo é capaz de identificar também a direção de onde provém a luz.

A cegueira total ou simplesmente AMAUROSE pressupõe completa perda de visão. A visão é nula, isto é, nem a percepção luminosa está presente. No jargão oftalmológico, usa-se a expressão 'visão zero'.[6]

Portanto, para ter deficiência visual a pessoa deve ter acuidade visual com correção de 20/60 ou pior nos dois olhos, ou então acuidade visual com correção igual ou inferior a 20/400 em ao menos um olho.

No caso da visão monocular, há casos de acuidade 20/200 ou melhor, mas que, pela existência de comorbidades, como estrabismo (desvio do eixo de um dos olhos), o olho não é funcional, caso o oftalmologista informe visão monocular explicitamente no laudo, é possível o enquadramento, desde que descritas as limitações decorrentes.

Quanto ao campo visual, que é a área de visão lateral, superior e inferior que se pode enxergar ao olhar em frente, a referência legal é de que seja menor ou igual a 60°. Não é um percentual, mas uma medida de ângulos de visão.

Sendo assim, o exame complementar denominado Campimetria é necessário, assim como o laudo do oftalmologista declarando qual é o somatório do campo visual em graus, já que é um exame de difícil interpretação por outros profissionais.

[6] Adaptado de Antônio João Menescal Conde - Professor do Instituto Benjamin Constant

A empresa deve anexar laudo oftalmológico, utilizar tabela Snellen para avaliar acuidade visual, que é esta representação 20/..., obtida pela leitura de letras em escala ou o laudo com a campimetria em graus, se for o caso.

4. Deficiência Intelectual

Funcionamento intelectual significativamente inferior à média e limitações associadas a duas ou mais habilidades adaptativas, tais como:

a) Comunicação;

b) Cuidado pessoal;

c) Habilidades sociais;

d) Utilização de recursos da comunidade;

e) Saúde e segurança;

f) Habilidades acadêmicas;

g) Lazer;

h) Trabalho.

São aquelas pessoas com diagnósticos de "retardo mental" pela Classificação Internacional de Doenças (CID). Também as síndromes como a Síndrome de Down e outras que cursam com rebaixamento intelectual podem entrar neste enquadramento.

No laudo caracterizador, devem ser assinaladas as alterações para habilidades adaptativas, sempre duas ou mais. Tais limitações devem ser descritas no laudo do especialista.

I. Transtorno do Espectro Autista

Conforme Lei nº 12.764/12, é considerada pessoa com transtorno do espectro autista aquela portadora de síndrome clínica caracterizada por:

a) deficiência persistente e clinicamente significativa da comunicação e da interação sociais, manifestada por deficiência marcada de comunicação verbal e não verbal usada para interação social; ausência de reciprocidade social; falência em desenvolver e manter relações apropriadas ao seu nível de desenvolvimento;

b) padrões restritivos e repetitivos de comportamentos, interesses e atividades, manifestados por comportamentos motores ou verbais estereotipados ou por comportamentos sensoriais incomuns; excessiva aderência a rotinas e padrões de comportamento ritualizados; interesses restritos e fixos.

Autismo de alto débito, Síndrome de Asperger e outros diagnósticos semelhantes, desde que inclusos no Espectro Autista entram neste item.

II. Deficiência Mental (Psicossocial)

Conforme Convenção da ONU, que faz a separação entre deficiência Mental e Intelectual e trata das deficiências "Psicossociais", podemos enquadrar situações como a Esquizofrenia e outros transtornos psicóticos, excluindo aqueles de curta duração, como o Transtorno Psicótico Breve, e os que não trazem alterações duradouras nas relações sociais e ocupacionais.

Um conceito do DSM pode ser útil para avaliar quais casos se enquadram nesse critério, já que não há clareza na legislação: Deve existir disfunção social/ocupacional por uma porção significativa do tempo. Uma ou mais áreas importantes do funcionamento, tais como trabalho, relações interpessoais ou cuidados pessoais devem estar acentuadamente abaixo do nível alcançado. E deve ser incurável, dentro dos conhecimentos atuais, mesmo que haja controle dos sintomas.

Importante observar que certas doenças mentais, como depressão, ansiedades, síndrome do pânico, podem até trazer limitações, mas como são curáveis a partir dos conhecimentos de saúde atuais, não podem ser enquadradas como deficiência, pelo menos até que se tenha um instrumento de avaliação.

O laudo deverá informar se há outras doenças associadas (comorbidades) e a data de início de manifestação da doença.

Também assinalar as habilidades adaptativas afetadas, como para deficiência intelectual.

III. Síndromes Epilépticas

Englobadas no código CID G40.0, temos a epilepsia em suas diversas apresentações. Um percentual significativo, conhecido como Epilepsia Refratária, não pode ser controlada mesmo com uso massivo de medicamentos. Alterações na funcionalidade, efeitos colaterais importantes dos medicamentos, assim como ocorre nos transtornos psicóticos. Também o estigma social é fator que acumuladamente indica o enquadramento. Desse modo, na presença de rebaixamento cognitivo e comorbidades com alterações motoras é possível realizar o enquadramento como deficiência mental, física ou até múltipla.

Importante reforçar que não há enquadramento pelo simples diagnóstico de CID G40 ou equivalente. É necessário demonstrar no laudo as limitações decorrentes.

5. Deficiência Múltipla

Associação de duas ou mais deficiências. A empresa deve marcar quais deficiências a pessoa apresenta e comprovar cada uma delas com os documentos descritos anteriormente.

6. Reabilitado

Pessoa que passou por processo de reabilitação junto ao Instituto Nacional do Seguro Social (INSS) e recebeu um Certificado de Reabilitação Profissional.

Seja qual for a doença de base e limitações funcionais à época da reabilitação, mesmo que em outra empresa ou para função diversa da que vai exercer, a reabilitação é válida. Importante que a lei prevê a possibilidade de exercer qualquer função para a qual a pessoa se encontre habilitada, não somente aquela desenvolvida durante a Reabilitação.

Nenhum laudo de adoecimento é necessário.

O Laudo deve ser legível e preferencialmente digitado:

- **Cabeçalho:** É fundamental o preenchimento dos dados que identifiquem o trabalhador, tais como o nome e CPF.

- **Origem da deficiência:** Assinalar a opção correspondente e anotar CID. Quando decorrente de acidente de trabalho, ocorrido na vigência do presente contrato, anexar a CAT.

Descrições e documentos adicionais

Fundamental a descrição de quais as dificuldades que a pessoa apresenta para as atividades da vida diária, como alterações de marcha, perda de força ou mobilidade doméstica e urbana, dificuldades de comunicação, dificuldades no cuidado pessoal, dificuldades de leitura, escrita e compreensão, dificuldades nas interações sociais, dentre outras.

Não podem ser descrições genéricas como "carregar peso excessivo", "caminhar distâncias excessivas", afinal, ninguém deve carregar peso excessivo ou realizar qualquer excesso de esforço. Se a pessoa não consegue carregar 5 kg, por exemplo, pode-se constatar que realmente existe limitação.

Informar quando a pessoa necessita de apoios para as atividades da vida diária (órteses, próteses, aparelho auditivo, lentes especiais, bengalas, muletas, *softwares* de adaptação, tecnologias assistivas etc.)

Em seguida, o avaliador deverá **marcar o tipo de deficiência**. Observar que, em caso de deficiência múltipla, deve-se assinalar, descrever e apresentar os documentos comprobatórios de cada uma das deficiências que a compõem:

a. DEFICIÊNCIA FÍSICA: preencher o laudo de caracterização de deficiência. Qualquer profissional de saúde de nível superior habilitado na área da deficiência pode preencher, não somente o Médico do Trabalho. Fisioterapeutas são profissionais altamente capacitados para descrever alterações motoras. Detalhar bem a descrição dos impedimentos (alterações nas funções e anatomia do corpo) e as limitações no desempenho de atividades da vida diária e restrições de participação social que a pessoa apresenta. Atentar que não são limitações para o trabalho, pois pressupõe-se que seu posto de trabalho está adaptado e acessível, mas para as funções do dia a dia, em comparação com uma pessoa que não tem o impedimento.

b. DEFICIÊNCIA AUDITIVA: além do laudo, deve ser apresentado o exame audiométrico. É importante destacar que os parâmetros balizadores da perda auditiva foram significativamente alterados pelo Decreto nº 5.296, de 02 de dezembro de 2004. Desta forma, as pessoas que estavam empregadas na empresa e se enquadram nos critérios anteriores (perdas auditivas leves ou em frequências elevadas), cuja deficiência for comprovada por meio de exames audiométricos, registro em CAGED e RAIS, prontuários médicos ou outros documentos produzidos até aquelas datas, podem ser consideradas para o cumprimento da cota. Para tanto, a empresa tem que fazer prova do início do contrato de trabalho e da condição de enquadramento anteriores ao Decreto (vide IN 02/2021 da Secretaria de Inspeção do Trabalho – SIT).

c. DEFICIÊNCIA VISUAL: além do laudo, deve ser apresentada acuidade visual com correção em ambos os olhos ou exame de campimetria com o laudo declarando o somatório, se o caso for de redução de campo visual visível ao exame físico, quando o médico deve declarar no laudo tal condição.

d. TRANSTORNO DO ESPECTRO AUTISTA, DEFICIÊNCIA MENTAL (PSICOSSOCIAL), DEFICIÊNCIA INTELECTUAL: deve ser anexado laudo do especialista em saúde mental, com a conclusão sobre o diagnóstico e alterações das habilidades adaptativas existentes. Pode ser de psiquiatra, neurologista, psicólogo, psicopedagogo especializado ou outros profissionais de nível superior da área da saúde afeitos.

e. DEFICIÊNCIA MÚLTIPLA: cada uma deve ser comprovada conforme descrito, com marcação dos itens correspondentes no laudo.

f. REABILITADO PELO INSS: basta apresentar o certificado de reabilitação emitido pelo INSS/Previdência Social e a concordância do trabalhador em ser considerado para a cota da Lei 8.213/91.

4. Ao final, há a conclusão de que a pessoa avaliada está enquadrada legalmente nos critérios para o enquadramento na reserva legal, o local para assinatura do examinador e carimbo.

5. O trabalhador deverá concordar expressamente com sua inclusão na cota da empresa e com o fornecimento dos documentos à fiscalização. Para tanto, deverá assinar o termo de consentimento ao final do laudo caracterizador. Caso seja trabalhador reabilitado pelo INSS, essa concordância também deverá ser registrada por escrito (§2º do artigo 4º da LBI).

PCMSO e a PcD

De acordo com a Instrução Normativa MTE/SIT nº 98/2012, que dispõe sobre procedimentos de fiscalização, estabelece que o Auditor Fiscal do Trabalho (AFT) deve verificar, entre outras, se no PCMSO foram contempladas medidas necessárias para garantir aos trabalhadores com deficiência (PcD) e aos reabilitados condições de trabalho seguras e saudáveis.

Resumo do Estatuto da Pessoa com Deficiência – Tópicos Importantes para o Médico do Trabalho

Artigo 93 da Lei 8.213/1991 e a PcD

Conforme o artigo 93 da Lei nº 8.213/1991, as empresas com 100 ou mais empregados devem contratar pessoas com deficiência, nas seguintes proporções:

Até 200 empregados...........2%
De 201 a 500.......................3%
De 501 a 1.000...................4%
De 1.001 em diante............5%

Essa reserva legal de cargos deve ser preenchida por pessoas com deficiência habilitadas ou beneficiários da Previdência Social reabilitados.

Tipos de Deficiência – Decreto 5.296/2000 Estatuto da Pessoa com Deficiência

A PcD é a que possui limitação ou incapacidade para o desempenho de atividade e se enquadra nas seguintes categorias:

- Deficiência física;
- Deficiência auditiva;

- Deficiência visual;
- Deficiência mental;
- Deficiência múltipla.

Deficiência Física

É a alteração completa ou parcial de um ou mais segmentos do corpo humano, que acarreta o comprometimento da função física, na forma de: Paraplegia; Monoplegia; Monoparesia; Tetraplegia; Tetraparesia; Triplegia; Triparesia; Hemiplegia; Hemiparesia; Ostomia; Amputação ou ausência de membro; Paralisia cerebral; Nanismo; Membros com deformidade congênita ou adquirida, exceto as deformidades estéticas e as que não produzam dificuldades para o desempenho da função.

Amputação e Ostomia

Amputação ou ausência de membros (dedos das mãos e dos pés) – Perda total ou parcial de um determinado membro ou segmento de membro.

Ostomia – Intervenção cirúrgica que cria um ostoma (abertura ou óstio) na parede abdominal para adaptação de bolsa de fezes e/ou urina, processo cirúrgico que visa a construção de um caminho alternativo e novo na eliminação de fezes e urina para o exterior do corpo humano (colostomia, ostoma intestinal; urostomia, desvio urinário).

Tipos de Ostomia

- Estoma ou Ostoma (boca) como PcD:
- Ileostomia;
- Colostomia;
- Urostomia;
- Traqueostomia;
- Gastrostomia.

Conduta Médica

- Verificar se os indivíduos submetidos a ostomias passaram por um período de adaptação.
- Verificar se o paciente/trabalhador recebe bolsas coletoras e outros materiais gratuitamente nos hospitais públicos.
- Verificar a existência de banheiros adaptados para esvaziamento das bolsas coletoras e higienização das ostomias e se a empresa segue os protocolos da Associação Brasileira de Ostomizados e da ABNT.

Paralisia Cerebral e Nanismo

Paralisia Cerebral – Lesão de uma ou mais áreas do SNC, que tem por consequência alterações psicomotoras, as quais podem ou não causar deficiência mental. A pessoa com paralisia cerebral pode apresentar alguma dificuldade na comunicação, no entanto, na maioria das vezes, o raciocínio dela está intacto.

Nanismo como PcD – Deficiência acentuada no crescimento. Para o homem é considerado nanismo se medir até 145 cm, já na mulher, se medir até 140 cm. Conduta Médica: Verificar se a empresa utiliza tecnologias assistivas, estudos ergonômicos e a adaptação do posto e equipamentos de trabalho considerando as dimensões e a proporção dos segmentos corporais.

Deficiência Auditiva

Serão aceitas audiometrias comprobatórias da perda bilateral da audição, com perda média de 41 dB ou acima, nas frequências de 500 Hz, 1.000 Hz, 2.000 Hz e 3.000 Hz.

- Surdez moderada: 41 a 55 dB bilateral;
- Surdez acentuada: 56 a 70 dB bilateral;
- Surdez severa: 71 a 90 dB bilateral;
- Surdez profunda: acima de 91 dB bilateral.

Observação: Surdez leve NÃO é admitida para fins de reserva de cargo.

Deficiência Auditiva (Lei 14.768, de 22/12/2023)

Considera-se deficiência auditiva a limitação de longo prazo da audição, unilateral ou bilateral, parcial ou total, a qual, em interação com uma ou mais barreiras, obstrui a participação plena e efetiva da pessoa na sociedade em igualdade de condições com as demais pessoas.

Para cumprimento da determinação desta lei, adotar-se-á, como valor referencial da limitação auditiva, a média aritmética de 41 dB ou mais, aferida por audiograma nas frequências de 500 Hz, 1.000 Hz, 2.000 Hz e 3.000 Hz.

Deficiência Visual

1°) Cegueira: Acuidade visual é igual ou menor que 0,05 no melhor olho, com a melhor correção óptica.

2°) Baixa visão: Acuidade visual entre 0,3 e 0,05 (20/400 = 0,05).

3°) Se a somatória da medida do campo visual em ambos os olhos for igual ou menor que 60 graus.

4°) Ocorrência simultânea de quaisquer das condições anteriores.

5°) Visão monocular.

Deficiência Mental e Intelectual

É o funcionamento intelectual significativamente inferior à média, com manifestação antes dos 18 anos e limitações associadas a duas ou mais áreas de habilidades adaptativas, tais como:

- Comunicação;
- Cuidado pessoal;
- Habilidades sociais;
- Utilização de recursos da comunidade;
- Saúde e segurança;
- Habilidades acadêmicas;
- Lazer;
- Trabalho.

Deficiência Múltipla

De acordo com o Decreto 3.298/1999, conceitua-se como deficiência múltipla a associação de duas ou mais deficiências.

Reconhecimento da Condição de PcD

1. Por Laudo Médico:

- Podem emitir o laudo médico, o médico do trabalho da empresa ou outro médico, desde que respeitados os critérios do Decreto 3.298/1999.
- O laudo deverá especificar o tipo de deficiência e ter Autorização expressa do trabalhador para a utilização do mesmo pela empresa, o que torna pública esta informação. Para elaborar o laudo, o médico pode utilizar avaliações de outros especialistas, do médico assistente da pessoa com deficiência ou outros profissionais.

2. Por Certificado de Reabilitação Profissional (CRP) emitido pelo INSS para os reabilitados.

Lei 13.146 de 06/07/2015

Assegura e promove o exercício dos direitos e das liberdades fundamentais, por PcD, em condições de igualdade e visando a inclusão social e de cidadania.

Adota os princípios da Convenção Internacional sobre os Direitos das Pessoas com Deficiência e seu Protocolo Facultativo (ratificado pelo Decreto Legislativo 186, de 09/06/2008).

O Protocolo Facultativo considera a Pessoa com Deficiência aquela que tem impedimento de longo prazo de natureza física, mental, intelectual ou sensorial.

Lei 13.146/15 e o Protocolo Facultativo

Estabelece também que a avaliação da deficiência, quando necessária, será biopsicossocial, realizada por equipe multiprofissional e interdisciplinar, e considera:

I- Os impedimentos nas funções e nas estruturas do corpo;

II- Os fatores socioambientais, psicológicos e pessoais;

III- A limitação no desempenho de atividades;

IV- A restrição de participação.

Transtorno do Espectro Autista (TEA)

TEA pode ser enquadrado como PcD?

Sim. A Lei 12.764/2012, que institui a Política Nacional de Proteção dos Direitos da Pessoa com Transtorno Autista ou TEA, e o Decreto 8.368/2014 garantem às pessoas com autismo serem consideradas PcD para todos os efeitos legais.

Conduta médica: Devido aos diversos graus de severidade de autismo, é importante para o enquadramento como PcD uma avaliação funcional das áreas de habilidades por profissionais especializados.

PcD – Direitos Humanos e Liberdades Fundamentais

Todo trabalhador enquadrado legalmente como PcD tem direito a adaptação razoável ao ambiente de trabalho.

Adaptação razoável significa as modificações e os ajustes necessários e adequados que não acarretem ônus desproporcional ou indevido, quando requeridos em cada caso, a fim de assegurar que as pessoas com deficiência possam gozar ou exercer, em igualdade de oportunidades com as demais pessoas, todos os direitos humanos e liberdades fundamentais.

A recusa pela empresa em adotar estas adaptações razoáveis é considerada uma forma de discriminação.

Manual de Atuação, Acessibilidade e Inclusão de Pessoas com Deficiência (PcD) e Reabilitados (com Certificado de Reabilitação Emitido pela Previdência Social)

Pontos Importantes do Manual de Acessibilidade e Inclusão de PcD e Reabilitados

Ponto 1

Dispensa sem justa causa por PcD ou reabilitado

Deve atender a dois requisitos:

a) Contar o empregador com o número mínimo de empregados para o atendimento da cota estabelecida.

b) Contratação de trabalhador com deficiência substituto para que essa cota mínima não seja reduzida (garantindo a cota mínima).

Ponto 2

Cálculo da cota de empregados com deficiência

Utiliza-se o número de empregados da totalidade de estabelecimentos da empresa no Brasil, inclusive os empregados com deficiência, excluindo-se do cálculo:

- Os aprendizes;
- Os que estão com contrato suspenso por aposentadoria por invalidez.

Ponto 3

Cálculo da Coordigualdade

Exemplo: Empresa Y possui dois estabelecimentos no Brasil.

Estabelecimento 1: **80** empregados, inclusive empregados com deficiência, três aprendizes e três aposentados por invalidez.

Estabelecimento 2: **50** empregados, inclusive empregados com deficiência, dois aprendizes e dois aposentados por invalidez.

Cálculo: 80 + 50 – 5 (total de aprendizes) – 5 (total de aposentados por invalidez) = 120 (para base de cálculo).

120 x 2% = 2,4

Cota para PcD = três pessoas.

Quando a aplicação do percentual resultar em número fracionário, este será elevado até o primeiro número inteiro subsequente (aprovado para o cálculo de COORDIGUALDADE).

Ponto 4

Acessibilidade e Inclusão no Trabalho

Acessibilidade: Conjunto de medidas necessárias que devem ser tomadas para que PcD possam viver de forma independente e participar de todos os aspectos da vida, bem como a mobilidade pessoal que comporta elementos de tecnologia assistiva e ajudas técnicas.

Ambiente acessível: Aquele no qual as barreiras são rompidas em todas as suas dimensões (urbanísticas, arquitetônicas, nos transportes, nas comunicações, nas atitudes e nas tecnologias).

Ponto 5

Avaliação da Deficiência

Quando necessária, será biopsicossocial realizada por equipe multiprofissional e interdisciplinar e considerará:

- Os impedimentos nas funções e nas estruturas do corpo.
- Os fatores socioambientais, psicológicos e pessoais.
- A limitação no desempenho de atividades.
- A restrição de participação.

Ponto 6

Laudo Psicossocial

O Laudo caracterizado da deficiência é imprescindível e deve basear-se em leis federais contendo, no mínimo, os elementos previstos no Estatuto da PcD, no Decreto 3.298/1999 e na Instrução Normativa TEM/SIT nº 98, de 15/08/2012.

O Laudo deve conter:

- Características detalhadas da deficiência com sua espécie, origem (se doença congênita), doença comum ou decorrente de acidente de trabalho, acidente comum ou adquirido em pós-operatório, usando o CID ou o CIF (Classificação Internacional de Funcionalidade), exames complementares, relação da deficiência com fatores laborais e os impedimentos nas funções e estruturas do corpo (as deficiências).

Capítulo 15

Ética Médica e a Medicina do Trabalho – Recomendações, Diretrizes e Sugestões da Associação Nacional de Medicina do Trabalho (ANAMT) para o Médico do Trabalho

Introdução

O Conselho Federal de Medicina, com atualização até 2025, consolidou normas anteriores e incorporou avanços como a telemedicina (devidamente regulamentada e não aplicada ao exame médico ocupacional) e proteção de grupos vulneráveis. De concreto o CFM, com o Código de Ética Médica, incorporou artigos para contemplar mudanças decorrentes de avanços científicos e tecnológicos, bem como novos contextos na relação em sociedade, como por exemplo a regulamentação de serviços médicos à distância e o uso de mídias sociais através de regras específicas.

Dentre os princípios fundamentais do atual Código de Ética Médica podemos destacar:

1. Autonomia Profissional: O médico exerce sua profissão com independência, podendo recusar procedimentos que contrariem sua consciência, exceto em urgência ou ausência de outro profissional.
2. Não Comercialização: A medicina não pode ser exercida como comércio.
3. Responsabilidade Ambiental: O médico deve comunicar Autoridades sobre danos ao ecossistema que afetem a saúde.
4. Inclusão: É garantido o direito de exercer a medicina sem discriminação por deficiência, doença crônica ou qualquer outro fator.

Cabe nesta Introdução destacar, resumidamente, os direitos e deveres dos médicos, segundo o Código de Ética Médica.

1. São direitos do médico:
   - Indicar tratamentos baseados em evidências científicas.
   - Recusar-se a trabalhar em condições precárias que prejudiquem a saúde própria ou do paciente.
   - Denunciar falhas institucionais ao Conselho Regional de Medicina do Estado.
2. São deveres do médico:
   - Manter confidencialidade, exceto em casos de risco à vida, ordem judicial ou Autorização do paciente (sigilo profissional).

- Obter Autorização do paciente ou do representante legal para procedimentos, exceto em emergências (consentimento informado).
- Elaborar documentos (prontuário médico) legíveis e entregar o resumo de alta ao paciente.

Quanto à relação com os pacientes, em resumo, destacamos do Código de Ética Médica:

1. A Autonomia do Paciente: O médico deve respeitar a decisão do paciente sobre tratamentos, exceto em risco iminente de morte.
2. Cuidados Paliativos: O médico deve oferecer cuidados paliativos em casos terminais, evitando terapias obstinadas.
3. A Proibição de Abandono: Ao médico é vedado abandonar pacientes em estado grave sem garantir a continuidade do cuidado.

Em relação à telemedicina e às mídias sociais, destacamos do Código de Ética Médica:

1. As consultas à distância são permitidas apenas em urgências ou com regulamentação do CFM.
2. O uso de redes sociais deve seguir normas éticas, evitando autodiagnóstico por meio de massa.

É importante que o médico, através do Código de Ética Médica, entenda os requisitos para pesquisas e ensino.

1. O consentimento em pesquisas é exigido para participantes, incluindo crianças e pessoas com capacidade reduzida (com assentimento conforme compreensão).
2. Uso de placebo: É proibido isoladamente quando há tratamento eficaz.

As infrações e penalidades devem ser mencionadas na introdução, com destaque para:

1. Quanto ao Processo Ético: As transgressões serão julgadas pelos CRM, com penalidades que variam de advertência à cassação do registro.
2. Em relação à Denúncia de Colegas: É obrigatório comunicar infrações éticas ao CRM.

Finalizando o resumo do Código de Ética Médica atual, incluímos os Princípios de Bioética:

1. Respeito às decisões do paciente (Autonomia).
2. Agir em benefício do paciente (Beneficência).
3. Evitar danos intencionais (Não Maleficência).
4. Promover a equidade no atendimento (Justiça).

Em seguida o nosso trabalho vai focar os temas envolvendo Resoluções do CFM e Recomendações da ANAMT que são importantes para o Médico do Trabalho.

Resolução CFM nº 2.323/2022

(Esta Resolução REVOGOU a Resolução 2.297/2021.)

Resolução com Normas Específicas para médicos que atendem o trabalhador, atualmente vigente.

O **CONSELHO FEDERAL DE MEDICINA**, no uso das atribuições conferidas pela Lei nº 3.268, de 30 de setembro de 1957, regulamentada pelo Decreto nº 44.045, de 19 de julho de 1958, e

CONSIDERANDO o estabelecido no artigo 1º, inciso IV, no artigo 6º e no artigo 7º, inciso XXII, da Constituição Federal; Capítulo V – Da Segurança e da Medicina do Trabalho – da Consolidação das Leis do Trabalho, bem como as normas do Código de Ética Médica (Resolução CFM nº 1.931/2009);

CONSIDERANDO o disposto nas Convenções 155 e 161 da Organização Internacional do Trabalho (OIT);

CONSIDERANDO as deliberações da Organização Mundial da Saúde (OMS) que versam sobre segurança e saúde dos trabalhadores;

CONSIDERANDO a Lei nº 11.430/2006 e o Decreto nº 6.042/2007;

CONSIDERANDO que o trabalho é um meio de prover a subsistência e a dignidade humana, não devendo gerar mal-estar, doenças e mortes;

CONSIDERANDO que promoção, prevenção, recuperação da saúde e preservação da capacidade de trabalho são direitos garantidos pela Constituição Federal;

CONSIDERANDO que as condições de vida e trabalho são determinantes sociais de saúde;

CONSIDERANDO o trabalho como fator adjuvante no tratamento de determinadas doenças, e que o médico do trabalho é o especialista que detém o conhecimento técnico e científico para promover os ajustes no contexto do trabalho;

CONSIDERANDO que o médico do trabalho é um dos principais responsáveis pela promoção, prevenção e recuperação da saúde integral dos trabalhadores, seja no setor público, seja no privado;

CONSIDERANDO os diversos campos de atuação do médico do trabalho, seja na saúde do trabalhador em empresas, seja no Sistema Único de Saúde (SUS), nas perícias judiciais ou previdenciárias;

CONSIDERANDO a necessidade de normatizar a atividade dos médicos do trabalho e dos demais médicos que atendam o trabalhador;

CONSIDERANDO a necessidade de normatizar os critérios para estabelecer o nexo causal entre o exercício da atividade laboral e os agravos à saúde;

CONSIDERANDO que todo médico, ao atender seu paciente, deve avaliar a possibilidade de que a causa de determinada doença, alteração clínica ou laboratorial possa estar relacionada ao trabalho;

CONSIDERANDO a constante necessidade de avaliar os impactos das mudanças tecnológicas, da organização do trabalho e da legislação;

CONSIDERANDO que médico perito é aquele designado pela Autoridade competente, assistindo-a no que a lei determina;

CONSIDERANDO que assistente técnico é o médico que assiste a uma das partes em litígio no processo judicial;

CONSIDERANDO que o Artigo 465 do Código de Processo Civil dispôs que o juiz nomeará perito especializado no objeto e natureza da perícia consoante a sua área de especialidade, técnica ou de expertise, ou seja, nomeará perito em engenharia, contabilidade, medicina, informática, agronomia etc., consoante habilitação técnica segundo o objeto da perícia;

CONSIDERANDO, finalmente, o decidido na Sessão Plenária realizada em 5 de agosto de 2021,

RESOLVE:

Art. 1º Aos médicos do trabalho e demais médicos que atendem o trabalhador, independentemente do local em que atuem, cabe:

– Assistir ao trabalhador, elaborar seu prontuário médico e fazer todos os encaminhamentos devidos;

– Fornecer atestados e pareceres para o trabalhador sempre que necessário, considerando que o repouso, o acesso a terapias ou o afastamento da exposição nociva faz parte do tratamento;

– Fornecer laudos, pareceres e relatórios de exame médico e dar encaminhamento, sempre que necessário, dentro dos preceitos éticos;

– Promover, com a ciência do trabalhador, a discussão clínica com o especialista assistente do trabalhador sempre que julgar necessário e propor mudanças no contexto do trabalho, quando indicadas, com vistas ao melhor resultado do tratamento.

§ 1º Quando requerido pelo paciente, deve o médico pôr à sua disposição ou à de seu representante legal tudo o que se refira ao seu atendimento, em especial cópia dos exames e do prontuário médico.

§ 2º Na elaboração do atestado médico, deve o médico assistente observar o contido na Resolução CFM nº 1.658/2002, alterada pela Resolução CFM nº 1.851/2008.

§ 3º O médico do trabalho pode discordar dos termos de atestado médico emitido por outro médico, desde que justifique a discordância, após o devido exame clínico do trabalhador, assumindo a responsabilidade pelas consequências do seu ato.

§ 4º O médico do trabalho, ao ser solicitado pelo médico assistente do trabalhador, deverá produzir relatório com descrição dos riscos ocupacionais e da organização do trabalho e entregá-lo ao trabalhador ou ao seu responsável legal, em envelope lacrado endereçado ao médico solicitante, de forma confidencial.

§ 5º O médico assistente ou especialista, ao ser solicitado pelo médico do trabalho, deverá produzir relatório ou parecer com descrição dos achados clínicos, prognóstico, tratamento e exames complementares realizados que possam estar relacionados às queixas do trabalhador e entregá-lo a ele ou ao seu responsável legal, em envelope lacrado endereçado ao médico solicitante, de forma confidencial.

Art. 2º Para o estabelecimento do nexo causal entre os transtornos de saúde e as atividades do trabalhador, além da anamnese, do exame clínico (físico e mental), de relatórios e dos exames complementares, é dever do médico considerar:

– A história clínica e ocupacional atual e pregressa, decisiva em qualquer diagnóstico e/ou investigação de nexo causal;

– O estudo do local de trabalho;

– O estudo da organização do trabalho;

– Os dados epidemiológicos;

– A literatura científica;

– A ocorrência de quadro clínico ou subclínico em trabalhadores expostos a riscos semelhantes;

– A identificação de riscos físicos, químicos, biológicos, mecânicos, estressantes e outros;

– O depoimento e a experiência dos trabalhadores;

– Os conhecimentos e as práticas de outras disciplinas e de seus profissionais, sejam ou não da área da saúde.

Parágrafo único. Ao médico assistente é vedado determinar nexo causal entre doença e trabalho sem observar o contido neste artigo e seus incisos.

Art. 3º Os médicos do trabalho e os demais médicos que atendem os trabalhadores de empresas e instituições, que admitem trabalhadores independentemente de sua especialidade, devem:

– Atuar visando essencialmente a promoção da saúde e a prevenção da doença, conhecendo, para tanto, os processos produtivos e o ambiente de trabalho da empresa.

– Promover o esclarecimento e prestar as orientações necessárias sobre a condição dos trabalhadores com deficiência, idosos e/ou com doenças crônico-degenerativas e gestantes; e promover a inclusão destes no trabalho, participando do processo de adaptação do trabalho ao trabalhador, quando necessário.

– Dar conhecimento formalmente aos empregadores, aos trabalhadores e às comissões internas de prevenção de acidentes sobre os riscos existentes no ambiente de trabalho, informações da vigilância epidemiológica e outros informes técnicos, desde que resguardado o sigilo profissional.

– Notificar formalmente o empregador quando da ocorrência ou de sua suspeita de acidente ou doença do trabalho, para que a empresa proceda à emissão de Comunicação de Acidente de Trabalho, devendo deixar registrado no prontuário do trabalhador.

– Notificar formalmente os agravos de notificação compulsória ao órgão competente do Ministério da Saúde quando suspeitar ou comprovar a existência de agravos relacionados ao trabalho, bem como notificar formalmente ao empregador a adoção dos procedimentos cabíveis, independentemente da necessidade de afastar o empregado do trabalho, devendo registrar tudo em prontuário.

Art. 4º Compete ao médico do trabalho avaliar as condições de saúde do trabalhador para determinadas funções e/ou ambientes, propondo sua alocação para trabalhos compatíveis com seu atual estado de saúde, orientando-o, bem como ao empregador ou chefia imediata, se necessário, em relação ao processo de adaptação do trabalho.

Art. 5º Os médicos do trabalho, como tais reconhecidos por lei, especialmente investidos da função de Coordenador do Programa de Controle Médico de Saúde Ocupacional (PCMSO), estarão obrigados a fazerem-se presentes, com a regularidade que for necessária, nas empresas e em suas filiais, para coordenarem o referido programa, estando devidamente inscritos nos conselhos regionais de medicina dos estados em que estiverem atuando.

§ 1º Os médicos que executam os exames ocupacionais devem observar o contido nos programas instituídos para proteção integral à saúde do trabalhador, devendo ter conhecimento sobre as condições e riscos do trabalho.

§ 2º Ao médico do trabalho da empresa contratante é facultado exigir exames específicos da atividade a ser realizada pelo trabalhador por exposição a risco não contemplado no PCMSO de origem.

Art. 6º É vedado ao médico que presta assistência ao trabalhador:

– Realizar exame médico ocupacional com recursos de telemedicina, sem o exame presencial do trabalhador.

– Assinar Atestado de Saúde Ocupacional (ASO) em branco.

– Emitir ASO sem que esteja familiarizado com os princípios da patologia ocupacional e suas causas, bem como com o ambiente, as condições de trabalho e os riscos a que está ou será exposto cada trabalhador.

– Deixar de registrar no prontuário médico do trabalhador todas as informações referentes aos atos médicos praticados.

– Informar resultados dos exames no ASO.

Art. 7º Conforme as Resoluções do CFM nº 2.007/2013 e nº 2.147/2016, o ambulatório de assistência à saúde do trabalhador deverá ter médico do trabalho com Registro de Qualificação da Especialidade (RQE) como diretor técnico responsável pelo estabelecimento de saúde perante os conselhos regionais de medicina, Autoridades sanitárias, ministério público, judiciário e demais Autoridades.

Art. 8º Os atestados, relatórios e demais documentos apresentados emitidos por médicos e odontólogos, regularmente inscritos nos seus respectivos conselhos, podem ser considerados pelo médico do trabalho, perito ou junta médica para subsidiar a decisão sobre capacidade laborativa, sendo indispensável proceder à avaliação clínica.

Art. 9º Em sua peça de contestação de nexo ao perito médico da Previdência, o médico do trabalho poderá enviar documentação probatória demonstrando que os agravos não possuem nexo com o trabalho exercido pelo trabalhador, tais como:

– Programa de Prevenção de Riscos Ambientais (PPRA);

– Programa de Controle Médico de Saúde Ocupacional (PCMSO);

– Perfil Profissiográfico Previdenciário (PPP);

– Comunicação de Acidente de Trabalho (CAT);

– Laudo Técnico de Condições Ambientais de Trabalho (LTCAT);

– Programa de Gerenciamento de Riscos (PGR);

– Programa de Condições e Meio Ambiente de Trabalho na Indústria da Construção (PCMAT);

– Análise ergonômica do posto de trabalho, ficha de produtos químicos e outros documentos relacionados às condições de trabalho e pertinentes à contestação poderão ser utilizados, quando necessários.

Parágrafo único: Por ocasião do encaminhamento do trabalhador à perícia previdenciária, deve o médico do trabalho entregar relatório médico ao trabalhador com a descrição das condições em que se deu o acidente ou a doença.

Art. 10. Em ações judiciais, a cópia do prontuário médico, de exames complementares ou outros documentos poderá ser liberada por Autorização do paciente ou dever legal.

Art. 11. O médico de empresa, o médico responsável por qualquer programa de controle de saúde ocupacional de empresa e o médico participante do Serviço Especializado em Engenharia de Segurança e Medicina do Trabalho podem atuar como assistente técnico nos casos envolvendo a empresa contratante e/ou seus assistidos, desde que observem os preceitos éticos.

§ 1º No desempenho dessa função no Tribunal, o médico deverá agir de acordo com sua livre consciência, nos exatos termos dos princípios, direitos e vedações previstos no Código de Ética Médica.

§ 2º Existindo relação médico-paciente, permanecerá a vedação estabelecida no Código de Ética Médica vigente, sem prejuízo do contido no § 1º.

Art. 12. Ao médico do trabalho responsável pelo PCMSO da empresa e ao médico participante do Serviço Especializado em Segurança e Medicina do Trabalho (SESMT) é vedado atuar como peritos judiciais, securitários ou previdenciários nos casos que envolvam a firma contratante e/ou seus assistidos, atuais ou passados.

Art. 13. São atribuições e deveres do médico perito judicial e assistentes técnicos:

– Examinar clinicamente o trabalhador e solicitar os exames complementares, se necessários;

– O médico perito judicial e assistentes técnicos, ao vistoriarem o local de trabalho, devem fazer-se acompanhar, se possível, pelo próprio trabalhador que está sendo objeto da perícia, para melhor conhecimento do seu ambiente de trabalho e função;

– Estabelecer o nexo causal, considerando o exposto no artigo 2º e incisos (redação aprovada pela Resolução CFM nº 1.940/2010) e tal como determina a Lei nº 12.842/2013, ato privativo do médico.

Art. 14. Conforme artigo 465 do Código de Processo Civil, o juiz nomeará perito especializado no objeto e na natureza da perícia. A perícia com fins de determinação de nexo causal, avaliação de capacidade laborativa/aptidão, avaliação de sequela/valoração do dano corporal, requer atestação de saúde e definição do prognóstico referente ao diagnóstico nosológico, o que é, legalmente, ato privativo do médico.

§ 1º É vedado ao médico participar como assistente técnico de perícia privativa de outra profissão regulamentada em lei.

§ 2º É vedado ao médico realizar perícia médica na presença de assistente técnico não médico. Nesse caso, o médico perito deve suspender a perícia e informar imediatamente ao magistrado o seu impedimento.

Art. 15. Em ações judiciais, o médico perito poderá peticionar ao Juízo que oficie o estabelecimento de saúde ou o médico assistente para anexar cópia do prontuário do periciado, em envelope lacrado e em caráter confidencial.

Art. 16. Esta Resolução não se aplica aos médicos peritos previdenciários cuja atuação possui legislação própria, ressalvando-se as questões éticas do exercício profissional.

Art. 17. Revoga-se a Resolução CFM nº 2.183, publicada no Diário Oficial da União de 21 de setembro de 2018, Seção I, página 206, e as disposições em contrário.

Art. 18. Esta Resolução entrará em vigor na data de sua publicação.

Brasília, DF, 5 de agosto de 2021.

Mauro Luiz de Britto Ribeiro
Presidente

Dilza Teresinha Ambrós Ribeiro
Secretária-geral

Exposição de Motivos da Resolução CFM nº 2.297/2021

A proposta de alteração do Artigo 14 da Resolução nº 2.183/2018 nos foi demandada pelo Ministério Público do Trabalho, referente à Ação Civil nº 002317.2019.10.000/2 demandada pela Abrapefi.

A perícia médica tem como objeto realizar diagnóstico nosológico referente ao prognóstico e atestação de saúde, que são atos privativos de médico, consoante a Lei nº 12.842/2013. Dentro dessa lógica talhada pela lei, o assistente técnico em perícia com esse objeto deve ser médico para elaborar o seu parecer técnico, para confrontar ou para concordar com o Laudo Médico Pericial.

Nas manifestações do perito em relação aos pareceres dos assistentes técnicos ou impugnações, não é crível que profissionais travem uma discussão técnica se eles têm formação diversa.

Não é possível nivelar a discussão técnica sob a equivocada justificativa de se tratar de profissionais de saúde e, portanto, ainda que possuam conhecimentos congêneres e correlatos, na profundidade do saber exigido para o desempenho profissional, são diversos da formação de um médico. Enfermeiros, psicólogos, fisioterapeutas, biomédicos etc. são profissionais de saúde. No entanto, não podem realizar cirurgia, mas aprenderam anatomia na graduação; não podem tratar transtornos psiquiátricos, em que pese terem estudado farmacologia; não podem definir prognóstico referente ao diagnóstico nosológico. Nesse sentido, também não têm condições de definir diagnósticos diferenciais. Assim, não podem realizar perícia cujo objeto é a determinação de nexo causal e a atestação de saúde, por exemplo, por se tratar, na verdade, de perícia médica. Se não reúnem condições técnicas de realizar perícia médica, por causa de sua formação profissional, também não reúnem condições técnicas de atuar como assistente técnico em perícia médica.

De outro lado, o médico também não pode participar de perícias que sejam normatizadas e privativas de outras profissões regulamentadas em lei; em razão da mesma justificativa. Observando o limite de atuação de cada profissão, conforme legislação vigente, não há que se falar em reserva de mercado ou de cerceamento do livre exercício da profissão, mas sim de respeitar a qualificação profissional exigida de cada um. Exatamente como determinou o Art. 5º, XIII, da Constituição Federal de 1988.

O texto proposto para alteração foi apreciado pelas Câmaras Técnicas de Medicina Legal e Perícia Médica e de Medicina do Trabalho, sofreu as alterações apontadas por seus membros e seguiu para apresentação, discussão e aprovação do Pleno do Conselho Federal de Medicina.

ROSYLANE NASCIMENTO DAS MERCÊS ROCHA

Conselheira Relatora

Tópicos Importantes da Resolução nº 2.297/2021 do CFM

Ambulatório de Assistência à Saúde do Trabalhador

Conforme as Resoluções do CFM 2007/2013 e nº 2.147/2016, o Ambulatório de Assistência à Saúde do Trabalhador deve ter Médico do Trabalho com RQE da especialidade como Diretor Técnico Responsável pelo estabelecimento de saúde.

Atestados Médicos

Os Atestados Médicos e demais documentos apresentados emitidos por médicos e odontólogos, podem ser considerados pelo Médico do Trabalho, Perito ou Junta Médica para subsidiar a decisão sobre capacidade laborativa, sendo indispensável a avaliação clínica.

Contestação de Nexo

Em sua peça de Contestação de Nexo ao Perito Médico da Previdência, o Médico do Trabalho poderá enviar documentação comprobatória demonstrando que os agravos não possuem nexo com o trabalho exercido pelo trabalhador.

Documentos:

- PGR (na Resolução ainda consta como PPRA);
- PCMSO;
- PPP;
- CAT;
- LTCAT;
- PCMAT;
- Análise Ergonômica do Posto de Trabalho;
- Ficha de produtos químicos ou outros documentos relacionados às condições de trabalho pertinentes à contestação.

Perícia

O Médico de Empresa, o Médico Responsável por qualquer Programa de Controle de Saúde Ocupacional, o Médico participante da SESMT pode atuar como Assistente Técnico.

Ao Médico do Trabalho responsável pelo PCMSO da empresa e ao Médico Participante do SESMT, é vedado atuar como peritos judiciais, securitários ou previdenciários nos casos que envolvam a firma contratante e/ou seus assistidos, atuais ou passados.

É vedado ao Médico realizar perícia médica na presença do assistente técnico não médico.

Esta Resolução não se aplica aos médicos peritos previdenciários.

Parecer CFM 08/2020

É vedado realizar exames médicos ocupacionais com recursos de telemedicina sem proceder o exame clínico direto no trabalhador.

Por meio da realização dos exames médicos ocupacionais, o concluirá pela aptidão ou inaptidão do trabalhador para o exercício de sua função e atividade. Não se trata, pois, de consulta médica de assistência à saúde, pesquisa, ensino ou de prevenção e promoção à saúde, consoante o artigo 3 da Lei 13.989/2020, que dispõe sobre o uso da telemedicina durante a crise causada pelo coronavírus (SARS-CoV-2).

Dever de Todo Médico quanto a Notificação da Doença e Agravos à Saúde Relacionados ao Trabalho

Portaria 1.984 de 12/09/2014 - Lista Nacional de Doenças e Agravos de Notificação Compulsória

Estratégia da Portaria 1.984 do Ministério da Saúde

A Portaria define a Lista Nacional de Doenças e Agravos de Notificação Compulsória a serem monitoradas por meio da Estratégia de Vigilância em Unidades Sentinelas.

Vigilância Sentinela: É o modelo de vigilância realizado a partir do estabelecimento de saúde estratégico para vigilância de morbidade, mortalidade ou agentes etiológicos de interesse para a saúde pública.

Portaria 205 de 17/02/2016 que define a Lista Nacional de Doenças e Agravos a serem monitorados por meio da estratégia de vigilância em unidades sentinelas que inclui no Anexo para Vigilância em Saúde do Trabalhador

1) Acidente de trabalho fatal;

2) Acidente de trabalho com mutilações;

3) Acidente com exposição a material biológico;

4) Acidente do trabalho com crianças e adolescentes;

5) Dermatoses ocupacionais;

6) Intoxicações exógenas (por substâncias químicas, que incluem agrotóxicos, gases tóxicos e metais pesados);

7) Distúrbios osteomusculares relacionados ao trabalho (DORT);

8) Pneumoconioses;

9) Perdas auditivas induzidas pelo ruído;

10) Transtornos mentais relacionados ao trabalho;

11) Câncer relacionado ao trabalho.

Sistema de Informação de Agravos de Notificação (SINAN)

Diferentemente do acesso direto e simplificado do aplicativo da Previdência para a emissão da CAT, o acesso ao SINAN é exclusivo dos Serviços de Saúde ligados ao Ministério da Saúde.

Os médicos que não estejam trabalhando em unidades de saúde do MS (SUS) deverão proceder à Notificação de Agravos de forma indireta ao SINAN. Deverão, utilizando Sistemas de Estados e Municípios junto às Secretarias de Saúde, preencherem as Fichas Individuais de Notificação (FIN).

Código de Conduta do Médico do Trabalho

(Fonte: Página da ANAMT)

São deveres do Médico do Trabalho:

1. Atuar visando, essencialmente, a promoção da saúde dos trabalhadores.
2. Buscar, com meios que dispõem, a melhor adaptação do trabalho ao homem e a eliminação ou controle dos riscos existentes no trabalho.
3. Exercer suas atividades com total independência profissional e moral, com relação ao empregador e ao empregado.
4. Conhecer os ambientes e condições de trabalho dos trabalhadores sob seus cuidados, para o adequado desempenho de suas funções nos exames ocupacionais e demais atribuições profissionais.
5. No exame admissional, compatibilizar a aptidão do candidato do ponto de vista médico, ao posto de trabalho.
6. Não marginalizar, nos exames admissionais, portadores de afecções ou deficiências físicas, desde que estas não sejam agravadas pela atividade a ser desempenhada e não exponham o trabalhador ou a comunidade a riscos.
7. Não considerar a gestação como fator de inaptidão ao trabalho, desde que haja risco para a gestante e para o feto na atividade a ser desempenhada.
8. Ao constatar inaptidão por motivos médicos para determinado posto de trabalho, informar o interessado dos motivos.
9. Ao constatar enfermidade ou deficiência que incapacite o trabalhador para a função que vinha exercendo, informá-lo e orientá-lo para a mudança de função.
10. Informar empregados e empregadores sobre riscos existentes no ambiente de trabalho, bem como as medidas necessárias para seu controle.
11. Não permitir que seus serviços sejam utilizados no sentido de propiciar direta ou indiretamente o desligamento do empregado.
12. Orientar o empregador e o empregado no tocante à assistência médica, visando melhor atendimento à população sob seus cuidados.
13. Manter sigilo das informações confidenciais da empresa, técnicas e administrativas, de que tiver conhecimento no exercício de suas funções, exceto nos casos em que este sigilo cause dano *à saúde do trabalhador ou da comunidade.*

Código Internacional de Ética para Profissionais de Saúde no Trabalho

(Fonte: Página da ANAMT)

Este Código foi elaborado pela Comissão Internacional de Saúde no Trabalho (ICOH).

Prefácio

Várias são as razões que fazem com que a Comissão Internacional de Saúde no Trabalho (ICOH) esteja comprometida com o desenvolvimento de um Código de Ética para os Profissionais de Saúde no Trabalho, distinto dos códigos de ética que regem o exercício profissional dos médicos em geral. O primeiro motivo é o crescente reconhecimento das complexas e, às vezes, concorrentes responsabilidades dos profissionais de Saúde e Segurança no Trabalho, em relação aos trabalhadores, aos empregadores, ao público em geral, à Saúde Pública, às Autoridades do Trabalho e a outras entidades e atores, tais como a Previdência Social e as Autoridades judiciais. O segundo motivo é o crescente número de profissionais de Saúde e Segurança no Trabalho, resultante do estabelecimento de Serviços de Saúde e Segurança no Trabalho, quer em função de exigências legais, quer em caráter voluntário. Ainda, cabe salientar o crescente desenvolvimento do enfoque multidisciplinar em Saúde e Segurança no Trabalho, o que implica o envolvimento de especialistas de distintas inserções profissionais.

O Código Internacional de Ética para os Profissionais de Saúde no Trabalho é relevante para muitos grupos profissionais que desempenham tarefas e têm responsabilidades em empresas, assim como nos setores público e privado que se dedicam à Saúde, à Segurança e à Higiene e Meio Ambiente relacionados ao trabalho. Para fins deste Código, a categoria "profissionais de Saúde no Trabalho" (ou "Saúde Ocupacional") é definida de forma muito ampla, tendo como vocação comum o compromisso profissional com a agenda da Saúde no Trabalho. A abrangência deste Código cobre atividades dos profissionais de Saúde no Trabalho, tanto quando atuam em sua capacidade individual, como quando atuam dentro de organizações e empresas que prestam serviços a clientes e usuários. O Código aplica-se aos profissionais de Saúde no Trabalho e aos Serviços de Saúde no Trabalho, independentemente de eles estarem atuando em contextos de livre mercado, sujeitos à concorrência, ou em contextos de serviços públicos de saúde.

A primeira versão do Código Internacional de Ética, de 1992, estabeleceu os princípios gerais de ética na Saúde no Trabalho. Estes princípios permanecem válidos, mas eles precisam ser atualizados e reformulados, a fim de se ajustarem às mudanças em curso nas ambiências onde a Saúde no Trabalho é praticada. Devem ser levadas em conta as mudanças nas condições de trabalho e nas demandas sociais, incluindo aquelas emergentes do desenvolvimento social e político da sociedade; questionamentos sobre o conceito de valor utilitário, sobre a melhoria contínua e sobre a transparência; a questão da globalização da economia mundial e a liberação internacional dos mercados; o desenvolvimento técnico e a introdução das tecnologias da informação, como um elemento indissociável da produção de bens e serviços. Todos estes aspectos têm repercussões sobre o contexto das práticas de Saúde no Trabalho, e, por conseguinte, influenciam as normas profissionais e de ética dos profissionais de Saúde no Trabalho.

A preparação de um Código Internacional de Ética para os Profissionais de Saúde no Trabalho já vem desde 1987, quando foi discutida pelo Conselho de Administração (Board) da ICOH, por ocasião do Congresso da ICOH realizado em Sydney. Um anteprojeto foi, então, submetido a um processo de consultas. O Código de Ética da ICOH para os Profissionais de Saúde no Trabalho, de 1992, foi aprovado pelo Conselho de Administração da ICOH, em novembro de 1991, e publicado em Inglês e em Francês, em 1992, reimpresso várias vezes, tendo sido, nos anos subsequentes, traduzido para oito idiomas. Um Grupo de Trabalho foi criado em 1993, a fim de atualizar o Código Internacional de Ética para os Profissionais de Saúde no Trabalho, ao mesmo tempo em que se acordou com o Conselho de Administração da ICOH, em 1997, que se fazia necessária uma revisão mais aprofundada do referido Código, visando a suplementá-lo com novas questões que necessitavam ser incluídas. Um Grupo de Trabalho sobre Ética em Saúde no Trabalho, renovado, (J. F. Caillard, G. H.Coppée e P. Westerholm), iniciou o processo de revisão do Código, em 1999, em consulta com membros da ICOH, selecionados, conservando sua estrutura original e reorganizando o texto em modo mais sistemático.

A versão revisada do Código de Ética para os Profissionais de Saúde no Trabalho foi aprovada pelo Conselho de Administração da ICOH, em Março de 2002. O Código de 2002 foi largamente reconhecido, e utilizado para a elaboração de códigos nacionais de ética e para fins educacionais. Ele foi adotado como termos de referências na Argentina e na Itália, na Lei-Marco de Saúde e Segurança no Trabalho. Ele também foi incluído na 3ª edição do livro de Rosenstock e Cullen. Além dos idiomas oficiais adotados pela ICOH, o Código de Ética da ICOH foi traduzido para o Chinês, Espanhol, Grego, Italiano, Japonês, Português e Turco. Em 2010, o Grupo de Trabalho de Diretores Médicos das Nações Unidas decidiu aconselhar que todos os enunciados das Nações Unidas que tratam de ética em Saúde no Trabalho deveriam ser guiados pelo Código de Ética da ICOH, e com ele consistentes. Além disso, ocorreram muitas adoções em caráter voluntário, as quais utilizaram o Código da ICOH como padrão para definir e avaliar conduta profissional, além de ter sido largamente referido, tanto no campo da Saúde no Trabalho, como em áreas afins.

Em 2008, o Conselho de Administração da ICOH decidiu revisar a versão do Código de 2002, e delegou a tarefa ao Grupo de Trabalho sobre Transparência e Ética, do Conselho, em reunião realizada na Cidade do Cabo, em março de 2009. O Comitê foi constituído pelos seguintes membros do Conselho de Administração: P. Westerholm (presidente), G. Costa, M. Guillemin, J. Harrison e J. Howard Jr., os quais atuaram na qualidade de Grupo Revisor do Código, do Conselho de Administração da ICOH. A Dra. M. Fingerhut juntou-se ao Grupo para fortalecer a capacidade de ampliar as conexões institucionais, tendo em vista a abrangência global da tarefa. Para fortalecer os contatos de campo, o Grupo Revisor do Código foi expandido, com a inclusão de J. F. Caillard (Ex-Presidente da ICOH) e S. Iavicoli (Secretário Geral da ICOH). Visando a expansão de contatos com as diferentes regiões do mundo e com as redes profissionais na América Latina, África e Ásia, foram também incorporados ao Grupo Revisor os seguintes profissionais: J. Rodriguez-Guzman, L. London e S. Horie. Além disso, foi constituído um Grupo Tarefa, enquanto subgrupo do Grupo Revisor do Código, para enfocar questões do Código de Ética relacionadas com o contexto cultural dos países africanos, que contou com as seguintes pessoas: G. B. Tangawa, R. B. Matchaba-Hove, A. Nyika, N. MKhise e R. Nwabueze. O trabalho de revisão foi realizado por meio da elaboração de uma série de textos provisórios. Os membros do Grupo Revisor do Código aproveitaram sua participação em diferentes eventos da ICOH, na Europa, África, América Latina e Ásia, para discutir os temas da revisão realizada, com os membros do Grupo que estavam também presentes nesses eventos, assim como com outras redes profissionais.

Um relatório de progresso do Grupo Revisor do Código foi apresentado e discutido na Reunião do Conselho de Administração da ICOH, que se realiza na metade do mandato, que ocorreu em Milão, em fevereiro de 2011. O quadro associativo da ICOH foi envolvido no processo, por meio de comunicação dos resultados da revisão preliminar, encaminhado aos presidentes dos Comitês Científicos da ICOH, e aos Secretários Nacionais da ICOH. O relatório do Grupo Revisor do Código, apresentado por P. Westerholm, Presidente do Comitê de Transparência e Ética, em setembro de 2011, foi discutido em reunião sobre a revisão do Código, organizada pelo Presidente da ICOH, K. Kogi, à qual estiveram presentes os dirigentes da ICOH e os membros do Comitê de Transparência e Ética. Ao examinar as questões que deveriam ser revisadas no Código, acordou-se em minimizar as alterações no texto existente. No Congresso da ICOH, realizado em Cancún, em março de 2012, prosseguiu-se a discussão das questões identificadas na revisão. As alterações necessárias ao Código foram discutidas em uma oficina de trabalho sobre o Código de Ética da ICOH, realizada na Universidade de Saúde Ocupacional e Ambiental, em Kitakyushu, em agosto de 2012. Para finalizar o trabalho de revisão do Código, frente às emendas sugeridas ao longo desse processo de revisão, o Presidente da ICOH K. Kogi constituiu um Grupo Editor do Código, composto pelas Vice-Presidentes da ICOH, S. Lehtinen e B. Rogers; pelo Secretário Geral S. Iavicoli; o ex-presidente J. Rantanen, e os membros do Conselho de Administração G. Costa, N. Kaeakami, C. Nogueira, E. Santino e P. Westerholm. Na reunião do Grupo Editor do Código, realizada em junho de 2013, os textos provisórios da revisão foram finalizados. Além disto, agradecemos especialmente o apoio editorial para esta terceira edição, oferecido pelo Sr. Carlo Petyx (coordenador), e as Sras. Valeria Boccuni, Erika Cannone, o Sr. Pierluca Dionisi e a Sra. Antonella Oliverio.

No processo de revisão, o ponto de partida fundamental e objetivo foi o de conservar a estrutura já existente no Código de 2002, ao longo da revisão, com o propósito de assegurar a continuidade e o reconhecimento de seu conteúdo, por gerações sucessivas de membros da ICOH, bem como por leitores da comunidade profissional de Saúde no Trabalho, no mundo. O processo de revisão resultou em materiais de trabalho e documentação, que foram disponibilizados como textos suplementares presentes no *website* da ICOH, assim que o Código revisado foi aprovado pelo Conselho de Administração da ICOH. O Código com as revisões propostas foi apresentado na reunião do Conselho de Administração realizada na metade do mandato, realizada em

Helsinque, em fevereiro de 2014. Após nova revisão das mudanças propostas, o Conselho de Administração da ICOH adotou o novo Código Internacional de Ética para os Profissionais de Saúde no Trabalho, em 10 de fevereiro de 2014.

Este Código de Ética representa uma tentativa de traduzir em termos de conduta profissional os valores e princípios éticos no campo da Saúde no Trabalho. Intenta-se com ele orientar todos aqueles que realizam atividades de Saúde no Trabalho e estabelecer um nível de referência sobre o qual, seus desempenhos possam ser avaliados. O Código visa, também, contribuir para o desenvolvimento de um conjunto de princípios comuns, para a cooperação entre todos os atores envolvidos, assim como a promoção do trabalho em equipe e do enfoque multidisciplinar na Saúde no Trabalho. O Código constitui um marco de referência, suscetível de documentar e justificar todo desvio das práticas profissionais aceitas, o que acarreta um peso de responsabilidade sobre aqueles que não esclarecem as razões de suas práticas. Deve ser salientado que a orientação mais detalhada sobre numerosos aspectos particulares pode ser encontrada em códigos de ética ou em diretrizes para profissões específicas. Ademais, o Código de Ética não pretende cobrir todas as áreas de implementação, ou todos os aspectos de conduta dos profissionais de Saúde no Trabalho, ou seus relacionamentos com parceiros sociais, com outros profissionais e com o público em geral. Reconhece-se que alguns aspectos da ética profissional podem ser específicos a determinadas profissões, e necessitam orientação ética adicional.

Deve ser salientado que 'Ética' deveria ser considerado um assunto que não tem fronteiras muito claras, requerendo interações, cooperação multidisciplinar, consultas e participação. O processo em si pode se tornar mais importante do que o resultado final alcançado. Um Código de Ética para os Profissionais de Saúde no Trabalho jamais deveria ser considerado como "definitivo", mas muito mais como uma pedra angular dentro de um processo dinâmico envolvendo a comunidade de Saúde no Trabalho, como um todo, a ICOH e outras organizações envolvidas com a Saúde, Segurança e o Meio Ambiente, incluindo as organizações de empregadores e de trabalhadores.

Nunca é demais enfatizar que a ética em Saúde no Trabalho é, por essência, um campo de interações entre muitos parceiros. A boa Saúde no Trabalho é inclusiva, não excludente. A elaboração e implementação de padrões de conduta profissional não envolve apenas os profissionais de Saúde no Trabalho, eles próprios, mas, também, todos os que se beneficiam ou venham a se sentir ameaçados por suas práticas profissionais, assim como aqueles que poderão apoiar sua correta implementação, ou denunciar as falhas. Por conseguinte, este documento deveria ser mantido em análise permanente, e sua revisão deveria ser feita, quando for estimado que se faz necessário. Comentários para o aperfeiçoamento de seu conteúdo devem ser dirigidos ao Secretário Geral da Comissão Internacional de Saúde no Trabalho.

O Código de Ética da Comissão Internacional de Saúde no Trabalho pode ser reproduzido, livremente. Propostas de tradução para outros idiomas, que não o Inglês e o Francês, devem ser enviadas, simultaneamente, ao Presidente e ao Secretário Geral da ICOH. A tradução para outros idiomas, que não os idiomas oficiais, deve ser feita por um Grupo de Trabalho *ad hoc,* nomeado pelo Presidente da ICOH. Se necessário, o Presidente da ICOH poderá nomear um Grupo de Revisão pelos Pares, para revisar a versão traduzida. O coordenador do Grupo de Trabalho deverá submeter a versão final revisada ao Presidente da ICOH, para a sua aprovação. Versões traduzidas do Código de Ética da ICOH devem incluir uma cópia do Código, ou em Inglês ou em Francês. A impressão do Código de Ética da ICOH está sujeita a Autorização prévia pelo Presidente da ICOH. Qualquer apoio financeiro para a impressão, por qualquer tipo de organização, deverá ser preliminarmente comunicado e aprovado pelo Presidente da ICOH.

Kazutaka Kogi, MD, DMSc
Presidente da ICOH

Sergio Iavicoli, MD, PhD
Secretário Geral da ICOH

Introdução

O objetivo do exercício da Saúde no Trabalho é proteger e promover a saúde dos trabalhadores, manter e melhorar sua capacidade de trabalho, contribuir para o estabelecimento e a manutenção de um ambiente de trabalho saudável e seguro para todos, assim como promover a adaptação do trabalho às capacidades dos trabalhadores, levando em consideração seu estado de saúde.

O campo da Saúde no Trabalho é amplo e cobre a prevenção de todas as disfunções provocadas pelo emprego, acidentes do trabalho e doenças relacionadas ao trabalho, inclusive doenças profissionais, a promoção e a proteção da saúde dos trabalhadores, e todos os aspectos relacionados com as interações entre Trabalho e Saúde. Os profissionais de Saúde no Trabalho deveriam ser envolvidos, sempre que possível, no projeto e escolha dos equipamentos de Saúde e Segurança, em métodos e procedimentos de trabalho, e em práticas de trabalho seguro, relevantes para a saúde, segurança e capacidade de trabalho dos trabalhadores. Eles deveriam encorajar a participação dos trabalhadores neste campo, levando em consideração sua própria experiência.

Com base no princípio de equidade, os profissionais de Saúde no Trabalho deveriam assistir os trabalhadores na obtenção e manutenção do emprego, apesar de suas deficiências de saúde ou de suas incapacidades ou desvantagens. Deveria ser devidamente reconhecido que existem necessidades especiais de Saúde no Trabalho, determinadas por fatores tais como gênero, idade, etnicidade, condição fisiológica, aspectos sociais, barreiras de comunicação e outros fatores. Estas necessidades deveriam ser caracterizadas em bases individuais, com a devida preocupação de proteger a saúde em relação ao trabalho e sem deixar qualquer possibilidade de discriminação.

Para o propósito deste Código, a expressão "profissionais de Saúde no Trabalho" significa a inclusão de todos aqueles que, no exercício de sua capacidade profissional, desempenham tarefas de Saúde e Segurança no Trabalho, provêm serviços de Saúde no Trabalho, ou estão envolvidos no exercício da Saúde no Trabalho. Na verdade, um amplo espectro de disciplinas está envolvido com a Saúde no Trabalho, pois ela se situa numa interface entre a tecnologia e a saúde, envolvendo aspectos técnicos, médicos, sociais e legais. Os profissionais de Saúde no Trabalho incluem os médicos do trabalho, os enfermeiros do trabalho, os auditores do trabalho, os higienistas ocupacionais, os psicólogos ocupacionais, os especialistas em Ergonomia, em Reabilitação Profissional, em Prevenção de Acidentes, no melhoramento das condições e ambientes de trabalho, assim como os profissionais que se dedicam à pesquisa em Saúde e Segurança no Trabalho. A competência destes profissionais de Saúde no Trabalho deveria ser mobilizada, dentro do marco de referência e do enfoque da multidisciplinaridade e do trabalho em equipe.

Muitos outros profissionais. de uma grande variedade de disciplinas como Química, Toxicologia, Engenharia, Proteção Radiológica, Saúde Ambiental, Sociologia Aplicada e profissionais da área do Seguro Social e da Educação em Saúde podem, também, em determinada extensão, ser envolvidos no exercício das atividades de Saúde no Trabalho. Outrossim, Autoridades de Saúde Pública e Autoridades da área de Trabalho, empregadores, trabalhadores e seus representantes, e profissionais que trabalham em primeiros socorros exercem papéis essenciais, e até têm responsabilidade direta na implementação das políticas e dos programas de Saúde no Trabalho, embora não sejam especialistas em Saúde no Trabalho, por profissão. Finalmente, muitas outras profissões, tais como advogados, arquitetos, técnicos de produção, *designers*, analistas de administração do trabalho, especialistas em organização do trabalho, professores e outros profissionais docentes em escolas técnicas, em universidades e em outras instituições, assim como profissionais da mídia têm um importante papel a ser desempenhado, em relação ao melhoramento das condições e dos ambientes de trabalho.

O termo "empregadores" significa pessoas com responsabilidade reconhecida, compromisso e deveres em relação a trabalhadores em seus empregos, em função de um relacionamento mutuamente acordado. O termo "trabalhador" aplica-se a pessoas que trabalham, seja em tempo integral, seja em tempo parcial ou temporariamente, para algum empregador; este termo é utilizado aqui num sentido amplo, cobrindo todos os empregados, inclusive os do quadro administrativo e os autônomos ou por-conta-própria e trabalhadores do Setor Informal (um trabalhador autônomo ou trabalhador por-conta-própria é considerado como tendo as obrigações tanto do empregador quanto do empregado). A expressão "Autoridade competente" significa um ministro, dirigente de um departamento governamental, ou outra Autoridade pública, imbuída de poder para emitir regulamentos e outras instruções que tenham força de lei, bem como os que estão encarregados de supervisionar e fiscalizar sua implementação.

Existe uma gama muito ampla de deveres, obrigações e responsabilidades, assim como um relacionamento complexo entre os profissionais relacionados ou envolvidos com os assuntos de Saúde e Segurança no trabalho. Em geral, esses deveres, obrigações e responsabilidades estão definidos em legislação própria. Cada empregador é responsável pela saúde e segurança dos trabalhadores que são seus empregados. Cada profissão tem suas responsabilidades, refletindo a distinta natureza de seus deveres. É importante definir o papel dos profissionais da Saúde no Trabalho e suas relações com os outros profissionais, com as Autoridades competentes e com os atores sociais envolvidos, em função das políticas econômicas, sociais, ambientais e de saúde. Isto requer uma visão clara a respeito da ética das profissões de Saúde no Trabalho e dos padrões de conduta no exercício de suas profissões. Quando especialistas de diversas profissões estão trabalhando juntos, com um enfoque multidisciplinar, eles deveriam tentar embasar suas ações de acordo com um conjunto partilhado de valores, tendo a compreensão mútua e recíproca dos deveres, obrigações, responsabilidades e padrões do exercício profissional de cada profissão envolvida.

Algumas das condições de exercício das funções dos profissionais de Saúde no Trabalho e as condições de funcionamento dos Serviços de Saúde no Trabalho estão, com frequência, definidas em regulamentações legais, como por exemplo, a contínua participação dos trabalhadores e da administração nas atividades de planejamento e avaliação destes serviços. Entre as condições para o correto exercício profissional, inclui-se a ampla independência profissional, isto é, os profissionais de Saúde no Trabalho devem gozar de independência no exercício de suas funções, o que os permitirá a fazer julgamentos corretos e a prover orientações adequadas para a proteção da saúde e da segurança dos trabalhadores, dentro dos estabelecimentos de trabalho, de acordo com o seu conhecimento e consciência. Os profissionais de saúde deveriam se certificar de que foram alcançadas as condições necessárias para exercer suas atividades profissionais de acordo com a boa prática e com os mais elevados padrões profissionais. Isto deveria incluir uma adequada lotação de pessoal, a capacitação, treinamento e desenvolvimento de competências, os quais incluem a atualização continuada de conhecimento e habilidades, além do apoio e acesso aos apropriados níveis gerenciais de mando na organização.

Fazem parte das condições básicas para o exercício aceitável da Saúde no Trabalho - frequentemente estas condições estão especificadas nas regulamentações nacionais - o livre acesso aos locais de trabalho, e a informações relevantes necessárias para os objetivos da Saúde no Trabalho. Outras condições básicas são a possibilidade de tomar amostras e avaliar os ambientes de trabalho, a elaboração de análises de postos de trabalho, e a participação em inquéritos e consultas às Autoridades competentes, sobre a implementação de padrões de saúde e segurança no trabalho nos locais de trabalho. Ênfase especial deveria ser dada aos dilemas éticos que podem emergir da tentativa de alcançar, de modo simultâneo, distintos objetivos que eventualmente competem entre si, como por exemplo, a proteção do emprego e a proteção da saúde; o direito à informação e a confidencialidade, e os conflitos entre os interesses individuais e os coletivos.

As práticas de Saúde no Trabalho devem ser de acordo com os objetivos da Saúde no Trabalho que foram definidos pela OIT e pela OMS, em 1950, atualizados, em 1995, pelo Comitê Misto OIT/OMS, e que têm o seguinte enunciado:

"A Saúde no Trabalho deveria objetivar: a promoção e manutenção do mais alto grau de bem estar físico, mental e social dos trabalhadores em todas as profissões; a prevenção, entre os trabalhadores, dos desvios de saúde causados pelas condições de trabalho; a proteção dos trabalhadores, em seus empregos, dos riscos resultantes de fatores adversos à saúde; a colocação e a manutenção do trabalhador adaptadas às aptidões fisiológicas e psicológicas, em suma: a adaptação do trabalho ao homem e de cada homem a sua atividade. O principal foco da Saúde no Trabalho deve estar direcionado para três objetivos: a manutenção e promoção da saúde dos trabalhadores e de sua capacidade de trabalho; o melhoramento das condições de trabalho, para que elas sejam compatíveis com a saúde e a segurança; o desenvolvimento de culturas empresariais e de organizações de trabalho que contribuam com a saúde e segurança e promovam um clima social positivo, favorecendo a melhoria da produtividade das empresas. O conceito de cultura empresarial, neste contexto, refere-se a sistemas de valores adotados por uma empresa específica. Na prática, ele se reflete nos sistemas e métodos de gestão, nas políticas de pessoal, nas políticas de participação, nas políticas de capacitação e treinamento e na gestão da qualidade."

Nunca é demais enfatizar que o propósito central do exercício da Saúde no Trabalho é a prevenção primária dos acidentes do trabalho e das doenças relacionadas ao trabalho. Tal exercício deveria ser executado sob condições controladas e dentro de um contexto organizacional, envolvendo Serviços de Saúde no Trabalho competentes, universalmente acessíveis para todos os trabalhadores. Esta prática deve ser relevante, baseada no conhecimento, correta do ponto de vista científico, ético e técnico, e apropriada às condições de risco ocupacional na empresa e às necessidades de Saúde no Trabalho da população trabalhadora em questão.

Tem sido crescentemente entendido que o propósito do exercício adequado da Saúde no Trabalho não é o de meramente realizar as avaliações de saúde e prover serviços, mas sim o de cuidar da saúde dos trabalhadores e de sua capacidade de trabalho, com a perspectiva de sua proteção, manutenção e promoção, levando em conta a situação familiar e as circunstâncias de vida externas ao trabalho. Este enfoque dos cuidados de saúde dos trabalhadores e de promoção da saúde no trabalho direciona-se à saúde dos trabalhadores e suas necessidades sociais e humanas, de um modo abrangente e coerente, que inclui cuidados preventivos de saúde, promoção da saúde, atenção curativa, primeiros socorros, reabilitação e, quando apropriado, a indenização, assim como as estratégias para a recuperação e reintegração dos trabalhadores nos ambientes de trabalho. Do mesmo modo, também é crescente a compreensão sobre as inter-relações entre a Saúde no Trabalho, a Saúde Ambiental, a Gestão da Qualidade, a Segurança de Produtos e Serviços, e a Saúde e Segurança Pública e Comunitária. Esta estratégia favorece o desenvolvimento dos sistemas de gestão da Saúde e Segurança no Trabalho, ênfase na escolha de tecnologias limpas, e alianças entre quem produz e quem protege, no sentido de tornar o desenvolvimento sustentável, justo, e socialmente útil e responsivo às necessidades humanas.

Princípios Básicos

Os três parágrafos seguintes sumarizam os princípios éticos sobre os quais se baseia o Código Internacional de Ética dos Profissionais de Saúde no Trabalho.

O propósito da Saúde no Trabalho é servir à proteção e promoção da saúde física, mental e social e ao bem-estar dos trabalhadores, individualmente e coletivamente. O exercício da Saúde no Trabalho deve ser realizado de acordo com os mais elevados padrões profissionais e princípios éticos. Os profissionais de Saúde no Trabalho devem contribuir para a saúde ambiental e comunitária.

Os deveres dos profissionais de Saúde no Trabalho incluem a proteção da vida e da saúde do trabalhador, respeitando a dignidade humana e promovendo os mais elevados princípios éticos na implementação de políticas e programas de Saúde no Trabalho. A integridade na conduta profissional, a imparcialidade e a proteção da confidencialidade dos dados de saúde e a privacidade dos trabalhadores constituem parte destes deveres.

Os profissionais de Saúde no Trabalho são profissionais especializados que devem gozar ampla independência profissional no exercício de suas funções. Devem estes profissionais adquirir e manter a competência profissional necessária para desempenhar seus deveres, exigindo as condições que os permitam executar suas tarefas, de acordo com as boas práticas e com a ética profissional.

Deveres e Obrigações dos Profissionais de Saúde no Trabalho

Objetivos e Função Consultiva

O objetivo primário do exercício da Saúde no Trabalho é o de salvaguardar e promover a saúde dos trabalhadores, promover um ambiente de trabalho seguro e saudável, proteger a capacidade de trabalho dos trabalhadores e seu acesso ao emprego. Ao perseguir este objetivo, os profissionais de Saúde no Trabalho devem fazer uso de métodos de avaliação de risco e de promoção da saúde validados, propor medidas preventivas eficientes, e fazer o seguimento de sua implementação. Ao responder às necessidades de saúde e segurança expressas pelos empregadores, pelos trabalhadores ou pelas Autoridades, os profissionais de Saúde no Trabalho deveriam ser proativos no que concerne à melhoria da saúde e segurança no trabalho, fundamentados em suas competências profissionais e no julgamento ético. Os profissionais de Saúde no Trabalho devem prover orientação honesta e competente aos empregadores, quanto ao cumprimento de suas responsabilidades no campo da Saúde no Trabalho, como também aos trabalhadores, sobre a proteção e a promoção de sua saúde em relação ao trabalho. Estes profissionais deveriam manter contato direto com os Comitês de Saúde e Segurança, onde existem.

Conhecimento e Expertise

Os profissionais de Saúde no Trabalho devem esforçar-se continuamente para estar bem informados sobre o trabalho e os ambientes de trabalho, bem como para desenvolver sua própria competência e para permanecer bem informados no conhecimento técnico-científico, no conhecimento sobre os fatores de risco ocupacionais, e sobre as medidas mais eficientes para eliminar ou minimizar os riscos relevantes. Como a ênfase deve ser na prevenção primária, definida em termos de políticas, *design*, escolha de tecnologias limpas, medidas de controle de engenharia e adaptação da organização do trabalho e dos locais de trabalho aos trabalhadores, os profissionais de Saúde no Trabalho devem, de modo regular e rotineiro, visitar os locais de trabalho e consultar os trabalhadores e a administração, sobre o trabalho que está sendo realizado.

Desenvolvimento de uma Política e de um Programa

Os profissionais de Saúde no Trabalho devem orientar os administradores da empresa e os trabalhadores, sobre fatores de risco no trabalho, que podem afetar a saúde dos trabalhadores. A avaliação dos fatores de risco ocupacionais deve levar ao estabelecimento de uma política de saúde e segurança e de um programa de prevenção, adequado às necessidades das empresas e dos locais de trabalho. Os profissionais de Saúde no Trabalho devem propor tal política e programa, com base no conhecimento técnico e científico atualmente disponível, levando em conta também o próprio conhecimento dos trabalhadores a respeito da organização do trabalho e do meio ambiente de trabalho. Os profissionais de Saúde no Trabalho devem se assegurar de que possuem as qualificações requeridas, ou devem adquirir a expertise necessária, a fim de prover a correta orientação sobre os programas de prevenção, os quais deveriam incluir, quando apropriado, a vigilância e a gestão da segurança do trabalho e dos riscos à saúde, assim como o entendimento das obrigações regulamentares e, em caso de alguma falha, as medidas para minimizar as consequências. A qualidade e a eficácia dos programas concernentes à Saúde no Trabalho deveriam ser regularmente avaliadas, visando à melhoria contínua.

Prioridade à Prevenção e à Rapidez de Ação

Atenção especial deveria ser dada à aplicação rápida de medidas simples de prevenção, que são válidas do ponto de vista técnico e factíveis. Investigações complementares deveriam verificar a eficácia destas medidas, ou se soluções mais completas devem ser desenvolvidas. Se existem dúvidas sobre a gravidade de um risco ocupacional, medidas conservadoras de precaução deveriam ser imediatamente consideradas e implementadas. Se houver incertezas ou diferenças de opinião, no tocante à natureza dos perigos ou dos riscos, os profissionais de Saúde no Trabalho devem ser transparentes em sua avaliação, com todas as partes envolvidas, evitando ambiguidade na comunicação de sua opinião, e consultando outros profissionais, se necessário.

Acompanhamento das Medidas Corretivas

No caso de recusa ou má vontade da empresa em tomar as providências adequadas para remover uma condição de risco injustificável, ou de tomar uma medida remediadora frente a uma situação que representa perigo evidente à saúde ou segurança, os profissionais de Saúde no Trabalho devem, o mais rapidamente possível, notificar, por escrito e de forma clara, sua preocupação aos dirigentes da empresa, na mais alta hierarquia possível, chamando à atenção para a necessidade de levar em conta o conhecimento técnico-científico, e de respeitar as normas de proteção da saúde, que incluem a consideração aos limites máximos de exposição permitida, salientando claramente as obrigações do empregador em proteger a saúde dos trabalhadores. Se necessário, os trabalhadores e suas organizações representativas devem também ser informados, e as Autoridades competentes devem ser contatadas.

Informação, Comunicação e Treinamento

Os profissionais de Saúde no Trabalho devem contribuir para informar os trabalhadores sobre riscos ocupacionais a que estão expostos, de uma maneira objetiva e facilmente compreensível, não omitindo nenhum fato, e enfatizando as medidas de prevenção. Estes profissionais devem colaborar com o empregador, os trabalhadores e seus representantes, no sentido de prover informação adequada e treinamento em Saúde e Segurança no Trabalho. Na comunicação acerca de riscos no trabalho e sua gestão, os profissionais de Saúde no Trabalho devem levar em conta a existência de barreiras de linguagem, diferenças entre culturas, e outras diversidades, tanto entre os gestores da organização como entre os empregados trabalhadores, as quais podem interferir na eficácia da comunicação. Os profissionais de Saúde no Trabalho devem prover informação apropriada aos empregadores e aos trabalhadores e seus representantes, a respeito do nível de certeza e incerteza no conhecimento dos perigos e riscos, conhecidos ou suspeitados, no local de trabalho.

Segredo Industrial ou Comercial

Os profissionais de Saúde no Trabalho são obrigados a não revelar segredos industriais ou comerciais a que tenham acesso em função do exercício de suas atividades. No entanto, eles não podem omitir informação que seja necessária para proteger a saúde ou a segurança dos trabalhadores ou da comunidade. Quando necessário, os profissionais de Saúde no Trabalho devem consultar a Autoridade competente, responsável pela aplicação da legislação relativa a esta matéria.

Vigilância da Saúde

Os objetivos e os métodos da Saúde no Trabalho, assim como os procedimentos de vigilância da saúde devem ser claramente definidos, priorizando a adaptação dos locais de trabalho aos trabalhadores, os quais devem ser informados a respeito. A pertinência e a validade destes métodos e procedimentos deveriam ser consistentes com as evidências científicas disponíveis e com a boa prática. A vigilância deve ser realizada com o consentimento informado, não coercitivo, dos trabalhadores. As consequências potencialmente positivas e negativas que podem advir de sua participação em programas de vigilância da saúde e da detecção precoce (*screening*) deveriam ser discutidas com os trabalhadores, como parte do processo de consentimento informado. A vigilância da saúde deve ser responsabilidade de um profissional de Saúde no Trabalho credenciado pela Autoridade competente.

Informação ao Trabalhador

Os resultados dos exames realizados dentro do contexto de vigilância de saúde (na empresa) devem ser explicados aos trabalhadores envolvidos. A avaliação da capacidade para um posto de trabalho específico, quando requerida, deve ser baseada no correto conhecimento das demandas do posto de trabalho, e na avaliação deste posto. Os trabalhadores devem ser informados sobre a possibilidade de recorrerem de conclusões médicas relativas à avaliação de sua capacidade para o trabalho, caso sejam contrárias ao seu interesse. Para tanto, devem ser definidos os procedimentos a serem seguidos na interposição de recursos a essas decisões.

Informação ao Empregador

Os resultados dos exames preconizados pela legislação nacional ou por normas específicas devem ser transmitidos à administração da empresa exclusivamente em termos da capacidade para o exercício da função pretendida, ou de contraindicações de ordem médica a determinadas condições de trabalho e/ou exposições ocupacionais. Ao prover tal informação, deve ser dada ênfase em propostas de adaptação de tarefas e condições de trabalho às habilidades do trabalhador. Informações de caráter geral sobre a capacidade de trabalho, no que se refere às condições de saúde, ou sobre prováveis ou potenciais efeitos adversos sobre a saúde [do candidato] podem ser providas ao empregador, após o consentimento informado do trabalhador em questão, e apenas quando este procedimento for necessário para garantir a proteção da saúde do trabalhador.

Danos a Terceiros

Onde o estado de saúde do trabalhador e a natureza do trabalho realizado oferecem perigo à segurança de terceiros, o trabalhador deve ser claramente informado sobre a situação. No caso de circunstâncias particularmente perigosas, a administração e, se assim previsto na legislação vigente, a Autoridade competente, devem ser informadas sobre as medidas necessárias para salvaguardar outras pessoas. Na orientação que vier a dar, o profissional de Saúde no Trabalho deve tentar compatibilizar o emprego do trabalhador com a saúde e segurança de outras pessoas suscetíveis aos perigos ou riscos.

Monitorização Biológica e Investigações

Os exames biológicos e outras pesquisas de laboratório devem ser escolhidos em função de sua validade e de sua capacidade de assegurar a proteção da saúde do trabalhador, levando em conta a sensibilidade, a especificidade, e o valor preditivo destes exames. Os profissionais de Saúde no Trabalho não devem utilizar exames de *screening* ou testes laboratoriais que não são confiáveis ou que não têm suficiente valor preditivo para o que é requerido em função do posto de trabalho específico. Sendo possível escolher, e sempre que apropriado, deve ser dada preferência a métodos não invasivos e a exames que não oferecem risco à saúde dos trabalhadores. A indicação de algum exame invasivo ou que oferece algum grau de risco para o trabalhador somente pode ser feita após a avaliação dos benefícios e dos riscos. Tais exames, se indicados, devem ser precedidos do consentimento informado do trabalhador, e devem ser realizados segundo os mais elevados padrões profissionais. Estes exames não podem ser justificados por razões de seguro ou estar relacionados a pedidos de benefícios de seguro.

Promoção da Saúde

Quando engajados em atividades de educação para a saúde, promoção de saúde, detecção precoce de doenças (*screening*) e programas de Saúde Pública, os profissionais de Saúde no Trabalho devem buscar a participação tanto de empregadores como de trabalhadores, para o planejamento destes programas e para sua implementação. Devem também proteger a confidencialidade dos dados pessoais de saúde dos trabalhadores envolvidos, e evitar que se faça seu mau uso.

Proteção da Comunidade e do Meio Ambiente

Os profissionais de Saúde no Trabalho devem estar conscientes de seu papel na proteção da comunidade e do meio ambiente. Dentro do escopo de sua contribuição à Saúde Pública e à Saúde Ambiental, os profissionais de Saúde no Trabalho devem promover e participar, de forma apropriada, dos processos de identificação, avaliação e informação, desempenhando um papel de orientação e aconselhamento, visando a prevenir os riscos ocupacionais e ambientais decorrentes dos processos de trabalho ou das operações realizadas na empresa.

Contribuição para o Conhecimento Científico

Os profissionais de Saúde no Trabalho devem comunicar, de forma objetiva, à comunidade científica, assim como às Autoridades de Saúde e do Trabalho, sobre achados de novos riscos ocupacionais, suspeitados ou confirmados. Eles devem, também, informar sobre medidas de prevenção, novas e adaptadas. Os profissionais de Saúde no Trabalho que realizam atividades de pesquisa devem planejar e desenvolver suas atividades em bases científicas sólidas, com completa independência profissional, e seguindo princípios éticos relevantes à saúde e às atividades de pesquisa médica. Estes requisitos incluem o valor social e científico, a validade científica, a correta seleção dos sujeitos da pesquisa, uma relação risco x benefício favorável, o consentimento informado, o respeito aos candidatos e sujeitos da pesquisa, a revisão dos protocolos e dos potenciais conflitos de interesse por um comitê de ética, competente e independente, e a proteção a dados confidenciais. O profissional de Saúde no Trabalho tem a obrigação de tornar acessíveis e de publicitar os resultados de suas pesquisas. Esses profissionais são responsáveis pela acurácia de seus relatórios.

Condições de Execução das Funções dos Profissionais de Saúde no Trabalho

Competência, Integridade e Imparcialidade

Os profissionais de Saúde no Trabalho devem sempre agir, acima de tudo, no interesse da saúde e da segurança dos trabalhadores. Os profissionais de Saúde no Trabalho devem fundamentar seus julgamentos em bases científicas e com competência técnica, recorrendo, se necessário, ao assessoramento de especialistas ou consultores. Devem, também, se abster de emitir qualquer juízo ou parecer ou realizar alguma atividade que possa comprometer a confiança em sua integridade e imparcialidade.

Independência Profissional

Os profissionais de Saúde no Trabalho devem conseguir e manter total independência profissional, observando, na execução de suas funções, as regras de confidencialidade. Sob nenhuma circunstância deverão permitir que seus julgamentos e suas posições se tornem influenciados por algum conflito de interesses, particularmente no exercício de sua função orientadora e assessora aos empregadores, aos trabalhadores e seus representantes, no que se refere aos riscos ocupacionais e a situações de evidente perigo para a saúde ou segurança. Tais conflitos podem alterar a integridade dos profissionais de Saúde no Trabalho, os quais deveriam se assegurar de não prejudicar a saúde dos trabalhadores e a saúde pública, em função do conflito de interesses.

Equidade, Não discriminação e Comunicação

Os profissionais de Saúde no Trabalho devem construir uma relação de confiança e de equidade com as pessoas para as quais prestam serviços profissionais. Todos os trabalhadores deveriam ser tratados de maneira equânime, sem qualquer forma de discriminação em função de sua condição, seu gênero, sua situação social, convicções, ou em função da natureza da doença ou o motivo que os leva à consulta com os profissionais de Saúde no Trabalho. Os profissionais de saúde devem estabelecer e manter vias claras de comunicação entre eles próprios, com os altos dirigentes da empresa em posições de decisão sobre a organização do trabalho e as condições e ambientes de trabalho, bem como com representantes dos trabalhadores.

Princípios de Ética Organizacional e Contratos de Trabalho

As instituições públicas ou privadas e as organizações que empregam profissionais de Saúde no Trabalho deveriam adotar um programa de ética organizacional, alinhado com os princípios éticos do Código. Estas instituições e organizações deveriam induzir e apoiar o respeito aos princípios do Código de Ética, por todos os profissionais de Saúde no Trabalho. Os profissionais de Saúde no Trabalho devem requerer a inclusão de uma cláusula sobre ética, em seus contratos de trabalho. Tal cláusula de ética deveria estabelecer, em particular, seu direito de cumprir normas de exercício profissional, diretrizes e códigos de ética de suas respectivas profissões. Estes profissionais não devem aceitar condições de prática profissional que estejam em desacordo com o cumprimento dos padrões profissionais e princípios éticos. Os contratos de trabalho deveriam descrever os papéis e responsabilidades de assessoramento, a independência profissional dos profissionais de Saúde e Segurança no Trabalho, e conter as condições legais, contratuais e éticas. Também devem ser incluídas no contrato questões como o manejo de conflito, o acesso aos registros médicos, e a proteção das informações confidenciais. Os profissionais devem ter certeza de que seu contrato de trabalho não contém cláusulas que poderiam limitar sua independência profissional. Em caso de dúvida, os termos do contrato devem ser verificados e discutidos com a Autoridade competente.

Registros e Arquivos de Dados

Os profissionais de Saúde no Trabalho devem manter, com o apropriado grau de confidencialidade, arquivos e registros que os ajudem na tarefa de identificar problemas de Saúde na empresa. Estes registros incluem dados sobre a vigilância dos ambientes de trabalho; dados pessoais tais como a história profissional; dados e informações de interesse de saúde do trabalhador, tais como registros de exposição ocupacional, resultados de monitoração pessoal de exposição, e atestados de capacidade para o trabalho. Os trabalhadores devem ter o direito de acesso aos documentos e informações que lhes dizem respeito.

Confidencialidade Médica

Os dados individuais relativos e exames médicos e a exames de laboratório devem ser arquivados em arquivos médicos confidenciais, os quais devem ser mantidos de forma segura, sob a responsabilidade de médico do trabalho ou enfermeiro do trabalho. O acesso aos prontuários médicos, sua transmissão, assim como a liberação de informações neles contidas, devem ser manejados de acordo com a legislação nacional pertinente, se existente, e de acordo com códigos de ética das profissões de saúde. As informações contidas nestes prontuários devem ser utilizadas exclusivamente para propósitos de Saúde no Trabalho.

Informações de Saúde de Natureza Coletiva

Garantida a impossibilidade de identificação individual, dados e informações de saúde, de natureza coletiva ou populacional, podem ser fornecidos à administração da empresa, aos representantes dos trabalhadores no local de trabalho, ou aos Comitês de Saúde Segurança (se existentes), com o propósito de ajudá-los em suas obrigações relativas à proteção da saúde e segurança dos trabalhadores. Acidentes do trabalho e doenças relacionadas ao trabalho devem ser notificados às Autoridades competentes, de acordo com a legislação nacional pertinente.

Relações com Profissionais de Saúde

Os profissionais de Saúde no Trabalho não devem buscar informações pessoais que não sejam relevantes para os propósitos da proteção da saúde dos trabalhadores, em sua relação com o trabalho. Entretanto, os médicos do trabalho podem buscar informação médica adicional ou informações registradas em prontuários do trabalhador, que estejam com seu médico particular ou com o hospital onde costuma ser atendido, desde que haja o consentimento informado do trabalhador, e desde que o único propósito seja o de proteger a saúde deste trabalhador. Neste caso, o médico do trabalho deve informar ao médico particular ou ao seu colega no hospital, sobre o papel do médico do trabalho, e sobre o motivo que o leva a buscar estas informações com seus colegas. Com o consentimento do trabalhador, o médico do trabalho pode, se necessário, informar o médico particular do trabalhador ou a equipe médica do hospital onde o trabalhador costuma ser atendido, sobre algum dado relevante de saúde, ou sobre riscos ocupacionais a que o trabalhador está exposto, ou sobre condições de trabalho que possam significar um risco particular para a saúde deste trabalhador.

Combate a Abusos

Os profissionais de Saúde no Trabalho devem colaborar com outros profissionais de saúde na proteção da confidencialidade de dados de saúde e informações médicas concernentes aos trabalhadores. Ocorrendo problemas de particular importância, os profissionais de Saúde no Trabalho devem informar as Autoridades competentes, sobre procedimentos ou práticas vigentes, que, em sua opinião, contrariam os princípios de ética estabelecidos neste Código. Isto diz respeito, de forma especial, à utilização inadequada ou abusiva de dados de Saúde no Trabalho, de dissimulação ou retenção de observações, de violação do segredo médico ou de uma proteção insuficiente de prontuários e arquivos médicos, especialmente no que concerne à informação inserida e armazenada em sistemas computadorizados de informação.

Relacionamento com Outros Atores Sociais

Os profissionais de Saúde no Trabalho devem promover a conscientização dos empregados e dos trabalhadores e seus representantes, sobre a necessidade e a importância da plena independência profissional, assim como da não interferência na confidencialidade médica, a fim de que se mantenha o respeito à dignidade humana, e se aperfeiçoe a aceitação e a eficácia do exercício da Saúde no Trabalho.

Promoção da Ética e de Boas Práticas Profissionais

Os profissionais de Saúde no Trabalho devem procurar o apoio e a cooperação dos empregadores, dos trabalhadores e suas organizações, assim como das Autoridades competentes, associações científicas e profissionais e outras organizações nacionais e internacionais relevantes, para a implementação dos mais altos padrões de ética no exercício das profissões de Saúde no Trabalho. Os profissionais de Saúde no Trabalho devem instituir um programa de auditoria profissional de suas próprias atividades, a fim de garantir que estes padrões estão sendo alcançados; que, caso exista alguma deficiência, ela possa ser detectada e corrigida, e que possam ser tomadas as medidas para garantir a melhoria contínua do seu desempenho profissional.

Bibliografia e Referências

International Code of Medical Ethics, adopted by the 3rd General Assembly of the World Medical Association, London, England, Oct. 1949, amended by the 22nd World Medical Assembly, Sydney, Australia, Aug. 1968, and the 35th World Medical Assembly, Venice, Italy, Oct. 1983.

Declaration of Helsinki: Recommendations guiding medical doctors in biomedical research involving human subjects, adopted by the 18th World Medical Assembly, Finland, 1964, and as revised by the 29th World Medical Assembly, Tokyo, Japan, 1975, and the 41st World Medical Assembly, Hong Kong, Sep. 1989.

Occupational Health Charter (as adopted at Brussels, 1969, and revised at Copenhagen, 1979, and Dublin, 1980), Standing Committee of Doctors of the EEC, CP 80 1 182, 11 Dec. 1980.

Code of Ethics for the Safety Profession, American Society of Safety Engineers, adopted by the ASSE Assembly in 1974.

Code of Ethical Conduct for Physicians Providing Occupational Medical Services, adopted by the Board of Directors of the American Occupational Medical Association (AOMA) on 23 July 1976. Reaffirmed by the Board of Directors of the American College of Occupational Medicine on 28 Oct. 1988.

Code de Déontologie médicale, Conseil national de l'Ordre des Médecins, Décret no. 95-1000 portant Code de déontologie médicale (J.O. de la République française du 8 septembre 1995.

Code of Ethics, American Association of Occupational Health Nurses, adopted by the AAOHN Executive Committee in 1977 (revised 1991, JOEM, Vol. 38, No. 9, Sep. 1996).

Guidance on ethics for occupational physicians, Royal College of Physicians of London, Faculty of Occupational Medicine, 3rd edition, Dec. 1986; 4th edition, Nov. 1993 (first published in 1980).

Occupational Health Services Convention (No. 161) and Recommendation (No. 171), 1985, International Labour Organisation, ILO, Geneva.

Ottawa Charter for Health Promotion, International Conference on Health Promotion: The move towards a new public health, Ottawa, Canada, 17 21 Nov. 1986.

Ethics for occupational health physicians. A Report prepared by the Australian College of Occupational Medicine, Melbourne, Feb. 1987.

Ethics in occupational epidemiology (proposed supplementary note to NII and MRC report on ethics in epidemiological research), The Australian College of Occupational Medicine.

Provision of occupational health services: A guide for physicians, Canadian Medical Association, Dec. 1988.

Professional practice and ethics for occupational health nurses, in «A guide to an occupational health service: A handbook for employers and nurses». Published for the Royal College of Nursing by Scutari Projects, London. 2nd edition, 1991.

International guidelines for ethical review of epidemiological studies, Council for International Organisations of Medical Sciences (CIOMS), Geneva, 1991.

Tom L. Beauchamp et al. Ethical guidelines for epidemiologists. J. Clin Epidemiol. 991;44(Suppl. 1):151S 169S.

Guidelines for good epidemiology practices for occupational and environmental epidemiologic research. Journal of Occupational Medicine. 1991;33(12).

Guidelines for the conduct of research within the public health service, US Department of Health and Human Services, 1 Jan. 1992.

Ethical issues in epidemiological research, COMAC Epidemiology – Workshop on issues on the harmonisation of protocols for epidemiological research in Europe, Commission of the European Communities, 1992.

International Ethical Guidelines for Biomedical Research Involving Human Subjects, prepared by the Council for International Organisations of Medical Sciences (CIOMS) in collaboration with the World Health Organisation (WHO), Geneva: WHO; 1993.

Code of Ethics for members of the International Occupational Hygiene Association, IOHA, May, 1993.

Code of practice in the use of chemicals at work: A possible approach for the protection of confidential information (Annex), ILO, Geneva,1993.

Statement on safety in the workplace, The World Medical Association Inc., 45th World Medical Assembly, Budapest, Hungary, Oct. 1993.

Patients' Bill of Rights, Association of Occupational and Environmental Clinics (AOEC), Washington, DC, adopted 1987, revised 1994.

Integrity in research and scholarship – A tri council policy statement, Medical Research Council of Canada, Natural Sciences and Engineering Research Council of Canada, Social Sciences and Humanities Research Council of Canada, Jan. 1994.

Code of professional ethics for industrial hygienists, American Industrial Hygiene Association (AIHA), American Conference of Industrial Hygienists (ACGIH), American Academy of Industrial Hygiene (AAIH) and American Board of Industrial Hygiene (ABIH), Brochure developed by the AIHA Ethics Committee, 1995-96.

«Code of Ethical Conduct of the American College of Occupational and Environmental Medicine» (ACOEM), 1993, in JOEM. Sep. 1996;38(9).

«AOEC position paper on the organisational code for ethical conduct», C. Andrew Brodkin, Howard Frumkin, Katherine H. Kirkland, Peter Orris and Maryjeson Schenk, in JOEM. Sep. 1996;38:9.

Code of practice on the protection of workers' personal data, ILO, Geneva; 1997.

Code d'éthique de l'hygiéniste du travail, Société suisse d'hygiène du travail, SSHT 2/97.

The Jakarta Declaration on leading health promotion into the 21st century, Fourth International Conference on Health Promotion, Jakarta, July 1997.

Luxembourg Declaration on Workplace Health Promotion in the European Union, European Network for Workplace Health Promotion, Luxembourg, Nov. 1997.

Technical and ethical guidelines on workers' health surveillance, Occupational Safety and Health Series No. 72, ILO, Geneva, 1998.

Guidelines on financing meeting, ICOH Quarterly Newsletter, 1998.

Recommandations: Déontologie et bonnes pratiques en épidémiologie, ADELF, ADEREST, AEEMA, EPITER, Déc. 1998.

«Code du déontologie de la FMH», Directive à l'intention des médecins du travail (Annexe 4), Bulletin des médecins suisses. 1998;79(42):2129-2134.

Code of Conduct of the Fédération Européenne des Associations Nationales d'Ingénieurs (FEANI), 1999.

Medical examinations preceding employment and/or private insurance: A proposal for European guidelines, Council of Europe, Apr. 2000.

Pareceres do CFM de Importância para o Médico do Trabalho, incluindo o Responsável pelo PCMSO

(Fonte: Página da ANAMT)

1. Parecer CFM nº 15/2015

Os Médicos do Trabalho estarão respeitando normas éticas e regulamentares quando, nos exames ocupacionais, com destaque ao exame admissional, tenham como parâmetro principal a prevenção, para evitar agravos futuros à saúde dos trabalhadores.

2. Parecer CFM nº 23/2014

Inexistindo Médico do Trabalho na localidade, o empregador poderá contratar médico de outra especialidade para coordenar (hoje ser o Responsável) o(pelo) PCMSO. "O Médico do Trabalho Coordenador (Responsável) deverá ser indicado dentre os profissionais do SESMT da empresa, se esta estiver obrigada a possuí-lo, consoante o grau de risco da atividade principal e o número total de empregados. Caso contrário (ausência de Médico do Trabalho no SESMT), o Médico do Trabalho Coordenador (hoje considerado o Responsável pelo PCMSO) poderá ser autônomo ou filiado a qualquer entidade, como SESI, SESC, Empresas Prestadoras de Serviços, Sindicatos ou Associações, entre outras. Entretanto, é importante lembrar que o PCMSO estará sob a responsabilidade técnica do médico, e não da entidade à qual o mesmo se encontra vinculado.

Inexistindo na localidade profissional especializado (Médico do Trabalho) ou havendo a indisponibilidade do mesmo, a empresa poderá contratar médico de outra especialidade para coordenar (hoje ser o Responsável) o(pelo) PCMSO. Não há necessidade de registrar ou cadastrar o Médico do Trabalho Coordenador (Responsável) do(pelo) PCMSO, ou mesmo da empresa prestadora de serviço na Delegacia Regional do Trabalho (hoje denominada Superintendência Regional do Trabalho).

3. Parecer CFM nº 1/2014

A utilização de carimbo de médico em prescrição é opcional, pois não há obrigatoriedade legal ou ética. O que se exige é a assinatura com identificação clara do profissional e seu respectivo CRM. Não há proibição expressa para eventuais autoprescrições de médicos, exceto no caso de entorpecentes e psicotrópicos.

"A Resolução CFM nº 1.931 de 2009 veda ao médico, em seu Artigo 11: Receitar, atestar ou emitir laudos de forma secreta ou ilegível, sem a devida identificação de seu número de registro no Conselho Regional de Medicina da sua jurisdição, bem como assinar em branco folhas de receituários, atestados (incluindo o ASO), laudos ou quaisquer outros documentos."

4. Parecer CFM nº 30/2013

Focaliza a questão do Médico do Trabalho atuar como Assistente Técnico em casos envolvendo a empresa contratante e/ou assistidos.

"Não existe vedação para que o Médico de Empresa, o Médico Responsável por qualquer Programa de Controle Médico de Saúde Ocupacional de empresa e o Médico participante do SESMT atuem como Assistente Técnico nos casos envolvendo a empresa contratante e/ou seus assistidos. No entanto, devem ficar atentos, quando houver relação médico-paciente, para a vedação estabelecida nos Artigos 73 e 76 do Código de Ética Médica em vigor."

Recomendações da Associação Nacional de Medicina do Trabalho (ANAMT) importantes para o Médico do Trabalho, incluindo o Responsável pelo PCMSO

(Fonte: página da ANAMT)

Recomendação ANAMT nº 01/2017

Trata da CAT conforme o disposto na Lei 8.213/1991 e sobre a notificação compulsória em Unidades Sentinelas conforme Portarias MS/204 e 205 de 2016.

Recomendações necessárias:

1. O Médico do Trabalho deve realizar o preenchimento da CAT, nos casos de ocorrência de acidentes de trabalho incluídas neste rol as doenças profissionais e doenças do trabalho ocorridas com trabalhadores, mesmo que não haja afastamento das atividades laborativas.

2. A CAT deverá se preenchida também quando ocorrer acidente de trajeto para fins de registro junto ao INSS.

Nota do Autor: Por decisão do Conselho Nacional de Previdência Social (CNPS) os Acidentes de Trajeto (que continuam existindo) foram excluídos do cálculo do Fator Acidentário Previdenciário (FAP). Nesse sentido, o acidente de trajeto, por lei, continua sendo considerado acidente de trabalho, sendo indispensável o registro da CAT. O Médico poderá anexar documentação atinente ao acidente, como por exemplo a cópia do Boletim de Ocorrência, se houver.

3. Na confirmação ou suspeita de agravo ao trabalhador, gerado pelo acidente de trabalho, incluindo neste rol as doenças profissionais e as doenças do trabalho, deve o Médico do Trabalho registrar a notificação junto à SINAN.

Nota do Autor: Os agravos à saúde e as doenças relacionadas ao trabalho devem ser notificadas nos Sistemas de Informação do SUS, segundo a prescrição da Portaria nº 204, de 17/02/2016, que define a Lista Nacional de Notificação Compulsória de Doenças, Agravos e Eventos de Saúde Pública nos serviços de saúde, públicos e privados, em todo o território nacional (casos suspeitos e confirmados) e inclui:

- Os acidentes de trabalho com exposição a material biológico.

- Acidente de trabalho grave, fatal e as ocorrências com crianças e adolescentes.

- Intoxicação exógena, por substâncias químicas, incluindo agrotóxicos, gases tóxicos e metais pesados.

A Portaria nº 205, também de 17/02/2016, define a Lista Nacional de Doenças e Agravos, a serem monitorados por meio da estratégia de Vigilância em Unidades Sentinelas, que inclui no Anexo para Vigilância em Saúde do Trabalhador (VISAT) os seguintes eventos:

1. Câncer relacionado ao trabalho.
2. Dermatoses ocupacionais.
3. LER/DORT.
4. Perdas auditivas induzidas por ruído relacionado ao trabalho.
5. Pneumoconioses.
6. Transtornos mentais relacionados ao trabalho.
7. Outros agravos relacionados ao trabalho, como por exemplo de violência relacionada ao trabalho, acidentes com animais peçonhentos, entre outros, e que devem ser considerados visando ações de prevenção.

O perfil epidemiológico e da situação de exposição a riscos para a saúde relacionados ao trabalho são essenciais para o planejamento e a gestão de atenção integral aos trabalhadores, incluindo os procedimentos da VISAT, a pactuação dos procedimentos diagnósticos e terapêuticos como outros pontos de atenção na Rede de Atenção à Saúde (RAS) e organização dos processos de apoio internacional técnico e pedagógico na Rede de Serviços de Saúde.

Conclusão

O registro da CAT e a Notificação Compulsória ao SINAN são ferramentas importantes para a Vigilância em Saúde do Trabalhador (VISAT), que servem de embasamento para o PCMSO e outros programas e campanhas de prevenção.

Recomendação ANAMT nº 1 de 2016

Dispõe sobre a solicitação de exames toxicológicos de larga escala para motoristas profissionais regulamentada pela Portaria nº 116, de 13/11/2015, e sobre a conduta do Médico do Trabalho.

Na ocasião da liberação desta Recomendação ANAMT (em 2016) os seguintes itens foram destacados:

1. O Médico do Trabalho deve incorporar os testes toxicológicos no PCMSO.

2. O Médico do Trabalho não deve solicitar teste toxicológico na admissão e o encaminhamento para o laboratório credenciado pode ser feito diretamente pelo empregador ou pelo acesso direto do trabalhador.

3. O Médico do Trabalho deve concluir o Processo de Admissão com base na Avaliação da Saúde Física e Mental do trabalhador, conforme a NR-7, independente do resultado do teste toxicológico.

4. O Médico do Trabalho deve concluir o Processo de Demissão com base na Avaliação da Saúde Física e Mental do trabalhador e o processo de desligamento poderá ser realizado independente do resultado do teste toxicológico, desde que devidamente seguidas as normas vigentes.

5. O Médico do Trabalho deve instituir um Programa de Prevenção do Uso de Álcool e outras drogas com vistas à reabilitação, independente do PCMSO, quando necessário.

6. O Médico do Trabalho deve arquivar os testes toxicológicos recebidos ou cópias destes em prontuário individual, devidamente resguardado o sigilo médico.

7. O diagnóstico nosológico dos sintomas cognitivos, comportamentais e fisiológicos provenientes do uso de substâncias psicoativas deve ser definido com base no Manual Diagnóstico e Estatístico de Transtornos Mentais – DSMV.

8. O Médico do Trabalho não deve ser responsável pela coleta de amostras, devendo os trabalhadores/motoristas ser encaminhados pelo empregador para postos de coleta devidamente credenciados e sob a responsabilidade do laboratório, inclusive quando o mencionado laboratório mantiver, mediante contrato, postos de coleta dentro da empresa.

Nota do Autor: Recomenda-se que o Médico do Trabalho tenha acesso ao Médico Revisor do Exame Toxicológico nomeado pelo Laboratório, quando entender necessário, a fim de ter suporte técnico no caso de dúvidas sobre o processo de coleta, análise e emissão de relatório.

9. O Médico do Trabalho não deve receber o relatório, nem proceder a intermediação de comunicação do resultado ao trabalhador.

Nota do Autor: Independentemente do resultado do exame toxicológico realizado, cabe ao Médico do Trabalho realizar a Avaliação Clínica para averiguar a capacidade para o trabalho e o estabelecimento do diagnóstico, em conformidade com o PCMSO. Se, em situações específicas, após o empregador receber os resultados (conforme a Portaria), o Médico do Trabalho receber o resultado do exame toxicológico, este deverá ser entregue diretamente ao próprio trabalhador que, neste caso, tem o direito de ser o primeiro a ser informado de seu resultado e recorrer do resultado com direito à contraprova, caso o resultado seja positivo. O Médico do Trabalho é peça fundamental no que se refere à proteção de seu paciente e, portanto, se eventualmente detectar falhas na cadeia de custódia, ele poderá defender o direito de registrar a ocorrência em entidade/ instituição a ser definida pelo poder público.

10. O Médico do Trabalho integrante do SESMT e/ou Coordenador (Responsável) do (pelo) PCMSO não deve atuar como Médico Revisor do Exame Toxicológico indicado pelo empregador, tendo garantido seu direito de recusa caso seja pressionado a assumir tal responsabilidade.

11. O Médico do Trabalho não deve considerar o relatório como critério diagnóstico pelo "uso de substância psicoativa", e conduzir a avaliação clínica dentro dos preceitos médicos e técnicos nos quais se apoia a boa prática da Medicina.

12. Recomenda-se que a empresa que mantém Programas de Prevenção quanto ao uso indevido de substâncias psicoativas mantenha o caráter preventivo de suas ações, em conformidade com os Artigos 12º e 76º do Código de Ética Médica, não condicionando estas ações aos Exames Médicos Ocupacionais prescritos pelo PCMSO ou Exames Toxicológicos.

Nota do Autor: A Nova Legislação não prevê a inclusão de exame toxicológico no ASO. A Portaria MTE 612/2024 promoveu alterações na Portaria MTP 672/2021. "Não há obrigatoriedade de incluir o exame toxicológico no Atestado de Saúde Ocupacional (ASO). Essa condição é sustentada pela ausência de menção sobre a obrigatoriedade na Portaria MTE 612/2024." Portanto, cabe reforçar a orientação de não incluir os exames toxicológicos no ASO, respeitando sempre a autonomia dos profissionais de saúde responsáveis pela emissão desses atestados.

Diretrizes da ANAMT Importantes para o Médico do Trabalho Responsável pelo PCMSO

(Fonte: página da ANAMT)

1. Diretriz sobre Epilepsia e Trabalho: Rastreamento

Recomendação: As evidências científicas fundamentam pela não realização de EEG, com ou sem fotoestimulação, para rastreamento na seleção de trabalhadores para atividade laboral. Dessa forma, não recomendamos a utilização do EEG no PCMSO, para rastreamento de epilepsia na prática da Medicina do Trabalho.

Nota do Autor: A partir de análise de artigos científicos, observou-se que os estudos de rastreamento para epilepsia utilizando questionários de predição clínica são bastante heterogêneos, principalmente na população escolhida para rastreamento no tipo de questionário utilizado e na sua adaptação, no conceito de epilepsia utilizado e na metodologia de análise dos resultados da aplicação dos questionários (Fontes dos trabalhos da ANAMT).

O principal Questionário de Predição Clínica utilizado foi o Questionário da OMS. Este questionário apresenta qualidades técnico-científicas para rastreamento de epilepsia, incluindo objetividade, baixo custo de aplicação e validação científica para o português. Entretanto, o Questionário da OMS apresenta limitações que incluem a baixa prevalência da epilepsia, limitações metodológicas nos estudos levantados e o fato de ser operador-dependente. Desta forma, o Questionário da OMS não é recomendado para rastreamento de epilepsia numa aplicação sistemática na prática da Medicina do Trabalho.

Conclusão: A utilização de EEG para rastreamento de trabalhadores assintomáticos, com o foco na epilepsia, apresenta limitações que prejudicam a sua utilização devido à baixa sensibilidade, ao elevado número de falsos positivos e ao desvio de recursos financeiros de outras áreas mais prioritárias.

2. Diretriz sobre o Efeito do Rastreamento do Uso de Álcool e Drogas entre Trabalhadores (Diretriz AMB)

Recomendação: A Diretriz da ANAMT informa que o consolidado de informações apresentadas pelos estudos triados indica não haver evidência suficiente para a recomendação de rastreamento de uso de álcool e drogas entre trabalhadores como medida isolada para a redução de acidentes de trabalho nas empresas. Não há evidências atuais na literatura científica suficientes para avaliar o equilíbrio entre benefícios e malefícios em relação à realização do rastreamento para o uso de álcool e drogas entre trabalhadores como medida isolada para a redução de acidentes de trabalho.

Portanto, não é recomendada a aplicação de rastreamento por exame toxicológico, em janela curta ou larga, na prática da Medicina do Trabalho e, consequentemente, no PCMSO.

3. Diretriz sobre Asma e Trabalho: Diagnóstico por Medida Seriada do Peak Flow (Diretriz AMB)

Recomendação: *A análise de artigos selecionados indica haver evidência científica suficiente para uma* forte recomendação para aplicação da Medida Seriada de *Peak Flow* para o diagnóstico de Asma Relacionada ao Trabalho. A Medida Seriada de *Peak Flow* só deve ser aplicada diante da suspeita de asma relacionada ao trabalho, portanto na presença de sintomas respiratórios. Dessa forma, essa recomendação destina-se à aplicação do método no formato de diagnóstico e não se aplica para populações assintomáticas no formato de rastreamento.

A Medida Seriada de *Peak Flow* não deve ser utilizada no PCMSO, nem mesmo para trabalhadores que estão em exposição aos riscos ocupacionais que podem agravar ou induzir a asma relacionada ao trabalho.

4. Diretriz sobre Rastreamento por ECG: Acidentes, Morte Súbita, Síncope e Trabalho

Recomendação: Não há evidências na literatura científica acerca da eficácia do ECG de repouso como Exame de Rastreamento para Cardiopatias em população adulta e assintomática para a prevenção de acidentes, morte súbita e síncope. Dessa forma não há recomendação da utilização do ECG de repouso no formato de rastreamento para prevenção de acidentes, morte súbita e síncope na prática da Medicina do Trabalho, incluindo o PCMSO.

5. Diretriz sobre Uso de Cinta Lombar, Suporte ou Órtese Lombar (Diretriz ANAMT)

Conclusão e Recomendação: O conjunto de evidências científicas apresenta de forma consistente a ausência de benefício de redução de absenteísmo com o uso de cinta lombar. Benefício preventivo quando relacionado à prevalência e severidade de lombalgia não foi consistente entre os estudos, sendo mensurado de forma isolada em magnitude baixa.

6. Diretriz sobre Depressão em Meio Ocupacional: Rastreamento e Tratamento (Diretriz ANAMT)

Recomendação: O rastreamento da depressão em trabalhadores é recomendável, dad a sua elevada prevalência e diante do subdiagnóstico no ambiente ocupacional. Há evidências de que a depressão em trabalhadores produz impacto relevante em indicadores ocupacionais e na geração de comorbidades, conforme o trabalho que resultou nesta Diretriz da ANAMT e, sendo assim, é recomendável seu diagnóstico e identificação precoces, que também permitam intervenções específicas incluindo ações sobre os fatores de risco (Fatores de Risco Psicossociais Relacionados ao Trabalho, conforme hoje ventilado na NR-1) para a depressão no trabalho.

O rastreamento da depressão necessita ser seguido de confirmação diagnóstica e medidas terapêuticas (farmacológicas e não farmacológicas), sendo o benefício e segurança constatados em desfechos ocupacionais como o presenteísmo, absenteísmo, afastamento prolongado, acidente de trabalho, acidente de trajeto, restrição de atividade, percepção de saúde e eventos adversos para pacientes.

Sobre rastreamento da depressão no meio ambiente de trabalho, constatam-se diversos instrumentos para rastreamento e/ou diagnóstico. Estes instrumentos já foram validados para aplicação em ambiente ocupacional.

Nota do Autor sobre Depressão e o Médico Responsável pelo PCMSO

Transtornos Mentais e o Médico do Trabalho: Terceirizar as ações de enfrentamento dos transtornos mentais no ambiente de trabalho é uma estratégia equivocada, pois quem conhece o perfil epidemiológico de sua população de trabalhadores é o Médico de Trabalho (do SESMT ou do PCMSO).

Quadro Clínico da Síndrome da Fadiga Crônica (SFC)

Dificuldade com a memória ou concentração;

- Mialgia e artralgia;
- Cefaleia;
- Sono não reparador;
- Cansaço fácil;
- Epigastralgia;
- Diarreia;
- Tontura;

- Náusea;
- Irritabilidade;
- Formigamento;
- Perda ou ganho de peso;
- Depressão;
- Transtornos de ansiedade.

Principais Causas da SFC:

- Anemia ferropriva;
- Hipoglicemia;
- Doenças autoimunes;
- Disfunções endócrinas;
- Infecções (mononucleose).

Trabalho em Turnos e os Transtornos Psiquiátricos Relacionados ao Trabalho

Terceirizar as ações de enfrentamento dos transtornos psiquiátricos no ambiente de trabalho é uma estratégia equivocada, pois quem conhece o perfil epidemiológico de sua população de trabalhadores é o Médico de Trabalho (do SESMT ou do PCMSO).

7. Diretriz sobre Violência no Trabalho – Mapeamento Epidemiológico e Intervenção Preventiva (Diretriz ANAMT)

Recomendação: A Diretriz ANAMT afirma que a evidência disponível para sustentar o uso de medidas preventivas da violência no ambiente ocupacional é incerta e insuficiente, pois foi estudada por meio de evidência com força muito baixa e expressa de forma quase que exclusivamente qualitativa, não permitindo estimar, por ferramentas, seu real efeito na redução do risco de violência no trabalho.

Apesar de algum benefício ter sido demonstrado em grupos profissionais restritos, principalmente a área da saúde, como também em relação a desfechos relacionados ao manejo e consequências da violência nos profissionais vitimados, não há intervenções ou exposições padronizadas e sistematicamente testadas que possam ser extrapoladas sequer para grupos de trabalhadores específicos, segundo a Diretriz desenvolvida pela ANAMT em 2019.

Quanto aos dados epidemiológicos publicados internacionalmente, a violência ocupacional é documentada em alta prevalência em diversos grupos de trabalhadores:

- Profissionais de cirurgia.
- Enfermeiros.
- Profissionais em salas de emergência.
- Bombeiros.
- Policiais.
- Professores.

A violência no trabalho é um fator de risco com correlação significante de uma maior prevalência de comorbidades físicas e mentais e com consequências em desfechos ocupacionais.

Os trabalhos científicos mostram em relação à violência no trabalho que, mesmo em locais com alto risco ou com a presença de eventos de violência, não há no momento intervenções disponíveis que possam ser recomendadas de forma generalizada para reduzir esse risco ou mesmo diminuir o número de eventos.

Nota do Autor em Relação ao PCMSO, à Violência nos Locais de Trabalho e às Normas Regulamentadoras

A. A Norma Regulamentadora nº 1 (NR-1) que trata das Disposições Gerais e Gerenciamento de Riscos Ocupacionais destaca em relação direta ou indireta com a violência nos locais de trabalho os seguintes requisitos:

1. A inclusão de Riscos Psicossociais: A NR-1 exige que as empresas identifiquem e gerenciem os riscos psicossociais, como o assédio moral, assédio sexual e outras formas de violência no trabalho.

2. Estabelece medidas específicas com a obrigatoriedade de políticas internas contra a violência, incluindo regras de conduta, procedimentos para denúncias (com garantia do anonimato) e capacitação anual sobre igualdade e diversidade. As medidas específicas vão priorizar a eliminação desses riscos por meio, por exemplo, da reorganização do trabalho antes de ações individuais.

B. A Norma Regulamentadora nº 5 (NR-5) passou a ser denominada de Comissão Interna de Prevenção de Acidentes e de Assédio. As atribuições da NR-5 foram ampliadas, pois, além de prevenir acidentes, deve:

1. Incluir temas de combate ao assédio e violência em suas atividades, como a Semana Interna de Prevenção de Acidentes (SIPAT).

2. Elaborar os Mapas de Risco que contemplem fatores psicossociais e acompanhar a implementação de medidas preventivas.

3. As empresas devem criar canais de denúncia, apuração de casos e sanções aos responsáveis, além de treinamentos anuais.

C. A Norma Regulamentadora nº 7 (NR-7) e o que o PCMSO deve, através do Médico Responsável, implementar em relação à Violência no Trabalho:

1. Monitoramento da Saúde Mental: O Médico Responsável pelo PCMSO deve incluir a Avaliação de Transtornos Mentais Relacionados ao Trabalho, como o estresse, a síndrome de *burnout* e a depressão, que podem ser desencadeados por violência ou assédio.

2. Ações integradas: Os exames médicos, em especial os periódicos, devem considerar os Fatores de Risco Psicossociais identificados no Inventário de Risco do PGR (NR-1) e/ou por canais e mapeamento de riscos implementados pela CIPA (NR-5).

Convergência entre as Normas Regulamentadoras e a Violência no Trabalho (na opinião do Autor)

1. Na abordagem sistêmica

A NR-1 define a estrutura geral de gerenciamento de riscos; a NR-5 opera como ferramenta via CIPA, e a NR-7 monitora os impactos na saúde dos trabalhadores. Todas as três Normas (NR-1, NR-5 e NR-7) que tratam também da violência nos locais de trabalho enfatizam a transparência, capacitação e participação dos trabalhadores. Esta convergência vai facilitar a identificação e o combate à violência no trabalho.

2. Na base legal

As atualizações recentes na NR-1, na NR-5 e na NR-7 alinham-se à Convenção 190 da OIT (ainda não ratificada no Brasil), reforçando a PROTEÇÃO CONTRA A VIOLÊNCIA NO TRABALHO.

Sugestões de Condutas Médico-Administrativas para o Médico do Trabalho e o PCMSO

(Fonte: página da ANAMT)

Nota do Autor: Algumas sugestões de condutas médico-administrativas mencionadas na página da ANAMT não serão citadas em razão de revogação e/ou desatualização com a legislação vigente e outras apresentam a reprodução proibida. É importante que o Médico do Trabalho, em particular o Responsável pelo PCMSO, faça a leitura na página da ANAMT das seguintes sugestões de condutas médico-administrativas:

- Sugestão de condutas médico-administrativas em relação aos distúrbios decorrentes de sobrecarga funcional do Sistema Musculoligamentar dos Membros Superiores.
- Sugestão de condutas médico-administrativas em relação às Ações de Promoção de Saúde.
- Sugestão de condutas médico-administrativas para a Interação do Médico do Trabalho com a Perícia da Previdência Social.

Capítulo 16

PCMSO "Além da NR-7"

Introdução

Embora indispensável, tanto por motivos médicos quanto legais, o responsável pelo PCMSO deve ter sempre em mente que o acompanhamento médico periódico é um instrumento de prevenção de caráter secundário e que não substitui, em qualquer hipótese, outras ações que objetivam a segurança, a higiene ocupacional, a proteção coletiva, a promoção e a preservação da saúde do conjunto dos trabalhadores de uma empresa. Sendo revestido do cunho preventivo secundário, mesmo diante da fama de "carro-chefe" do PCMSO, o exame ocupacional se propõe, acima de tudo, a detectar e permitir modificar favoravelmente o curso de doenças que estejam aquém do horizonte clínico.

Nesse sentido, devemos alertar que a análise dos exames ocupacionais apontados na NR-7, bem como os exames laboratoriais, radiográficos, de espirometria, audiometria e outros, por si só, não permite aferir as condições de exposição às situações nocivas no âmbito ocupacional.

A grande tarefa do PCMSO é apontar para a obtenção do ambiente de trabalho saudável. E, sendo assim, passo a concluir este trabalho com as seguintes orientações:

- Todo documento legal deve ser feito sob medida, principalmente em respeito aos aspectos dos objetivos, das responsabilidades e da ética. Mostrar ao empregador que ações de saúde em uma empresa não representam custos é uma tarefa difícil, mas não impossível! Estudos de economia demonstram que, para cada real investido no campo de segurança e saúde do trabalhador, o retorno é de 4 reais.
- Portanto, a palavra-chave para o convencimento da alta direção da organização no sentido de ampliar o PCMSO, indo além da proposta do planejamento de exames médicos clínicos e complementares conforme os riscos ocupacionais identificados no PGR, é: NEGOCIAÇÃO.

Cabe ao Médico Responsável pelo PCMSO mostrar a importância de outras ações de saúde e de outros exames complementares, em particular durante o periódico.

Ações de Promoção de Saúde

DDS – Diálogos Diários de Saúde

Para ser feito *on-line* e encaminhado diariamente para a empresa. São explicações em forma de um bate-papo animado versando sobre temas de saúde, rigorosamente escolhidos por dados epidemiológicos envolvendo os exames ocupacionais ou anomalias observadas na empresa, ou ainda temas recorrentes da atualidade sobre a morbidade e mortalidade da população brasileira. Exemplos de temas: LER/DORT, prevenção de hipertensão, dengue, doenças relacionadas ao trabalho etc.

O DDS, nas micro e pequenas empresas, ou entre empregados que não utilizam como ferramenta de trabalho o computador, pode ser feito por "palestras instantâneas", interrompendo o trabalho por 15 minutos, mesmo que seja uma vez por mês. Tais ações, combinadas previamente com a empresa, apresentam a boa receptividade por parte dos empregados e trazem ótimos resultados na promoção de saúde.

Nota: O DDS no local de trabalho pode ser feito por outros profissionais de saúde previamente treinados e orientados.

Palestras de Promoção de Saúde

É um processo de educação continuada em saúde. Os temas podem ser escolhidos da mesma forma que a metodologia para implementação dos DDS. O responsável pelo PCMSO deve negociar com a direção da empresa, mostrando o papel importante de 1 hora de palestra pelo menos por três vezes por ano. Temas:

- "Como ser um bom estressado".
- "Empregado de bom coração".
- "Acidente de trabalho, o inimigo número 1".
- "DST/AIDS".
- Álcool, tabaco e outras drogas".

Vídeos na Sala de Espera

É outro momento importante. Enquanto o trabalhador aguarda o exame médico ocupacional, entra em cena a promoção de saúde e prevenção das principais doenças ocupacionais e não ocupacionais.

Realizar a Gestão de Ações de Saúde com o Uso de Indicadores

Porcentagem de ASO Válidos

Método de Cálculo: total de ASO com prazo de validade ≤ 365 dias, no período, dividido pelo efetivo na data da medição, multiplicado por 100.

Porcentagem de ASO Fora do Prazo

Método de Cálculo: Total de empregados com ASO com data de conclusão > 365 dias, no período, dividido pelo efetivo ativo na data da medição.

Taxa de Incidência de Acidente de Trabalho (TIATRA)

Método de Cálculo: Total de casos novos de acidentes do trabalho no período, dividido pelo efetivo no meio do período, multiplicado por 1.000.

$$\text{TIATRA} = \frac{\text{Total de casos novos de AT no período}}{\text{Efetivo no meio do período}} \times 1.000$$

Total de CAT Registradas (TOCAT)

Método de Cálculo: total de CAT registradas no período, dividido pelo efetivo no meio do período, multiplicado por 1.000.

$$\text{TOCAT} = \frac{\text{Total de CAT registrados no período}}{\text{Efetivo no meio do período}} \times 1.000$$

Porcentagem de Empregados Convocados para Exame Periódico

Método de Cálculo: total de convocações para Exame Médico Periódico, dividido pelo efetivo ativo no período, multiplicado por 100 empregados.

Porcentagem de Exame Médico Periódico Pendente

Método de Cálculo: total de Exames Médicos Periódicos não realizados, dividido pelo total de Exames Médicos Periódicos convocados, multiplicado por 100.

Taxa de Prevalência de Empregados Portadores de Deficiência (PcD)

Método de Cálculo: total de empregados classificados como portadores de deficiência no período, dividido pelo efetivo no meio do período, multiplicado por 1.000.

Percentual de Dias Perdidos (PDP) ou Razão dos Dias Perdidos e Número de Licenças Médico-Odontológicas

Método de Cálculo: total de dias perdidos por licenças médico-odontológicas dividido pelo total de licenças médico-odontológicas no meio do período.

Média de Licenças Médico-Odontológicas por Empregado

Método de Cálculo: total de licenças médico-odontológicas dividido pelo efetivo no meio do período.

Doenças de Notificação Compulsória

Método de Cálculo: número de casos de doenças de notificação compulsória registrados (com CID na listagem do Ministério da Saúde), dividido pelo número de empregados no meio de período, multiplicado por 100.000.

Taxa de Prevalência de Doenças Isquêmicas do Coração

Método de Cálculo: número de casos novos de doença isquêmica do coração, dividido pelo número de empregados no meio do período, multiplicado por 1.000.

Taxa de Mortalidade (TM)

Método de Cálculo: total de casos de óbitos, por todas as causas, dividido pelo efetivo no meio do período, multiplicado por 10.000.

$$\text{TM} = \frac{\text{Total de casos de óbito}}{\text{Efetivo no meio do período}} \times 10.000$$

Taxa de Incidência de Dengue

Método de Cálculo: total de casos novos de dengue no período, dividido pelo número de empregados no meio do período, multiplicado por 1.000. Pode ser aplicado para: zika, chikungunya, influenza A e H1N1.

Taxa de Prevalência Hipertensão Arterial

Método de Cálculo: total de casos registrados, dividido pelo número de empregados no meio do período, multiplicado por 100. Pode ser aplicado para: diabetes.

Taxa de Aposentadoria por Invalidez

Método de Cálculo: total de casos de aposentadoria por invalidez (todas as causas), dividido pelo efetivo no meio do período, multiplicado por 10.000.

Programas de Saúde que Podem Acompanhar o PCMSO

A. Programa de Alimentação Saudável: muito importante na redução da obesidade, do diabetes, da hipertensão arterial e das doenças cerebrovasculares. O programa deve envolver os trabalhadores e seus cônjuges, sendo fundamental a participação de um profissional nutricionista.

B. Programa de Saúde do Viajante: o responsável do PCMSO, ao tomar conhecimento de deslocamentos de trabalhadores, principalmente para áreas endêmicas, deve atuar com um catálogo de informações (folheto) fornecido previamente ao "trabalhador viajante", bem como verificar se existe indicação de vacinação prévia. Exemplo: vacina contra a febre amarela.

C. Outros Programas:

- Programa de Gerenciamento de Estresse.
- Programa de Atividade Física.
- Programa de Controle Auditivo (PCA).
- Programa de Preparação do Trabalhador da Melhor Idade.

Principais Indicadores de Fatores de Risco à Saúde

Taxa de Prevalência de Trabalhadores Fisicamente Ativos (TFA)

Método de Cálculo: total de empregados fisicamente ativos (registrados como muito ativos e regularmente ativos) no período, dividido pelo efetivo no meio do período, multiplicado por 100.

$$TFA = \frac{\text{Total de empregados fisicamente ativos no período}}{\text{Efetivo no meio do período}} \times 100$$

Taxa de Prevalência de IMC ≥ 25 e < 30

Método de Cálculo: total de casos de IMC ≥ 25 e < 30 registrados no período, dividido pelo efetivo no meio do período, multiplicado por 100.

Taxa de Prevalência de Sedentarismo

Método de Cálculo: total de empregados fisicamente inativos e irregularmente ativos registrados no período, dividido pelo efetivo no meio do período, multiplicado por 100.

Taxa de Prevalência de IMC ≥ 30

Método de Cálculo: total de casos de IMC ≥ 30 registrados no período, dividido pelo efetivo no meio do período, multiplicado por 100.

Taxa de Prevalência de Colesterol Total Alto

Método de Cálculo: total de casos de colesterol total ≥ 240 mg/dL registrados no período, dividido pelo efetivo no meio do período, multiplicado por 100.

Taxa de Prevalência de HDL Colesterol Baixo

Método de Cálculo: total de casos de HDL colesterol < 40 mg/dL registrados no período, dividido pelo efetivo no meio do período, multiplicado por 100.

Taxa de Prevalência de LDL Colesterol Alto

Método de Cálculo: total de casos de LDL colesterol alto > 130 mg/dL registrados no período, dividido pelo efetivo no meio do período, multiplicado por 100.

Taxa de Prevalência de Triglicerídeos

Método de Cálculo: total de casos de triglicerídeos altos > 200 mg/dL registrados no período, dividido pelo efetivo no meio do período, multiplicado por 100.

Porcentagem de Empregados com Riscos Associados à Obesidade (PERAOB)

Método de Cálculo: total de empregados com riscos associados à obesidade dividido pelo número de empregados submetidos a avaliação nutricional, multiplicado por 100.

Nota: Este indicador envolve o Programa de Prevenção e Tratamento da Obesidade, bem como o Programa de Alimentação Saudável. Para todos esses programas é de vital importância o profissional nutricionista.

Porcentagem de Empregados com Consumo de Bebidas Açucaradas Industrializadas

Método de Cálculo: total de empregados que responderam "SIM" à pergunta quanto ao consumo de refrigerantes e outros, dividido pelo número de empregados (efetivo ativo no meio do período), multiplicado por 100.

Taxa de Prevalência de Consumo de Risco de Álcool (CRA)

Método de Cálculo: total de casos de consumo de risco na utilização de álcool, dividido pelo efetivo no meio do período, multiplicado por 100.

Taxa de Prevalência de Fumantes

Método de Cálculo: total de casos de fumantes registrados no período, dividido pelo efetivo no meio do período, multiplicado por 100.

Nota: Para algumas atividades que envolvam trabalho noturno ou maior atenção, recomendamos monitorar o indicador "Taxa de Prevalência de Sono Anormal".

Taxa de Prevalência de Sono Anormal

Método de Cálculo: total de casos registrados de empregados com sono anormal no período, dividido pelo efetivo no meio do período, multiplicado por 100.

Sugestão para Rotina de Exames (Extraordinários) e Avaliações no Periódico

<table>
<tr><th>Idade (anos)</th><th>18</th><th>25</th><th>30</th><th>35</th><th>40</th><th>45</th><th>50</th><th>55</th><th>60</th><th>65</th><th>70</th><th>75</th><th>Mais</th></tr>
<tr><td>Pressão arterial</td><td colspan="13">A cada 1 a 2 anos</td></tr>
<tr><td>Peso e altura</td><td colspan="13">Periodicamente</td></tr>
<tr><td>Colesterolemia – homens</td><td></td><td></td><td></td><td></td><td colspan="6">A cada 5 anos se for normal</td><td></td><td></td><td></td></tr>
<tr><td>Colesterolemia – mulheres</td><td></td><td></td><td></td><td></td><td></td><td colspan="5">A cada 5 anos se for normal</td><td></td><td></td><td></td></tr>
<tr><td>Glicemia de jejum</td><td></td><td></td><td></td><td></td><td></td><td colspan="8">A cada 5 anos se for normal</td></tr>
<tr><td>Mamografia</td><td></td><td></td><td></td><td></td><td></td><td colspan="7">A cada 1 a 2 anos</td><td></td></tr>
<tr><td>Papanicolaou</td><td colspan="10">A cada 1 a 3 anos (sexo feminino)</td><td></td><td></td><td></td></tr>
<tr><td>Sangue oculto nas fezes</td><td></td><td></td><td></td><td></td><td></td><td></td><td colspan="7">Anual</td></tr>
<tr><td>Sigmoidoscopia</td><td></td><td></td><td></td><td></td><td></td><td></td><td colspan="7">A cada 5 a 10 anos</td></tr>
<tr><td>PSA/toque retal</td><td></td><td></td><td></td><td></td><td></td><td></td><td colspan="7">Anual</td></tr>
<tr><td>Exames odontológicos</td><td colspan="13">Anual</td></tr>
<tr><td>Oftalmologia</td><td></td><td></td><td></td><td></td><td></td><td></td><td></td><td></td><td colspan="5">Periodicamente</td></tr>
<tr><td>Perguntas sobre audição</td><td></td><td></td><td></td><td></td><td></td><td></td><td></td><td></td><td colspan="5">Periodicamente</td></tr>
</table>

Recomendamos também:

- Campanhas de vacinação (gripe, tétano etc.).
- Palestras educativas (diabetes, hipertensão arterial, câncer ginecológico, câncer de mama.
- DST/AIDS, prevenção e tratamento do alcoolismo, entre outras).

Trabalho em Altura e Espaço Confinado

Objetivos

Proporcionar um modelo que seja aplicável. Aplicação de um modelo visando as interfaces entre as especialidades médicas e a Medicina do Trabalho.

Definições (Trabalho em Altura/Espaço Confinado)

Trabalho em Altura

Conforme referência no item 6.3, da Portaria 2 de maio de 1992 do MTE, sendo o valor de referência de 2 metros. A Portaria se refere ao fornecimento de cinto de segurança para trabalhos em altura superiores a 2 metros com risco de queda. É considerado uma das principais causas de acidentes fatais no mundo.

Deve ser avaliado o estado de saúde do trabalhador, embora não seja o fator principal para a ocorrência de acidentes; deverão ser objeto de avaliação os fatores que possam influenciar seu estado de saúde na ocasião dos exames ocupacionais.

A definição de parâmetros de avaliação na Medicina do Trabalho é uma questão complexa e polêmica. Não há consensos nem definições legais sobre a realização de exames complementares para este tipo de atividade.

Não há atualmente embasamento técnico-científico e ético para que se estabeleçam aferições diárias de PA, FC e temperatura corpórea para definir a aptidão.

Trabalho em Altura SCMA 01/2004 – ANAMT

A solicitação de EEG e outros exames complementares não encontra respaldo técnico para este tipo de avaliação. Nenhum exame complementar substitui o exame clínico. O médico deve dar ênfase ao histórico ocupacional, à história clínica pregressa e atual na busca de condições clínicas que possam contribuir para a queda da própria altura ou de planos elevados.

Nota do Autor sobre Visão Monocular e o Trabalho em Altura.

O Médico Responsável pelo PCMSO com envolvimento no Trabalho em Altura deve, para reflexão, conhecer a posição de entidades como o Colégio Brasileiro de Oftalmologia. Seguem na íntegra as manifestações envolvendo este assunto cercado de polêmicas.

No Brasil, a habilitação de trabalhadores com "visão monocular" para atividades em trabalho em altura é regulamentada por normas técnicas, resoluções médicas e legislações trabalhistas. Abaixo estão as principais referências:

1. Resolução do Conselho Federal de Medicina (CFM):

O CFM não possui uma resolução específica sobre visão monocular e trabalho em altura, mas segue parâmetros gerais de saúde ocupacional.

A avaliação da aptidão para trabalho em altura deve considerar:

- Acuidade visual: Mínimo de 20/40 (Snellen) ou equivalente em cada olho, com ou sem correção.
- Campo visual: Integridade do campo visual binocular (avaliada por oftalmologista).

- Percepção de profundidade (estereopsia): Importante para tarefas que exigem noção de distância.
- Casos de visão monocular são avaliados individualmente, considerando adaptações e riscos.

2. Colégio Brasileiro de Oftalmologia (CBO)

O CBO não tem uma resolução exclusiva sobre o tema, mas segue as diretrizes da Associação Médica Brasileira (AMB) e normas como a NR-35 (Trabalho em Altura).

O laudo oftalmológico deve atestar:

- Ausência de doenças oculares progressivas que comprometam a visão residual.
- Capacidade de adaptação à perda de visão binocular (compensação com movimento da cabeça, por exemplo).

3. Norma Regulamentadora NR-35 (Ministério do Trabalho)

A NR-35 não proíbe expressamente o trabalho em altura para monocular, mas exige:

- Avaliação médica ocupacional (baseada no PCMSO – Programa de Controle Médico de Saúde Ocupacional).
- Análise de riscos específicos: Se a atividade exige visão binocular (ex.: operação de guindastes).

A decisão final é do médico do trabalho, que pode solicitar exames complementares.

4. Jurisprudência e Prática

- Empresas costumam exigir atestado oftalmológico e avaliação ergonômica.
- Casos judiciais têm permitido a atuação de monocular em altura quando comprovada a adaptação (ex.: trabalhadores com anos de experiência sem acidentes).

Conclusão

Não há uma proibição absoluta, mas a aptidão depende de:

- Laudo oftalmológico (CBO/CFM).
- Avaliação do médico do trabalho (NR-35).
- Análise de risco da atividade.

Recomenda-se consultar um oftalmologista ocupacional e o SESMT (Serviço Especializado em Engenharia de Segurança e Medicina do Trabalho) da empresa para análise caso a caso.

Caso precise de documentos oficiais, consulte:

- NR-35 (http://www.trabalho.gov.br);
- Resoluções do CFM (http://portal.cfm.org.br);
- Diretrizes do CBO (http://www.cbo.com.br).

Avaliação Médica Ocupacional

Critérios que possam conduzir para a inaptidão relativa em casos não controlados:

- hipertensão arterial;
- diabetes *mellitus*;

- distúrbios visuais;
- alimentação inadequada;
- distúrbios cardiopulmonares;
- preparo físico inadequado;
- obesidade;
- anemias;
- outras condições.

Critérios para possam conduzir para a inaptidão absoluta:

- distúrbios do equilíbrio;
- distúrbios de marchas e da coordenação motora;
- crises de ausência;
- obesidade com IMC acima de 35;
- uso de medicamentos que interferem com a cognição;
- uso constante de bebidas alcoólicas;
- fobias de altura (acrofobia);
- visão monocular.

Critérios para inaptidão relativa

- casos de epilepsia e outras condições otoneurológicas que não estão sob controle pelo menos há 1 ano, sem parecer favorável do especialista, devem ser considerados inaptos;
- casos de anemias de etiologias diversas que cursem com sintomatologia e alterações do exame físico associadas a alterações do hemograma devem ser considerados inaptos até a sua devida correção;
- casos de cardiopatias e/ou outras patologias que repercutem com alterações hemodinâmicas e efeitos funcionais devem ser considerados inaptos até a sua devida correção;
- portadores de Hipertensão Arterial e/ou Diabetes que não estejam sob o devido controle há pelo menos 6 meses (PA média de 140/90 e/ou Hb glicada < 7%);
- portadores de distúrbios oftalmológicos que cursem com alterações da acuidade visual devem ter acurácia mínima de 0,66 bilateral para ter a aprovação em trabalhos em altura.

Critérios de inaptidão absoluta

- epilepsia e outras condições otoneurológicas que não estão sob controle pelo menos há um ano, sem parecer favorável do especialista devem ser considerados inaptos;
- distúrbios do equilíbrio;
- distúrbios de marchas e da coordenação motora;
- crises de ausência;
- obesidade com IMC acima de 35 (atenção com pessoas com índice elevado de massa muscular);
- uso de medicamentos que interferem com a cognição;

- uso constante de bebidas alcoólicas;
- fobias de altura (acrofobia);
- anemias hemolítica, falciforme, talassemia *major* e outras anemias que cursem com frequentes crises de agudização;
- patologias psiquiátricas sem parecer favorável do especialista e sem controle adequado.
- visão monocular.

Trabalho em Altura

O médico do trabalho deve sempre orientar as equipes (Segurança do Trabalho, chefia imediata do trabalhador), envolvidas no processo do trabalho em altura, sobre a importância em ressaltar o estado de saúde do trabalhador antes de se iniciar uma atividade. Algumas questões simples podem ser incluídas no *checklist* para permissão no trabalho em altura.

Trabalho em Altura

– Dormiu bem na noite anterior? ( ) sim ( ) não

– Alimentou-se bem na noite anterior e no dia de hoje? ( ) sim ( ) não

– Tomou bebida alcoólica na noite de ontem e/ou hoje? ( ) sim ( ) não

– Tomou algum tipo de remédio na noite anterior e/ou hoje?

( ) sim. Qual:______________________________

( ) não Obs.: ______________________________

____________________ ____________________

Ass. Funcionário Ass. Chefia Imediata

Espaço Confinado

Espaço confinado é qualquer área ou ambiente não projetado para ocupação humana contínua, que possua meios limitados de entrada e saída, cuja ventilação existente é insuficiente para remover contaminantes ou onde possa existir a deficiência ou enriquecimento de oxigênio.

Trabalho em Espaço Confinado

Medidas técnicas de prevenção: proceder à avaliação e controle dos riscos físicos, químicos, biológicos, ergonômicos e mecânicos.

A Permissão de Entrada e Trabalho (PET) é válida somente para cada entrada.

Os procedimentos para trabalho em espaços confinados e a PET devem ser avaliados no mínimo uma vez ao ano e revisados sempre que houver alteração dos riscos, com a participação do SESMT e da CIPA.

Medidas Pessoais

Todo trabalhador designado para trabalhos em espaços confinados deve ser submetido a exames médicos específicos para a função que irá desempenhar, conforme estabelece a NR-7, incluindo os fatores de risco psicossociais, com a emissão do respectivo ASO.

Anexos com Planilhas Sugeridas pelo Autor

Anexo 1 - Planilha do PCMSO

<table>
<tr><td>Empresa</td><td colspan="4">PCMSO – Programa de Controle Médico de Saúde Ocupacional</td></tr>
<tr><td>Setor</td><td colspan="4">Informações Obtidas no Inquérito Preliminar de Segurança e Saúde no Trabalho</td></tr>
<tr><td>Funções</td><td colspan="4"></td></tr>
<tr><td colspan="5"></td></tr>
<tr><td colspan="5">Perigos ou Fatores de Risco Identificados e Classificados no PGR</td></tr>
<tr><td>Fatores de Risco Físicos</td><td>Fatores de Risco Químicos</td><td>Fatores de Risco Biológicos</td><td>Fatores de Risco de Acidentes</td><td>Fatores de Risco Ergonômicos e Psicossociais</td></tr>
<tr><td colspan="5"></td></tr>
<tr><td colspan="5">Medidas de Controle Médico em Saúde Ocupacional e Exames Complementares</td></tr>
<tr><td colspan="5"></td></tr>
</table>

Anexo 2 – Atestado de Saúde Ocupacional

Empresa	**ATESTADO DE SAÚDE OCUPACIONAL – ASO** **(NR-7 da Portaria 3.214 do Ministério do Trabalho e Emprego)**

Atesto que o(a) Senhor(a)____

CPF: ______________________________funcionário(a) da empresa ______________________

______________________________, na função de______________________________

foi submetido em ________/________/________.

A exame:	**Sendo considerado:**	**Periodicidade:**
☐ Admissional ☐ Periódico ☐ Demissional ☐ De mudança de risco ☐ De retorno de trabalho	☐ Apto ☐ Inapto	☐ Semestral ☐ Anual ☐ Bienal

FATORES DE RISCO

☐ Químico: ☐ Poeiras ☐ Neblina ☐ Fumos metálicos ☐ Produtos químicos em geral ☐ Névoas ☐ Vapores ☐ Gases ☐ Outros	☐ Fatores de risco ergonômicos e psicossociais ______________
☐ Físico: ☐ Ruído ☐ Calor ☐ Pressões anormais ☐ Radiação ionizante ☐ Radiação não ionizante ☐ Umidade ☐ Frio	☐ Fatores de risco de acidentes ______________
☐ Biológico: ☐ Vírus ☐ Bacilos ☐ Bactérias ☐ Parasitas ☐ Protozoários ☐ Fungos ☐ Outros	☐ Não há fatores de risco específicos

EXAMES COMPLEMENTARES

TIPOS DE EXAMES

Exame clínico ______/______/______

Exames especializados ____

____

Exame conforme os Anexos da NR-7

____

____

MÉDICO EXAMINADOR:______________________________	CRM:
ENDEREÇO:	TEL.:
MÉDICO RESPONSÁVEL:	
OBSERVAÇÕES:	

Declaro ter sido informado pelo médico examinador, das condições da minha saúde, e ter recebido cópia deste atestado

______/______/______ **Ass.:**______________________________

A

B

C

D

E

F

G

H

I

N

O

P

Q

R

S

Este livro foi impresso nas oficinas gráficas da Editora Vozes Ltda.,
Rua Frei Luís, 100 – Petrópolis, RJ.